针灸推拿技术与临床应用

主编 曹 伟 赵诗磊 任春燕 李海玲

梁肖清 刘安利 李汝耀

黑龙江科学技术出版社
HEILONGJIANG SCIENCE AND TECHNOLOGY PRESS

图书在版编目（CIP）数据

针灸推拿技术与临床应用 / 曹伟等主编． -- 哈尔滨：
黑龙江科学技术出版社，2024.2

ISBN 978-7-5719-2280-1

Ⅰ．①针… Ⅱ．①曹… Ⅲ．①针灸学②推拿 Ⅳ.
①R24

中国国家版本馆CIP数据核字（2024）第046221号

针灸推拿技术与临床应用
ZHENJIU TUINA JISHU YU LINCHUANG YINGYONG

主　　编	曹　伟　赵诗磊　任春燕　李海玲　梁肖清　刘安利　李汝耀
责任编辑	陈兆红
封面设计	宗　宁
出　　版	黑龙江科学技术出版社
	地址：哈尔滨市南岗区公安街70-2号　邮编：150007
	电话：（0451）53642106　传真：（0451）53642143
	网址：www.lkcbs.cn
发　　行	全国新华书店
印　　刷	黑龙江龙江传媒有限责任公司
开　　本	787 mm×1092 mm　1/16
印　　张	23.75
字　　数	601千字
版　　次	2024年2月第1版
印　　次	2024年2月第1次印刷
书　　号	ISBN 978-7-5719-2280-1
定　　价	198.00元

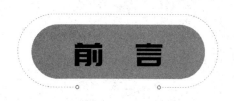

前　言

当今时代，世界各国的医学研究面临着疾病年轻化、病情多变性等多种挑战，并且医学模式也在不断更新。为使疾病得到更合理、更全面、更准确的诊断与治疗，各国都在为之努力。中医学经受了长期医疗实践的反复检验并日益完善，形成了独特的医学理论体系，能有效指导临床实践，为维护和增进全人类的健康做出了新的贡献，因此越来越受到世界各国的重视。针灸与推拿是中医诊疗中最重要的内容之一，也是临床诊疗中不可或缺的技术。作为新时代的中医专业工作者，我们不仅要继承和发扬传统中医学中的宝贵经验，还应结合临床实际情况，用理论指导实践，更好地为患者服务。为此，我们组织在中医针灸推拿诊疗方面有丰富临床经验的专家们共同编写了《针灸推拿技术与临床应用》一书。

本书紧密贴合临床需要，首先介绍了中医辨证基础、针法及推拿手法，以巩固基础；紧接着根据临床病证的诊疗特点，对神经内科病证、心内科病证、消化内科病证、风湿免疫科病证等的针灸治疗进行详细阐述，在编写过程中，各位编者结合临床实际，对其辨证特点、刺灸方法，乃至配合所需的耳针、穴位注射等治疗方法均进行介绍；最后，对骨伤科病证、儿科病证的推拿治疗也进行详尽阐述，在阐述时，不仅对推拿细节进行了有条理的描述和分析，更是特别阐明各类病证的推拿临床分型、临证思路、推拿时机、要点难点等。在整体安排上，充分结合了基础理论、基本技能与临床实践，集科学性、系统性、实操性于一体，注重传统中医诊疗技术的传承与现代临床诊疗手段的有机统一，可供中医各科临床医师、针灸推拿技师，以及中医教学、科研工作者参考。

尽管编者已经竭尽全力，但是由于编写时间和编写水平的限制，书中难免有不足之处，希望广大同仁不吝赐教。

《针灸推拿技术与临床应用》编委会

2023 年 6 月

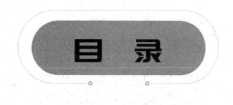

第一章　中医辨证基础

第一节　辨证的基本要求

一、全面分析病情

完整收集真实的"四诊"材料,参考现代物理和实验室检查,这是全面分析病情,取得正确辨治结果的客观依据。片面的或不真实的"四诊"材料,往往是误诊、误治的原因。内科病证是复杂多变的,有时其临床显现的脉症,也不免有假象,有的假在脉象上,有的假在症状上,有的假在舌象上,故临诊时应仔细鉴别和辨识。如果四诊不全,便得不到全面、确切的资料,辨证分析就难准确,容易发生误诊。

中医学的整体观,是全面分析病情,指导内科临床辨证的重要思想方法。整体观在内科临床上的具体应用,可从人体本身与自然环境对人体疾病的影响两方面来说明。因为人体的形体、官窍和经络,都与脏腑息息相关,内外相通,彼此联系。人体一旦发生疾病,不论局部和全身,都会出现病理反应,即局部的病可以影响全身,全身的病可以反映于某一局部;内部的病可以表现于外,外部的病也可传变入里;情志变化更可以影响内脏功能,内脏的病变也可以引起情志活动的异常。所以临证时既要诊察局部,也要审察全身;既要诊察"神",也要审察"形",两者不可偏废。

证候的表现常受体质的影响,这也是运用整体观指导辨证时,应重视的内容。因为每个患者的禀赋有虚实强弱之别、体质有阴阳寒热之分,因此虽患同一疾病,其临床表现则不尽相同,治疗用药亦当有所差别。他如患者的年龄、性别、职业、工作条件等,与某些疾病之发生,也有一定关系,辨证时均应注意。

自然界对人体疾病的影响,包括四时气候与地理环境,也是属于中医整体观的内容,在全面分析病情,进行临床辨证时,对这些条件必须给予重视。例如,春夏两季,气候偏温,阳气升发,人体腠理因而疏松开泄,对风寒表证,则不宜过用辛温发散之品,以免开泄太过,耗气伤阴;秋冬之季,气候偏冷,阴旺阳衰,人体腠理致密,阳气潜藏于内,若病非大热,就应慎用苦寒之品,以免伤阳。再如,对同样风寒表证之治疗,在北方严寒地区,辛温药量则可加重,而在南方温热地区,辛温药量就宜减轻,或改用轻淡宣泄之品。以上说明气候和地理环境与疾病的表现和治疗都有其一定的关系。

此外,由于中医学和西医学的理论体系不同,在临床上经常可以遇到一些经西医学检查诊断,并无阳性结果的疾病,这些疾病有的较为难治,而中医对此辨治,则常可收到良好疗效。也可看到一些经中医辨证论治认为治愈的病例,而用西医学的化验检查,则认为并未真正治愈的病例。对待这类病例,则应尊重客观,既要参考化验检查的结果,更应重视中医辨证的依据,扬长补短,尽可能地全面分析病情,使辨证更趋准确,治疗效果更好。

综上,整体观在内科临床辨证上的应用,实际上就是因人、因地、因时制宜。因人制宜,是指在辨证时,不宜孤立地只看到病证,还必须重视患者的整体和不同患者的特点。因时、因地制宜,是指诊治疾病时,不仅要重视人的特点,还要看到自然环境对人体疾病的影响。此外,对化验检查结果,也应参考。只有从整体观念出发,全面考察问题,分析问题,善于因人、因时、因地制宜,才能取得比较符合实际的辨证。

二、掌握病证的特点和变化

内科病证都有各自的临床特点和变化规律,以便有别于他科病证。因此,在辨证时掌握不同类别病证的特点和变化,也是非常重要的环节。

中医内科病证,大体可分为外感疾病(包括伤寒和温病)和内伤杂病两大类,两者各有不同的病因病机,临床、证候及发展演变的特点。外感疾病,主要根据六经、卫气营血和三焦来进行辨治;内伤杂病主要以脏腑的病因病机来指导辨证论治。这样,就将伤寒温病、内伤杂病的病因、发病、病机变化和临床特点,有了详细而明确的区分。

(一)六经病证的特点和变化

六经病证是指《伤寒论》中六经所属脏腑病机变化表现于临床的各种证候。它包括太阳、阳明、少阳、太阴、少阴、厥阴等,反映了伤寒6种不同的病位、病性、病机和病势归类及证候特点,并作为辨证的依据。凡寒邪在表,或者表邪入里化热,且属正盛邪实的太阳、阳明、少阳,均为阳证,治疗当以祛邪为主;凡病位入里,且属正虚抗病力减弱的太阴、少阴和厥阴均为阴证,治疗当以扶正为主。

伤寒的病因,以人体感受寒邪为主,以皮毛肌腠为入侵途径,循经脉由表而里,传至脏腑。其病机变化,为六经及其所系脏腑受寒邪侵袭,由表入里,由阳转阴,故其临床特点,病初必见伤寒表证,寒邪入里化热,则转为里实热证。在伤寒日久不愈,正虚阳衰的情况下,则多传肝脾肾三脏,出现腹满自利、欲寐、厥逆等一系列损阳伤正的病机反映。

由于六经各系一定的脏腑,故各经病证常会累及其所系的脏腑,反映出脏腑的证候。如太阳经受病之初,多表现为太阳经证。当表邪不解,影响到太阳腑的时候,就会出现蓄水证或蓄血证。当寒邪入里,又可因人体正气的强弱而有不同的变化。正气衰弱则病由实转虚,可出现累及心肾的少阴病;正气盛则病转实,而出现病在胃肠的阳明病。因此,六经病证实际上就是六经所系脏腑在病理条件下,反映于临床的证候。

六经病证既然是脏腑经络病机变化的临床反映,故一经的病证,常会涉及另一经,从而出现传变、合病和并病。一般认为,"传"是指病情随着一定的趋向发展;"变"是指病情在某些特殊条件下起着性质的转变。疾病的传变与否,常取决于2个主要因素:一为邪正消长的力量比较,一为治疗处理的得当与否。如自表而里,由阳而阴,这是一般邪胜正衰的传变规律;若在正胜邪退的情况下,则病势能由里达表,由阴出阳。

合病和并病都是不能单独用一经的病证来归纳的复杂证候。凡2经或3经的证候同时在一个患者身上出现者,称为"合病"。《伤寒论》中有太阳阳明合病、太阳少阳合病、阳明少阳合病和三阳合病4种。凡一经的病证未罢,又出现另一经的证候者,称为"并病",《伤寒论》中有太阳阳明并病和太阳少阳并病两种。

此外,还有因误治之后、正气太虚、病情恶化危重者,称为"坏病"。《伤寒论》中特别提出了"观其脉证,知犯何逆,随证治之"的论述,作为诊治"坏病"的原则。

(二)卫气营血病证的特点及变化

卫气营血是人体感受四时不同温热病邪所引起的多种急性温热病过程中的4种阶段的总称。温病临床分类繁多,有以季节气候定名,有以四时主气定名,也有以发病或流行特点定名。尽管临床分类众多,但就其病变性质而论,一般可归纳为温热和湿热两大类。温邪入侵人体的途径,系由口鼻而入,循卫气营血而分属于上、中、下三焦所属脏腑。其病机变化,主要由温邪入侵卫、气、营、血后,最易化火灼伤津液,耗血动血,故其临床特点是化热最速,极易产生一系列火炽伤阴等病机反映,它包括卫分、气分、营分、血分等4个不同阶段的证候。卫分是温病的初期阶段,病位主要在肺卫;气分为温病的中期,乃温邪由表入里,病情渐重,病位在肺、胃、脾、胆、肠,高热为其主症;营分乃温邪更为深入,致津液耗伤,病位主要是心与心包,为温病的较重阶段,身热夜甚,时有谵昏为其主症;温邪进入血分,其主症为高热出血,神志受扰,病位在心、肝、肾,属温病晚期的严重阶段。

卫、气、营、血证候的传变过程,一般多从卫分开始,按由卫—气—营—血的演变发展,称为"顺传"。它反映出病邪由表入里、由浅而深;病情由轻而重、由实而虚的传变过程。临床观察表明,这与西医学关于急性传染病的由前驱期—症状明显期—极期—衰竭期的演变程序是基本一致的。

由于患者体质强弱及其反应状态的不同,致病温邪类别有异,常可出现"逆传"的证候。所谓"逆传",是指邪入卫分后,不经过气分阶段,而直接深入营分和血分。实践证明,"逆传"是一种特殊临床类型,它和"顺传"过程中出现的营分、血分证候,在内脏病变的本质上无明显差异,临床脉证也基本相同,其主要区别在于传变过程的渐进性与暴发性的不同。

卫气营血证候的传变无固定形式,有初起不见卫分病证而径见气分或营分病证者;有的卫分证未罢,又兼见气分证而致"卫气同病"者;也有气分证尚存,同时出现营分证或血分证者,称"气营两燔";更有严重者,邪热充斥表里,遍及内外,出现卫气营血同时累及的局面。不过卫气营血的证候传变,病在卫气,病情较浅较轻;病入营血,病情较深较重。不过其浅深轻重的程度是相对的,所以临证时则应详细观察,避免贻误诊治。

(三)脏腑病证的特点及变化

脏腑、经络、气血是中医学独特的生理系统,是构成人体的一个有密切联系的整体。病理情况下表现的脏腑病证,是致病因素导致的脏腑病机变化,反映于临床的不同证候。以脏腑议病辨证,始见于《内经》"风论""痹论""痿论"和"咳论"诸篇,以后《金匮要略》《备急千金要方》《中藏经》渐有发展,至钱乙《小儿药证直诀》的"五脏辨证"、张元素的《脏腑标本药式》问世后,相继有以脾胃立论的、以主命门立说的、以专温肾和养阴等各学派的兴起,逐渐形成了用脏腑寒热虚实来分析疾病发生和演变的学术主张,充实和奠定了脏腑病证的理论基础,其辨证论治的规律性也逐步被认识和总结出来。

脏腑病证的范围较广,所以临床表现的证候极为复杂。就其病因而言,虽然多属内伤杂病的范畴,有时亦兼外感,或由外感演变而成。以内伤而论,既有七情、劳伤、起居饮食等不同,又有彼此的夹杂参合,故病机变化也较复杂。不过以脏腑病证分类,就能执简驭繁,纲举目张,从而认识疾病的本质。

从病因与脏腑病证的病机关系分析,由七情、劳伤致病的,必耗气伤阴,多先伤心、肝、肾三脏,在临床上多表现为抑郁不快、心烦不安、失眠梦遗、倦怠乏力、饮食减少、心悸气短等为特征的证候;由饮食失节致病的,或为食滞,或属湿热,或属虚寒,多先损伤脾胃,出现胃纳呆滞、脘腹痞满,或大便溏泻等为特征的证候;若起居无常,寒暖失调,则外邪易乘之而入,肺卫首当其冲,或感于肺,或为皮毛所受,即出现鼻塞咳嗽、恶风发热等为特征的表证。

由于脏腑之间有互为表里和五行生克的生理关系,所以在疾病演变过程中,反映出来的病机变化和证候,多具有一定规律和范围。如心之生理功能主要主血脉和神志,小肠与心互为表里,因此在病理条件下,反映在临床上的证候,就离不开血脉运行障碍、情志思维活动异常和心移热于小肠的证候,其病证范围则以心悸、心痛、健忘、失眠、癫狂、昏迷、吐血、衄血、舌疮、梦遗、尿血等为常见;肝之生理功能是主疏泄和藏血,司全身筋骨关节之屈伸,胆与肝互为表里,在病理条件下,主要表现为情志异常、惊恐、血失所藏的证候,其病证范围则以中风、眩晕、头痛、痉、痫、昏厥、积聚、吐血、衄血、惊恐、不寐、耳鸣、耳聋、疝气、麻木、颤证等为常见;脾胃的生理功能主要为主受纳和运化水谷,其病理表现则为水谷消化吸收的失调,其病证范围主要表现为泄泻、黄疸、胃脘痛、呕吐、呃逆、水肿、鼓胀、痰饮、吐血、便血等;肺的生理功能为主气司呼吸,肺与大肠互为表里,故病理表现主要为气机出入升降的失常,其病证范围以感冒、咳嗽、哮喘、肺痈、肺痨、肺痿、肺胀、咳血、失音、胸痛等为常见;肾的主要生理功能为主藏精,为生殖发育之源,主水液以维持体内津液之平衡,与膀胱互为表里,在病理情况下,则反映为精气津液失调,其病证范围以消渴、痿、水肿、喘、尿血、淋浊、癃闭、小便失禁、遗精、阳痿、腰痛、耳鸣、耳聋等为常见。

由于脏腑的生理功能是与经络密切联系的,因此不少经络病证的证候,常常通过脏腑的病机变化反映出来,如肝经的主要见证为巅顶头痛、两胁痛、目赤、面青等,以五脏病机分析,则可概括为肝气化火和肝阳上亢的实证;如以经络病机分析,因肝之经脉布胁肋,连目系,下颊环喉,会于巅,故上述诸症之出现,均与经络循行部位有密切关系。因此,各种内科杂病,既是脏腑的不同证候,也包括经络病机变化反映在临床上的不同证候。

由于气血既是脏腑功能的反映,又是脏腑活动的产物,因此,人体病机变化无不涉及气血。因气血来源于脾胃,出入升降治节于肺,升发疏泄于肝,帅血贯脉而周行于心,统摄于脾,故脏腑一旦受病,就直接或间接地反映出气血的病机变化,出现不同气血的病证。

痰湿既是脏腑病机变化的产物,也是脏腑病证的临床表现,又是直接或间接的致病因素。痰为湿之变,湿则分为外湿和内湿。外湿系六淫之邪,多由体表肌肤侵入,浅则伤及皮肉筋脉,流注关节,深则可入脏腑,脾阳素虚者易从寒化,胃热之体易从热化;过用寒凉易于寒化,妄加温燥易于热化。内湿多因饮食不节,恣食酒醴、肥甘,损伤脾胃,运化失调,水失敷布,内聚为患,或为泄泻,或为肿满,或为饮邪,或为痰阻。此即《素问·至真要大论篇》所说"诸湿肿满,皆属于脾"的病机。

由此可见,脏腑的病证多与气血痰湿的运行和代谢障碍密切相关,气血痰湿的病理表现,又是脏腑病证的直接体现。

三、明析辨证与辨病的关系

病和证都是人体阴阳平衡失调,出现了病机变化的临床反映。它不仅是概括一组症状的综合征,而且是反映内外致病因素作用于机体后,表现的不同特征、性质和病理机转。因此,病和证都是人体在病理情况下,概括其病因、病位、病机、病性、病势,以及邪正消长、阴阳变化的临床综合诊断。

中医学的辨证论治,既讲辨证,也讲辨病。汉代张仲景的《伤寒论》是一部论述辨证论治的典籍。《金匮要略》则是论述辨病的专著,其中的中风、疟疾、肺痈、消渴、肠痈等篇,开辨病论治之先河。

辨证与辨病是密切相关的。一方面,疾病的本质和属性,往往是通过"证"的形式表现于临床的,所以"证"是认识疾病的基础,辨"证"即能识"病";另一方面,"病"又是"证"的综合和全过程的临床反映,只有在辨"病"的基础上,才能对辨脉、辨证和论治等一系列问题,进行较全面的讨论和阐述。具体地说,"辨证"多属反映疾病全过程中某一阶段性的临床诊断;"辨病"则较多反映疾病全过程的综合诊断。不过"病"和"证"的区别,还不能简单地全部用疾病的"全程"和"阶段"来解释。因为古代不少的病,如黄疸、咳嗽、水肿等,现在看来乃属一种症状。同样,一些古代的证,如痉、脱等,今日已逐渐发展为单独的疾病。

"病"和"证"的关系,还表现在同一疾病可以出现不同的"证",不同的疾病也可以出现相同的"证"。前者称"同病异证",后者称"异病同证"。这里的"证",不是指病程阶段不同而出现不同的"证",主要是与致病病因和人的体质差异的结果。如感冒一病,有因风寒袭表和风热上犯的差异,而有风寒表证和风热表证的不同,同属风寒袭表,由于体质差异,又有表实证与表虚证之别。又如在痢疾、泄泻、淋证等不同病的某一阶段,均可出现"下焦湿热"的相同证候。在治疗处理上,前者"病"虽同而"证"不同,则治疗不同;后者"病"虽异,而"证"相同,故治疗相同。此即所谓"同病异治"和"异病同治"。

虽然"病"和"证"的关系如此密切,但在具体临床上还必须熟练掌握好辨证,才能更好地达到辨病的目的。古人为此创造了丰富多彩的辨证方法,如八纲辨证、六经辨证、卫气营血辨证,以及脏腑辨证、气血津液辨证、病因辨证等。它们都是从不同的角度和不同的高度,反映疾病共性的规律性认识,是从具体的疾病中概括和总结出来的,又反过来指导对疾病的辨证。

四、周密观察,验证诊断

收集四诊材料,全面分析病情,根据疾病的特点和变化,进行辨证和辨病,从而立法、选方、遣药,但辨证论治正确与否尚需用治疗效果来验证。若其辨证论治收到预期疗效,则表示辨证论治正确无误。临床上,由于受到认识水平和技术水平的限制,部分地或全部地修改原有的辨证结果和论治方法,也是常见的。因为一些疑难的或临床表现不典型的病例,往往需要经过深入和系统的动态观察,才能得到正确的辨证。如呕吐一证,既可起于外感,又可发于内伤,起于外感又有因寒因热的不同,发于内伤则有气滞和湿浊之别。不论外感内伤,呕吐乃胃气上逆所导致。而胃气上逆又不仅限于胃腑本身的病,有时也可由肝气横逆而引起,或肾气衰败而导致。这些鉴别和辨证,都必须进行全面的、动态的观察,才能辨识出来。若初察患者之吐,非由外感引起,乃发于情绪不舒之后,症又见胁痛胀满、吞酸嗳气、脉弦,先辨为肝气犯胃的呕吐,遣以疏肝和胃之方药,药后仅胁痛胀满、吞酸嗳气之症稍缓,而呕吐未平,且出现小便不利、面足浮肿,脉转细弦而缓,追问病史,以往曾有反复浮肿、腰痛头昏之候。按此详察分析,其吐虽与肝气不疏有关,但致吐之由乃是肾气衰败、浊邪上干所致,可改用疏肝益肾、化浊和胃之法。系统地进行动态观察,随证施治,不断验证辨证,这样才有可能得到符合临床实际的正确辨证。

此外,必须强调指出,对急症和重危病例,如脑卒中昏迷或急性中毒的患者,在四诊材料一时无法全面收集之前,则当及时提出应急的"急则治其标"的辨证和诊断,迅速采取有效的治疗措施,及早进行必要的处理,切不可只顾于辨证和诊断细节问题的纠缠,置患者于侧而不进行必要的抢救,以致贻误时机。

(冯　硕)

第二节　辨证的一般原则

辨证的过程就是诊察、辨析和处理疾病的过程。这一过程中,医师要熟练掌握中医学的系统理论和诊疗方法,包括掌握和运用辨证的一般原则,才能辨证确切,处理得当。这些原则概括起来就是:分主次,辨真假,审标本,别虚实。

一、分清证的主次,注重主证转化

对于内科一个具体的病证,在诊疗时,应从其临床表现的复杂证候群中,首先辨明其主证,抓住其主证,这是辨证中的关键所在。判断主证,不能单从症状出现的多少和明显与否来决定,而是要侧重于病因病机的分析比较,何种证能反映病机本质,对病情发展起关键作用,其即是主证。例如,某些黄疸患者,病情比较复杂,既有胁痛、抑郁等肝郁的见症,又有倦怠、纳呆、腹满、泄泻等脾虚症状,甚至还有其他见症。若按病机分析,抓住脾虚为其主证,治以调理脾胃为主,随证加减,往往可使各种症状好转。而另一些患者则表现为胁痛剧烈、眩晕、口苦、易怒、失眠,虽见其他一二兼证,但按病机分析,应以肝郁化火为主证,治以疏肝清热为主,就有可能收到预期效果。因此,辨明主证,抓住主证,即能抓住主要矛盾,就有助于确定主要和次要的治法方药。

同时,必须注意,作为主证并不是始终不变的。在一定条件下,寒证可以转化为热证,热证可以转化为寒证;虚证可以转化为实证,实证可以转化为虚证。然而证的转化,是以一定因素作为条件的,包括体质、气候、饮食、情志、药物等各种因素。在密切观察证情变化中,医者尤应注意观察病证转化的条件,作为分析判断的参考。例如,一些肺痨患者,初期多表现为阴虚内热,或骨蒸潮热、烦躁失眠、干咳痰血等,经过一段较长时间养阴清热之后,一部分患者治愈或好转,有一部分患者可转化为虚寒证,出现畏寒肢冷、气短自汗、便溏、阳痿等。这是由于病程过久,正气受损,阳气衰微,或因用药失当,过用寒凉,削伐元阳之气。这些因素都是导致主证转化的条件,必须充分注意观察,若主证一旦转化,就应及时采取相应的治疗措施。

在观察分析证的转化过程中,必须分清主次。有的是主证发生了根本的转化,有的则是非主证发生了转化,变成了主要矛盾。如溃疡病,症见胃脘隐痛、胀满不舒、嗳气吐清涎、喜按喜暖且得温而缓、便溏溲清、脉濡而缓,此乃脾胃虚寒之证,治宜温中散寒,但在治疗过程中,出现吐血便血、胃腹胀痛加剧、脉转滞涩,此乃主证遂成寒凝血瘀,治当改以温阳祛瘀之法。又如素有饮证,风热外加,出现高热烦渴、脉洪大、喜冷饮,此乃气分高热为其主证,当以清热生津为法,挫其热势。但病后不久,热邪方退,由于风热引动饮邪,出现喘息不得卧、痰涎稀白而多、脉转沉,此乃宿饮诱发所致,治当改用肃肺涤饮之法。以上举例,说明在注意证的转化时,也要分清主次。

二、辨明寒热真假,抓住病证本质

在临床诊断过程中,典型证候较易认识,但不典型的证候也为数不少,有时一些症状还互相矛盾,甚至出现假象,最常见的就是寒热的真假,即所谓"真寒假热""真热假寒""阴盛格阳""阳盛格阴",由此而不容易明确病证的本质。在这种情况下,必须克服片面性和表面性,要从极其复杂的综合征中,透过现象看本质,分清真假,辨明主次。要做到这一点,首先应抓住关键性证候,不要被假象所迷惑。有时假象很多,而反映本质的症状或体征只有一两个,但唯此才是主要的依据。一般说来,舌脉之象最具辨别寒热真假的参考价值。虚寒的脉象迟而无力,舌质淡嫩而湿润;实热的脉象数而有力,舌质干红而苔燥。但问诊也不可忽视,从四诊合参之中,寻找主要依据。例如寒证,口不渴而喜热饮,畏寒蜷卧,虽身热不欲去衣,舌淡白湿润,脉象重按无力,虽有其他假热的症状,只要抓住上述脉症,就可以判为寒证。其次,要全面分析各种因素,包括从体质、年龄、病史、病程、饮食、情志、服药史等去找线索,进行详细的比较,才能辨明其寒热的真假。现将寒热真假鉴别诊断列表 1-1 如下。

表 1-1　寒热真假鉴别诊断

鉴别点	真寒假热,阴证似阳	真热假寒,阳证似阴
寒热	身虽热,但欲近衣	身寒,反不欲近衣
渴饮	口虽渴,但不欲饮,或喜热饮	口不甚渴,但喜冷饮
面色	面虽赤,但色嫩,见于两颧	面色虽晦,但目光有神
神态	虽烦躁,但形瘦神靡	虽神昏,但有谵语、躁动
红肿	身虽肿,但无红热	身虽无肿,但见红热
四肢	四肢虽热,但身前不热	四肢厥冷,但身前灼热
小便	小便虽利,但清而不浊	小便虽长,但浊尔不清
大便	大便虽结,但少而不热	大便虽利,但量多而臭
脉象	脉虽大,但按之不实	脉虽沉,但按之有力
舌质	舌虽红,但润滑	舌虽淡,但少津
舌苔	苔虽厚,但色不黄	舌虽薄,但色多黄

三、详审病证标本,掌握先后逆从

审察病证之标本,以定治法之先后逆从,这是辨证的重要内容。《素问·标本病传论篇》曾这样强调:"知标本者,万举万当,不知标本,是谓妄行。"所谓标,就是疾病表现于临床的标志和现象;所谓本,就是发生疾病的根本。疾病的标本不是固定不变的,它往往随具体疾病和具体患者各有不同。以病因而论,引起疾病发生的病因为本,所表现于外的各种临床征象是标;以病变部位而论,原发病变部位为本,继发病变部位是标;以症状本身而论,原发症状是本,继发症状是标;以病之新旧而论,旧病是本,新病是标。病证虽多,但总不离标本,一切复杂的证候,都可以分析出它的标本,即透过其现象分析其本质,从而确立正确的辨证和实施合理的治疗。

病证的标本审明之后,治疗上的原则,先治其本或先治其标,不是千篇一律的,当视具体病情的轻重缓急而定。一般而论,在本病急、本病重的情况下,固然是先治其本;不过在标病急、标病重的情况下,则又须先治其标,或者标本同治。但是,由于标本是可逆的,是可互相影响的,所以治标也可以达到治本,治本也可以达到治标。如临床治疗上的扶正以祛邪,治本即所以治标;祛邪而扶正,治标即所以治本。由此可知,病证之标本,本可以及标,标也可以及本,因而在治疗上,也可以本病治标,标病治本,就是这个道理。

审明标本,定出先后处理的原则之后,采用"逆治"或"从治"就不难掌握了。所谓"逆""从",即治疗上的正治与反治之法。"正治"即"逆治"之法,是采取与证候相反的药性来矫正其偏胜的临床表现,也就是一般所说的"寒者热之,热者寒之,虚者补之,实者泻之",以热治寒,以寒治热,以补对虚,以泻对实,证药完全相反的治法。而"反治",即"从治"之法,则是采取与证候(指某些假象)相同的药性来矫正其偏胜的临床表现,也就是我们一般所说的"寒因寒用,热因热用,通因通用,塞因塞用",以热治热,以寒治寒,以泻治通,以补治塞,证药完全相反的治法。如以呕吐一证为例,既可起于脾虚运化失权,也可因于食物中毒而发。前者脾虚是本,呕吐是标,当采用正治之法,以治其本,用补脾和胃之剂以止其呕吐;后者邪毒犯胃为本,呕吐是标,当采用反治之法,以治其本,用催吐、下泻之剂,使其再吐再泻,以求其邪毒完全排出,达到止吐止泻。这说明根据中医学的整体观,运用于临床,详审病证的标本,掌握治法的先后逆从,确能将理法方药统一起来,使辨证和治疗更能符合实际。

四、识别邪正虚实,合理施以补泻

辨邪正虚实,是对病邪和正气消长与病情发展演变关系的客观估价和分析,也是临床辨证的重要原则之一。它对于疾病的诊断是否正确,治疗处理是否得当,都有十分重要的意义。

"虚"是精气亏损而不足,"实"是邪气盛而有余,故虚是正虚,实是邪实。"实"是指致病因素、病理产物所导致的较为强烈的病理反应;"虚"是指人体防御能力、代偿能力或修复能力不足的病机情况。两者之间互相影响,不能截然分开。邪气盛则正气受到郁遏或损耗,导致正气亦虚,因而邪气愈盛则正气愈虚的情况较为常见。识别虚实,一般不外辨表里之虚实,阴阳之虚实,气血的虚实,脏腑的虚实。凡外感之病多有余,内伤之病多不足。不过常见的虚证中多夹有实,实中多兼有虚,临证时,应详细识别。

从邪正虚实的关系上看,正气的充沛,有赖于全身脏腑经络功能的正常运转,如肺气的肃降、心血的循行、肝气的条达、脾胃的运化、肾气的气化、经络的流通等,如果外邪内袭,破坏了这种运转功能,便出现病态。不解除这种破坏,便不能恢复脏腑经络的正常功能。张从正曾说:"邪未去,而不可言补,补之则适足以资寇。"因此对于正气受损的虚证,要特别注意有无实邪为患,如夹有实邪,单纯用补法,疗效往往不够理想。对这类患者的补泻,多主张"以通为补"或"通补兼施",达到"邪去则正自安"的效果。如部分心痛、心悸患者,虽然临床上表现为一派虚象,仍然要以祛瘀除痰为主治,适当配合补法,疗效更好。当然也有以虚证为主,需用扶正之补法者。如有些长期发热的心痛、心悸患者,多数先由痰瘀而致阴虚或阳虚,在适当时期,还须用养阴益气或扶阳之法,才能达到退热开痹止痛的效果;若仍以大剂祛瘀清热,攻伐寒凉之品,往往症虽减而复发,正气更虚而邪气更实。因此,只有辨清虚实,才能合理施以补泻,收到预期的治疗效果。

(冯　硕)

第三节 辨证论治的步骤

内科辨证论治的具体步骤,从临床实用出发,一般可归纳为诊察、议病、辨性、定位、求因、明本、立法、选方、遣药及医嘱10个方面。

一、诊察

诊察就是四诊合参,审察内外,通过望、闻、问、切四诊对患者作周密观察和全面了解,既要了解患者的病史和临床表现,又要了解外在环境对疾病发生、发展的可能影响。将诊察所得,进行分析归纳,运用从外测内、见症推病、以常衡变的方法,来判断患者的病情,以此作为辨证立法、处方用药的依据。这是辨证论治的第一步,也是最重要的一个环节。

四诊资料是否搜集恰当,是否切合病情,与辨证准确与否有着密切关系。因此,在进行四诊时,不但要做到全面系统,还要做到重点突出、详而有要、简而不漏。既要防止无目的的望,不必要的闻,又要避免当问不问和应切未切等缺失,使四诊资料更好地为辨证提供必要依据。

二、议病

议病即辨明病证,包括辨清疾病类别在内,临床上有显著特征的疾病,一般较易辨识,但对于某些复杂疾病,必须通过对病因病机的深入分析、周密鉴别,甚至通过试探性、诊断性治疗,方能最终识别与确定病证。

三、辨性

辨性即是辨别病证的性质。疾病的发生,根本在于邪正斗争引起的阴阳失调,故病性无非阴阳的偏盛偏衰,阳盛则热,阴盛则寒,故病性具体表现在寒热属性上。而虚实是邪正消长盛衰的反映,也是构成病变性质的一个重要方面。寒热虚实是一切病变中最基本的性质,各种疾病均不离于此。由于基本病变是虚实寒热,所以治疗的总原则,就是补虚、泻实、清热、温寒。辨清病变性质的目的,在于对病证有一个基本的认识,治疗上有一个总的原则,故辨识病证性质是辨证中的一项重要内容。

四、定位

定位指判定病变部位。定位是辨证论治中至关重要的问题。因为病位不同,病证性质随之不同,治疗措施也就不同。定位一般包括:表里定位,多用于外感疾病;脏腑、经络定位,多用于杂病;气血定位,通常杂病要分气分病、血分病,温病要辨清卫、气、营、血与三焦。这些定位方法或简或繁,各有其适用范围,有时需结合应用。其中的脏腑定位,不单广泛应用于杂病,外感疾病也常有应用,脏腑定位涉及的病变范围较广,定位也比较具体。现代中医学家方药中在其所著的《辨证论治研究七讲》一书中,将有关脏腑辨证的内容,结合其临床实践加以归纳,提出了从7个方面进行脏腑定位的方法:①根据脏腑归属部位及所属经络循行部位,从临床表现特点进行定位。②从各脏腑功能特点进行定位。③从各脏腑在体征上的特点进行定位。④从各脏腑与季节气候的特殊联系进行定位。⑤从各脏腑与病因方面的关系和影响来进行定位。⑥从各脏腑与体型、体质、年龄、性别的关系和影响进行定位。⑦从发病时间及临床治疗经过上的特点进行定位。这7个方面是相互联系的,临证时必须四诊合参,综合分析,才可能使定位符合实际。

五、求因

求因就是审证求因。它是辨证的进一步深化,是根据患者一系列具体证候,包括对患者症状、体征的四诊所得和某些化验检查结果,加以综合分析,求得疾病的症结所在,为临床治疗提供确切依据。这里所求的"因",其含义有广义和狭义两个方面。广义之"因",包括对病因、病机和病情进行全面的分析和了解,也就是从临床一系列具体征象中,分析确定其病因是什么,病在何经何脏,其病机和发展演变如何,务使其分析所得的辨证、辨病,能切合病情的实际。狭义之"因",乃是根据患者的临床表现,辨明其具体病因,掌握病因,针对病因,从根本上治疗疾病。临证时不仅要明确广义的"因",而且要明确具体的"因",这样才能达到真正审证求因的目的。

六、明本

"治病求本"是诊治疾病的根本原则。无论针对病因治疗或针对病机治疗都必须遵循这一原则。而这里所说的"明本",是指在分析发病的病理机转中,根据疾病的发生、发展、变化的全过程,来探求哪一个脏腑或哪一种病机变化在其中起主导作用,为治病求本提供先决条件。例如,患者在剧烈吐泻或慢性腹泻后,出现拘急痉挛,谓之土虚木乘,则脾虚为本,肝风为标,当以实脾为主,佐以平肝解痉。又如在温病过程中发生肝风内动,或热极生风者,应凉肝熄风,通过凉泻肝热而平息肝风;若系肾阴受损,不能涵养肝木,又宜滋阴熄风,通过滋肾养肝而平息其风。两者均以风为标,但前者以热盛为本,而后者以阴虚为本。"明本"是针对病机而"求因"的具体化,它使病机的主次以及因果关系得到明确,是确定治法的可靠依据。

七、立法

立法就是确立治疗方法。它是根据辨证的结果而确立的。每一种证候都有相应的治法,如肝火犯肺的咳嗽,采用清肝肃肺的治法;脾虚痰湿的咳嗽,采用健脾化痰的治法。治则是对疾病提出治疗处理的原则,而治法是针对具体病证实施的治疗方法。治则指导治法,治法体现治则,这便是两者的辩证关系。

八、选方

选方是依据所确立的治法而选用适当的方剂。方剂是针对证候、治法而设,具有固定的组成配伍,有其一定的适用范围。因此,要选择好恰当的方剂,必须熟悉方剂的组成、方义和药物配伍关系及其适用范围。

方剂是前人临床经验的总结,是历代医家在有关学术理论指导下,和对某些病证认识的基础上所创制的。我们应该重视、继承、运用它,并在前人的基础上不断发展和创新。刘完素《素问病机气宜保命集·本草论第九》:"用方不对病,非方也;剂不蠲疾,非剂也。"因此,临床上要防止杂药凑合,有法无方的弊病。当然,也有不拘成方,随证遣药,而法度井然者。在临床实践中,两者都必须不断总结和提高。

九、遣药

遣药是在选定方剂的基础上,随证加减药物。由于病证的复杂多变,很难有一定的成方与具体病情完全吻合。所以,应根据病证的兼夹情况和照顾疾病的次要矛盾适当加减药物。这是对方剂的灵活应用,使之更能贴切病情。

十、医嘱

医嘱主要包括服药注意事项和将息调养事宜。如某些药物的先煎后下、药物的具体服法、饮食宜忌,以及情志劳逸、房事调摄等,以便消除不利于康复的因素,使治疗更好发挥作用,促使疾病早日痊愈。

以上诊察、议病、辨性、定位、求因、明本 6 个方面的内容,属于辨证的范围,是辨证论治中的"理";立法、选方、遣药与医嘱,则是论治的具体体现。这样,便构成了辨证论治的理法方药的统一。只是为了叙述方便和利于学习、掌握,才分为 10 个具体的步骤和方面,在临床应用时,并不是绝对按这样的顺序,有时相互并用或结合运用。例如,诊察是搜集临床资料的阶段,是辨证论治的前提,但在诊察过程中,实际已涉及议病、辨性、定位、求因、明本,彼此之间又有着紧密不可分割的联系。所以,在临床上不必拘泥于这种格式和先后次序,可以根据具体病情和自己的熟练程度,灵活运用。

(冯　硕)

第二章 针 法

第一节 得气和针感

在针刺过程中采用相应手法,使患者针穴局部和所属经脉出现某些感觉,并取得一定疗效的反应,古时称之为"得气"或"气至",目前则称为"针刺感应",又简称为针感。

一、得气的临床表现

得气出自《素问·离合真邪论》:"吸则内针,无令气忤,静以久留,无令邪布;吸则转针,以得气为故。"得气是由医患双方在针刺过程中分别产生的主观感觉与客观效应组成的,可通过各种临床表现而察知。

(一)患者的主观感觉

在针刺之后,患者针穴局部和所属经脉路线上可出现不同性质的针刺感觉,主要有酸、胀、重、麻、凉、热、痒、痛,局部肌肉松弛或紧张,甚而有上下传导的触电感、水波样感和气泡样感,有时还可出现蚁走样感或跳跃样感等。

1.不同性质的针感

不同性质的针感与机体反应性、病证性质和针刺部位有密切关系,并与相应手法的操作有关。酸感多现于局部,有时亦可放散至远端,特别在深部肌层、四肢穴位处多见,腰部次之,颈、背、头面、胸腹少见,四肢末梢一般无酸感出现。胀感较多见于局部,多在酸感出现前感知,时而呈片状向四周放射,犹如注射药液所呈现的物理压迫感,常现于四肢肌肉丰厚处。重感即沉重的感觉,犹如捆压,多见于头面、腹部,以局部为主,基本上不放射。麻感呈放射状,多见于四肢肌肉丰厚处,呈条状、线状或带状等。痛感多见于局部,以四肢末端或痛感敏锐处为重,如十二井、水沟、涌泉、劳宫等穴。在针尖触及表皮时间较长,或手法不当,或针尖触及骨膜、血管时,亦可出现痛感。

触电样针感呈放射状,可快速放散至远端,多见于四肢敏感穴位,刺及神经干处亦可引起触电样感觉,时而会引起肢体搐动,患者常表现为不舒适的反应。水波样或气泡串动样感觉,常在四肢和肌肉丰厚处出现,可上下循经传导,患者感到舒适。痒感和蚁走感常出现在留针期间,皮

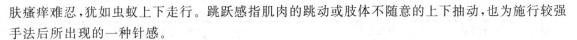

肤瘙痒难忍,犹如虫蚁上下走行。跳跃感指肌肉的跳动或肢体不随意的上下抽动,也为施行较强手法后所出现的一种针感。

2.不同程度的针感

针感的程度与患者体质、病证性质和针刺耐受性有关。患者体格强壮、对针刺敏感或不耐针刺者,针感多明显强烈;患者体格弱,对针刺反应迟钝。耐受针刺者,针感多不明显,甚而微弱不现。寒证、虚证为阴,得气后多呈酸、麻、痒感;热证、实证为阳,得气后多为胀、涩、紧张、抽动,甚而有触电感。

针感的强度是由针刺手法操作的指力、针刺的深浅、针刺手法操作持续的时间,以及个体对针刺的敏感程度组成的。一般来说,指力强,所获针感亦强,但个体对针感很敏感,即使针刺指力很轻,也能获得较强的针感。因此,医师必须密切注视个体对针感的敏感程度,给予恰当的指力,以获得适宜的针感强度,才能收到良好的治疗效果。

针感强者,适用于治疗急性病、实证和体质壮实者;针感柔和,适用于治疗慢性病、虚证和体质虚弱者。但是虚实有程度之别,有局部与全身之分,因此针感强度亦随之而异。如在临床针刺时,病情缓解时间短暂,说明针感强度不足,应结合病情,加强指力或延长手法操作时间。反之,针刺后病情反而加剧,过几小时或1~2天病情逐渐减轻,则说明针感过强,应予减轻指力或缩短操作时间。

(二)医师的手指触觉和客观诊察

医师通过自身的手指触觉,常可掌握针下得气的情况。通过医师持针的手指触觉,在针下得气后常有一种"如鱼吞饵"的感觉出现,此时针下由原来的轻松虚滑慢慢变为沉紧重满。充分运用押手的指感,也可辨析得气的情况,如可触知肌肉紧张、跳动和搏动感,所谓"如动脉状"者即是得气征象。

在临床上,望、触、问诊是医师辨析得气常用的方法,可结合应用。诸如应用透天凉手法后,皮肤温度会有所下降,患者诉局部有吹凉风似的感觉;用烧山火或其他诱导热感的手法后,皮肤温度会有所上升,患者诉局部或全身有温热感觉,甚而可有出汗湿润、面部烘热等,这都需要通过仔细诊察而得知。

医师随时注视患者的面部表情,是及时掌握手法轻重和得气程度的方法。针感徐缓而至,患者感觉舒适,面部则呈现平稳坦然的表情;针感紧急而至,过于强烈,患者不堪忍受时,则可出现痛苦的表情,如蹙眉、咧嘴,甚而呼叫啼哭,此时医师即须停针观察。

在针刺过程中,针刺得气还可通过一些客观征象表现出来,如肌肉的颤动、蠕动和肢体抽搐、跳动等。诸此针感的表现与针刺得气的性质、手法刺激强度等有关(表2-1)。

表 2-1　得气的客观征象

征象	刺激强度	得气情况	详细内容
局部紧张	轻	气至,多为胀麻复合	针周围沉紧,局部微感坚实
局部颤动	较轻	多为麻感,不放散	局部附近颤动轻微,只有手触才能知道,特别是在经脉线上
附近抽动	较重	多为麻感,并传导	较上述感觉明显,多与针体转动同时出现,多为断续呈现
抽搐	重	多为麻感,多向一定方向放散	可明显看到,有时在局部,有时在远端可见

征象	刺激强度	得气情况	详细内容
抽动	很重	多为麻的复合感,传导快,近似触电样	清晰可见,患者很难忍受,可因肢体抽动而弯针
肢体跳动	非常重	触电样感	肢体猛烈跳动,有的离床很高。多在针环跳、委中、合谷等大穴时出现

从上表可见,手法轻柔时,局部紧张或肌肉颤动;手法较重时,肌肉呈搐动、抽搐样;手法很重时,则肢体可上下跳动。如针刺三阴交、极泉穴,治疗上下肢瘫痪时,可见上下肢连续抽动。又如施以行气针法时,针肩髃穴可触及腕部肌肉颤动,针环跳穴可触及踝部昆仑穴处肌肉颤动等。

值得指出的是,不少患者在针刺后常没有明显的针感,但其症状可明显缓解或消失,临床体征有所改善,功能有所恢复。这种现象出现在远端取穴和耳针、腕踝针、眼针、头皮针等施术过程中,称为"隐性气至"。在中风偏瘫治疗时,取对侧顶颞前斜线,用抽气法或进气法,针下有吸针感而局部并无明显感觉,患者肢体运动功能迅速恢复,即是其例。因此,我们强调"气至而有效",并不是要求每个患者都要有强烈的针感,而是要在针刺适度、取穴得当的前提下,去寻求有效的得气感应,从而提高疗效。从这个意义上说,"有效即得气"的观点无疑是正确的。

二、针感的获得、维持和辨识

自古以来,历代医家就很重视得气,可以说一切针刺操作方法都是围绕"得气"而进行的。有关得气的相应手法,可分为候气法、催气法、守气法等。

(一)针感的获得和维持

1.候气法

在针刺过程中,静候气至的方法称为候气法。一般而言,具体的候气方法是以留针(包括静留针和动留针)的方法来实施的。

2.催气法

催气法是针刺入穴后,通过相应手法,促使经气流行、气至针下的方法。催气法常在针刺未得气时应用。明代陈会《神应经》首倡催气之法。常用的催气手法有行针催气法、押手催气法、熨灸催气法3种。

(1)行针催气法:包括适度的捻转、提插、颤法(震颤术)、捣法(雀啄术)、飞法(凤凰展翅术)和弹针、刮针等。徐出徐入的导气法亦属此范畴。一般而言,频率快、幅度大、用力重者,针感可疾速而至,针感较为强烈;频率慢、幅度小、用力轻者,针感徐缓而至,不甚强烈。颤法、捣法、飞法针感明显,弹、刮之术针感较为平和。

(2)押手催气法:包括爪切、循摄、按揉穴位等方法,弹穴法亦属此范畴。诸此方法在未得气时应用,可催使针下得气;若在得气后应用,又可促使经气流行、上下传导。一般来说,上述方法都应和行针催气法结合使用,是按摩与针刺配合的过程。循法、按法的作用相对缓和,爪切、摄法则作用较强。

(3)熨灸催气法:熨法指用温热物体(如炒盐、炒药、热水袋)用布包裹后,贴敷穴位、经脉,或上下来回移动,以促使针下得气的方法。灸法常用回旋悬灸法,艾条熏灸针穴四周,并配合行针,促使针下得气。上述两法常用于虚证、寒证。

上述诸法在使用时,宜因人、因病、因穴而异,根据针下得气的具体情况灵活掌握。

3.守气法

在针刺得气后,慎守勿失、留守不去的方法,即守气法。

(二)针感性质和相应手法

在针刺过程中,可根据不同性质的针感情况,采用捻转、提插和押手等方法,来进行调节,以达到预定的要求。

1.酸感

要促使酸感的产生,押手的运用至关重要。如针下出现麻感,押手要用力重些;如针下出现胀感,押手要用力轻些。此时,可将针向一方捻转,如捻转后出现痛感,则较难再出现酸感。如经捻转后胀感明显,可将捻针的动作改为小幅度高频率提插。如仍不成功,可按上法反复进行操作,但必须注意针向始终不变。

2.胀感

要促使针下产生胀感,需重压其穴,边捻针(向一个方向)边按压。如仍不成功,则可结合小幅度高频率提插手法,同时注意针尖方向始终不变的状态。

3.麻感

如针下未取得麻感时,可不用押手,或用轻柔力量的押手,捻转角度要大些,提插幅度要大些,但其速度可以不拘,针尖方向要根据针感具体情况灵活变动。

4.痛感

在出现痛感时,要尽力避免和缓解。除四肢末端穴必见疼痛之外,其他穴位如呈疼痛,可将示、中二指放在针柄一边(其间要保持一个手指的间隙),拇指放在另一边(对准这个间隙),三指如此持针固定针体,同时相向用力,按针柄2～3次即可缓解疼痛。或用拇指轻弹针柄,或提针豆许,亦有缓解疼痛的作用。

5.触电样感

一般应避免发生,如行"气至病所"手法时,也要适当控制手法强度,用力过强或提插幅度大时,就容易引起触电样针感。对反应敏感者尤须十分小心,四肢针感较强处提插幅度不可过大,严禁盲目捣动,同时要注意押手固定,以免因肢体抽动而弯针。

6.水波样或气泡串动样针感

如基础针感是麻感,在出现麻感的瞬间,可将右示、中二指靠在针柄一边,用右手拇指指甲缓缓地上下刮动针柄。同时,还要根据基础针感的不同,一边刮针,一边上下捣动(幅度要小),如此则多有麻感并向远端放散。以柔和而均匀的手法刺激,连续作用于穴位和所属经脉上,就可出现水波样或气泡串动样的舒适针感。

7.凉感和热感

一般而言,胀感和酸感是热感的基础,麻感是凉感的基础。推而内之,即进针得气后缓缓压针1～2分钟,将针刺入应刺的深度易获热感。动而伸之,即将针刺入应刺的深度,得气后将针慢慢提至天部(1～2分钟),易获凉感。个体对针刺敏感者,易获各种针感。个体对针刺不敏感者,欲获热感、凉感就不太容易。对于这种患者,欲获热感而不至者,可配合温针灸;欲获凉感而不至者,可以配合放血。

如将以上针感根据不同性质加以分类,可参见表2-2。

表 2-2　针感性质和相应手法表

分类	感觉部位	提插幅度	提插速度	捻转角度	针上用力	押手
酸、胀、重、热	多在局部	较大	较大	较大	重	重
痒、麻、蚁走样、水波样、凉、触电样	多呈放射状	较小	较小	较小	轻	轻

针感的产生,就其过程分析似乎呈现以下的规律性:针刺后多出现麻、酸、胀感。酸胀感为热感基础。为使气传至病所,往往要使之出现麻感,待气至病所后,按上法可使之改变为胀、酸,进而转化为热感。如出现麻感后,由于其手法用力强弱的不同,可能逐次出现蚁走感、水波样感、触电样感。

(三)不同性质的针感及其适应证

1.酸胀感

临床经常混合出现。柔和的酸胀感,适用于治疗虚证、慢性病和体虚者。以此治疗虚证者,针后感到舒服。

2.麻、触电感

针感强烈,适用于治疗实证、急性病和体质强壮者。如针刺环跳穴,寻找触电感,传导至足,对坐骨神经痛、癔症性瘫痪尤宜,但当剧痛消失后仅残留微痛或足外麻木时,则不相适宜。又如针刺环跳穴,针感传至少腹可治肾绞痛、经闭实证等。

3.热感

适用于治疗寒证,包括虚寒证、寒湿证及风寒证,如寒湿痹证、寒湿腹泻、肾虚腰痛、面瘫后遗症的风寒证,以及麻痹和肌肉萎缩等。

4.凉感

适用于治疗热证,包括风热证、火热证、毒热证、燥热证等。如风热感冒、咽痛、风火、胃火牙痛,肝郁风火所致的高血压头痛,偏头痛的火热证等。

5.抽搐感

适用于治疗内脏下垂,如胃下垂、子宫下垂。

6.痛感

针刺手足部的井穴、十宣、涌泉穴,面部的水沟穴,耳穴与尾骶部长强穴时,主要是痛感。

(四)得气的辨识

得气是针刺取效的关键,得气与否及气至迟速往往决定了针刺后疾病的变化和预后状况。

1.辨气法

针刺得气以后,通过医师指感以分析辨别针下不同性质感应,从而决定相应手法的过程,称为辨气法。针灸界历来有"刺针容易辨证难,辨证容易取穴难,取穴容易补泻难,补泻容易辨气难"的说法,说明辨气之紧疾、徐和,分析辨识其邪气、谷气的不同,是针灸医师必须掌握的方法。

2.辨气要治神调息静意视义

辨气必须治神调息,全神贯注,静察针下感觉。

3.邪气和谷气

所谓"谷气"者,即为徐缓而至、柔和舒适的得气感应;此时针下沉紧,但仍可上下提插、左右捻转,而医师指下无阻力感,欲守气时则持针不动,针下仍有持续不断的舒适针感产生。所谓"邪

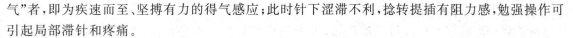

气"者,即为疾速而至、坚搏有力的得气感应;此时针下涩滞不利,捻转提插有阻力感,勉强操作可引起局部滞针和疼痛。

4.辨气和辨证

辨气的过程也是辨别病证虚实、病邪寒热的过程。一般而言,气已至如鱼吞饵,沉紧重满;气未至如闲处幽堂,轻浮虚滑。虚证,针下松弛,如插豆腐,针感每多迟缓而至;实证,针下紧涩,针感每疾速而至,捻转提插不利。寒证,针体可自动向内深入,称为吸针;热证,针体可自动向外移动,称为顶针。阳气盛者针感出现较快,阴阳平衡者针感适时而至,阳气衰者则针感出现较慢。

5.辨气的意义

(1)指导手法的应用:如针下松弛、针感迟缓时,可加强押手力量,或加灸法以补虚;如针下紧涩、针感疾至时,可减轻押手力量,或加用刺血法以泻实。针体内吸为寒,宜久留针,深刺之,所谓"寒则深以留之";针体外顶为热,宜疾出针,浅刺之,所谓"热者浅以疾之"。如谷气徐缓而至,可用徐入徐出的导气法;如邪气紧疾而至,则可留针数分钟,或在穴旁爪切、刮弹针柄,令气血宣散。

(2)病情预后的判断:辨气至之迟速,可帮助病情预后的判断。

三、循经感传和气至病所

针刺得气后,采用相应手法使针感沿经脉循行路线向病所或远处传导的现象,称为循经感传和气至病所。循经感传和气至病所可明显提高针刺疗效,在临床上有较重要的意义。

(一)行气法的应用

促使经气循经传导,甚而直达病所的针刺手法称为行气法。行气法包括捻转、提插、针刺方向、龙虎龟凤、运气法、进气法,以及循、摄、按压、关闭、接气通经等,在临床上可根据具体情况结合应用。

1.针刺方向

针刺达到一定深度,行针得气后,将针尖朝向病所,常可促使经气朝病所方向传导。汪机《针灸问对》云:"得气,便卧倒针,候气前行,催运到于病所。"此即针向行气法。一般来说,针尖方向与针感传导方向相一致。在临床上,可在进针时即将针尖直指病所,然后行针得气,得气后再用行气手法逼气上行至病所。在针尖不离得气原位时,也可向相反方向搬动针柄,来调节针感传导,但仅适用于浅刺而患者反应敏感的情况。如针尖离开得气原位,可将针体提出一段,然后改变针向,向下按插,另找基础针感,此法则用于深刺或上法无效时。在应用此法时,提插幅度要小,多向下用力,要配合押手,竭力避免酸感。

2.捻转提插

捻转提插是以针向行气为基础,激发循经感传的主要针刺手法。在临床上,可用右拇指指腹将针柄压于右示指指腹上,示指不动,拇指指腹沿示指指腹将针柄来回提插(进退)捻转。一般来说,捻转提插的幅度宜小,频率宜快,使之维持中等以下的刺激强度,如此可促使针感循经传导。

3.按压关闭

充分运用押手,按压针柄或按压针穴上下,以促使针感向预定方向传导,是临床常用的辅助手法。按压针柄法即医师将中指和无名指放在针柄之下,示指按压针柄,持续按压10～20分钟;此法要在针向行气基础上进行,其用力大小可根据得气感应的强弱程度来决定。按压针穴法即用左手拇指按压针穴上下,关闭经脉的一端,并向经脉开放的一端缓缓揉动,向针尖加力的方法;在具体操作时,用力要适当,关闭、引导和指尖揉动要密切配合,可与循摄引导相结合。

4.循摄引导

本法可在进针前或进针得气后应用,可促使针感传导。在进针前,先循经脉路线用拇指指腹适当用力按揉1～2遍,再用左手拇指指甲切压针孔,直至出现酸麻胀感沿经传导,再行进针。在进针得气后,可将左手4个手指(除拇指外)垂直放在皮肤上,呈"一"字形排开,放在欲传导的经脉上,在行针(捻转提插)的同时一起加力揉动,或逐次反复加力。如用于针距病所较远时,手指位置在经脉路线上亦可以不固定,而是在其适当部位(如较大穴区或针感放散受阻部位)进行循、摄、按揉。也可不用四指只用两三指,放在腧穴中心点上,此法多用于头面部及针距病所较近时。

5.呼吸行气

在临床上,配合呼吸激发经气达到气至病所的目的,是行之有效的方法。古代有抽添法和接气通经法,即以提插和呼吸配合,以激发经气的针刺手法。此外,运气、进气之法亦须嘱患者深吸气,配合进针以激发经气。现代临床可嘱患者先呼气一口,再缓缓深长地吸气,下达于丹田;或先吸气,吸气完毕后,再用力缓缓地自然呼气(吐出)。随其呼气,向下捻按,提针豆许向病所,是为补法;随其吸气,向上捻提,无得转动,是为泻法。

此外,还可采用龙虎龟凤等飞经走气法,促使经气通关过节,循经感传。

(二)行气法的注意事项

在临床采用各种行气手法时,要注意以下几个方面。

1.环境安静和体位舒适

在临床上,诊疗环境的安静,可使患者在神情安定的状态下接受针刺治疗,如此则身心放松,神朝病所,并能仔细体察针感,容易得气而使气至病所。针刺前,要合理处置患者的体位,嘱其宽衣松带,保持平稳舒适的姿态。有不少患者采用平卧体位后接受针刺,容易激发循经感传。

2.言语诱导和入静放松

针刺前,医师要耐心询问患者,说明其病变之来由和针刺治疗的效应,解除其心理负担和对治疗的疑虑,同时可适当配合言语诱导,以配合行气手法操作。询问内容可包括针感程度和性质,传导方向和部位,以及针感传导和维持的时间等方面。既不能用暗示,又要注意引导,其方法要巧妙。患者在进针后,必须令其充分放松,可用意守丹田或三线放松功法,使患者处于"入静"状态,亦即"缓节柔筋而心调和"的状态,以配合行气手法,诱发气至病所。

3.取穴准确和基础针感

在和病所相关的经脉上,根据辨证结果,正确地循经选穴取穴,做到病、经、穴三者吻合,是气至病所的必要前提。一般来说,四肢穴位、肌肉丰厚处,针感明显者容易获得气至病所的效应,且易控制感传方向。要促使气至病所,其针感不能过强。如手下感觉过于紧涩,常不易获得针感传导;手下感觉略显沉紧,患者主诉有轻、中度麻酸胀感时,则较易引发循经感传。在临床上,掌握基础针感的性质,对气至病所极为重要。欲使针感放散,常首先要找到麻感,使之向一般部位传导,然后再改变手法使之向预定方向传导。如见明显酸感,可根据具体情况进行调节,务必保持良好适度的基础针感,是行气至病所的重要条件之一。

(赵诗磊)

第二节 进 针

一、持针法

持针法是医师操作毫针保持其端直坚挺的方法。临床常用右手(刺手)持针,以三指持针法为主。"持针之道,坚者为宝"是持针法操作的总则。同时,医师持针应重视"治神",全神贯注,运气于指下,勿左顾右盼,以免影响针刺疗效,给患者造成不必要的痛苦。

(一)方法

1.两指持针法

用拇指、示指末节指腹捏住针柄,适用于短小的针具(图2-1)。

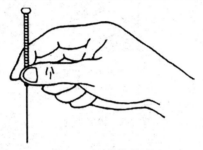

图2-1 两指持针法

2.三指持针法

用拇指、示指、中指末节指腹捏拿针柄,拇指在内,示指、中指在外,三指协同,以保持较长针具的端直坚挺状态(图2-2)。

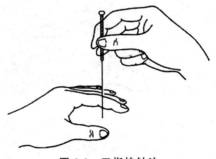

图2-2 三指持针法

3.四指持针法

用拇指、示指、中指捏持针柄,以无名指抵住针身,称四指持针法。适用于长针操持,以免针体弯曲(图2-3)。

4.持柄压尾法

用拇指、中指夹持针柄,示指抬起顶压针尾,三指配合将针刺入。适用于短针速刺(图2-4)。

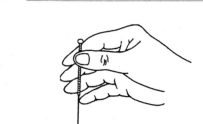

图 2-3　四指持针法

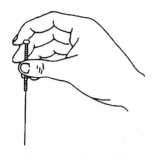

图 2-4　持柄压尾法

5.持针身法

用拇、示两指捏一棉球,裹针身近针尖的末端部分,对准穴位,用力将针迅速刺入皮肤(图 2-5)。

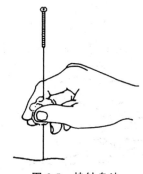

图 2-5　持针身法

6.两手持针法

用右手拇、示、中三指持针柄,左手拇、示两指握固针体末端,稍留出针尖 1~2 分许。适用于长针、芒针操持。双手配合持针,可防止长针弯曲,减少进针疼痛(图 2-6)。

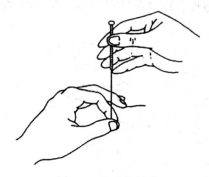

图 2-6　两手持针法

(二)临床应用

1.保持针体端直坚挺

应用以上诸法持针,可保持针体端直,避免进针与行针过程中针体弯曲。

2.有助于指力深透

各种持针法如应用得当,有助于医师灵活利用自己的指力、掌力、腕力,通过针体到达针尖,从而使针尖易于透皮,并透达至穴位深层,从而激发经气。

3.掌握针刺的方向和深浅

有经验的针灸师可通过持针之刺手,体察针刺方向、深浅及有效刺激量,尤其是针下如鱼吞饵的得气感。

4.催气、守气、行气

刺入一定深度后,刺手持针应用各种手法,可激发和维持针感,并使其循经传导甚而气至病所。

(三)注意事项

1.持针必须端正安静

刺手持针,进针前要调神安息,进针时宜心、手配合,进针后仍须全神贯注,如此才能达到针刺有效的目的。

2.持针必须正指直刺

刺手持针宜将针柄(或针体)固定,以保持针体端直坚挺,不致弯曲、歪斜。

二、押手法

押手法是医师用手按压、循摄穴位皮肤和相关经脉,以协同刺手进针行针的方法。临床常用左手按压、爪切穴位,称为押手。针刺时押手的正确运用,有揣穴定位、爪切固定、减轻疼痛、激发经气等实际意义。历代医家如窦汉卿、杨继洲、高武、汪机,以及近现代医家周树冬、赵缉庵、陈克勤等均重视押手的应用,在具体操作上又有较多补充和发展。

(一)方法

押手一般可分为指按和掌按两法,常用左手按压、爪切,也有用右手为押手者。

1.指按法

指按法为进针时用左手手指按压的方法。

(1)单指押手法:用左手拇指或示指定穴位后,用指尖按压、爪切穴位。适用于一般情况。

(2)双指押手法:用左手拇指、示指按住穴位两侧,并向外用力将皮肤撑开,以固定穴位,便于进针。适用于肌肉松弛、肥厚处的穴位,以及长针深刺。

2.掌按法

掌按法为用左手手掌按压穴位左下方,以固定穴位、协同进针的方法。

(1)左手掌位于穴位左下方,拇,示二指位于穴位上下,绷紧皮肤,固定穴位,其余三指自然屈曲或伸开放平,尽量扩大与皮肤接触的面积。进针时,可用其余三指在穴位周围等处频频爪刮、轻弹,或用力点按。押手与刺手同时用力向下,在双手配合下,针尖随之迅速透皮。

(2)左手掌位于穴位左下方,示、中二指位于穴位皮肤两侧,用示指重按穴位,中、示二指紧夹针体末端(近针尖处),再用左手拇指抵住右手的手掌心处,以协同右手进针。进针时,左手两指紧压穴位,拇指紧抵右手掌心,可减轻疼痛,固定穴位,尤宜于长针。这是近代医家赵缉庵常用的押手法,姑名之为"赵缉庵押手法"。

(二)临床应用

1.揣穴定位

临床常用左手揣穴,取定腧穴的部位,或两手配合分拨、动摇、旋转、循按,使穴位显露,并避免刺入肌腱、血管、关节、骨骼等处而造成损伤。

2.减轻进针疼痛

用左手手指爪切或手掌按压穴位,或在进针时按揉穴位,使局部感觉减退,可减轻针刺疼痛,甚而达到无痛。双手配合,是无痛进针的重要方法之一。

3.辨别得气

进针之前用左手揣揉按压穴位,或在进针后用左手循摄穴位相关经脉,可激发经气,迅速获得针感,如左手指下有如动脉搏动一样的感觉,即是气至的征象。许多有经验的针灸医师,都通过手指触觉来体会"气至"感应,如穴周肌肉有抽动、跳动感等。

4.减轻组织损伤

临床正确应用押手固定穴位,可协同掌握针刺方向和深浅,减轻因手法过强而引起的肌肉挛缩和局部出血,从而减轻组织损伤所引起的疼痛,以及滞针、弯针、折针等意外情况的发生。

(三)注意事项

(1)一般情况下,应双手协同进针,左手按穴,右手持针刺入。如双手同时持针操作,可分别用左右手的小指或无名指按压穴位,以代替押手。

(2)押手用力宜与刺手配合,适度而施。或双手同时用力下压,或左手稍稍放松、右手持针向下刺入,总以方便进针为原则。

三、进针法

进针法又称下针法,是将毫针刺入穴位皮下的技术方法。临床常用的进针法有双手、单手、管针3类。若从进针速度而言,又有快速进针与缓慢进针的区别。不论哪一种进针法,其关键在于根据腧穴部位的解剖特点,选择合适的毫针,并重视"治神"和左右手的配合,以达到无痛或微痛的进针。

历代医家重视进针方法的应用,但多散见于文献各处。唯清代周树冬《金针梅花诗钞》中专列"进针十要",分为端静、调息、神朝、温针、信左、正指、旋捻、斜正、分部、中的等十方面内容,对临床从事针灸工作者有一定指导意义。现代各家尤其重视无痛进针,在快速进针等法的应用方面有较多发展。

(一)方法

1.双手进针法

双手进针法即左手按压爪切,右手持针刺入,双手配合进针的操作方法。

(1)爪切进针法:又称指切进针法,临床最为常用。左手拇指或示指的指甲掐切固定针穴皮肤,右手持针,针尖紧靠左手指甲缘速刺入穴位(图2-7)。

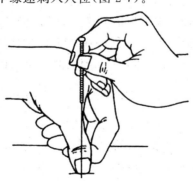

图2-7 爪切进针法

(2)夹持进针法:多用于3寸以上长针。左手拇、示二指捏持针体下段,露出针尖,右手拇、示二指持针柄,将针尖对准穴位,双手配合,迅速将针刺入皮内,直至所要求的深度(图2-8)。

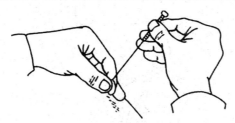

图 2-8 夹持进针法

(3)舒张进针法:左手五指平伸,示、中二指分张置于穴位两旁以固定皮肤,右手持针从左手示、中二指之间刺入穴位(图2-9)。行针时,左手中、示二指可夹持针体,防止弯曲。此法适用于长针深刺。对于皮肤松弛或有皱褶处,用左手拇、示二指向两侧用力,绷紧皮肤(图2-10),利于进针,多用于腹部穴位的进针。

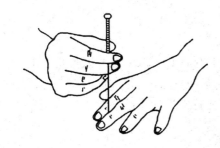

图 2-9 舒张进针法

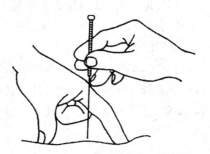

图 2-10 舒张进针法

(4)提捏进针法:左手拇、示二指按着针穴两旁皮肤,将皮肤轻轻提捏起,右手持针从提起部的上端刺入。此法多用于皮肉浅薄处,如面部穴位的进针(图2-11)。

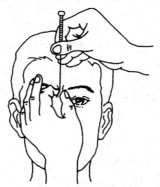

图 2-11 提捏进针法

2.单手进针法

多用于较短的毫针。用右手拇、示二指持针,中指端紧靠穴位,指腹抵住针体中段;当拇、示二指向下用力按压时,中指随之屈曲,将针刺入,直刺至所要求的深度。此法三指两用,在双穴同进针时尤为适宜(图2-12)。

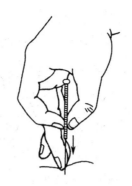

图 2-12　单手进针法

尚有梅花派单手进针法，其操作技术为用拇、示二指夹持针体，微露针尖两三分；用中指尖在针穴上反复揣摩片刻，发挥如同左手的作用，使局部有酸麻和舒适感。然后将示指尖爪甲侧紧贴在中指尖内侧，将中指第 1 节向外弯曲，使中指尖略离开针穴中央，但中指指甲仍紧贴在针穴边缘，随即将拇、示二指所夹持的针沿中指尖端迅速刺入，不施旋捻，极易刺入。针入穴位后，中指即可完全离开应针之穴，此时拇、示、中三指即可随意配合，施行补泻。

3.管针进针法

将针先插入用玻璃、塑料或金属制成的比针短 3 分左右的小针管内，放在穴位皮肤上，左手压紧针管，右手示指对准针柄一击，使针尖迅速刺入皮肤，然后将针管去掉，再将针刺入内（图 2-13）。此法进针不痛，多用于儿童和惧针者。也有用安装弹簧的特制进针器进针者。

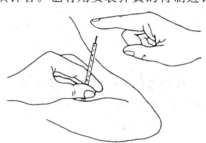

图 2-13　管针进针法

4.快速进针法

除上述爪切进针、夹持进针、管针进针之外，还可采用以下两种方法快速刺入。

（1）插入速刺法：医师用右手拇、示二指捏住针体下端，留出针尖两三分，在穴位切痕上猛急利用腕力和指力快速将针尖刺入皮肤。

（2）弹入速刺法：左手持针体，留出针尖两三分，对准穴位；右手拇指在前，示指在后，呈待发之弩状，对准针尾弹击，使针急速刺入皮下。可用于 2 寸以下的毫针，对易晕针者和小儿尤宜。

5.缓慢进针法

原则上进针宜迅速穿皮而无痛，但对于一些特殊部位仍宜缓慢进针，亦即"下针贵迟，太急伤血"之义。

（1）缓慢捻进法：左手单指爪切或双指舒张押手，右手持针稍用压力，轻微而缓慢地以＜45°角的手法，均匀捻转针柄，边捻边进，使针体垂直于皮肤，渐次捻刺皮内。进针时，不要用力太猛，捻转角度不可太大。

(2)压针缓进法:右手拇、示二指持针柄,中指指腹抵住针体,用腕力和指力不捻不转,缓慢进针匀速压入穴位皮内。针刺入皮内后,不改变针向,如遇有明显阻力或患者有异常感觉时,应停止进针。进针后不施捻转、提插手法。适用于眼眶内穴位及天突穴等(图2-14)。

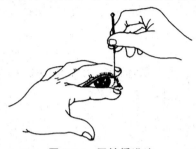

图 2-14 压针缓进法

(二)临床应用

进针法的合理应用,旨在刺入部位正确,透皮无痛或微痛,迅速取得针感。为此,根据不同情况选择应用相应的进针法,可达到以上所述的目的。

1.针具长度

2寸以内的毫针,可采取爪切进针、单手进针和快速进针。2.5寸以上的毫针,则宜采取夹持进针、缓慢捻进等进针法。

2.患者体质

小儿和容易晕针者,宜采用管针进针法;成人和针感迟钝者,则可采用其他各种进针法。

3.腧穴部位

腹部穴位及肌肉松弛处宜用舒张进针法,面部穴位及肌肉浅薄处宜用提捏进针法,眼眶内穴位及一些特殊穴位(天突)则宜用压针缓进法。目前,临床较常用的是爪切进针法、快速插入法和缓慢捻进法。

(三)注意事项

(1)进针必须持针稳,取穴准,动作轻,进针快(个别亦须慢)。

(2)进针必须手法熟练,指、腕、掌用力均匀。在双手进针时,押手爪切按压,刺手持针刺入,相互配合。

(3)进针前要对患者做好安慰工作,要求医患双方配合,进针时患者体位合适,切莫随意变动。

(4)进针时可配合咳嗽、呼吸等法,以减轻进针疼痛。随咳下针,还可激发经气。如针刺头额等痛觉敏感处,可屏息以缓痛。

(赵诗磊)

第三节　针刺方向和深浅

进针入穴后,根据针刺治疗的要求和腧穴部位的特点,正确掌握针刺的方向和深浅,并根据针刺感应和补泻法等具体情况,适度调节针向和深浅,是获得、维持和加强针感的重要措施。

一、针向法

在进针和行针过程中,合理选择进针角度,以及时调整针刺方向,以避免进针疼痛和组织损伤,获得、维持与加强针感的方法,即所谓针向(针刺方向)法。

(一)方法

1.进针角度选择法

进针角度选择法指进针时可根据腧穴部位特点与针刺要求,合理选择针体与表皮所形成角度的方法。一般分为直刺、斜刺和横刺 3 种(图 2-15)。

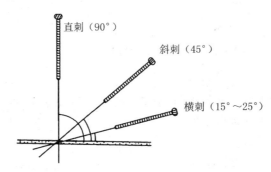

图 2-15　常用的 3 种进针角度

(1)直刺法:将针体垂直刺入皮肤,针体与皮肤成 90°。适用于大多数穴位,浅刺与深刺均可。

(2)斜刺法:将针体与皮肤成 45°左右,倾斜刺入皮肤。适用于骨骼边缘和不宜深刺者,如需避开血管、肌腱,也可用此法。

(3)横刺法:又称沿皮刺、平刺或卧针法。沿皮下进针,横刺腧穴,使针体与皮肤成 15°左右,针体几乎贴近皮肤。适用于头面、胸背及皮肉浅薄处。

2.针向调整法

针向调整法指针刺入穴位后,根据针感强弱及其传导方向等情况,以及时提针、调整针向以激发经气的方法。

(1)针向催气法:在针刺入穴内一定深度,行针仍不得气,或针感尚未达到要求时,可提针至浅层,呈扇状向穴位深层再度刺入。

(2)针向行气法:行针得气后,为促使针感传导、控制感传方向,可搬倒针体、调整针向,使针尖对准病所(或欲传导之方向),再次刺入或按针不动。常配合应用摆、努、按、关闭、循、摄等辅助手法。

(二)临床应用

1.保证针刺安全,避免针刺疼痛

针刺时根据不同穴位组织结构与生理特点,严格掌握进针角度和针刺方向,可避免针刺疼痛和组织损伤,防止重要脏器的损伤。如肺俞、风门宜微斜向脊柱直刺 5 分至 1 寸,不可深刺以免损伤肺脏。哑门穴宜对准口部、耳垂水平进针,直刺 1 寸,不可向内上方深刺,以免损伤延髓。

2.通经导气

采取适当针刺方向,将针尖对准病所,再施行各种手法如循、摄、弹、摆、搓、捻转、按压关闭等,可促使经气运行,达到气至病所的目的。在得气基础上,针尖向上可使气上行,针尖向下可使气下行,往往较单纯应用循、摄等法为佳。

3.有效地发挥腧穴治疗作用

通过不同针向的针刺,可达到不同的针感,从而扩大腧穴主治范围,发挥其治疗作用。如秩边穴直刺,针感向下肢放射至足跟,可治下肢疼痛、瘫痪;向会阴部方向斜刺,针感可向外生殖器放射,治生殖器疾病;向内下方斜刺,针感向肛门部放射,可治脱肛、痔疮。

4.透穴而起到一针多穴作用

根据不同治疗要求,采取不同针向,一针透多穴,临床可用直刺、斜刺、沿皮刺,以及单向透刺、多向透刺等方法,疏通经络,调整气血运行,促使针感扩散、传导,达到更佳的治疗效应。

(三)注意事项

(1)针刺方向要根据施术部位、腧穴特点、病情需要、患者体质、形体胖瘦等具体情况决定,选择合适的角度进针。

(2)针刺方向要以能否得气为准则,不得气时要调整方向,使气速至,得气后则应固定针向,守气调气。

二、针刺深浅法

针刺深浅法是根据腧穴部位特点和病情需要,在针刺得气取得疗效前提下,结合患者体质、针刺时令等因素,正确掌握针刺深度的方法。

在皇甫谧《针灸甲乙经》卷三中,有342穴针刺深度的记述,后世诸家大多以此为据。近代以来,各穴针刺深度大多有增无减。但必须指出,针刺深浅应该正确掌握,以确保安全而取得针感为原则。

(一)方法

1.依据腧穴部位定深浅

一般肌肉浅薄,内有重要脏器处宜浅刺;肌肉丰厚之处宜深刺。如头面、胸背部及四肢末端腧穴当浅刺,腰背、四肢、腹部穴位可适当深刺。此即"穴浅则浅刺,穴深则深刺"。此外,还应根据经脉阴阳属性来掌握针刺深浅。一般来说,阳经属表宜浅刺,阴经属里宜深刺。

2.依据疾病性质定深浅

热证、虚证宜浅刺,寒证、实证宜深刺。如"脉实者,深刺之,以泄其气;脉虚者,浅刺之,使精气无得出。""气悍则针小而入浅,气涩则针大而入深。"表证,可浅刺以宣散;里证,宜深刺以调气等。总之,应辨疾病证候之性质来选择针刺深浅。

3.依据疾病部位定深浅

一般病在表、在肌肤宜浅刺,在里、在筋骨、在脏腑宜深刺。"刺骨者,无伤筋;刺筋者,无伤肉;刺肉者,无伤脉;刺脉者,无伤皮;刺皮者,无伤肉;刺肉者,无伤筋;刺筋者,无伤骨。"

4.依据体质定深浅

一般肥胖、强壮、肌肉发达者,宜深刺;消瘦、虚弱、肌肉脆薄者,宜浅刺。成人宜深刺,婴儿宜浅刺。

5.依据时令定深浅

"春夏宜刺浅,秋冬宜刺深。""春气在毛,夏气在皮肤,秋气在分肉,冬气在筋骨,刺此病者各以其时为齐。故刺肥人者,以秋冬之齐;刺瘦人者,以春夏之齐。"《难经·七十难》解释说:"春夏者,阳气在上,人气亦在上,故当浅取之;秋冬者,阳气在下,人气亦在下,故当深取之。"

6.依据得气与补泻要求定深浅

针刺后浅部不得气,宜插针至深部以催气;深部不得气,宜提针于浅部以引气。有些补泻方法要求先浅后深,或先深后浅,此时应依据补泻要求定针刺深浅。

(二)临床应用

1.深浅刺法

根据病变深浅,分别采用浅刺与深刺,以治皮、肉、筋、脉、骨之疾。浅刺如毛刺、半刺、浮刺,深刺如输刺、短刺、关刺等;并灵活选择针具,浅刺用短毫针、镵针和皮肤针,深刺用较长的毫针、芒针等。

2.深浅补泻

结合营卫、徐疾等补泻法,补法从卫分(浅层)候气,泻法从营分(深层)候气。补法由浅层逐渐深入,三部进针,一部退针;泻法由深层逐渐退出,一部进针,三部退针。

3.透穴刺法

应根据病变深浅和腧穴部位特点,采取直刺深透、斜刺平透、横刺浅透。病在浅表、皮薄肉少,宜在浅层沿皮透刺,如地仓透水沟;病在肌肉、四肢穴位,宜斜刺平透,如合谷透后溪;病在肌腱关节,可直刺深透,如肩髃透极泉。

4.取穴处方

浅刺取穴宜多,可反复多行捻转,适用于病变后期、正气不足者;深刺取穴宜少,中病即止,注意掌握深度,勿盲目提插捻转,适用于病变进行期、邪气炽盛者。

5.深刺处方

如治中风假性延髓性麻痹吞咽困难,翳风穴用 3 寸针,向喉结方向进针 2.25 寸,行小幅度、高频率捻转手法,配风池、完骨、内关、天柱、合谷、太冲等可取得佳效。针刺翳风穴深部可及颈内动脉,风池穴深部有椎动脉、椎静脉,从而可改善椎-基底动脉及颈内动脉的血液循环,获得临床效果。

又如通阳要穴大椎,取用以治阳气失于温通之阳气郁闭证时,可在保证安全前提下适当深刺(一般可刺 2 寸)。并因其针刺角度不同而使针感向不同方向传导,从而达到预期的临床疗效。

(三)注意事项

(1)针刺深浅应以得气为准,并根据治疗要求,结合针刺方向和手法操作来掌握。

(2)针刺深浅宜确保安全,在各穴深浅分寸的标准范围内掌握。如确需深刺并超过界定范围者,必须认真仔细体察针下感觉,在充分掌握局部解剖特点的前提下进行操作,以免损伤重要脏器、血管、神经等组织。

(3)针刺深浅以病位深浅、病证虚实寒热为关键,病深则深刺,病浅则浅刺,以免犯"虚虚实实"之戒。

(李海玲)

第四节　提插和捻转

进针后施以一定手法,促使针下得气,气至后又可行针,以加强针感。其基本手法是提插和捻转。提插和捻转手法,既可单独施行,又可合并运用。在临床上,提插、捻转兼施,用力均匀,速度缓慢,手法平和,即所谓导气法。

一、提插法

提插法包括上提和下插两个动作,即针体在腧穴空间上下的运动。《灵枢·官能篇》有"伸"和"推"的方法,但尚未述及提插之名。实际上,伸就是提,推就是插。提插法常称为提按法,琼瑶真人《琼瑶神书》就有"提提、按按"之称。提针和插针两者相对,一上一下,是进针达到一定深度后,在所要求的层次或幅度内反复操作的手法,与分层进退针不可混淆。

提插是针刺过程中具体行针的基本手法,陈会《神应经》用以催气,杨继洲《针灸大成》用以行气,泉石心《金针赋》则结合在"龙虎龟凤"四法中。后世在"推而内之是谓补,动而伸之是谓泻"(《难经·七十八难》)的启发下,将提插法应用于针刺补泻,发展为单式补泻手法的一种,并与徐疾、捻转、呼吸、九六补泻等结合,构成烧山火和透天凉等各种复式补泻手法。所以杨继洲《针灸大成》有"治病全在提插"之说,可见其在针刺过程中具有重要作用。

(一)方法

1.提插法

进针后,将针从浅层插至深层,再由深层提到浅层。前者为下插,又谓内、入、按、推;后者为上提,又称出、伸、引。下插与上提的幅度、速度相同,均匀不分层操作。如此一上一下均匀的提插动作,是为提插法(图2-16)。

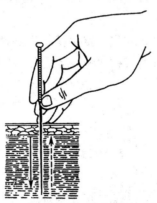

图2-16　提插法

2.分层呼吸提插法

提插结合患者呼吸,并分层操作,提针与插针并无用力之不同。如先在人部(穴位中层)得气后,趁患者吸气时,提针退至天部;或趁患者呼气时,将针插至地部。如此反复进行,可促使经气运行。

（二）临床应用

1.催气

针刺未得气，可用提插、捻转结合，促使气至。单独运用提插手法，也有催气作用。

2.行气

在针刺得气基础上，针体在1分左右范围内连续均匀提插，可使针感扩散。《针灸大成》云："徐推其针气自往，微引其针气自来。"此即指提插可以行气，可使针感扩散，甚至循经感传、气至病所。提插也可配合呼吸，如此则激发经气的作用更加明显。

（三）注意事项

（1）提插作为基本手法时，指力要均匀，提插幅度一般以3～5分为宜，不可过大。同时频率也不宜过大。

（2）提插幅度大（3～5分），频率大（120～160次/分），针感即强；反之，提插幅度小（1～2分），频率小（60～80次/分），针感相对较弱。因此，需根据患者体质、年龄与腧穴部位深浅，乃至病情缓急轻重、接受针刺的次数（初诊、复诊）而逐步调节提插的幅度与频率。

（3）提插又称提按：提并不是要拔针外出，与出针不同；插也不是使针直入，仅是按插针体，使其下沉。

（4）肌肉菲薄的穴位，用提插宜慎，一般可用捻转法代替。

二、捻转法

捻转法是拇、示二指持针，捻动针体使针左右均匀旋转的手法。作为一种基本手法，《灵枢·官能篇》云，"切而转之""微旋而徐推之"。其中的旋和转，即指捻转针体的动作。《黄帝内经》中有关捻转针体动作的描述，尚无左转、右转的区别，尽管后世有以左转、右转针体来注释《黄帝内经》针刺补泻手法的，但毕竟无可靠的文献依据。直至金代，窦汉卿《针经指南》才以左转、右转的动作来区别针刺补法和泻法，从而发展为捻转补泻手法。捻转又称为撚，临床应用广泛。除捻转可以进针之外，还可配合提插以催气，配合针向与呼吸行气。

（一）方法

作为基本手法的捻转，即针体进入穴位一定深度以后，用拇指和示指持针，并用中指微抵针体，通过拇、示二指来回旋转捻动，反复交替而使针体捻转（图2-17）。

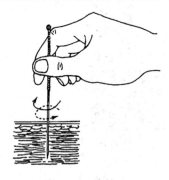

图2-17　捻转法

捻转时，拇指与示指必须均匀用力，其幅度与频率可因人而异。患者体弱，对针刺敏感者，捻转幅度小（180°），频率小（60～80次/分）；患者体强，对针刺不太敏感者，捻转幅度大（360°），频率

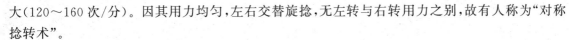

大(120~160 次/分)。因其用力均匀,左右交替旋捻,无左转与右转用力之别,故有人称为"对称捻转术"。

(二)临床应用

1.进针

捻转进针是临床常用的方法,一般可用轻微、缓慢、幅度<90°的捻转手法进针。

2.催气

针刺至一定深度,患者尚未得气时,可将针上下均匀地提插,并左右来回地做小幅度的捻转,如此反复多次,可促使针下得气,是目前临床常用的催气法。

3.行气

(1)配合呼吸:呼气时,拇指向前用力大些,向后用力小些,如此捻转,以左转为主,经气可向穴位下方传导。吸气时,拇指向后用力大些,向前用力小些,如此捻转,以右转为主,经气可向穴位上方传导。

(2)配合针刺方向(针尖):即利用针刺方向行气,出现针刺感应循经传导时,将针体连续捻转,幅度稍大时,使针下有紧张感,往往可促使针感进一步循针尖方向扩散,甚至达到"气至病所"的效果。

4.针感保留与消减

将出针时,用力持针向一个方向捻针,然后迅速出针,可使针感保留。针感保留的强弱程度及时间长短,与用力和捻转幅度有关。如将出针时,针感过强,患者难以忍受,医师可用极轻微的指力持针,均匀反复捻转针体,针感即可迅速减轻或消失。

(三)注意事项

(1)以拇指和示指末节的指腹部来回捻转。

(2)捻转的幅度一般掌握在 180°左右,最大限度也应控制在 360°以内。具体情况须根据治疗目的、患者体质及耐受度而定。

(3)捻转时切忌单向连续转动,否则针体容易牵缠肌纤维而使患者感到局部疼痛,并造成出针时的困难。

(4)捻转手法应轻快自然,有连续交替性,不要在左转与右转之间有停顿。

三、导气法

导气法是徐入徐出,缓慢地由穴位浅层进入至深层,由深层退出至浅层,不具有补泻作用的针刺手法。在临床上,本法常用于气血逆乱、清浊相干,以及虚实病证表现不明显者。导气之名,"徐入徐出,谓之导气,补泻无形,谓之同精,是非有余不足也。"导,有引导之义。导气之旨,在于引导脏腑经络中互扰乖错的清浊之气,恢复正常的阴阳平衡状态。金元李东垣阐发经旨,重视气机升降,立法升清降浊,以"导气"针法和药物同用,来治疗各种病症。明代高武《针灸聚英》专列"东垣针法"一节,详明五乱导气针法之要诀。刘纯《医经小学》平针法,按天、人、地三部徐徐而入,再按地、人、天三部徐徐而出,是属导气法。今人论平补平泻,云进针后"再作均匀地提插捻针,使针下得气,然后根据情况,将针退出体外,这种方法主要用于虚实不太显著或虚实兼有的病证"。这种以得气为度的手法,不具有补泻作用,手法平和,应属本法。

（一）方法

1.导气法

根据从阳引阴、从卫取气，从阴引阳、从营置气的原则，在进针得气后做导气手法。由天部徐徐进针至地部，再从地部徐徐退针至天部；或由地部徐徐退针至天部，再从天部徐徐进针至地部。每进退1次需时3～4分钟，每1次为导气1°。可反复行针3°～5°。每度导气可留针3～5分钟后，再行下一度导气手法，也可连续操作。待导气完毕后，留针15～20分钟。

2.平补平泻法

进针至穴位一定深度，用缓慢的速度，均匀平和用力，边捻转、边提插，上提与下插、左转与右转的用力、幅度、频率相等，并注意捻转角度要在90°～180°，提插幅度尽量要小，从而使针下得气，留针20～30分钟，再缓慢平和地将针渐渐退出。

（二）临床应用

1.催气、守气

如针刺尚未得气时，可用本法催气，促使针下得气；如已得气，可用以维持与保留针感。

2.适用病症

本法可用于虚实不太明显或虚实相兼的慢性病症，如郁证、瘿病、慢性喉痹、癫病、脏躁、遗精等。尤其适用于清浊相干、气乱于脏腑经络的病症，如胸痹、咳嗽、脘痞、胀满、痹证等。在临床上，可根据脏病取背俞、腑病取募穴，经脉病取荥、输穴（以输穴为主）的原则来取穴，远取与近取结合组方，施以本法每有佳效。

（三）注意事项

（1）本法操作的全过程，医师必须全神贯注，用力均匀，进、退针的方向和每度导气的针刺深度要保持一致。

（2）注意"徐入徐出"，进入针与退出针的时间相等，用力均匀，速度缓慢，始终如一。本法不同于徐疾补泻（进针、退针两者时间不等），也不同于提插补泻（提针、插针用力大小不等，速度有快、慢之分）。

（3）手法平和，有连续性，务使针感舒适，不宜过强（补泻无形）。

（4）根据不同情况决定留针时间长短，一般可留针20～30分钟。

（罗志强）

第五节　留针和出针

在针刺得气以后，可根据病情需要，将针留置穴内或取出穴外，前者称为留针，后者称为出针。留针与出针两法，在临床上是加强针刺感应，协助针刺补泻，提高针刺疗效的又一重要方法，不可忽视。

一、留针法

留针法是针刺得气以后，将针体留置穴内，让它停留一段时间后，再予出针的方法。临床可分为静留针法和动留针法两种，根据病情和患者体质不同而分别使用。此外，还有不少患者并不适宜留针,有的留针反而会影响疗效。因此,对是否需要留针,以及留针时间的长短,都必须辨证而施,不可机械。

留针法为历代医家所重视。在《黄帝内经·灵枢》81 篇经文中,言及留针法应用的就有29 条之多。如《灵枢·本输篇》根据四时阴阳之序指出:"冬取诸井诸腧之分,欲深而留之。"《灵枢·经脉篇》则认为,热证宜疾出针,寒证宜久留针。此外,还有依据患者形体肥瘦等具体情况来决定留针与否的经文。

对于留针法的应用,承淡安《中国针灸学》将其分为置针术和间歇术,前者即静留针法,后者即动留针法。他认为,置针术可抑制镇静,间歇术则以兴奋为目的。

(一)方法

根据留针期间是否间歇行针,可分为以下两类方法施用。

1.静留针法

针刺入穴内,让其安静自然地留置一段时间,其间不施行任何针刺手法。《素问·离合真邪论》所云"静以久留",即是此例。静留针法,又可根据病证情况的不同,分别采取短时间静留针和长时间静留针法。短时间静留针法,可静留针 20 分钟至 1 小时;长时间静留针法,可静留针几小时,甚而几十小时,现代大多用皮内针埋植代替。

2.动留针法

将针刺入穴内,得气后仍留置一段时间,其间间歇行针,施以各种手法。短时间动留针法,可留针20～30 分钟,其间行针 1～3 次;长时间动留针法,可留针几小时,甚而几十小时,每 10～30 分钟行针 1 次,在症状发作时尤当及时行针,加强刺激量。

(二)临床应用

1.候气

进针至穴内一定深度后,可静以留针,以候气至。《素问·离合真邪论》所云"静以久留,以气至为故,如待所贵,不知日暮"就是这种候气法。候气时,可以采用静留针,也可采用捻转、提插结合以催其气至。

2.守气和行气

留针期间静而留之,保持针体在穴内深度不变,或手持针柄运气于指下,并治神调息,以维持针感,是为守气之法。留针期间,调整针刺方向与深浅,或采用相应的手法间歇行针以加强针感,促使针感循经传导,是为行气。

3.协调补泻

虚寒证用各种针刺补法后,再予留针,有的在留针一段时间后可出现针下热感,正气得以充实。实热证用各种针刺泻法后,再予留针,有的在留针期间可出现针下凉感,邪气得以清泄。

4.辨证施用

留针需根据患者的具体情况而施用。急性病症或慢性病急性发作,如急性细菌性痢疾、急腹症、哮喘和坐骨神经痛等症状发作时,宜长时间行动留针法;慢性病患者一般采用静留针法,体弱不耐针刺者可短时间静留针,顽固性病症如头痛、久泻、慢性鼻炎等,可采取长时间静留针法。头皮针、耳针或远道刺、巨刺时,留针期间可配合病所运动、导引、按摩诸法。正气不虚,症状不显著,常采用短时间动留针法。留针应根据病证性质而施,里证、阴证、寒证宜久留针,表证、阳证、热证宜短时间留针,甚而不留针。留针还必须因人、因时制宜。婴幼儿不宜留针,可浅刺、疾刺;老年人、体虚者可短时间留针;青壮年则可留针时间适当延长。春夏季留针时间宜短,秋冬季留针时间则可适当长些。

(三)注意事项

1.根据患者针感和针刺耐受性来掌握

针感显著、气至病所,或对针刺不能耐受者,宜短时间留针,甚而不予留针。针感不显、感应迟钝,或对针刺有较强耐受性者,可采用长时间留针或间歇行针。

2.根据治疗要求正确使用

针刺已达到治疗目的,所谓"中病"者,如仍留针不去则会损伤正气。如针刺未达到治疗目的,留针时间过短,又易造成邪气滞留、病情反复等不良后果。

3.要保持环境适宜

一般而言,留针大多取患者卧位的姿势,患者应保持体姿舒适平稳,避免乱动、乱碰,以免滞针、弯针、折针等。留针时,诊室要保持安静,空气要保持清新,气氛良好,以免影响患者情绪。冬春寒冷季节,留针时要保持室内温度,对虚寒者尤须覆盖衣被以保暖。

二、出针法

出针是毫针技术操作过程的最后步骤,是针刺达到要求后将针取出的方法。在临床上,出针法应根据病证虚实、患者体质、针刺深浅和腧穴特点等具体情况正确施行,否则会影响疗效,甚而引起出血、血肿、针刺后遗感等不良后果。

《灵枢·邪气藏府病形》云:"刺滑者,疾发针而浅内之,以泻其阳气而去其热。刺涩者,必中其脉,随其逆顺而久留之,必先按而循之,已发针,疾按其痏,无令其血出,以和其脉。"经文中的"发针"即是出针。《素问·针解》云:"徐而疾则实者,徐出针而疾按之;疾而徐则虚者,疾出针而徐按之。"这都说明出针的快慢宜以脉象之滑涩、病证之虚实等为依据。

泉石心《金针赋》云:"出针贵缓,太急伤元气。"历代针家都强调指出,出针不可草率从事,否则容易耗伤气血,影响疗效。在现代临床上,对出针法又有发展。如高玉椿主张出针当重视先后顺序,有升降出针法的区别;而李志道则根据病情缓急,采用阴性和阳性不同的出针法。

(一)方法

1.双手出针法

出针前,稍捻针柄,待针下轻松滑利时方可出针。出针时,左手持一消毒干棉球按压穴位(或夹持针体底部),右手拇、示二指持针柄,捻针退出皮肤。出针后,虚证宜速按针孔以防气泄;实证则摇大针孔,暂不按针孔,以祛邪。

2.单手出针法(梅花派)

用左手或右手拇、示二指捻动针柄,轻轻提针外出,中指则按住针孔旁的皮肤,略施力按摩或按压不动,以免肌肉随针牵起,再逐步或一次外提。出针后迅即用中指按压针孔或不按针孔。此法可用于左右手同时出针。

3.快速出针法

左手用干棉球按压腧穴旁,右手快速拔针而出。此法具有不疼痛、出针快的特点,适用于浅刺的腧穴。

4.缓慢出针法

左手用干棉球按压腧穴旁,右手持针先将针退至浅层,稍待片刻后缓缓捻针退出。此法可防止出针后出血,减轻针刺后遗的麻、胀、重、痛等不适感,不伤气血。

（二）临床应用

在临床上，出针法应根据病证虚实、病情缓急等情况正确施行。

出针补泻法：虚证宜徐出针而疾按针孔，为补法；实证宜疾出针而徐按针孔（或不按针孔），为泻法。

（三）注意事项

1.出针前应注意针下感觉

一般而言，只有在针下感觉松动滑利时，方可出针。如针下沉紧，推之不动，按之不移，多为邪气未退、吸拔其针，或真气未至，或肌肉缠针产生滞针现象。此时不可出针，宜留针以候邪气退、真气至，或循、切经络腧穴周围，使气血宣散。滞针者可在针旁 5 分处再进一针，或左右前后各进一针，分别摇动捻转，使肌肉松弛，再逐步将针退出。必须注意的是，此时退针宜缓，退出些许，留针片刻，不得孟浪，以免折针、弯针。

2.出针时应注意用力轻巧

不论是快速出针，还是缓慢出针，都应柔和、轻巧、均匀捻动针柄，将针取出。如遇有阻力，宜稍停后再按一般方法施术。如用力过猛，往往会引起疼痛、出血及针刺后遗感。

3.头、目等部位应注意针孔按压

对于头皮、眼眶等易出血的部位，出针时尤其要注意缓缓而行，同时左手要用力按压针孔，出针后尤须用干棉球按压较长时间，以免出血或血肿。对于留针时间较长，出针后亦应着力按压针孔。

4.出针当重视先后顺序

一般而言，出针应按"先上后下、先内后外"的顺序进行。也就是说，先取上部的针，后取下部的针；先取医师一侧的针，后取另一侧的针。

5.针刺后遗感的处理

出针后，如针孔局部或循经上下胀、痛、麻木而难忍受，可用一手指轻微按揉落零五穴（手背第 2、3 掌骨间，指掌关节后 1 寸处）片刻，或针刺之，即可使其消减。此外，亦可在腧穴四周进行按摩，或循经上下推、按、敲、刹，以消减不适针感。

6.出针后患者须稍事休息

出针后不必急于让患者离去，当稍事休息，待气息调匀、情绪稳定后方可离去。有的患者出针后不久会出现晕针，有的患者出针后无局部出血或血肿，但过了片刻可能出血、血肿，因此出针后令患者休息，并严密观察，可防止意外发生。

（曹　伟）

第六节　分部腧穴针刺操作

人体各部腧穴，其针刺的方法和要求不尽相同。腧穴的具体针刺操作方法一般取决于所在部位与病情。就部位而言，针刺操作的方法和要求主要与该部位的解剖特点相关，一般部位邻近的腧穴，其针刺方法相似。腧穴邻近重要的内脏、器官，或分布于大的血管、神经附近，或位于关节等有特殊解剖结构之处，若针刺不当则极易发生意外，必须严格按照操作要求进行针刺。本节对全身腧穴分部位介绍针刺的深度、角度、方向、体位及手法等的操作宜忌。

一、头面颈项部腧穴

(一)头部腧穴

头发覆盖部位(项部除外)的腧穴,可直刺0.1～0.2寸。因穴下皮薄肉少,大都用平刺法,深0.5～0.8寸。针具宜快速刺入头皮下,使针尖抵达帽状腱膜下层,手法以捻转行针为主。出针后需用消毒干棉球沿针刺方向按压针孔片刻,以防出血。囟会穴,小儿囟门未闭时禁刺,高武《针灸聚英》云:"八岁以下不得针,缘囟门未合,刺之恐伤其骨,令人夭。"

(二)眼部腧穴

承泣、睛明、球后等穴,因穴位皮下组织内血管丰富,组织疏松,使血管移动性大,且腧穴又位于眼球周围,深刺还可累及视神经,所以针刺时应做到:①进针前,嘱患者闭目,左手将眼球推开并固定,以充分暴露针刺部位。②进针时,针沿眶骨边缘缓缓刺入0.3～0.7寸,最深不可超过1.5寸。③进针后,一般不提插捻转。④出针时,动作要轻缓,慢慢地出针。⑤出针后,用消毒干棉球压迫针孔2～3分钟,防止出血。

针刺眼区穴时,如进针过快,进针后提插捻转,则易刺伤血管,引起局部不同程度的皮下出血,局部呈青紫色。如此,应先冷敷止血,24小时后再改用热敷,以促进瘀血的吸收。

如果进针时未固定眼球,或进针过于贴近眼球,则易刺中眼球。针尖刺过眼区穴部位的皮肤、眼睑后,针下有空松感。如针下有滞针感,则是刺中眼球壁外层十分坚韧的巩膜表层,此时应立即退针。

如果进针超过1.5寸,则有可能累及视神经,患者主诉眼内火光闪发、头痛、头晕,甚而可有恶心、呕吐等。此时应立即退针,对症处理。若继续深刺,则针尖透过眶上裂至海绵窦,造成颅内出血,引起剧烈头痛、恶心、呕吐,以致休克、死亡。

因此,眼区穴位针刺越深,手法越重,其危险性就越大。所以针刺时一定要做到轻、慢、压。

(三)耳部腧穴

1.耳门、听宫、听会

针刺时均须张口,针尖由前外向后内刺入0.5～1.0寸,留针时再将口慢慢闭上。

2.完骨

斜刺0.5～0.8寸。

3.翳风

直刺0.8～1.0寸或从后外向内下方刺0.5～1.0寸。翳风穴深部正当面神经从颅骨穿出处,故进针不宜过深,以免损伤面神经。尤其是面瘫初期,针刺手法不宜过强。

(四)面部腧穴

1.四白

直刺或向下斜刺0.2～0.5寸。此穴正对眶下孔,为眶下动脉穿出眶下管处。若针刺过深即直入眶下管,眶下动静脉在管内不易移动,极易刺伤,造成出血。正如王惟一《铜人腧穴针灸图经》所云:"凡用针稳审方得下针,若针深即令人目乌色。"所以此穴不可深刺,出针后亦需按压针孔,防止出血。

2.额部及颞部腧穴

一般平刺0.3～1.0寸。其中,印堂穴一般向下平刺;丝竹空、瞳子髎、太阳穴一般向后平刺;

攒竹穴治疗目疾可向下透睛明,治疗面瘫则向外透鱼腰。

3.面部其他腧穴

一般直刺或斜刺 0.3～0.8 寸。其中,水沟、素髎一般向上斜刺;地仓、颊车治疗面瘫可以互相透刺;迎香治疗鼻病可直刺,亦可向鼻内斜刺,治疗胆道蛔虫症还可以向外上方透四白穴。

(五)项部腧穴

一般向下方斜刺 0.5～1.0 寸,项部腧穴具体参见图 2-18。

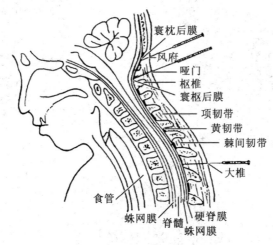

图 2-18　哑门、风府针刺方向

1.哑门、风府

针刺不可过深,切忌超过 1.5 寸或向上斜刺,否则针可以通过寰枕后膜、硬脊膜等深层结构而刺伤延髓。当针至寰枕后膜时,可有阻力增大的感觉;当针进入蛛网膜下腔时,则有突破感;当针进入延髓时,针下为松软感,同时患者有全身触电感,并恐慌惊叫,精神异常。轻者可伴有头项强痛、头晕、眼花、心慌、出汗、呕吐等症。如不及时处理,可出现呼吸困难,继而昏迷,此种现象一般为延髓出血。所以,哑门、风府两穴应向下颌方向缓慢刺入 0.5～1.0 寸,千万不能向上方斜刺,以免误入枕骨大孔,损伤延髓。

2.风池

风池深部是寰枕关节,关节囊比较松弛。在关节囊的内侧是延髓的起始部,关节囊的外侧有椎动脉通过。延髓与椎动脉距皮肤一般为 1.5 寸以上,所以针刺深度以不超过 1.2 寸较为安全。进针方向、角度稍偏,就可能造成不良后果。为安全考虑,可向鼻尖方向缓慢刺入 0.5～1.0 寸。因为当针向鼻尖方向进入时,针尖通过皮肤、皮下组织、肌层,到达寰椎横突,此方向则可避免与延髓下段所在部位相对应,而不致发生意外,操作可见图 2-19。

(六)颈部腧穴

一般避开颈动脉缓慢刺入 0.3～0.8 寸。

1.天突

针刺时应先直刺 0.2～0.3 寸,再将针尖转向下方,沿胸骨柄后缘、气管前缘缓慢刺入 0.5～1.0 寸(图 2-20)。若直刺过深,可刺中气管;若未贴胸骨柄后缘向下刺入,可刺中气管和主动脉弓等大血管;向两侧偏离,可刺中肺脏。在针刺过程中,若针下坚韧而有弹性,患者感觉喉中作痒,此时已刺中气管;如患者出现剧烈咳嗽或咳血痰,则已刺破血管;如针下柔软而有弹性,搏动明显,说明已刺中主动脉弓等大血管。出现上述情况,应立即退针。如针后患者有逐渐加重的呼吸困难,应怀疑气胸,按气胸处理。

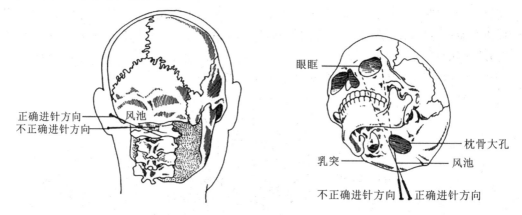

图 2-19　风池穴针刺方向

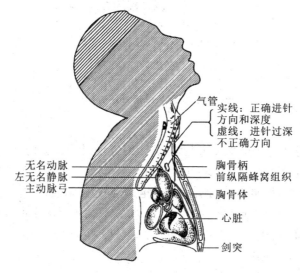

图 2-20　天突穴针刺方向

2.人迎

针刺前,用左手扪住搏动的颈总动脉;进针时,在指尖的引导下,于动脉内侧缓慢刺入 0.2～0.5 寸,最深可达 1 寸。此穴深部偏外有颈总动脉、颈内静脉、迷走神经。如针刺时针感黏滞,针下有明显的搏动感,则刺中了颈总动脉。由于血管壁较坚韧,一般不致造成出血。如进针过快,刺激过强,则可刺破动脉导致出血。故进针时务必注意针感,避开动脉。若进针过于偏外,则可刺穿颈内静脉而刺中迷走神经;当迷走神经受到刺激时,可严重抑制心脏活动,使心率减慢,冠状血管收缩,患者自觉心悸、胸闷、面色苍白等,常可导致严重后果,以致危及生命。正如皇甫谧《黄帝针灸甲乙经》所说"过深不幸杀人"。因此,针刺人迎穴时要做到缓慢、轻刺,进针切不可偏外、过深,以及手法过重。

二、胸腹胁部腧穴

(一)胸部腧穴

胸部腧穴一般斜刺或平刺 0.5～0.8 寸。

1.任脉上的腧穴

因穴位下是胸骨,所以只能平刺。其中膻中穴一般向下平刺,治疗乳疾时则向外平刺。

2.乳中

不针不灸,仅作为定位标志。

3.胸部其他腧穴

因内有心、肺等重要脏器,故都应斜刺或平刺。针刺时针身与皮肤的夹角以小于 25° 为安全,否则不管向任何方向刺都有刺伤心、肺的可能性。位于肋间隙中的腧穴,一般沿肋骨间隙向外斜刺或平刺,但乳根穴向上方斜刺。

(二)腹部腧穴

腹部腧穴大多可直刺 0.5～1.5 寸。

1.上腹部近胸部的腧穴

不宜深刺,若深刺则针可进入腹膜腔而刺中胃;若深刺加大幅度提插捻转,则可能将胃内容物带入腹腔,引发腹膜炎;胃充盈时更应禁针。若针尖向上深刺,则有可能刺伤肝前缘,引起肝出血。如鸠尾穴正对腹腔内的肝脏,上方则经膈肌正对胸腔内的心脏,针刺时除不宜深刺以防刺伤肝脏外,也不可向上斜刺,否则易刺入胸腔,损害心脏而发生意外。

2.神阙

因消毒不便,所以多用隔盐灸或艾卷灸等。

3.下腹部腧穴

孕妇禁用或慎用。正常情况下,肠道通过蠕动可自动避让异物。但肠梗阻等肠蠕动减弱或消失的患者,其避让功能随之消失,此时下腹部诸穴进针宜缓慢,不可大幅度提插捻转,防止刺破肠壁。正常成人的膀胱位于小骨盆的前部,其前方是耻骨联合。膀胱空虚时,膀胱尖不超过耻骨联合上缘;当膀胱充盈时,膀胱尖高出耻骨联合以上。因此,针刺脐下曲骨、中极、横骨、关元等下腹部腧穴时,均应先排空膀胱,以防刺伤膀胱。

(三)胁部腧穴

胁部内有肝脾等脏器,故章门、京门等穴不宜深刺、直刺,尤其不可向上斜刺,应向下斜刺 0.5～0.8 寸,对肝脾肿大者更应注意。

三、背腰骶部腧穴

(一)背部腧穴

1.督脉腧穴

因胸椎棘突彼此叠掩,呈覆瓦状,故位于胸椎棘突下的督脉腧穴应向上斜刺。针刺深度均为 0.5～1.0 寸。针刺时,针尖通过皮肤后,针下比较轻松,到达棘间韧带后,针尖下的阻力增大;针尖穿过黄韧带进入椎管后,阻力突然消失而出现明显的落空感,此时应立即停止进针,否则可伤及脊髓(图 2-21)。

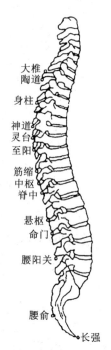

大椎
陶道
身柱
神道
灵台
至阳
筋缩
中枢
脊中
悬枢
命门
腰阳关
腰俞
长强

图 2-21　督脉腧穴

2.膀胱经腧穴

背两侧深部有肺脏,故不可直刺、深刺,一般向内侧斜刺或平刺 0.5～0.8 寸,针刺的角度以针身与皮肤夹角＜25°为安全。

(二)腰部腧穴

腰部腧穴一般直刺 0.5～1.5 寸。腰椎棘突呈垂直板状,几乎水平凸向后方,故位于腰椎棘突下的督脉腧穴直刺即可。因脊髓圆锥下端平齐第 1 腰椎体下端,故悬枢穴不宜深刺;命门穴也不可向上斜刺过深,以免刺伤脊髓。

第 12 胸椎至第 2 腰椎脊柱两侧的腧穴,如胃俞、三焦俞、肾俞、志室等,不可深刺或向外侧深刺,以防刺穿腹腔后壁而损伤肾脏。

(三)骶部腧穴

1.八髎

八髎穴位置与骶后孔相应,因第 1 骶后孔并非直对体表,而是稍向内下方偏斜,故针刺上髎穴时,针尖应稍向内下即耻骨联合方向进针,方可透过骶后孔通向骨盆腔,针刺深度 1.0～1.5 寸,不宜过深,以防刺伤直肠。而次髎、中髎、下髎直刺 1 寸左右,以刺达骶后孔为宜。

2.尾骶部腧穴

长强、腰俞均向上斜刺 0.5～1.0 寸。直肠位于尾骶骨前方,上段与骶骨的曲度一致,形成一凸向后的弯曲,下段绕尾骨尖弯向后下方形成凸向前的弯曲,故针刺长强穴时针尖向上与尾骨平行,在直肠与尾骨之间刺入,避免刺穿直肠而引起感染。蛛网膜下腔的下端止于第 2 骶椎平面,针刺腰俞穴不可进入骶管过深,以免引起蛛网膜下腔出血。

四、四肢部腧穴

(一)上肢部腧穴

1.肩腋部腧穴

肩部肌肉较为丰厚,故肩部腧穴一般可针刺 1.0～1.5 寸。肩井穴深部正当肺尖,不可深刺,孕妇亦当慎用。极泉穴(图 2-22)下正当腋动脉,故应避开腋动脉针刺。进针前,用手扪住腋动脉,在指尖引导下刺入 0.5～1.0 寸。针刺入腋腔后,不可大幅度提插以免刺伤腋部血管,引起腋内血肿。因腋内除腋动脉外,其内下方还有伴行的腋静脉,且腋腔内组织疏松,腋静脉与深筋膜附着,保持其扩张状态,如不慎刺破该血管,易造成血肿。

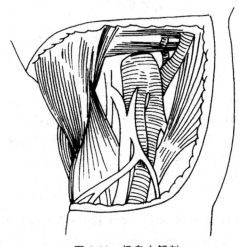

图 2-22　极泉穴解剖

2.上臂部腧穴

均可直刺 0.8～1.5 寸,肩髃、臂臑、肩髎等还可斜刺 1.0～1.5 寸。上臂部腧穴针刺时应防止刺伤深部动脉;肘窝部穴位如尺泽、曲泽等点刺出血时,应刺浅小静脉而不能伤及动脉。

3.前臂部腧穴

除位于骨边缘的列缺、偏历、养老外,其余均可直刺 0.5～1.2 寸。心包经前臂部的腧穴,其深部有正中神经,针刺时如有触电样感觉向中指放散,则是刺中了正中神经,应立即退针,改变角度再刺,以免损伤正中神经。凡有上述触电样感觉时,均应如上处理。

4.手部腧穴

太渊等穴应避开动脉针刺;合谷、后溪等穴透刺时应注意不伤及掌深弓。手部井穴、十宣、四缝等可点刺放血。其余腧穴根据所在部位的具体情况,决定直刺还是斜刺,深度一般不超过 1 寸。

(二)下肢部腧穴

1.大腿部腧穴

大腿部肌肉丰厚,可适度深刺,一般直刺 1～3 寸。针刺环跳穴应取侧卧屈股、伸下足、屈上足体位;治疗腰腿痛时针感有向足跟部放射者效果较好。针刺气冲、冲门(图 2-23)、箕门、阴廉、急脉等穴,应注意避开动脉。

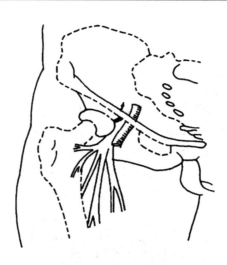

图 2-23　冲门穴解剖

2.小腿部腧穴

一般直刺 0.5～2.0 寸。犊鼻穴针刺须取屈膝位，从外稍向内、向关节腔刺入，或向内膝眼透刺 0.5～1.5 寸；因针达关节腔，位于半月板与股骨外侧髁关节面之间，故出针前不可伸膝，以防折针。凡刺入关节腔的腧穴，均应注意手法轻重，不可损伤关节面，不可使关节液流出；同时注意严格消毒，避免导致关节腔的感染。

3.足部腧穴

针刺冲阳穴应避开足背动脉；针刺照海穴不宜偏向后侧，以免刺破胫后动、静脉。足部井穴、八风等亦可点刺出血。其他足部腧穴可视所在部位的具体情况，决定直刺还是斜刺，针刺的深度大都不超过 1 寸。

此外，一些具有活血通经作用的腧穴，如合谷、三阴交、肩井、昆仑、至阴等穴，孕妇禁用。

（曹　伟）

第七节　单式针刺补泻手法

单式针刺补泻手法是根据病证虚实，在针刺得气后，分别采用徐疾、提插、捻转、呼吸等补法或泻法，扶正补虚，祛邪泻实，是针刺临床上较为常用的补泻手法。几种单式补泻手法结合，则可构成复式针刺补泻手法。

一、徐疾补泻法

(一)概述

徐，缓慢；疾，快速。徐疾补泻是根据腧穴深浅以及进针和退针的快慢，来区别补泻的针刺手法。

徐疾补泻出自《灵枢经·九针十二原》："徐而疾则实，疾而徐则虚"。所谓"实"，即补虚而气实；所谓"虚"，即泻实而后邪去。《灵枢经·小针解》以进(内)、退(外)过程两者的相对速度来区分补泻;而《黄帝内经素问·针解》却以出针或留针时间的长短来区别补泻,并结合开阖补泻来施用。

后世各家如王冰、张景岳、高武、姚止庵等都宗《黄帝内经素问·针解》,是从经文诠解角度去理解本法的。泉石心《金针赋》等则从临床实践出发,以《灵枢经·小针解》为据,提出"先浅后深""三进一退"为补法,"先深后浅""一进三退"为泻法。明代李梴《医学入门》、汪机《针灸问对》都宗于此。现代临床应用本法,又有与提插、捻转手法结合者。

(二)方法

1.《灵枢经·小针解》徐疾补泻法

详见图 2-24。

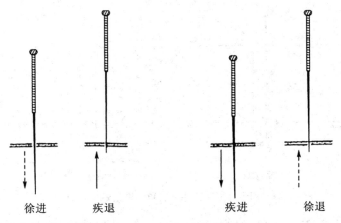

图 2-24 《灵枢经·小针解》徐疾补泻法

(1)补法:进针至穴位浅层候气,得气后将针缓慢地向内推进至穴位深层,退针时疾速提至皮下,即"徐内而疾出"。

(2)泻法:迅速进针并插入穴位深层候气,得气后缓慢退针,提至皮下,即"疾内而徐出"。实际上,本法已与营卫补泻相结合。

2.《黄帝内经素问·针解》徐疾补泻法

详见图 2-25。

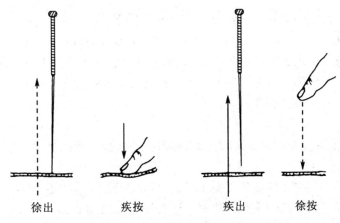

图 2-25 《黄帝内经素问·针解》徐疾补泻法

(1)补法:留针时间较长,出针后疾速按闭针孔,即"徐出针而疾按之"。

(2)泻法:留针时间较短或不留针,出针后不按针孔,甚则摇针外出,以开大针孔。本法实际上是留针时间长短与开阖补泻结合应用的。应该指出,这种方法并不符合《灵枢经·九针十二原》本意。

3.泉石心《金针赋》徐疾补泻法

详见图 2-26。

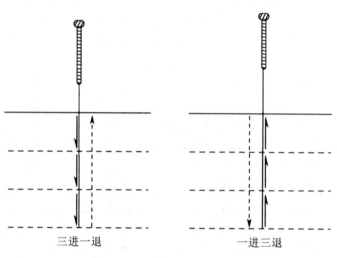

三进一退   一进三退

图 2-26   三进一退和一进三退

(1)补法:先浅后深,三进一退,徐进疾退是为补。先将针进至穴位浅层(天部),得气后再将针插至穴位中层(人部),然后再插针至穴位深层(地部),在深层留针较长时间;出针时,一次将针退至穴位浅层(天部),稍停后再拔针外出,并疾按针孔。在三部进针时,每一部都可施以提插补法为主行针。

(2)泻法:先深后浅,一进三退,疾进徐退是为泻。将针一次进至穴位深层(地部),得气后再将针提至穴位中层(人部),然后再提针至穴位浅层,留针时间较短或不留针,摇针外出,不按针孔。在三部退针时,每一部都可施以提插泻法为主行针。

(三)临床应用

本法的作用,主要是调和阴阳,在临床上可以治疗各种虚寒证或实热证。徐疾补泻一般是应用针体在腧穴深浅各层进内退外的针刺手法。此外,还可与提插补泻结合,分天、人、地三部操作,补虚或泻实,构成烧山火、透天凉、阳中隐阴、阴中隐阳等复式补泻手法。现代各家应用徐疾补泻,多宗《灵枢经·小针解》,认为本法不仅应包括进针与退针的速度快慢,还要体现进针、退针用力轻重和持续时间长短等方面的不同。

(四)注意事项

(1)徐疾补泻手法的徐与疾是相对而言的,必须明确区别。徐疾补泻的重点都是"徐",要求心静手徐,不可草率。

(2)行针手法以提插为主,如需分层操作时,必须分清天、人、地 3 层的界限。

(3)可根据患者的具体情况,决定进针和退针以及行针、留针的速度或持续时间。

（五）评述

1.徐疾补泻的操作方法

《灵枢经·九针十二原》云："刺之微，在速迟。"《灵枢经·小针解》云："刺之微在数迟者，徐疾之意也。"这些经文强调了针刺的要妙，在于运用徐疾操作，可见其重要性。徐，是缓慢之意；疾，是快速之意。换个说法，速（数）迟也就是徐疾。

徐疾补泻是《黄帝内经》主要的（也是基本的）一种针刺补泻手法及其操作过程。徐疾补泻是指针体在穴位内，依据穴位的深浅，由外进内与由内退外的过程，两者的时间长短不同，以区别补泻的针刺手法。

《灵枢经·九针十二原》云："徐而疾则实，疾而徐则虚"。意思是"徐而疾"可补虚而气实，"疾而徐"可泻实而邪去。但是在《灵枢经·小针解》和《黄帝内经素问·针解》中，对《灵枢经·九针十二原》这段经文，却有两种截然不同的手法操作和经文注解。

《灵枢经·小针解》云："徐而疾则实者，言徐内而疾出也；疾而徐则虚者，言疾内而徐出也。"即缓慢地进入，快速地退出，令经气充实于针下为补法；反之，快速地进入，缓慢地退出，引气随针外泄则为泻法。

与《灵枢经·小针解》有别，《黄帝内经素问·针解》云："徐而疾则实者，徐出针而疾按之；疾而徐则虚者，疾出针而徐按之。"以留针时间的长短并结合开阖补泻来施用。缓慢地出针，快速地按闭针穴为补法；反之，快速地出针，缓慢地按闭针穴为泻法。

不少《黄帝内经》注家均从《黄帝内经素问·针解》论徐疾。如王冰注云："徐出，谓得经气已久乃出之；疾按，谓针出穴已，速疾按之则真气不泄，经脉气全。故徐而疾乃实也。疾出针，谓针入穴已至于经脉，即疾出之；徐按，谓针出穴已，徐缓按之，则邪气得泄，精气复固。故疾而徐乃虚也。"《灵枢经·九针十二原》张景岳注云："徐出针而疾按之为补，故虚者可实；疾出针而徐按之为泻，故实者可虚。"《黄帝内经素问·针解》张景岳注云："针下得气已盛，而徐出之则经脉无伤，疾按之则真气不泄，此补法也，故（虚者）能实；若针已及病，而疾出之、徐按之，则滞行、邪气去，此泻法也，故（实者）能虚。"（《类经》）

对《灵枢经》《黄帝内经素问》两篇的分歧意见，我们可以从《灵枢经》相关原文中得出正确的结论。这种方法在校勘学中，称为本校法。陈垣《校勘学例》云："本校法者，以本书前后互证，而抉摘其异同，则知其中之谬误。"用《灵枢经》诸篇经文进行前后互证，正可解决《灵枢经》《黄帝内经素问》两篇经文的分歧。

如《灵枢经·官能》云："泻必用员，切而转之，其气乃行，疾而徐出，邪气乃出，伸而迎之，遥大其穴，气出乃疾。补必用方，外引其皮，令当其门，左引其枢，右推其肤，微旋而徐推之，必端以正，安以静，坚心无解，欲微以留，气下而疾出之，推其皮，盖其外门，真气乃存。用针之要，无忘其神。"原文在泻法中使用的是"疾而徐出""遥大其穴"，在补法中使用了"微旋而徐推之""气下而疾出之"，这与《灵枢经·小针解》意相同，从而可以佐证徐疾补泻法应以《灵枢经·小针解》所述内容作为正确的操作方法。

2.徐疾补泻的临床应用

（1）运用依据：《灵枢经》在多篇提到了运用徐疾补泻的临床依据，是针穴中经气之虚实。如《灵枢经·小针解》云："刺之微在数迟者，徐疾之意也……机之动不离其空中者，知气之虚实，用针之徐疾也。"这指出在临床上要以针穴中经气之虚实为依据，作为用针徐疾的前提。《灵枢经·邪客》云："故本腧者，皆因其气之虚实疾徐以取之，是谓因冲（《黄帝内经太素》注："冲，盛也")而泻,因衰而补。"意义相同。《灵枢经·官能》云:"是故工之用针也,知气之所在,而守其门户,明于调气,补泻所在,徐疾之意,所取之处。"以上均说明了应用徐疾补泻的依据。

（2）操作过程:综合《灵枢经·官能》《灵枢经·邪客》两篇,徐疾补泻的操作过程应该是:不论补泻,均需心神安静,坚心无解,持针端正,双手配合,如此针体顺利进退,无与肉果(裹)。

补法进针要"外引其皮,令当其门,左引其枢,右推其肤,微旋而徐推之",并用辅针导气(目今称为辅助手法)以催导经气;气下而疾出之,出针后宜推其皮,盖其外门,速闭针孔(闭肤)。

泻法要用"切而转之"使经气通行,"疾而徐出",邪气乃出,徐出时当"伸而迎之,遥大其穴",如此才能"气出乃疾"。

（3）针刺效应:《灵枢经·刺节真邪》有刺热邪和刺寒邪之法。根据临床实践,刺寒邪用补法,徐往(入)疾出以温;刺热邪用泻法,可以疾往(入)徐出以寒。在临床上,徐疾补法常可致针下热感,徐疾泻法常可致针下凉感,是取热、取寒针法的主要技术。

（4）后世对徐疾补泻的应用:如需要分层操作时,可按照天、人、地三部进行。补法以三进一退,泻法以一进三退。如泉石心《金针赋》云:"补者一退三飞,真气自归;泻者一飞三退,邪气自避。"其作用主要是调和阴阳,可用于治疗各种虚寒证或实热证。故李梃《医学入门》用治"一切冷证,先浅入针而后渐深入针";用治"一切热证,先深入针而后渐浅退针"。

3.徐疾补泻和导气法的重点都是"徐"

徐疾补泻在进退针时操作的速度不同,在《黄帝内经》中还记述有导气法,与徐疾补泻有所不同。《灵枢经·五乱》曰:"补泻奈何……徐入徐出,谓之导气,补泻无形,谓之同精,是非有余不足也,乱气之相逆也。"可见,这里所说的针法,既不是补法,也不是泻法,而是介于补泻之间的导气法,是针对"清浊相干、气逆而乱"的病症而设的。因此,虚实不明显或不虚不实之气乱证,可用缓慢地由浅而深(徐入)、缓慢地由深而浅(徐出)这种针法来调理气机。如将徐入徐出的导气法和"徐而疾则实,疾而徐则虚"的补泻法联系起来,加以分析,对《灵枢经》诸篇的徐疾之意就更加明白。

值得指出的是,在《灵枢经》中,毫针的应用更多的是强调心静手徐。如《灵枢经·官能》云:"语徐而安静,手巧而心审谛者,可使行针艾。"《灵枢经·九针十二原》云:"毫针者……静以徐往,微以久留之而养。"不论是补法、泻法,还是补泻无形的导气法,都必须在"徐"字上下工夫,也就是要心静手徐,不可草率。补法徐内而疾出,其关键是徐内,紧持针柄用力用意,缓慢地向穴内推按进入,动作要重慢,如此可以求得针下热感;而向穴外伸引退出时,动作要轻快,不必用力用意,疾出只是徐内的从属过程。泻法疾内而徐出,其关键是徐出,紧持针柄用力用意,缓慢地向穴外伸引退出,动作要重慢,如此可以求得针下凉感;而向穴内推按进入时,动作要轻快,不必用力用意,疾入只是徐出的从属过程。

而导气法徐入徐出,缓慢地由浅而深(徐入),再缓慢地由深而浅(徐出),两者在用力时间上是相同的,所以没有明显的补泻作用,但针体在穴位上下进退的整个过程可以更长,在徐入和徐出时都需要紧持针柄、用力用意。

（六）文献摘要

《灵枢经·小针解》:徐而疾则实者,言徐内而疾出也;疾而徐则虚者,言疾内而徐出也。

《黄帝内经素问·针解》:徐而疾则实者,徐出针而疾按之。疾而徐则虚者,疾出针而徐按之。

王冰注:徐之,谓得经气已久乃出之;疾按,谓针出穴已,速疾按之则真气不泄,经脉气全。故徐而疾乃实也。疾出针,谓针入穴已至于经脉,即疾出之;徐按,谓针出穴已,徐缓按之,则邪气得泄,精气复固。故疾而徐乃虚也。

《素问经注节解》:徐出,谓得经气已久乃出之;疾按,谓针出穴已,疾速按之,则真气不泄,经脉气全。故徐而疾乃实也。疾出,谓针入穴已至于经脉,即疾出之;徐按,谓针出穴已,徐缓按之,则邪气得泄,精气复固。故疾而徐乃虚也。

《金针赋》:补者一退三飞,真气自归;泻者一飞三退,邪气自避。

《医学入门》:治久患瘫痪,顽麻冷痹,遍身走痛及癫风寒疟,一切冷证,先浅入针而后渐深入针……治风痰壅盛,中风,喉风,癫狂,疟疾单热,一切热证,先深入针而后渐浅退针。

《针灸问对》:补法,一退三飞,正气自归。其法一提至天部,三进入地部,提针宜速,进针三次,每停三息宜缓,进时亦宜吹气,故曰进以助气……泻法,一飞三退,邪气自退。其法一插至地部,三提至天部,插针宜速,提针作三次出,每一次停三息宜缓,提时亦宜吸气,故曰退以清气。飞者,进也。

《针灸聚英》:补者,随经脉推而内之,左手闭针孔,徐出针而疾按之。泻者,迎经脉动而伸之,左手开针孔,疾出针而徐按之。

《针灸大成》:补,随其经脉纳而按之,左手闭针穴,徐出针而疾按之。泻,迎其经脉动而伸之,左手开针穴,疾出针而徐按之。

疾进徐退曰泻寒,徐进疾退曰补热。紧提慢按似冰寒,慢提紧按如火热。脉外阳行是卫气,脉内阴行是荣血。虚者徐而进之机,实者疾而进之说。

(赵诗磊)

第八节　大补大泻和平补平泻

大补大泻和平补平泻是指补泻手法与刺激量的关系而言的,实际上是"刺有大小"的内容。一般而言,大补大泻以强刺激为主,平补平泻以弱刺激(或中等度刺激)为主,均以针刺补法或泻法来操作,但其目的却有所区别。而朱琏《新针灸学》认为,针刺手法基本上只有强刺激和弱刺激两种。强刺激可使神经由高度兴奋转为抑制,故又称抑制法;弱刺激能使神经适当兴奋,故又称兴奋法。

一、大补大泻

(一)概述

大补大泻始见于明代杨继洲《针灸大成》卷四"经络迎随设为问答",是属"刺有大小"的内容。即手法较重、针感较强的补法或泻法,可分别用于阳盛阴衰或阴盛阳衰的病证,以使"经气内外相通,上下相接,盛气乃衰"。目前大多主张用复式补泻手法分层操作来进行大补或大泻,亦可用接气通经或抽添法以取补泻之效。明代李梴《医学入门·杂病穴法》列有汗、吐、下三法,分别使用捻转或提插补泻手法,施于合谷、内关、三阴交等穴,以取得强烈感应,实际上也应属于大补大泻范畴。

(二)方法

1.大补法

用烧山火法,以提插补法与徐疾补法为主,在天、人、地三部各行提插补法(重插轻提)九阳数

47

(9次、27次、49次、81次),三进一退,务求针下热感。

2.大泻法

用透天凉法,以提插泻法与徐疾泻法为主,在地、人、天三部各行提插泻法(重提轻插)六阴数(6次、18次、36次、64次),三退一进,务求针下凉感。

3.汗法

取合谷穴,直刺进针1寸许,得气后用搓法。搓针时以食指末节横纹至指梢为则,拇指、食指捏住针柄,拇指从食指横纹向上搓,进至指梢,是为1次,然后让针自然退转。一般可搓数十次,甚而九九之数(81次),以取汗出热退之效。也可行针刺补法,得汗方止。

4.吐法

取内关穴,直刺进针1寸许,得气后先用提插补法6次、提插泻法3次,然后行子午捣白法3次,使患者有恶心作呕感,再推战针体,并嘱其呼气几次,即可呕吐。

5.下法

取三阴交穴,针刺5分许,行捻转补泻手法,男子向左捻转,女子向右捻转,捻转手法可以六阴数计(36次、64次),然后口鼻闭气,将气吞鼓腹中,如此便有便意。同时可配合支沟透间使,行针刺泻法,则效果更好。以上汗、吐、下三法如合理应用,可取发汗、催吐、泻下的强烈效应,故属大补大泻范畴。

6.接气通经法和抽添法

在针刺得气后,根据病证虚实情况,采用汪机《针灸问对》所载的抽添法和接气通经法,有补虚泻实和促使针感上下传导的作用。一般不分层操作,以呼吸、提插、进退(出内)结合,取得强烈针感,亦应属于杨继洲所谓的"大补大泻"范畴。

(三)临床应用

烧山火法与透天凉法临床主要用于大虚或大实的病证,而又能耐受强烈针感者,以调和阴阳。接气通经法和抽添法则用于经气痹阻的病证,如中风偏瘫等。汗法有解表发汗、祛风散寒的作用,可用于风寒表证,如恶寒发热、身痛、头痛、无汗而脉浮紧,除针刺合谷穴之外,还可配风池、大椎等穴。吐法有催吐作用,可用于宿食、痰涎阻滞于上,症见脘痞胀满、闷乱懊、上冲欲呕等。下法有攻下通里、泻热导滞的作用,可用于肠胃积热,便秘、腹痛而拒按者。

(四)注意事项

(1)大补大泻一般适用于四肢肘膝关节以下,以针感明显、疗效显著而肌肉丰厚处为主。

(2)针感强度以患者能忍受为限。

(3)年老体弱、孕妇、产后、大出血及久病者忌用汗、吐、下三法,大吐、大泻后的患者忌用汗法。

(4)用汗法后,如汗不止,可针阴市、补合谷。用吐法后,如吐不止,可调匀呼吸,或补足三里,吐止则徐徐出针,急扪针孔。用下法后,如泻不止,可补合谷行九阳数。

(5)大补大泻与汗、吐、下三法必须在辨证正确时应用。

(五)文献摘要

《针灸大成》:有大补大泻,唯其阴阳俱有盛衰,内针于天地部内,俱补俱泻,必使经气内外相通,上下相接,盛气乃衰。此名调阴换阳,一名接气通经,一名从本引末。

《医学入门》:汗,针合谷,入针二分,带补行九九之数,搓数十次,男左搓,女右搓,得汗行泻法,汗止身温方可出针。如汗不止,针阴市,补合谷。吐,针内关,入针三分,先补六次、泻三次,行

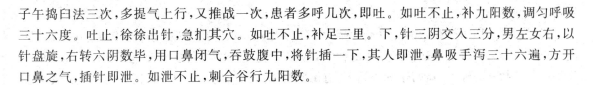

子午捣臼法三次,多提气上行,又推战一次,患者多呼几次,即吐。如吐不止,补九阳数,调匀呼吸三十六度。吐止,徐徐出针,急扪其穴。如吐不止,补足三里。下,针三阴交入三分,男左女右,以针盘旋,右转六阴数毕,用口鼻闭气,吞鼓腹中,将针插一下,其人即泄,鼻吸手泻三十六遍,方开口鼻之气,插针即泄。如泄不止,刺合谷行九阳数。

二、平补平泻

(一)概述

平补平泻始见于明代陈会《神应经》,原指针刺先泻后补的方法。杨继洲《针灸大成》认为,不论补法还是泻法,都可用"刺有大小"不同的量来进行区分,亦即大补大泻和平补平泻有别。他所说的平补平泻,实际是小补小泻,或以轻、中度的刺激量来进行补法和泻法,适用于"阴阳不平"者,以取"内外之气调"的效果为度。现代临床应用的平补平泻,是一种不分补泻、以得气为主的手法。

(二)方法

根据杨继洲《针灸大成》所述,平补平泻是以提插手法为基础进行补泻的,"阳下之曰补,阴上之曰泻"即是其证。

1.平补法

针刺入穴得气后,在穴位中层(人部)行小幅度的提插补法,紧按慢提、重插轻提,以局部或邻近处有舒适针感为度,患者感到平和轻松,症状得以缓解。

2.平泻法

针刺入穴得气后,在穴位中层行小幅度的提插泻法,紧提慢按、重提轻插,以局部或邻近有舒适针感为度,患者感到平和轻松,症状得以缓解。

对虚实兼有者,可根据具体情况,用上述手法结合,先补后泻或先泻后补,务使阴平阳秘,得以协调。

(三)临床应用

本法可用于虚证或实证病情较轻时,对年老体弱、小儿、孕妇、产后等不耐强烈针感(或大补大泻手法)者较为适合。对虚实兼有的久病患者,如病情稳定、无显著发作症状而又对针刺敏感者,也可应用。

(四)注意事项

(1)本法提插幅度宜小,其频率大小可视针感强弱而定,一般以局部有舒适柔和的酸胀感为度。

(2)一般在穴位中层(人部)施术。

(3)其他注意事项可参提插补泻法。

(五)文献摘要

《针灸大成》:有平补平泻,谓其阴阳不平而后平也,阳下之曰补,阴上之曰泻,但得内外之气调而已。

三、营卫补泻

(一)概述

营卫补泻是根据营气与卫气运行分布不同的特点,取卫分(浅层)以补,取营分(深层)以泻,分别针刺补泻的方法。

营气和卫气均为脾胃水谷之气所化生,"其清者为营,浊者为卫,营在脉中,卫在脉外"(《灵枢经·营卫生会》)。营气是运行于脉中的精气,运行于脉内属阴,有化生血液、营养周身的功用;卫气是运行于脉外的浊气,运行于脉外属阳,有温煦脏腑、充养肌肤、司腠理开阖的功用。营气与卫气各司其职,相互为用,周流全身,又复交会而阴阳相贯,如环无端。在运行分布上,营气与卫气各有特点。《灵枢经·卫气》云:"其浮气之不循经者,为卫气;其精气之行于经者,为营气。"这说明营气布于经脉深部,卫气布于经脉浅部,是其不同处。

《难经》发挥《灵枢经》诸篇经义,以"刺荣无伤卫,刺卫无伤荣"为题,引入营卫补泻的概念。在《难经·七十一难》中,说明营卫阴阳深浅不同,具体操作方法当有区别;在《难经·七十六难》中,又以"当补之时从卫取气,当泻之时从荣置气"为法则,从而产生了两种不同的操作。元代滑伯仁《难经本义》、明代李梴《医学入门》基本从《难经》原义出发,加以诠解发挥。日本滕万卿《难经古义》认为,《难经·七十六难》与《难经·七十难》"春夏必致一阴,秋冬必致一阳"之义相通,亦即营卫补泻的针刺深浅原则,当与四时阴阳升降变化联系起来理解。

也有人将营卫深浅候气与开阖补泻结合起来进行操作的,如郑魁山《针灸集锦》。李鼎《针灸学释难》认为"当补之时从卫取气,当泻之时从营置气",在于针刺补法以按为主,即紧按慢提,针刺泻法以提为主,即紧提慢按。此与《难经·七十难》所说的"初内针,浅而浮之至心肺之部,得气推内之,阳也"和"初下针,沉之至肝肾之部,得气引持之,阴也"是一个意思。并指出,《难经·七十六难》所述,是后来提插补泻的依据。

(二)方法

1.营卫深浅针刺法

这是根据《难经·七十一难》进行操作的方法。针刺属于阳气的卫分(浅层)时,要沿皮横刺,不可深刺、直刺,即"刺卫无伤荣"。针刺属于阴气的营分(深层)时,要先以左手按压穴位,使浅层的卫气散开后,方可直刺进针,直达深层,即"刺荣无伤卫"。

2.营卫提插补泻法

这是根据《难经·七十六难》深浅取气,并结合提插补泻进行操作的方法。补法,轻缓而刺,下针至穴位浅层(卫分),得气后反复行下插动作,或紧按慢提,徐推其气以入内。泻法,重急而刺,下针至穴位深层(营分),得气后反复行上提动作,或紧提慢按,引持其气以出外。

3.营卫开阖补泻法

补法,先从穴位浅层(卫分)候气,如气不至即行催气手法,气至后缓慢出针,急按针孔。泻法,先从穴位深层(营分)候气,如气不至即行催气手法,气至后重急出针,不按孔穴,或点刺放血。实际上,这是根据营卫深浅分布不同特点取气,并结合开阖补泻,分别补泻的方法。

(三)临床应用

目前,营卫补泻常与提插、徐疾、开阖等单式补泻结合应用,以调和营卫为目的,进行深浅不同的针刺操作。

根据杨继洲《针灸大成》所述,营卫补泻在临床上可结合各种辅助手法而施行。刺阳部(卫气),浅卧下针,辅以循摄之法,令经脉肌肤舒缓,或辅以弹穴法,令气血充盈而后下针。刺阴部(营分),必先用爪切重按的辅助手法,令阳气(卫气)散,再重急下针,直刺达穴位深层。

此外,营卫补泻可作为候气法的一种。阳病、卫分证,可在穴位浅层候气;阴病、营分证,可在穴位深层候气。刺阳经穴位,可在穴位浅层候气后,再由浅入深;刺阴经穴位,可在穴位深层候气后,再由深出浅。在历代针灸文献中,还有以男女性别区分针刺深浅的方法。如男子用浅提法候气于卫分(外),女子用深插法候气于营分(内),以待气至。用这种方法后,如仍久而不得气,则说明营卫之气衰竭,病情危重。可资参考。

再者,有人将此沿用于皮肤针法。皮肤针叩刺,轻叩不出血为"刺卫",属于补法;重叩出血为"刺营",属于泻法。

(四)注意事项

(1)营卫补泻以针刺深浅为则。但其具体尺寸应以穴位解剖位置为依据,在许可的限度内决定。如合谷穴可直刺 1.5 寸,浅层卫分 0.5 寸,深层营分则为 1.5 寸。其余类推。

(2)营卫补泻以得气为要领,不论补法还是泻法,首先取气(得气),然后再行其他手法。如在规定的深浅度,久不得气,当用催气法。如气仍不至,应调节针尖方向或深浅度,不宜拘泥。

(五)文献摘要

《难经·七十一难》:经言刺荣无伤卫,刺卫无伤荣。何谓也?然。针阳者,卧针而刺之;刺阴者,先以左手摄按所针荣俞之处,气散乃内针。是谓刺荣无伤卫,刺卫无伤荣也。

《难经本义》:荣为阴,卫为阳。荣行脉中,卫行脉外,各有浅深也。用针之道亦然。针阳必卧针而刺之者,以阳气轻浮,过之恐伤于荣;针阴者先以左手按所刺之穴,良久,令气散乃内针,不然则恐伤卫气也。无,毋通,禁止辞。

《难经·七十六难》:何谓补泻?当补之时,何所取气?当泻之时,何所置气?然。当补之时,从卫取气;当泻之时,从荣置气。

《难经古义》:所谓从卫取气者,浅留其针,得气因推下之,使其浮散之气取入脉中,是补之也。从荣置气者,深而留之,得气因引持之,使脉中之气散置于外,是泻之也。此似与前(《难经·七十难》)春夏必致一阴、秋冬必致一阳同。然彼以四时阴阳升降之道言也,此乃以一经增减之法言之。

《医学入门》:补则从卫取气,宜轻浅而针,从其卫气,随之于后而济益其虚也;泻则从营弃置其气,宜重深而刺,取其营气,迎之于前而泻夺其实也。然补之不可使太实,泻之不可使反虚,皆欲以平为期耳。又,男子轻按其穴而浅刺之,以候卫气之分;女子深按其穴而深刺之,以候荣气之分。

《针灸大成》:刺阳部者,从其浅也,系属心肺之分;刺阴部者,从其深也,系属肾肝之分。凡欲行阳,浅卧下针,循而扪之,令舒缓,弹而努之,令气隆盛而后转针,其气自张布矣。以阳部主动故也。凡欲行阴,必先按爪,令阳气散,直深内针,得气则伸提之,其气自调畅矣。以阴部主静故也。

(刘安利)

第九节　作用于经络腧穴的辅助手法

作用于经络腧穴的辅助手法是指用手揣摩、爪切、循摄、扪按穴位及相关经脉的各种操作技术,旨在取穴定位、协助进针和出针,激发经气,促使气血运行。

一、揣穴法

(一)概述

揣有揣度、探测、推求之义。《灵枢经·外揣》有"司外揣内""司内揣外"文句,即是其例。作为进针前的辅助手法,揣穴法是指医者用手触摸按压体表经络穴位,并配合患者伸屈平直的姿态,以取穴定位的操作技术。

金代窦汉卿《标幽赋》指出:"大抵取穴之法,必有分寸,先审其意,次观肉分。或伸屈而得之,或平直而安定。在阳部筋骨之侧,陷下为真;在阴分郄腘之间,动脉相应。"此即指揣穴之法。明代杨继洲《针灸大成》"下手八法"将本法列为下手第一法,可见其重要性。现代临床取穴定位不仅根据骨度分寸和解剖标志,还采用揣穴诸法,俾正确取定穴位而进针中的。

(二)方法

1.指切揣穴法

用左手拇指指甲置于穴位上,用力掐之,以宣散气血、避免疼痛、固定穴位,即爪切法。

2.按压揣穴法

肌肉丰满疏松处,可用左手五指并拢或排开向下用力按压,将肌肉压平,以防移位,便于进针。如中脘穴位于腹部肌肉疏松之处,可将中指按压该处,其他四指排开将腹部压平。

3.分拨揣穴法

如遇肌腱、血管处,要用手指向前后或左右推拨,使其分开,从而按定穴位。如内关穴,可用左手拇指按定其穴,将肌腱和血管拨开,同时要找到局部酸麻感,见图 2-27。

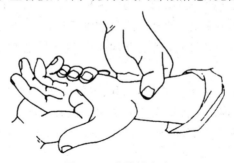

图 2-27　分拨揣穴法

4.旋转揣穴法

如遇骨、肌腱、血管覆盖处,令患者将有关部位旋转,使其穴位充分暴露。如养老穴,令患者屈肘,掌心朝面,小指侧向内旋转,尺骨头桡侧显出的陷窝处是穴,见图 2-28。

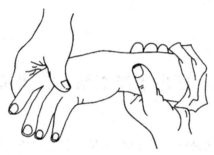

图 2-28　旋转揣穴法

5.滚摇揣穴法

遇到关节处,用左手拇指掐住穴位,右手牵拉患者肢体远端,行左右或上下滚摇,使其关节松弛,指下便可揣定穴位。如阳池穴,以左手拇指紧掐其穴,右手握住患者四指用轻微力量牵拉并左右滚摇,使穴显于指下,见图 2-29。

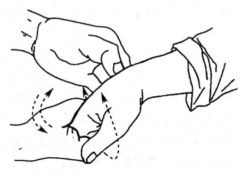

图 2-29　滚摇揣穴法

6.升降揣穴法

如遇伸屈关节才能较好显露穴位时,应采用本法使肢体关节上下活动(升降)以显露穴位。如解溪穴,用左手固定肢体,拇指紧掐其穴,右手握住足尖,上下摇动,以松动踝关节,揣定是穴。

7.滚摇升降揣穴法

如遇到伸屈关节、推拨肌腱才能显露穴位时,用手握住关节向左右滚摇,前后屈伸,并推拨穴周组织,使其显于指下。如肩髃穴,左手紧掐其穴,右手托握肘关节,上下抬举,左右滚摇活动,即可使穴位显于指下。

8.循按揣穴法

肌肉孔隙间穴,可用左手食指或拇指指腹在该穴循按,寻找肌肉间穴位的酸麻感。如天宗穴可用本法。

(三)临床应用

1.正确取穴定位

在掌握骨度分寸、同身寸与解剖标志的基础上,运用揣穴法对腧穴定位有重要意义。尤其是肌腱、血管、骨、关节等处的穴位,用本法可避免损伤上述组织,便于进针。

2.了解局部特征

用揣穴法按压、触摸、爪切、分拨腧穴局部,可体察该穴解剖特征,如肌肉之厚薄、血管肌腱之走向、骨关节的间隙,对掌握进针角度、方向、深浅,避免进针和行针时的疼痛,防止针刺出血、血肿、滞针、弯针等有一定作用。尤其在行关刺、恢刺、短刺、输刺等刺法时,必须先用揣穴法。

3.协助经络切诊

揣穴时,医者指下可体会到经络穴位皮下之异常感觉,如松弛虚软、紧张坚硬、包块结节和条索状物,结合问诊则可进行经络诊断,指导临床取穴和施术。

4.揣穴进针法的应用

进针时左手食指或拇指加重压力揣穴,右手持针,以臂力、腕力与指力协同,快速进针。如此则易于得气,可减少进针痛感。如天宗穴,取正坐垂臂位,在腋后纹头下端约四横指处,用左手拇指在穴位处循按,在冈下肌外缘肌肉间隙中揣得酸麻点,右手持针向孔隙间进针。如采用热补法,可使温热感传至上手臂和手指。

（四）注意事项

（1）揣穴应在熟练掌握经脉循行、腧穴特征和局部解剖的基础上进行，须遵循"取五穴用一穴而必端，取三经用一经而可正"的原则。

（2）对于某些穴位必须选择特定体位，如环跳穴必须伸下足、屈上足取之。

（3）用滚摇、旋转、升降诸法时，用力要柔和，不可用蛮力，以免损伤。

二、爪切法

（一）概述

爪切法分为爪法和切法，是揣穴定位后用指甲按掐穴位，以辅助进针的手法。《黄帝内经素问·离合真邪论》有"抓而下之""切而散之"的方法，抓即是爪。金代窦汉卿《针经指南》列爪、切两法，明代泉石心《金针赋》明确指出"爪而切之，下针之法也"。杨继洲《针灸大成》下针八法，将爪、切合而为一，说："爪切，凡下针，用左手大指爪甲重切其针之穴，令气血宣散，然后下针，不伤荣卫也。"目前，大多针灸书籍均将爪切法作为进针押手的操作方法。

（二）方法

1.切法

用左手拇指指甲在所针穴位周围掐切，如刀割之状，切时用力要均匀，主要着力于穴位皮下。

2.爪法

在揣穴与切掐后，用左手拇指指甲将穴位掐压成十字痕，然后固定其处，协助进针（图2-30）。

实际上，上述两法常连用。一般而言，切法可宣散气血，减轻进针疼痛；爪法则以辅助取穴定位和进针为目的。

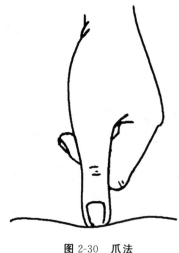

图 2-30　爪法

（三）临床应用

1.激发经气

进针前用爪切法，可促进经脉腧穴气血运行，进针后容易得气。常与循、按等法结合应用。

2.减轻进针疼痛

进针时用爪切法辅助，左右手配合，可使局部感觉减退、肌肉松弛，从而达到无痛进针的目的。

3.固定穴位

进针时左手用力按压掐切穴位皮肤，使之固定不动，有利于进针端直、迅速刺入，而不致针体

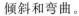

倾斜和弯曲。

(四)注意事项

(1)在临床上,用爪切法宜着力按压掐切,但用力必须均匀,手指固定在穴位上,不要随意移动。

(2)爪切与进针是连贯动作,一旦左手爪切定当,右手持针迅即刺入。

(3)爪切之指甲要修剪平整,保持清洁圆润。

(五)文献摘要

《针经指南》:爪者,凡下针用手指作力置穴,方有准也。切者,凡欲下针,必先用大指甲左右于穴切之,令气血宣散后下针,是不伤荣卫故也。

《针灸问对》:切,凡欲下针时,用左手大指甲于穴旁上下左右掐而切之,如刀切割之状,令气血宣散,次用爪法。爪法,掐也,用左手大指甲着力掐穴,右手持针有准,此下针之法也。

《赵氏祖传针灸按摩传真》:取穴既正,指针已行,必须切而散之、爪而下之,则气血之近穴旁者始能宣散,以免刺卫伤营、刺营伤卫之害。所以切之不到则进针多滞,爪之不得则针下多痛。指针以行其远气,爪切以宣其近气。故必于指针实行后,用大指或食指切定其穴,摇而下之,四面推开,穴即深陷,则气散而针进,是注痛法也,亦不伤营卫之道也。

三、循法

(一)概述

进针前后用手指沿所刺穴位的络属经脉,或在穴位上下左右按揉叩打的辅助手法即为循法。循法出《黄帝内经素问·离合真邪论》:"不足者补之奈何?……必先扪而循之。"王冰注:"扪循谓手摸。扪而循之,欲气舒缓。"《针经指南》指出:"循者,凡下针于穴部分经络之处,用手上下循之,使气血往来而已。经云:推之则行,引之则止。"《赵氏祖传针灸按摩传真》专论循法,以为进针后可用手循按所针之经脉,并识其顺逆迎随,分别补泻。现代临床用循法,在进针前可以审察经络体征,在进针后则用以激发经气,促使气血运行。

(二)方法

进针前后,用手指沿针穴所属经脉路线,或穴位上下左右,轻轻按揉或叩打,循时不可用力太大,方向宜循经而行,操作参见图2-31和图2-32。

循按之法尚可根据经脉气血流注情况施行,分别称为补法与泻法。

1.循按补法

进针后,左手中、食二指夹持针体,手掌平放穴上;右手沿所针之经脉按揉,其方向可顺经而行。如足三阳经从头走足,可由上(头部)向下(足部)循按,渐至针穴而止。

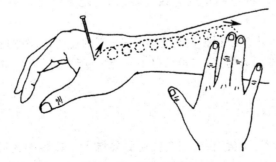

图2-31 循法(按揉)

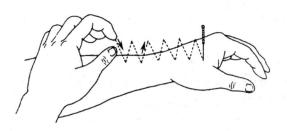

图 2-32 循法(叩打)

2.循按泻法

进针后,左手中、食二指夹持针体,手掌平放穴上;右手沿所针之经脉按揉,其方向可逆经而行。如手三阳经从手走头,可由上(头部)向下(手)循按,渐至针穴而止。

循法可反复施行,以得气并保持有效针感为要。

(三)临床应用

1.经络诊察

进针前用手指指腹以同等压力循切经络腧穴,以诊察相应腧穴的过敏压痛、酸楚、麻木、皮下结节等变化,作为经络辨证和循证取穴的参考。此外,也有用弹簧压力棒代替手指循切者。

2.催气

进针前循按可宣散气血,使经络之气通畅;进针后循按可使气不至者速至。现代研究显示,循摄等手法有激发循经感传的作用,可使隐性感传转化为显性感传,而出现医者手下针感沉紧,患者感到针下酸、麻、胀甚至针的周围肌肉抽动、不自主跳动等现象,所以循法是催气的重要方法之一。

3.行气

循法还有促使已至之气沿经络循行路线扩散蔓延和行走的作用。如针合谷穴后,行针时配合沿手阳明大肠经循行路线拍、叩、循、按,常可使针感向下至食指端,向上至肘、臂、面。

4.解除滞针

滞针后在针的周围循按,有解除滞针的作用,可使经脉气血流畅而消除针体涩滞。

5.减轻患者紧张

进针前后在经络循按,还可消除患者恐惧、紧张情绪,使肌肉松弛,利于进针,因而亦可使针刺时疼痛减轻。

(四)注意事项

(1)循时不能用力太大,循按叩拍用力太过,反而会阻碍经气运行,使肌肉紧张,引起进针疼痛。

(2)循时可根据补泻要求决定循按的用力方向,补则顺经而行,泻则逆经而行。

(3)循按宜以手指指腹用力为主,与摄切以手指指尖(指甲)用力为主有所不同。

四、摄法

(一)概述

摄法是医者用手指指甲(指尖)在针刺穴位所属经脉上下按切的辅助手法。在进针后,摄法常与循法同用,以激发经气,促使气血运行。摄法源于《黄帝内经素问·离合真邪论》"切而散之"。窦汉卿《针经指南》首列摄法,云:"摄者,下针如气涩滞,随经络上下用大指甲上下切,其气血自得通也。"可见切与摄虽同是用指甲按切,但其临床意义有所不同。切法用于进针前,以指甲在穴位周围按切,固定穴位,宣散气血,减轻进针疼痛。摄法则用于进针后,以指甲在针穴所在经脉上下按切,促使经气流行,加强针感。

(二)方法

以拇指、食指、中指指甲在针穴所在经脉上下,按其循行路线切压片刻;亦可在同一经脉的邻近穴位上,以指针按切之,参见图2-33。

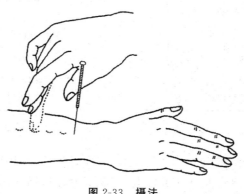

图 2-33　摄法

(三)临床应用

1.行气

针刺后如感应不显,以指甲沿经按切(摄),可促使气血运行,加强针感。

2.解除滞针

滞针后在针穴上下切摄,可使局部肌肉松弛,从而解除滞针。

(四)注意事项

(1)摄切时用力宜均匀柔和,沿经脉路线,由针穴向上或向下施术。

(2)摄法常与循法同用,故泉石心《金针赋》有"循而摄之,行气之法"的明训。

(五)文献摘要

《针灸大成》:爪摄者,凡下针,如针下邪气滞涩不行者,随经络上下用大指爪甲切之,其气自通也。

《陆瘦燕针灸论著医案选》:循法和摄法同在进针后施用。但前者的目的在使气行加速,血脉和通,所以是一种补的作用;后者目的在迫使气血宣散,邪气疏泄,所以手法较重,属于泻法的范围。

五、按法(按压行气)

(一)概述

按法在历代针灸书中有4种含义。作为辅助手法,按法主要是指针刺得气后,用手指按压穴位上下,以控制针感传导方向的方法,亦即目前称为"按压行气法"者。

现代针灸家运用本法以激发经气,控制感传方向,以获气至病所的效应。周树冬《金针梅花诗钞》称之为"压法",郑魁山《针灸集锦》则称之为"关闭法。"

根据历代文献对"按法"的记述,列表如下(表2-3)。

表 2-3　按法

文献	原文	方法	本文记述
《灵枢经·刺节真邪》	用针者,必先察其经络之实虚,切而循之,按而弹之,视其应动者,乃后取之而下之	进针前用手指循按经络,体察经络腧穴体征,揣取穴位	循、法、揣穴法
《针经指南》《针灸问对》	按者,以手按针,无得进退,如按切之状。欲补之时以手紧捻其针,按之如诊脉之状,毋得挪移	得气后,按压针柄,不得提插,以维持加强针感	努法(搬垫法)
《金针赋》《医学入门》	重沉豆许日按。按者,插也	进针后,向下插针以助气、添气	提插法
《金针赋》	按之在前使气在后,按之在后使气在前,运气走至疼痛之所	得气后,按压针穴上下,控制针感传导方向以行气	按法(按压行气)

(二)方法

针刺得气后,用左手拇指按压针穴下方,向上方连续用力,同时右手持针,针尖向上捻动,可促使针感向上传导。如用左手拇指按压针穴上方,向下方连续用力,同时右手持针,针尖向下捻动,可促使针感向下传导。如此双手配合,同时努力,就能控制针感传导方向,达到"气至病所"的目的。(图 2-34)

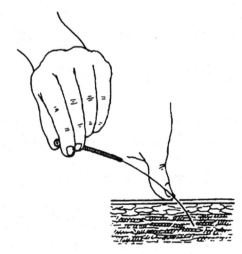

图 2-34　按压行气法

(三)临床应用

本法可加强针感,控制感传方向,促使针感直达病所。

(四)注意事项

(1)左手拇指按压,要贴近针刺部位,不宜太远。用力要适当,要朝向欲传感的方向,而不要直下用力。如用力不当或过大,会引起局部疼痛,甚而针感会向反方向传导。

(2)本法可与循摄引导结合。

(3)本法宜指腹部用力,而不是用指甲。

(五)文献摘要

《针灸问对》:行针之时,开其上气,闭其下气,气必上行;开其下气,闭其上气,气必下行。如针手足,欲使气上行,以指下抑之;使气下行,以指上抑之。用针头按住少时,其气自然行也。

六、扪法

(一)概述

扪法是出针后用手指按揉穴位的辅助手法。扪法出自《黄帝内经素问·离合真邪论》"扪而循之。"

《灵枢经·官能》云:"补必……气下而疾出之,推其皮,盖其外门,真气乃存。"据此,窦汉卿《针经指南》将针刺后用手扪闭针孔,称为扪法。近代针灸家赵缉庵重视本法的应用,认为不论补泻,均须在出针后按摩针穴,用以注痛。

(二)方法

出针后用左手手指按摩针孔,使针孔闭合。现多用干棉球按压针孔,并加压片刻,见图2-35。

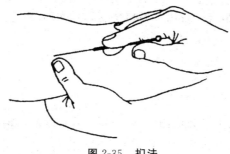

图 2-35 扪法

(三)临床应用

1.闭气补虚

根据开阖补泻,出针疾而摇大针孔,有泻实作用;出针缓而速扪针孔,有补虚作用,所以扪法即开阖补法。

2.止血

出针后针孔出血,可用扪法按揉针孔以止血。

3.消除针刺后遗感

不论补泻,出针后均用手指按扪针穴及其上下,以消除因针刺手法过重而引起的后遗感(疼痛、酸胀)。

(四)注意事项

(1)扪时手指要注意消毒,以免引起局部感染。最好用干棉球或酒精棉球加压按揉。

(2)扪时宜用力适合,不宜过重。

(3)扪为闭气补虚,如属实热证候,有时为了泻实清热,常出针时摇大针孔,使血少量溢出,此时禁用扪法,只宜用消毒干棉球擦去血迹。

(五)文献摘要

《黄帝内经素问·刺志论》:入实者,左手开针空也。入虚者,左手闭针空也。

《金针赋》:扪为穴闭……补者吸之去疾,其穴急扪。

《针灸问对》:十二扪,补时出针,用手指掩闭其穴,无令气泄。故曰扪以养气。一说痛处未除,以手扪摩痛处,外以飞针引之,除其痛也。

《医学入门》:扪者摩也,如痛处未除,即于痛处扪摩,使痛散也。

《针灸大成》:扪而闭之。经曰凡补必扪而出之,故补欲出针时,就扪闭其穴,不令气出,使气不泄,乃为真补。

《赵氏祖传针灸按摩传真》:补法……出针后针孔虽小,急将针孔用指揉转紧闭,谨防气从孔出。泻法……邪退出针,经穴下余邪未尽,或胀痛,或抽痛,患者甚为难受,即用按摩术以宣散其气。

(李汝耀)

第十节　作用于毫针的辅助手法

作用于毫针的辅助手法,指进针后用手指搓捻、提捣、摆动、摇退、弹刮、盘转、按压、敲进针柄(或针体)的方法。

一、捣法(雀啄术)

(一)概述
捣法是进针后在原来的深度不断提捣针体,如雀之啄食状的一种快速提插法,为辅助手法之一。承淡安《中国针灸学》称之为雀啄术。临床上主要用以催气、行气。

(二)方法
针刺达穴内一定深度以后,在原处做小幅度高频率的提插,轻提重插或提插用力相等,不断捣针,犹如杵臼或雀啄状。捣针时,应利用腕关节轻微上下震动为主,务必保持针尖在原位1分范围内进退。具体操作见图2-36。

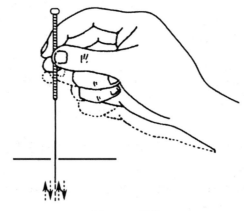

图 2-36　捣法

(三)临床应用
1.催气、行气
针刺至一定深度,不得气者可使其得气,气至者可加强针感,促使针感传导扩散。
2.固定雀啄术
肌肉薄弱、周围有血管和肌腱的穴位,不可做大幅度提插捻转处,可用本法代替。有人称为

"固定雀啄术"。

（四）注意事项

（1）捣时不能提插幅度过大、间断而行针。贵在连续不断地提捣，以腕的震颤为主而行针。捣与提插不同。捣是在原位上下行针，虽有提插但幅度小，频率快，深度不变，一般每分钟可捣150～300次。提插则有一定的深度变化。

（2）捣法与颤法相类，均有震颤运动。但颤法以手指的颤动为主，强调需"细细动摇"，因此较为轻柔；捣法则以腕的震颤为主，要求"如雀啄食"，因此较为强烈。两者有手技轻重之别。

（五）文献摘要

《金针梅花诗钞》：捣，捏持针柄，不进不退，但又如进如退，在原处轻出重入，不断提捣，有如杵臼，亦如鸟之啄食。

《中国针灸学》：雀啄术，在针尖到达其一定深度后，将针提上插下，如雀之啄食，频频急速上下运动，专用于以刺激为目的。在提插之缓急强弱中不仅能起抑制作用，亦能应用于兴奋为目的者。

二、颤法（震颤术）

（一）概述

颤法是在进针后以小幅度、高频率捻转提插催气、行气的辅助手法。本法出自明代陈会《神应经》，主要用于催气。承淡安"震颤术"在针刺后行轻微上下的震颤，即源于本法。应该指出的是，在杨继洲《针灸大成·南丰李氏补泻》中记述的努法、飞法，捻搓针柄三下如手颤之状，与现在习称的颤法不同。

（二）方法

进针后如不得气，用拇、食二指夹持针柄，轻微用力左右捻转并上下提插，捻针角度要小，提插幅度要小，但必须在1分许范围内快速进退针体，如手颤般地震动针体。具体操作参见图2-37。

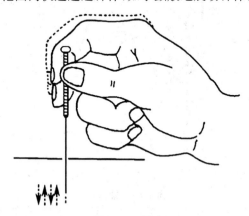

图 2-37 颤法

（三）临床应用

主要用于催气，针刺后气不至，用轻快上下颤动针体之法，可催气速至。如已得气，用本法还可加强针感，使针感保留时间延长。

（四）注意事项

（1）本法操作必须用力轻柔，快速颤动针体，保持其小幅度、高频率的状态。

（2）本法与摇法不同。摇法用力较大，向上下左右摇针幅度较大；本法用力较小，上下进退、左右捻针的幅度较小。不可混淆。

（五）文献摘要

《神应经》：用大指及食指持针，细细动摇，进退搓捻其针，如手颤之状，是谓催气。

《针灸大成·南丰李氏补泻》：弹而努之……努者，以大指次指捻针，连搓三下，如手颤之状，谓之飞。补者入针飞之，令患人闭气一口，着力努之；泻者提针飞之，令患人呼之，不必着力。一法二用。

《中国针灸学》：震颤术，在针刺后行轻微上下的震颤……专用于血管、肌肉、神经之弛缓不振者，即兴奋。

三、搓法

（一）概述

搓法是医者持针单向搓转针柄，肌纤维适度缠绕针体，利用其牵拉作用以激发经气，加强针感与补泻作用的手法。泉石心《金针赋》"搓以去病"为十四字手法之一。杨继洲《针灸大成》又有"指搓"之法，并认为其手法有左补、右泻的区别，可诱导针下寒热感应。现代临床又在搓法基础上分别轻、重，以适应治疗需要。

（二）方法

针刺入穴内一定深度，行针得气后，持针柄向一个方向如搓线状搓转针柄。一般可由食指末节横纹开始，用拇指向前的力量，搓转针柄直至食指端，为左转补法；如由食指端开始，用拇指向后的力量，搓动针柄至食指末节横纹，则为右转泻法。具体见图2-38。

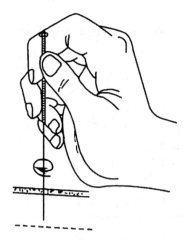

图 2-38　搓法

在临床上，又可根据刺激强度，分为轻搓法和重搓法两种。轻搓法：针柄搓动180°，缓缓而行，以患者感到针下有柔和感为宜。重搓法：针柄搓动360°，较快搓动，使患者有明显针感，医者指下有显著阻力为度，3～5次即可。重搓时，医者要用左手将穴位周围皮肤撑展，右手保持针体顺直，要把搓针着力点投向针端，以免皮肉缠针而发生疼痛。如皮肉缠针过紧而痛，可将针略微回转，即可解除之。出针时，须待针下松动。一般留针10分钟左右。

（三）临床应用

1.守气、催气

如气不至用搓法，可获得针感，有催气作用。如气已至，搓法可使气聚针下而不去，有守气作用。对针感易得者和需用轻刺激的患者，可用轻搓法；对不易获得针感者以及需用重刺激的患者，则用重搓法。

2.行气

用重搓法后扶持针柄，勿让针体回转，且将针尖略向病所方向倾斜，再轻轻摇针，可促使气至病所，有行气作用。

（四）注意事项

搓针用力毋太过，否则易引起滞针而疼痛麻胀。搓针一般顺时针，亦可相反。出针时必须使针体回转，待针下松动后再出针。亦可用摄法解除滞针。

（五）文献摘要

《拦江赋》：按定气血患者呼，重搓数十把针扶；战提摇起向上使，气自流行病自无。

《针灸大成》：指搓者，凡转针如搓线之状，勿转太紧，随其气而用之。若转太紧，令人肉缠针，则有大痛之患。若气滞涩，即以第六摄法切之，方可施也。

《金针梅花诗钞》：搓时，自食指末节横纹至指梢为则，以拇指、食指相合。拇指从食拇横纹搓上，进至指梢，为左、为内、为补；从指梢搓下，退至横纹，为右、为外、为泻。或向内，或向外，向着一个方向搓动，有进而无退也。

（任春燕）

第十一节　针刺异常情况

一般情况下，针刺治疗是一种既简便又安全的疗法，但由于种种原因，如操作不慎，疏忽大意，或触犯针刺禁忌，或针刺手法不适当，或对人体解剖部位缺乏全面的了解，有时也会出现某种不应有的异常情况，如晕针、滞针、弯针、折针、针后异常感、损伤内脏等。一旦出现上述情况，应立即进行有效的处理，不然，将会给患者造成不必要的痛苦，甚至危及生命。因此，针灸工作者应引为注意，加以预防。

一、晕针

晕针是在针刺过程中患者发生的晕厥现象。

（一）临床表现和发生原因

1.临床表现

在针刺过程中，轻者感觉精神疲倦，头晕目眩，恶心欲吐；重者突然出现心慌气短，面色苍白，出冷汗，四肢厥冷，脉细弱而数或沉伏。甚而神志昏迷，猝然仆倒，唇甲青紫，大汗淋漓，二便失禁，脉细微欲绝。

2.发生原因

多见于初次接受针刺治疗的患者，可因情绪紧张、素体虚弱、劳累过度、饥饿，或大汗后、大泻后、大失血后;也有的是因体位不当,医者手法过重,或因诊室内空气闷热、过于寒冷、临时的恶性刺激等,而致针刺时或留针过程中患者发生此症。

(二)处理和预防

1.处理

立即停止针刺,或停止留针,退出全部已刺之针,扶患者平卧,头部放低,松解衣带,注意保暖。轻者静卧片刻,予饮温茶或温开水,即可恢复。不能缓解者,在行上述处理后,可指按或针刺急救穴,如水沟、素髎、合谷、内关、足三里、涌泉、太冲等,也可灸百会、关元、气海。若仍人事不省、呼吸细微、脉细弱,可采取西医急救措施。在病情缓解后,仍需适当休息。

2.预防

主要根据晕针发生的原因加以预防。对初次接受针刺治疗者,要做好解释工作,解除恐惧心理;对体质虚弱或年迈者应采取卧位,且体位适当、舒适,少留针;取穴宜适当,不宜过多;手法宜轻,切勿过重。对过累、过饥、过饱的患者,推迟针刺时间,应待其体力恢复、进食后再进行针刺。注意室内空气流通,消除过热、过冷因素。医者在针刺过程中应密切观察患者的神态变化,询问其感觉。

二、滞针

滞针是指在行针时或留针后医者感觉针下涩滞,捻转、提插、出针均感困难,而患者则感觉疼痛的现象。

(一)临床表现和发生原因

1.临床表现

在行针时或留针后医者感觉针在穴内捻转不动,发现捻转、提插和退针均感困难,若勉强捻转、提插时,则患者痛不可忍。

2.发生原因

患者精神紧张,或因病痛或当针刺入腧穴后,引起局部肌肉强烈痉挛;或行针手法不当,捻针朝一个方向角度过大,肌纤维缠绕于针体;或针后患者移动体位所致。若留针时间过长,有时也可出现滞针。

(二)处理和预防

1.处理

如因患者精神紧张,或肌肉痉挛而引起的滞针,须做耐心解释,消除紧张情绪,延长留针时间,或用手在邻近部位做按摩,以求松解,或在邻近部位再刺一针,或弹动针柄,以宣散气血、缓解痉挛;如因单向捻转过度,需向反方向捻转;如因患者体位移动,需帮助其恢复原来体位。滞针切忌强力硬拔。

2.预防

对初次接受针刺治疗者和精神紧张者,做好针前解释工作,消除紧张情绪。进针时应避开肌腱,行针时手法宜轻,不可捻转角度过大,切忌单向捻转。选择较舒适体位,避免留针时移动体位。

三、弯针

弯针是指进针和行针时,或当针刺入腧穴及留针后,针身在体内形成弯曲的现象。

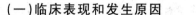

（一）临床表现和发生原因

1.临床表现

针柄改变了进针时的方向和角度,针身在体内形成弯曲,提插、捻转、退针滞涩而困难,患者自觉疼痛或扭胀。

2.发生原因

医者进针手法不熟练,用力过猛且不正;或针下碰到坚硬组织;或进针后患者体位有移动;或外力碰撞、压迫针柄;或因滞针处理不当,而造成弯针。

（二）处理和预防

1.处理

出现弯针后,不要再行任何手法。弯曲度较小的,可按一般拔针法,将针慢慢拔出;弯曲度较大的,可顺着弯曲方向慢慢将针退出;体位移动所致的弯针,先协助患者恢复进针时的体位,之后始可退出;针体弯曲不止一处者,须结合针柄扭转倾斜的方向逐次分段外引。总之要避免强拔猛抽而引起折针、出血等。

2.预防

医者手法要轻巧,用力适当,不偏不倚;患者体位适当,留针过程中不可移动体位;针刺部位和针柄要防止受外物碰压。

四、折针

折针又称断针,是指针体折断在人体穴内。

（一）临床表现和发生原因

1.临床表现

在行针或退针过程中,突然针体折断,或出针后发现针身折断,有时针身部分露于皮肤之外,有时全部没于皮肤之内。

在非重要脏器或关节部位,一般不产生严重后果,在断针处局部可有压痛,并逐步减轻。有时该处有重压感,活动时偶有疼痛,但无运动障碍。

在关节内折针,则呈现严重的疼痛和运动障碍。如在脏器内折针,则情况非常严重,如肺部折针可见咳嗽、呼吸困难,膀胱内折针可见小便短数、排尿困难或有血尿等。

2.发生原因

主要是针前检查工作疏漏,用了质量低劣或有隐伤之针具。其次,进针后患者体位有移动,或外力碰撞、压迫针柄。再次是遇有弯针、滞针等异常,处理不当,并强力抽拔;或针刺时将针身全部刺入,强力提插、捻转,引起肌肉痉挛。

（二）处理和预防

1.处理

医者应头脑冷静,态度沉着。交代患者不要恐惧,保持原有体位,以防残端隐陷。如皮肤尚露有针身残端,可用镊子钳出。若残端与皮肤相平,折面仍可看见,可用左手拇、食两指在针旁按压皮肤,使之下陷,相应地使残端露出皮肤,右手持镊子轻巧地拔出。如针身残端没于皮内,须视所在部位,采用外科手术切开寻取。

2.预防

针前必须仔细检查针具,特别是针根部分,更应认真刮试。凡接过电针仪的毫针,应定期更换淘汰。针刺时不应将针体全部进入腧穴,绝对不能进至针根,体外应留一定的长度。行针和退针时,如果发现有弯针、滞针等异常情况,应按上述方法处理,不可强力硬拔。

五、针后异常感

针后异常感是指出针后患者遗留酸痛、沉重、麻木、酸胀等不适的感觉。

(一)临床表现和发生原因

1.临床表现

出针后患者不能挪动体位;或遗留酸痛、沉重、麻木、酸胀等不适的感觉;或原症状加重。

2.发生原因

多半是行针手法过重;或留针时间过长;或体位不适。

(二)处理和预防

1.处理

一般出针后让患者休息片刻,不要急于离去。用手指在局部上下循按,或可加艾条施灸,即可消失或改善。

2.预防

行针手法要匀称适当,避免手法过强和留针时间过长。一般病症,出针后用手指在局部上下循按,避免出现针后异常感。

六、出血和皮下血肿

出血是指出针后针刺部位出血;皮下血肿是指针刺部位出现的皮下出血而引起肿痛的现象。

(一)临床表现和发生原因

1.临床表现

出针后针刺部位出血;针刺部位出现肿胀疼痛,继则皮肤呈现青紫、结节等。

2.发生原因

出血、青紫多是刺伤血管所致,有的则为凝血功能障碍。

(二)处理和预防

1.处理

出血者,可用棉球按压较长时间和稍施按摩。若微量的皮下出血而引起局部小块青紫,一般不必处理,可自行消退。若局部肿胀疼痛较剧,青紫面积大而且影响活动功能时,可先做冷敷止血后再做热敷,以促使局部瘀血消散吸收。

2.预防

仔细检查针具,熟悉人体解剖部位,避开血管针刺。行针手法要匀称适当,避免手法过强,并嘱患者不可随意改变体位。出针时立即用消毒干棉球按压针孔。对男性患者,要注意排除血友病。

七、针穴疼痛

针穴疼痛是指进针和行针时,或留针后,针刺部位出现疼痛的现象。

(一)临床表现和发生原因

1.临床表现

针刺部位出现疼痛。

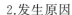

2.发生原因

进针时针尖停留表皮时间过长;针前检查工作疏漏,用了质量低劣的针具,如针尖弯曲带钩,使皮肤受损;或进针后患者体位有移动;或行针手法过重;或操作手法不熟练;或外力碰撞、压迫针柄;或刺及骨、肌腱、血管。

(二)处理和预防

1.处理

调整针刺深浅和方向,或将有针尖钩曲的针退出,用手指在局部上下循按。

2.预防

仔细检查针具,熟悉人体解剖部位。进针要迅速透皮,操作手法要熟练,行针手法要匀称适当,避免手法过强,并嘱患者不可随意改变体位。

八、针刺引起创伤性气胸

针刺引起创伤性气胸是指针具刺穿了胸腔且伤及肺组织,气体积聚于胸腔,从而造成气胸,出现呼吸困难等现象。

(一)临床表现和发生原因

1.临床表现

患者突感胸闷、胸痛、气短、心悸,严重者呼吸困难、发绀、冷汗、烦躁、恐惧,到一定程度会发生血压下降、休克等危急现象。检查:患侧肋间隙变宽,胸廓饱满,叩诊鼓音,听诊肺呼吸音减弱或消失,气管可向健侧移位。如气体窜至皮下,患侧胸部、颈部可出现握雪音,胸部 X 线片可见肺组织被压缩现象。有的病情轻的,出针后并不出现症状,而是过一定时间才慢慢感到胸闷、疼痛、呼吸困难。

2.发生原因

主要是针刺胸部、背部和锁骨附近的穴位过深,针具刺穿了胸腔且伤及肺组织,气体积聚于胸腔而造成气胸。

(二)处理和预防

1.处理

一旦发生气胸,应立即出针,采取半卧位休息,要求患者心情平静,切勿恐惧而翻转体位。一般漏气量少者,可自然吸收。同时要密切观察,随时对症处理,如给予镇咳、消炎药物,以防止肺组织因咳嗽扩大创孔,加重漏气和感染。对严重病例如发现呼吸困难、发绀、休克等现象需组织抢救,如胸腔排气、少量慢速输氧、抗休克等。

2.预防

针刺治疗时,医者必须思想集中,选好适当体位,注意选穴,根据患者体态肥瘦,掌握进针深度,施行提插手法的幅度不宜过大。对于胸部、背部及缺盆部位的腧穴,最好平刺或斜刺,且不宜太深,一般避免直刺,不宜留针时间过长。如有四肢部位的同效穴,尽量不用胸背部腧穴。更不可粗针深刺该部腧穴。

九、针刺引起神经损伤

针刺对神经系统的损伤,包括中枢神经和周围神经。针刺引起的神经损伤涉及大脑、小脑、脑干、脊髓、四肢及头面部的一些神经干、神经支,还有内脏神经。

(一)刺伤脑、脊髓

刺伤脑、脊髓是指针刺颈项、背部腧穴过深,针具刺入脑、脊髓,引起头痛、恶心等现象。

1.临床表现和发生原因

(1)临床表现:如误伤延髓时,可出现头痛、恶心、呕吐、抽搐、呼吸困难、休克和神志昏迷等。如刺伤脊髓,可出现触电样感觉且向肢端放射引起暂时性瘫痪,有时可危及生命。

(2)发生原因:脑、脊髓是中枢神经统帅周身各种肌体组织的总枢纽、总通道,而其表层却分布有督脉及华佗夹脊等许多针刺要穴,如风府、哑门、大椎、风池、华佗夹脊穴等。针刺过深或进针方向不当,均可伤及脑、脊髓,造成严重后果。

2.处理和预防

(1)处理:应立即出针。轻者应安静休息,经过一段时间,可自行恢复。重者应配合有关科室如神经外科,进行及时抢救。

(2)预防:凡针刺督脉腧穴(第12胸椎以上的项、背部)及华佗夹脊穴,都要认真掌握进针深度和进针方向。风府、哑门,针刺方向不可向上斜刺,也不可过深。悬枢穴以上的督脉穴及华佗夹脊穴均不可刺入过深。行针中只可用捻转手法,尽量避免提插,更不可行捣刺。

(二)刺伤周围神经

刺伤周围神经是指针刺引起的周围神经损伤,出现损伤部位感觉异常、肌肉萎缩等现象。

1.临床表现和发生原因

(1)临床表现:如误伤周围神经,当即出现一种向末梢分散的麻木感,一旦造成损伤,该神经分布区可出现感觉障碍,包括麻木、发热、痛觉、触觉及温度觉减退等。同时,有程度不等的功能障碍、肌肉萎缩。

(2)发生原因:在有神经干或主要分支分布的穴位上,行针手法过重,刺激时间过长;或操作手法不熟练;或留针时间过长。

2.处理和预防

(1)处理:应该在损伤后24小时内即采取针灸、按摩等治疗措施,并嘱患者加强功能锻炼。

(2)预防:在有神经干或主要分支分布的腧穴上,行针手法不宜过重,刺激时间不宜过长,操作手法要熟练,留针时间不宜过长。

十、针刺引起内脏损伤

针刺引起内脏损伤是指针刺内脏周围腧穴过深,针具刺入内脏引起内脏损伤,出现各种症状的现象。

(一)临床表现和发生原因

1.临床表现

刺伤肝、脾时,可引起内出血,患者可感到肝区或脾区疼痛,有的可向背部放射;如出血不止,腹腔内积血过多,会出现腹痛、腹肌紧张,并有压痛及反跳痛等急腹症症状。刺伤心脏时,轻者可出现强烈的刺痛;重者有剧烈的撕裂痛,引起心外射血,立即导致休克、死亡。刺伤肾脏时,可出现腰痛,肾区叩击痛,血尿,严重时血压下降、休克。刺伤胆囊、膀胱、胃、肠等空腔脏器时,可引起局部疼痛、腹膜刺激征或急腹症症状。

2.发生原因

主要是医者缺乏解剖学和腧穴学知识,对腧穴和脏器的部位不熟悉,加之针刺过深而引起的后果。

(二)处理和预防

1.处理

伤轻者,卧床休息后一般即可自愈。如果损伤严重或出血明显,应密切观察,注意病情变化,特别是要定时检测血压。对于休克、腹膜刺激征,应立即采取相应措施,不失时机地进行抢救。

2.预防

注意学习腧穴学,掌握腧穴结构,明了穴下的脏器组织。操作时,注意凡有脏器组织、大的血管、粗的神经处都应改变针刺方向,避免深刺。同时注意体位,避免视角产生的谬误。肝大、脾大、胆囊肿大、心脏扩大的患者,如针刺胸、背、胁、腋的穴位,不宜深刺;尿潴留、肠粘连的患者,如针刺腹部的穴位,不宜深刺。

(刘安利)

第三章　推拿手法

第一节　叩击类手法

一、拍法

(一)操作方法

以虚掌拍打体表。要求手指自然并拢,掌指关节微屈呈虚掌;拍打要平稳且有节奏,拍下后迅速提起,用力宜先轻后重(图3-1)。

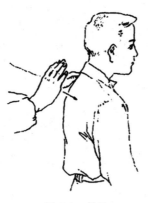

图3-1　拍法

(二)临床应用

本法着力面较大,刺激较重,常用于肩背、腰臀和大腿部。具有舒筋活络,行气活血,缓急止痛等作用。

二、击法

(一)操作方法

用拳背、掌根、小鱼际,指端等击打体表。要求用力快速而短暂,垂直叩击体表,着力时不能拖抽,叩击频率要均匀而有节奏(图3-2)。

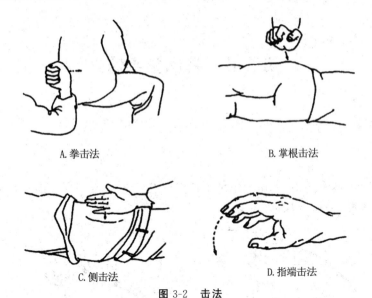

A. 拳击法　　　　B. 掌根击法

C. 侧击法　　　　D. 指端击法

图 3-2　击法

(二)临床应用

本法力度较大,且动作迅速,对应用部位有较大冲击力,具有舒筋通络,调和气血,缓解痉挛,消瘀止痛的作用。不同的击法适用于不同的部位:拳击法多用于大椎穴与腰骶部,每次打击3～5下;掌根击法多用于臀部与大腿;小鱼际击法又称侧击法,可单手操作,也可合掌双手击打,多用于头部、肩背和四肢部;指尖击法可用中指或三指、五指,用于全身各部。注意本法刺激较强,对老年体弱、久病体虚者慎用。

三、拳叩法

(一)操作方法

双手握空拳,用小鱼际和小指尺侧着力交替叩击体表。要求用小臂发力,腕部放松,快速而有节奏的叩打体表(图 3-3)。

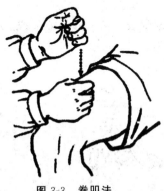

图 3-3　拳叩法

(二)临床应用

本法轻重交替,刺激较强;具有舒松筋脉,行气活血的作用。拳叩法多用于肩背、腰骶和大腿等部位。

（霍　芳）

第二节　挤压类手法

一、按法

(一)操作手法

以手指或掌着力,逐渐用力,按压一定的部位或穴位。要求按压的方向垂直向下,用力由轻渐重,平稳而持续不断,使压力深透(图 3-4)。

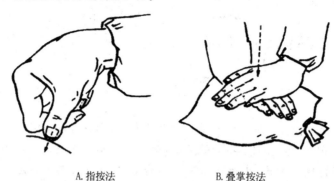

A.指按法　　　　　　　　B.叠掌按法

图 3-4　按法

(二)临床应用

本法刺激较强,适用于全身各部位。具有通经活络,解痉止痛,开通闭塞等作用。临床应用时,指按法可用于全身各部位和穴位,掌按法多用于腰背及臀部,叠掌按法多用于脊背部。

二、点法

(一)操作方法

用指端或屈曲的指间关节突起部按压某一穴位或部位。要静止发力,逐渐加压,以得气或患者能够耐受为度,不可久点(图 3-5)。

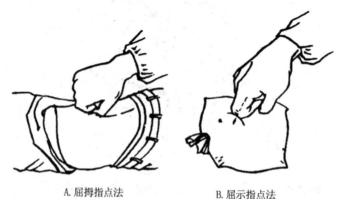

A.屈拇指点法　　　　　　B.屈示指点法

图 3-5　点法

（二）临床应用

本法为刺激较强的手法，其应用范围和作用与按法大致相同，但多用于骨缝处的穴位和某些小关节的压痛点等。

三、拿法

（一）操作方法

以拇指与示、中二指相对用力捏住某一部位或穴位，逐渐用力并做持续的捏揉动作，为三指拿法；如加上环指一起揉捏则为四指拿法；如再加上小指同时着力则为五指拿法，也称抓法。要求用指面着力，揉捏动作要连续不断，用力由轻到重，再由重到轻（图3-6）。

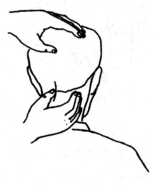

图3-6　拿法

（二）临床应用

本法刺激较强，常用于颈项、肩背和四肢等部位。具有疏通经络，解表发汗，镇静止痛，开窍醒神等作用。临床应用时，三指拿常用于颈项，肩部和肘、膝、腕、踝等关节处；四指拿多用于上臂、大腿和小腿后侧；五指拿多用于头部、腰背部等。

四、捻法

（一）操作方法

用拇指和示指的指面着力，捏住一定部位，稍用力作对称的搓捻动作。要求捻动快速灵巧，移动缓慢（图3-7）。

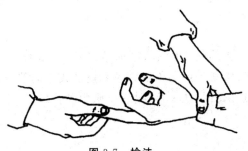

图3-7　捻法

（二）临床应用

本法是比较轻柔缓快的手法，多用于四肢小关节，如手指、足趾等部位。具有滑利关节，通经活络，促进末梢血液循环等作用。

五、掐法

（一）操作方法

以拇指指甲着力，在一定穴位或部位上深深掐压，要求用力平稳，逐渐加重，以有得气感为度；若用于急救，则用力较重，以患者清醒为度（图3-8）。

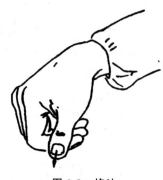

图3-8　掐法

（二）临床应用

本法刺激性极强，临床较少应用。常作为急救手法，治疗昏厥、惊风、肢体痉挛、抽搐等，具有开窍醒神、镇惊止痛、解除痉挛等作用。

（季法会）

第三节　摩擦类手法

一、推法

（一）操作方法

以手指、掌、肘部着力，紧贴皮肤，做缓慢的直线推动。要求用力均匀，始终如一，重而不滞，轻而不浮（图3-9）。

（二）临床应用

本法适用于全身各部位，具有理顺经脉，舒筋活络，行气活血，消肿止痛等作用。临床应用时，指推法多用于头项、胸腹、腰背和四肢部的穴位和病变较小的部位，掌推法多用于肩背与腰骶部，肘推法多用于脊背、腰骶部，分推法多用于头面、胸腹和背部。

二、摩法

（一）操作方法

以手掌面或示、中、环三指指面着力，用前臂发力，连同腕部做盘旋活动，带动掌、指等着力部位做环形抚摩动作，可顺时针或逆时针方向摩动，每分钟50～160次。要求用力平稳，不可按压，不带动皮下组织（图3-10）。

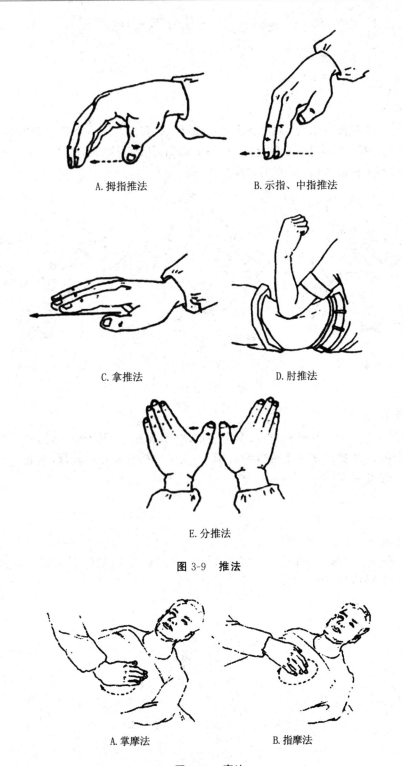

A.拇指推法　　　　　　　　B.示指、中指推法

C.拿推法　　　　　　　　　D.肘推法

E.分推法

图 3-9 推法

A.掌摩法　　　　　　　　　B.指摩法

图 3-10 摩法

(二)临床应用

本法轻柔和缓,刺激量小,适用于全身各部位。具有健脾和中,消食导滞,理气止痛,活血散

瘀,消肿止痛等作用。临床应用时,指摩法多用于胸腹及头面部,掌摩法多用于腹部、腰背和四肢部。

三、擦法

(一)操作方法

以手掌面或大、小鱼际处着力,进行直线往返摩擦,要求着力部分紧贴皮肤,但不可重压;不论是上下擦还是左右擦,均须沿直线往返进行,不能喝斜;用力要均匀、连续,先慢后快,以局部深层发热为度,注意不要擦破皮肤,可使用润滑介质(图3-11)。

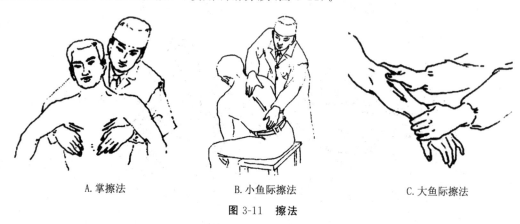

A.掌擦法　　　　　　　　B.小鱼际擦法　　　　　　　　C.大鱼际擦法

图3-11　擦法

(二)临床应用

本法温热柔和,可用于全身各部位,具有温经散寒,活血通络,调理脾胃,温中止痛,消肿散结等作用。临床应用时,掌擦法多用于胸腹和腰骶部,大鱼际擦法多用于面部、胸腹及上肢,小鱼际擦法多用于肩背、腰骶和臀部。

四、搓法

(一)操作方法

用双掌手面挟住一定部位,相对用力做方向相反的来回快速搓揉,要求双手用力对称,搓动轻快、柔和、均匀,移动缓慢(图3-12)。

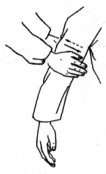

图3-12　搓法

(二)临床应用

本法轻快柔和,常用于四肢,胁肋等部位。具有舒筋活络,行气活血,疏肝理气、放松肌肉等作用。

五、抹法

(一)操作方法

以拇指螺纹面贴紧皮肤,做上下左右或弧形曲线的往返推动。要求用力轻柔,不可重滞;动作轻快灵活,但不能飘浮(图 3-13)。

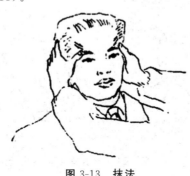

图 3-13　抹法

(二)临床应用

本法常作为临床治疗的开始或结束手法,主要用于头面部和手掌部。具有开窍醒目,镇静安神等作用。

(季法会)

第四节　摆动类手法

一、一指禅推法

(一)操作方法

手握空拳,拇指盖住拳眼,以拇指端或指面、偏峰着力,沉肩垂肘,手腕悬屈,以前臂摆动带动拇指指间关节的屈伸活动。摆动幅度要均匀一致,每分钟 120～160 次,紧推慢移,做缓慢的直线或循经往返移动(图 3-14)。

(二)临床应用

本法着力点小,压强较大,刺激深透柔和,具有舒筋活络,调和营卫,行气活血,健脾和胃的作用。本法可用于全身各部穴位或部位,其中指峰推多用于四肢关节部和腰臀部;指面推多用于胸腹部和颈项部;偏峰推多用于头面部。

二、揉法

(一)操作方法

以小鱼际掌背侧至第 3 掌指关节部着力,用前臂旋转摆动,带动腕部屈伸、外旋的连续不断的动作。要求压力均匀柔和,摇动时贴紧体表,动作协调、连续,每分钟 120～160 次(图 3-15)。

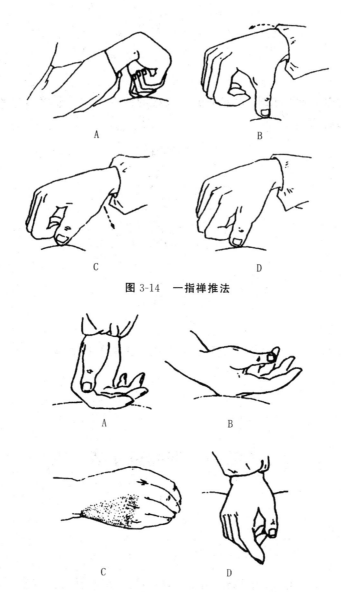

图 3-14　一指禅推法

图 3-15　㨰法

(二)临床应用

本法接触面积大,压力大而柔和,除头面部、胸腹部外,全身各部均可使用。具有舒筋活血、滑利关节,缓解肌肉、韧带痉挛,消除肌肉疲劳等作用。临床应用时,掌背㨰法多用于肌肉丰厚的部位,小鱼际㨰多用于颈项部,掌指关节㨰多用于腰臀、大腿等部位。

三、揉法

(一)操作方法

以鱼际、手掌、手指螺纹面和肘、小臂尺侧等部位着力,吸定于一定部位和穴位上,作轻柔缓和的顺时针或逆时针旋转推动,并带动皮下组织。要求压力均匀适度,揉动和缓协调,不能滑动和摩擦,每分钟120～160次(图3-16)。

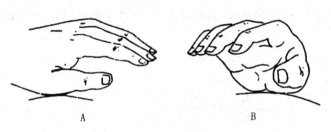

图 3-16　揉法

(二)临床应用

本法着力面积有大有小,刺激缓和,柔软舒适,全身各部位均可使用。具有宽中理气,消积导滞,舒筋活络,温通气血,活血祛瘀等作用。临床应用时,鱼际揉多用于头面、颈项和四肢部,掌揉多用于胸腹和腰背部,指揉多用于头面、胸腹和四肢部的穴位,肘臂揉多用于腰臀等肌肉丰厚的部位。

（梁肖清）

第五节　振动类手法

一、抖法

(一)操作方法

用双手握住患肢远端,用力做小幅度的上下连续抖动。要求患者尽量放松肢体肌肉,抖动的幅度由小渐大,抖动频率要快,使患肢有松动感(图 3-17)。

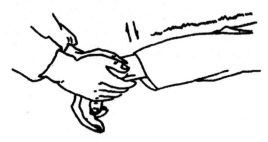

图 3-17　抖法

(二)临床应用

本法比较柔和、轻快、舒松,常用于上肢、下肢和腰部。具有疏通经络,滑利关节,松解粘连等作用。

二、振法

(一)操作方法

以手掌或手指为着力点,按压在一穴位或部位上,做连续不断的快速颤动。要求前臂和手静止发力,使肌肉强力收缩,产生快速振动,幅度要小,频率要快,振动不可时断时续(图3-18)。

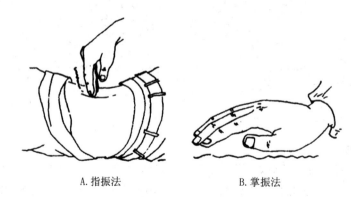

A.指振法　　　　　　　　B.掌振法

图3-18　振法

(二)临床应用

本法作用温和,常用于胸腹、头面和肢体部。具有祛瘀消积,和中理气,消食导滞,调节胃肠功能等作用。

(李　猛)

第四章 神经内科病证的针灸治疗

第一节 头 痛

一、概述

头痛是指由于外感与内伤,致使脉络绌急或失养,清窍不利所引起的以患者自觉头部疼痛为特征的一种常见病证。

头痛一证,有外感内伤之分。外感头痛多为新患,其病程较短,兼有表证,痛势较剧而无休止,可有风寒、风热、风湿之别。内伤头痛多为久痛,不兼表证,其病程较长,痛势较缓而时作时止,当辨虚实,因证而治。

头痛在古代医书中,有"真头痛""脑痛"之称,另有"首风""脑风""头风"等名称,如《灵枢·厥病》曰:"真头痛,头痛甚,脑尽痛,手足寒至节,死不治。"《中藏经》云:"病脑痛,其脉缓而大者,死。"可见此所谓之"真头痛""脑痛",是指头痛之重危症。

二、诊察

(一)一般诊察

中医诊查四诊合参,通过问诊了解患者头痛部位及诱发原因,患者多见头痛不舒,眉头紧锁,甚或目不能睁,部分患者头痛绵绵,神疲乏力,倦怠懒言,可根据头痛的剧烈程度、持续时间及部位,结合舌脉进一步诊查。

西医学诊查,通常询问患者一般情况,既往史,疼痛部位、时间、发生速度、伴随症状等。相关检查包括体温、血压、神经系统检查、头颅 CT、MRI、脑血流图等。应注意颈椎病对头痛的诱发。

(二)经穴诊察

部分头痛患者可在头部局部疼痛、足厥阴肝经下肢循行路线上的行间、太冲等部位触及压痛敏感或条索状阳性反应物,部分患者可在肝俞、肾俞等部位出现敏感点。

有些患者在耳穴反射区神门、皮质下、胃、肝、胆、额、颞、枕等穴区出现压痛敏感、皮肤皱褶、发红或脱屑等阳性反应。

三、辨证

头为诸阳之会,六腑之阳气,五脏之精血皆会于此,故能够引起头痛的原因很多,当各种因素导致清阳不升,或邪气循经上逆,则引发头痛。本证以脏腑辨证为主,由于部位的不同,经络辨证同样重要,在脏腑主要与肝、脾、肾相关,在经络主要与太阳、阳明、少阳、厥阴相关,寒、热、痰、郁为主要致病因素。

基本病机为清窍不利,主要病机为外感或内伤引起的邪犯清窍或清阳不升。实证主要包括外感风寒、外感风热、外感风湿、肝阳上亢等,虚证主要包括中气虚弱、血虚阴亏等,本虚标实主要包括瘀血阻络、痰浊上蒙等。

(一)常用辨证

1.外感风寒头痛

为风寒之邪所致,故于吹风受寒之后发病。太阳主表,其经脉上循巅顶,下行项背;风寒外袭,循经脉上犯,阻遏清阳之气而作头痛,且痛连项背;寒主收引,故痛有紧束之感,"因寒痛者,绌急而恶寒战栗"(《证治汇补·头痛》)。寒为阴邪,得暖则缓,故喜戴帽裹头避风寒以保暖。风寒在表,尚未化热则不渴。脉浮为在表,脉紧为有寒邪,舌苔薄白亦属风寒在表之象。其辨证要点为:形寒身冷,头部紧束作痛,得暖则缓,遇风寒加重。可取手少阳三焦、足少阳胆、阳维、阳跷之交会穴风池,祛风散寒止痛。

2.风热头痛

可由风寒不解郁而化热,或由风夹热邪中于阳络。热为阳邪,喜升喜散,故令头痛发胀,遇热加重甚则胀痛如裂;热炽于上则面目赤红;风热犯卫,则发热恶风;脉浮数,舌尖红,苔薄黄皆属风热之象。以头胀痛,遇热加重,痛甚如裂为特点。可取手阳明大肠经之合穴以疏风清热止痛。

3.风湿头痛

风湿头痛为风夹湿邪上犯,清窍为湿邪所蒙,故头重如裹,昏沉作痛,"因湿痛者,头重而天阴转甚"(《证治汇补·头痛》)。阴雨湿重,故头痛加剧。湿性黏腻,阻于胸中则气滞而胸闷,扰于中焦则脘满而纳呆。脾主四肢,湿困脾阳则肢体沉重。湿蕴于内,分泌清浊之功失调,则尿少便溏,舌苔白腻,脉濡滑皆湿盛之象。其特点为:头重如裹,昏沉疼痛,阴雨痛增。可取风池与手太阴肺经络穴以祛风湿止痛。

4.外感头痛

迁延时日,经久不愈,或素有痰热,又当风乘凉,古人认为外邪自风府入于脑,可成为"头风痛"。其痛时作时止,一触即发,常于将风之前一天发病,及风至其痛反缓。恼怒烦劳亦可引发头痛。发病时头痛激烈,连及眉梢,目不能开,头不能抬,头皮麻木。

5.肝阳上亢头痛

属于内伤头痛。由于情志不舒,怒气伤肝,肝火上扰;或肝阴不足,肝阳上亢,清窍被扰而作眩晕头痛,并且怒则加重。肝为足厥阴经,其脉循胁而上达巅顶,足厥阴与足少阳胆经相表里,胆经经脉循头身两侧,故肝阳头痛连及巅顶或偏两侧,或有耳鸣胁痛。肝之阳亢火旺,耗伤阴液则口干面赤,热扰心神则烦躁易怒难寐,舌红少苔,脉细数为阳亢阴伤之象。其特点为头痛眩晕,怒则发病或加重,常兼耳鸣胁痛。若头痛目赤,口干口苦,尿赤便秘,苔黄,脉弦数,属肝旺火盛。肝阳头痛,经久不愈,其痛虽不甚剧,但绵绵不已,且现腰膝酸痛,盗汗失眠,舌红脉细,为肝病及肾,水亏火旺。可取手厥阴肝经之输穴、手少阴肾经之输穴滋阴、平肝潜阳以止痛。

6.中气虚弱头痛与血虚阴亏头痛

两证均属虚证。一为久病或过劳伤气,令中气不足。气虚则清阳不升,浊阴不降,因而清窍不利,绵绵作痛,身倦无力,气短懒言,劳则加重;中气虚不能充于上则头脑空痛;中气不足,运化无力则食欲缺乏而便溏。二为失血过多或产后失调,以致阴血不足。血虚不能上荣则头痛隐隐而作痛,面色苍白;血不养心则心悸失寐;血虚则目涩而昏花。可取胃经募穴与合穴,补中益气以止痛;取血会与肝、脾、肾三经交会穴,补血虚以止痛。

7.瘀血阻络头痛与痰浊上蒙头痛

两者皆属实证,瘀血头痛多因久痛入络,血滞不行;或有外伤,如《灵枢·厥病》所说:"头痛不可取于输者,有所击堕,恶血在于内。"败血瘀结于脉络,不通则痛。临床特点是头痛如针刺,痛处固定,舌有瘀点等。痰浊头痛多因平素饮食不节,脾胃运化失调,痰浊内生,痰浊为阴邪,上蒙清窍则昏沉作痛,阻于胸脘则满闷吐涎。如《证治汇补·头痛》所说:"因痰痛者,昏重而眩晕欲吐。"可取足太阴脾经之血海与手厥阴心包经之络穴,活血化瘀以止痛;取足阳明胃经之络穴、脾经之输穴化痰开窍以止痛。

（二）经络辨证

根据疼痛部位与经络循行的相应关系,偏头痛为少阳头痛;前额痛为阳明头痛。《兰室秘藏·头痛门》:"阳明头痛,自汗发热,恶寒,脉浮缓长实";《冷庐医话·头痛》:"头痛属太阳者,自脑后上至巅顶,其痛连项",故后头痛为太阳头痛;巅顶痛为厥阴头痛。《兰室秘藏·头痛门》:"厥阴头项痛,或吐痰沫,厥冷,其脉浮缓。"可在以上辨证的基础上,根据部位加以局部取穴,可达到良好的治疗效果。

四、治疗

（一）刺法灸法

1.主穴

神庭、太阳、印堂、头维。

2.配穴

外感风寒者加风池、风府;外感风热者加曲池、大椎;外感风湿者加风池、列缺;肝阳上亢者加太冲、太溪;中气虚弱者加中脘、足三里;血虚阴亏者加膈俞、三阴交;瘀血阻络者加血海、内关;痰浊上蒙者加丰隆、脾俞。

3.方义

神庭为督脉、足太阳、足阳明之会,刺之可镇静安神、清头散风;印堂、太阳为局部取穴,具有疏通经络、活血止痛的作用;刺头维可祛风明目、清热泻火。配风池、风府疏风散寒,通络止痛;曲池、大椎疏散风热,通络止痛;风池、列缺祛风化湿,通络止痛;太冲、太溪滋阴潜阳,平肝止痛;中脘、足三里补中益气,通络止痛;膈俞、三阴交滋阴养血,活血通络;血海、内关活血化瘀,通络散结;丰隆、脾俞健脾化痰,开窍止痛。

4.操作

穴位常规消毒,神庭平刺0.5～0.8寸,行提插捻转平补平泻法;印堂提捏局部皮肤,平刺0.3～0.5寸,行提插捻转泻法;太阳直刺0.3～0.5寸,行提插捻转平补平泻法;头维平刺0.5～1寸,行提插捻转平补平泻法。配穴根据虚补实泻的原则,采用提插捻转补泻的方法。针刺得气后,留针30分钟。

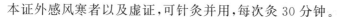

本证外感风寒者以及虚证,可针灸并用,每次灸30分钟。

（二）针方精选

1.现代针方

（1）处方1：分为外感风寒头痛、外感风热头痛、外感风湿头痛、肝阳上亢头痛、痰浊上蒙头痛、瘀血阻络头痛、阴血亏虚头痛、中气虚弱头痛。外感风寒头痛治以疏风散寒解表,取肺俞、天柱、通谷、前谷。外感风热头痛治以祛风清热解表,取风门、风池、液门、曲池、大椎、风府。外感风湿头痛治以祛风胜湿,取风池、阴陵泉、合谷、足三里、悬厘。肝阳上亢头痛治以清泄肝胆,取太冲、阳辅、风池、丝竹空或透率谷、内关、百会。痰浊上蒙头痛治以化痰降逆,取列缺、丰隆、公孙、印堂或神庭。瘀血阻络头痛治以祛瘀通络,取膈俞、血海、太阳、外关、丰隆。阴血亏虚头痛治以补气升血,取三阴交、膈俞、胃俞、血海、大椎、气海。中气虚弱头痛治以补益中气,取足三里、三阴交、气海、中脘。

（2）处方2：头痛头昏。取百会、印堂、头维、太阳、风池、合谷、行间。

2.经典针方

（1）《针灸大成》："头风顶痛：百会、后顶、合谷。头顶痛,乃阴阳不分,风邪串入脑户,刺故不效也。先取其痰,次取其风,自然有效。中脘、三里、风池、合谷。疟疾头痛目眩,吐痰不已,合谷、中脘、列缺。囟会后一寸半,骨间陷中……主头风目眩,面赤肿,水肿……头面门：脑风而痛,少海。"

（2）《针灸玉龙经·玉龙歌》："头风偏正最难医,丝竹金针亦可施。更要沿皮透率谷,一针两穴世间稀。偏正头风有两般,风池穴内泻因痰。若还此病非痰饮,合谷之中仔细看。头风呕吐眼昏花,穴在神庭刺不差。"

（3）《针灸聚英·卷二·杂病》："头痛有风,风热,痰湿,寒,真头痛。手足青至节,死不治。灸,疏散寒。针,脉浮,刺腕骨、京骨。脉长合骨、冲阳。脉弦阳池、风府、风池。"

（4）《儒门事亲·卷一·目疾头风出血最急说八》："神庭、上星、囟会、前顶、百会。其前五穴,非徒治目疾,至于头痛腰脊强,外肾囊燥痒,出血皆愈。凡针此勿深,深则伤骨。"

（赵诗磊）

第二节　神　乱

一、概述

神乱即精神错乱或神志异常,其临床表现为焦虑恐惧、狂躁不安、神情淡漠或痴呆以及猝然昏倒等症,常见于癫病、狂病、痫病、脏躁等患者。《寿世保元》："癫者,喜笑不常,癫倒错乱之谓也。"俗称"文痴"。《素问·长刺节论》："病在诸阳脉,且寒且热,诸分且寒且热,名曰狂。刺之虚脉,视之分尽热,病已止"。《素问·奇病论》中的"癫疾"、唐代《备急千金要方》中的"五癫",皆指痫而言。后世多把癫狂相提并论。

本症相当于西医学中的单纯型精神分裂症、妄想型精神分裂症、神经官能症、更年期神经病、狂躁症、癫痫等病症。

二、诊察

(一)一般诊察

中医诊查本症从癫、狂、痫3个方面进行诊查分析,癫病患者多表情淡漠,神志痴呆,喃喃自语,哭笑无常;狂病患者多狂躁妄动,胡言乱语,打人骂詈,不避亲疏;痫病多见突然昏倒,口吐涎沫,两目上视,四肢抽搐,醒后如常的症状。

西医学本症的诊查,根据实际情况分别从抑郁症、躁狂症或精神分裂症青春型、癫痫切入。抑郁症患者在排除神经系统病变的基础上,尿液、脑脊液5-羟色胺含量具有一定诊断意义;躁狂症可与抑郁交替发生,表现为情绪高涨、妄想、言语夸张等,精神分裂青春型到后期多表现为喜怒无常,行为多具有冲动性等特点;癫痫通过贝美格诱发试验、脑电图具有诊断意义,头颅CT、MRI对脑部病变具有鉴别意义。

(二)经穴诊察

一部分患者可在神门、通里、阴郄、合谷、太冲、足三里等穴出现压痛或条索、结节状病理产物。部分患者可在心俞、肝俞、脾俞、巨阙、中脘等俞募穴出现敏感点。

有些患者在耳穴反射区心、肝、肾、脑、神门、皮质下、枕、耳颞神经点出现压痛敏感点或皮肤皱褶、隆起、颜色改变等阳性反应。

三、辨证

正常人体阴阳平衡,脏腑调和,经络通畅,气血充足,心神安宁。当人体阴阳失于平衡,心神受扰,则发神乱症。本证以脏腑辨证与经络辨证并重,在脏腑主要与心、肝、胆、脾、肾相关,在经络主要与心、肝、胆、脾、胃、心包经有关,火、痰、郁、瘀为主要致病因素。

基本病机为心神不宁,阴阳不和。病因较多,具体表现也有差别,但主要病机为心肝胆脾肾的阴阳失调。虚证主要包括心脾两虚、血虚发痫、肾虚发痫;实证包括痰气郁结、痰火上扰、阳明热盛、肝胆郁火、瘀血内阻、痰火发痫、痰瘀发痫。

(一)常用辨证

1.痰气郁结

肝气被郁,伤及脾脏,脾气不升,气郁痰结,蒙蔽神明,故表现为表情淡漠,神志痴呆等精神异常的证候。痰浊中阻,故不思饮食,舌苔腻,脉弦滑。治当化痰解郁,可取肝经之原穴与胃经之丰隆。

2.心脾两虚

多由患病日久,心血内亏,心神失养,故见心悸易惊,神思恍惚,善悲欲哭等症。血少气衰,脾气健运,故饮食量少,肢体乏力,舌色淡,脉细无力,均为心脾两亏,气血俱衰之征。治当取三阴交、足三里以健脾养心。

3.痰火上扰

痰火上扰是由心胃火盛,灼津为痰,痰火搏结,上蒙心窍所致。症见起病急骤,性情急躁,两目怒视,叫骂不休,毁物殴人,头痛失眠,面红目赤,大便秘结,舌质红,苔黄腻,脉弦滑数。治疗时可取神门、中脘,以化痰宁心为法。或因惊恐气乱,或脾失运化,痰热内生。若偶遇恼怒,痰随火升,上扰清窍,蒙蔽心神,症见突然昏倒,四肢抽搐,口吐黏沫,气粗息高,直视,或口作五畜声,胸膈阻塞,情志抑郁,心烦失眠,头痛目赤。发无定时,醒后疲乏,一如常人。舌质红、苔黄腻,脉弦滑数有力。治宜清热化痰,开窍醒神,可取太冲、中脘、神门。

4.阳明热盛

邪热内传阳明,热结阳明所致。症见面红耳赤,弃衣而走,登高而歌,逾垣上屋,或数天不食。腹满不得卧,便秘,尿黄,苔黄,脉沉数有力。治当清泻阳明,可取曲池、天枢。

5.肝胆郁火

因七情内伤,肝胆气滞,气郁化火,上扰神明所致。心神受扰,则心神烦乱,神不内守则言语失常,或咏或歌,或言或笑,心神不安,则或惊或悸,肝胆气滞则胸胁胀痛。症见狂躁易怒,心神烦乱,言语无伦,惊悸不安,神不守舍,或咏或歌,或言或笑,胸胁胀痛,口苦发干,舌红苔黄,脉弦数。治当泻火解郁,可取肝经之原穴。

6.瘀血内阻

邪热入里,血热互结,上扰神明所致。症见胸中憋闷,精神不宁,狂扰不安,言语不休,或沉默寡言,甚则终日骂詈,少腹胀满,疼痛拒按,舌质红紫或见瘀斑,脉沉实有力。治当取合谷、太冲、血海、膈俞以清热活血。

7.风痰上蒙

多因脾虚痰盛,积聚则气逆不顺,升降失调,清阳不升,浊阴不降,痰蒙清窍所致,故发作前有短时头晕,发作时口吐白沫或清涎是风痰的特点。症见发作前每有短时头晕,胸闷、泛恶,随即猝然仆倒,不知人事,手足搐搦强直,两目上视,口噤,口眼牵引,喉中发出五畜之声,将醒之时,口吐白沫或流清涎,醒后唯觉疲惫不堪,有时醒后又发,时发时止,或数天数月再发,疲劳时发作更频,每于感寒则易诱发,体壮者脉多滑大,舌苔白厚腻。治宜取丰隆、行间以化痰息风。

8.痰瘀阻络

瘀血夹痰,上扰神明。多有颅脑外伤,或小儿娩产时产伤,或母孕时跌伤,或情志不畅,气滞血瘀等,皆可致瘀血内生,若瘀阻于上,脑络闭阻,虚风随生,则发作前多有头痛;若瘀血夹痰上冲于头,则神志被蒙,遂发痫证,症见发时头晕头痛,旋即尖叫一声,瘛疭抽搐,口吐涎沫,脸面口唇青紫,口干但欲漱水不欲咽。多有颅脑外伤病史,每遇阴雨天易发,舌质紫有瘀血点,脉弦或弦涩。当取百会、膈俞以化瘀开窍。

9.血虚生风

多因血虚风动而发作,症见痫厥屡发,发前头晕心悸,手足搐动,发时突然昏倒不省人事,口噤目闭,吐白沫,抽搐时间长短不定,醒后如常人,伴见心悸怔忡,双目干涩等症状,或于月经期前后发作频繁,唇甲淡白,脉细滑,舌质色淡或舌尖红,苔薄白少。治疗时可取脾俞、膈俞、足三里、血海,养血息风。

10.肾气亏虚

多由病症已久,肾气亏虚,精血不足,症见反复发作数年不愈,突然昏倒,神志昏聩,面色苍白,四肢抽搐,或头与眼转向一侧,口吐白沫,二便自遗,出冷汗,继则发出鼾声而昏睡,移时渐渐苏醒,平素或腰膝酸软,足跟痛,或遗精阳痿早泄,或白带多,甚或智力渐退,脉沉细滑,舌质淡,苔薄少。治宜滋补肝肾,益精养血,可取肝俞、肾俞、太溪、照海。

(二)经络辨证

从经络的角度讲,本证与心、肝、胆、脾、胃、心包经皆有联系。《素问·阴阳脉解》说:"四肢者,诸阳之本也,阳盛则四肢实,实则能登高而歌也""热盛于身,故弃衣欲走也""阳盛则使人妄言骂詈不避亲疏,而不欲食,不欲食,故妄走也"。《景岳全书·癫狂痴呆》说:"凡狂病多因于火,此或以谋为失志,或以思虑郁结,屈无所伸,怒无所泄,以致肝胆气逆,木火合邪,是诚东方实也,此其邪乘于心,则为神魂不守,邪乘于胃,则为暴横刚强。"上述所云胃、肝、胆三经实火上扰心神皆可发为狂病。

值得注意的是,虽然癫、狂、痫皆是神乱的表现,但其病因病机有一定差别,经络辨证上也应注意,如《素问·大奇论》曰:"心脉满大,痫瘛筋挛。肝脉小急,痫瘛筋挛。二阴急为痫厥",清代叶天士的《临证指南医案》龚商年按总结道:"狂由大惊大恐,病在肝胆胃经,三阳并而上升,故火炽而痰涌,心窍为之闭塞。癫由积忧积郁,病在心脾包络,三阴闭而不宣,故气郁则痰迷,神志为之混淆。"狂者多为阳经所病,癫、痫者多发于阴经。

四、治疗

(一)刺法灸法

1.主穴

百会、水沟;癫者取肝俞、脾俞;狂者取大陵;痫者取身柱、鸠尾、阳陵泉、本神、十宣。

2.配穴

癫者,痰气郁结者加太冲、丰隆,心脾两虚加三阴交、足三里。狂者,痰火扰心加神门、中脘;阳明热盛加曲池、天枢;火盛伤阴加神门、三阴交;气血瘀滞加合谷、太冲、血海、膈俞。痫者,痰火扰神者加丰隆、行间;风痰闭窍者加丰隆、风池;瘀血阻络者加膈俞;血虚风动者加脾俞、膈俞、足三里、血海;肾虚精亏加肝俞、肾俞、太溪、照海。

3.方义

本症多因肝气郁滞,脾气不升,气滞痰结,神明逆乱,故取肝俞以疏肝解郁,配脾俞以益气健脾祛痰;脑为元神之府,督脉入脑,取督脉之百会穴、水沟穴,可醒脑开窍,安神定志。大陵为心包经原穴,可加强醒神开窍的作用。鸠尾为治疗痫证的效穴。水沟、十宣可以开窍醒神。太冲可疏肝行气,丰隆以化痰浊;癫证日久可出现心脾亏损,取三阴交、足三里以补益心脾。加神门、中脘清心豁痰;曲池为手阳明合穴,天枢为手阳明之募穴,两穴相配可泄热通便,清泻阳明实热;神门、三阴交以滋阴降火、安神定志;合谷、太冲合为四关穴,行气化瘀,醒脑开窍;血海、膈俞活血化瘀。四穴相配共奏活血化瘀、醒脑开窍之功。

4.操作

诸穴均按常规消毒后,背部不宜深刺,以免伤及体内重要脏器;百会针向脑后方向,沿皮平刺0.3~0.5寸;水沟用1寸毫针,针尖向上斜刺0.5~0.8寸,行捻转泻法,以患者能忍受疼痛为度;余穴根据辨证施以适当补泻手法。每天或隔天1次。

本证中属虚证者可以加用灸法,每次30分钟,每天或隔天1次。

(二)针方精选

1.现代针方

(1)处方1:取肝俞、脾俞、丰隆、神门、心俞。本病由于肝气郁滞,脾气不升,凝聚津液,化为痰浊,神明蒙蔽。故取肝俞、脾俞、丰隆,以疏肝郁,运脾气,化痰浊以治本,取神门、心俞,开窍以苏神明。

(2)处方2:治法为理气豁痰,醒神开窍。以手足厥阴经、督脉为主。主穴:内关、水沟、太冲、丰隆、后溪。配穴:肝郁气滞者,加行间、膻中;痰气郁结者,加中脘、阴陵泉;心脾两虚者,加心俞、脾俞;哭笑无常者,加间使、百会;纳呆者,加足三里、三阴交。

（3）处方 3：治法为涤痰开窍、养心安神。心脾两虚者针灸并用，补法；痰气郁结、气虚痰凝、阴虚火旺者以针刺为主，泻法或平补平泻。处方：脾俞、丰隆、心俞、神门。痰气郁结加中脘、太冲；气虚痰凝加足三里、中脘；心脾两虚加足三里、三阴交；阴虚火旺加肾俞、太溪、大陵、三阴交。

2.经典针方

（1）《素问·通评虚实论》："刺痫惊脉五，针手太阴各五，刺经，太阳五，刺手少阴经络傍者一，足阳明一，上踝五寸，刺三针。"

（2）《肘后备急方卷三·治卒发癫狂病方第十七》："斗门方，治癫痫，用艾于阴囊下谷道正门当中间，随年数灸之。"

（3）《针灸大全卷四·窦文真公八法流注》："五痫等证口中吐白沫。内关……后溪二穴、神门二穴、心俞二穴、鬼眼四穴。"

（4）《针灸大成卷九·医案》："患痫症二十余载……病入经络，故手足牵引，眼目黑瞀，入心则搐叫，须依理取穴，方保得痊……取鸠尾，中脘，快其脾胃，取肩髃、曲池等穴，理其经络，疏其痰气，使气血流通，而痫自定矣。"

（三）其他疗法

1.头针

取额中线、顶中线、顶旁 1 线、顶上正中线。强刺激，不留针。每天 1 次。大发作取胸腔区（双）、舞蹈震颤控制区（双），小发作取运动区、制癫区，精神运动发作取晕听区。

2.腧穴埋线

取头针的胸腔区、运动区、神门、足三里、三阴交。羊肠线埋线，可嘱患者自行按摩。每周 1 次。

（赵诗磊）

第三节 神 昏

一、概述

神昏以不省人事，神志昏乱，呼之不应，触之不觉，不易迅速苏醒为特点，多为危急重症。神昏的深度常与疾病的严重程度有关。

《素问·至真要大论》："暴喑，心痛，郁冒不知人，乃洒淅恶寒，振栗谵妄。"《伤寒论》："伤寒若吐若下后不解，不大便五六天，上至十余日，日晡所发潮热，不恶寒，独语如见鬼状。如剧者，发则不识人，循衣摸床，惕而不安，微喘直视，脉弦者生，涩者死。微者，但发热，谵语者……"

本病相当于古代的"暴不知人""不知与人言""尸厥""大厥""不识人""昏聩""昏不知人""昏迷"等。多见于西医学的肝衰竭、酒精中毒、中毒性痢疾等疾病。

二、诊察

（一）一般诊察

中医诊查，患者多见不省人事，神志昏乱，呼之不应，触之不觉，不易迅速苏醒等表现，根据病因不同可有不同兼症，当根据四诊进一步诊查，具体见常用辨证部分。

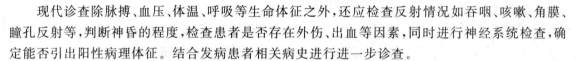

现代诊查除脉搏、血压、体温、呼吸等生命体征之外,还应检查反射情况如吞咽、咳嗽、角膜、瞳孔反射等,判断神昏的程度,检查患者是否存在外伤、出血等因素,同时进行神经系统检查,确定能否引出阳性病理体征。结合发病患者相关病史进行进一步诊查。

(二)经穴诊察

一部分神昏患者可在手厥阴经原穴、督脉上出现压痛敏感点或条索状、结节状阳性反应物,部分患者在肝经原穴可有明显压痛,同时可在三阴交、极泉等穴出现敏感点。

有些患者在耳穴反射区心、肝、枕、肾上腺、神门、皮质下等穴区可出现压痛敏感,或片状、条索状隆起,局部红晕脱屑等阳性反应。

三、辨证

心藏神,主神明,神志活动为心所司,脑为元神之府,是清窍之所在,脏腑清阳之气均会于此而出于五官,或外邪内攻,或内伤实邪导致气血逆乱,抑或久病者真气耗竭,最终导致清窍闭塞,神明失守而发神昏。本节所论神昏为广义神志模糊,故将谵语、郑声、晕厥一并列入讨论。本证以脏腑辨证为主,经络辨证为辅,主要与心、脾、肝密切相关,热、毒、暑、痰、内风为主要致病因素,同时与心经、心包经、大肠经、肝经有一定联系。

基本病机为心神失守,神志不清。病因较多,且多错杂为病,但主要病机为心、脾、肝的阴阳失调,气血失和。实证主要包括热炽阳明、热陷心包、热盛动风、风痰内闭、暑邪上冒、热毒熏蒸、气血上逆等;虚证主要包括亡阴、亡阳、气虚、血虚等。

(一)常用辨证

1.热炽阳明

太阳之邪不解,邪入阳明,化热化燥,充斥阳明,弥漫全身,症见神志不清,谵言妄语,高热面赤,口渴汗出,气粗如喘,小便短赤,舌红苔黄燥,脉洪大,治宜取手阳明之原穴,足阳明之经穴,泻热醒神。

2.热陷心包

温热之邪侵犯人体,内传心包,燔灼营血,症见高热烦躁,神昏谵语,目赤唇焦,舌謇,发疹发斑,四肢厥冷,小便黄,大便干结,舌质红绛,脉洪而数。治宜取中冲、大椎,清心开窍,泻热醒神。

3.热盛动风

邪热亢盛,燔灼肝经,引动内风,扰及神明,症见高热肢厥,神志昏迷,全身抽搐,角弓反张,颈项强直,两目上翻,面红目赤,小便短赤,大便秘结,舌质红,脉弦数。可取大肠经原穴与肝经荥穴,以清热泻火,平肝息风。

4.风痰内闭

素体痰盛,又感风邪,或肝阳偏亢而生内风,风阳夹痰,内扰心窍,症见突然昏仆,不省人事,震颤抽搐,口角流涎,喉中痰鸣,面色晦暗,胸闷呕恶,口眼㖞斜,半身不遂,舌苔白腻,脉弦滑。治宜开窍化痰,疏肝息风,可取丰隆、太冲。

5.暑邪上冒

见于炎热夏天,为暑邪内袭,耗气伤津,气津暴脱,乱其神明所致,症见猝然昏仆,身热肢厥,气粗如喘,面色潮红,或见面垢,冷汗不止,小便短赤,脉虚数而大。治宜取外关、大椎,以清暑祛湿,开窍醒神。

6.热毒熏蒸

多由感受火毒时疫之邪,或火热之邪郁结成毒,热毒内扰所致,症见壮热谵语,烦躁不安,面赤口渴,疔疮痈肿,流注四窜,或下痢脓血,或绞肠痛绝,舌质红绛,苔黄褐干燥,脉滑数。治疗当取大椎、行间,清热解毒,安神开窍。

7.血气上逆

每因恼怒伤肝,气机逆乱,血随气升,并走于上,扰乱神明,症见突然昏倒,不省人事,牙关紧咬,双手握固,呼吸气粗,面赤唇紫,舌红或紫黯,脉沉弦。治疗时宜疏肝降逆,活血开窍,可取肝经原穴与八会穴之血会。

8.亡阴

多因大吐,大泻,汗出过多,产后失血或外伤出血,或热邪久羁,以致阴精耗竭,心神散乱,症见重语喃喃,神志不清,眼眶深陷,皮肤干瘪,面色潮红,呼吸气促,渴喜冷饮,四肢温暖,舌质红,干燥少苔甚或无苔,脉细数无力,或虚数大。治疗可取配肾经原穴、经穴,以滋补阴精。

9.亡阳

多由亡阴发展而来,或由久病不愈,元气衰微,或寒气大泄,元阳暴脱,或心气耗散,真阳欲绝所致,症见喃喃自语,言语重复,断断续续,精神萎靡,呼之不应,面色苍白,四肢厥逆,气短息微;汗出黏冷,口不渴,喜热饮,舌淡白而润,甚则青紫,脉微欲绝或浮数而空。治当取命门、肾俞,回阳救逆。

10.气虚神昏

每因元气亏耗,致使阳气消乏,宗气下陷,脾气不升,则突然昏仆,症见突然昏晕,面色㿠白,气息微弱,汗出肢冷,舌质淡,脉沉弱。治当健脾益气,取足三里、膏肓。

11.血虚神昏

由大崩大吐,或产后、外伤失血过多,以致气随血脱,神机不运,症见突然晕厥,面色苍白,口唇无华,呼吸缓慢,目陷无光,舌淡,脉细数,无力。治疗可取脾俞、血海,以健脾养血,活血开窍。

(二)经络辨证

经络辨证上,由于本证主要为神明失守,而神志昏蒙。心主神明,心经通过目系与脑相连,故首先从心经、心包经论治,开窍醒神;热炽阳明而致神昏谵语者,当泻阳明经火热;每因肝阳上亢或情志恼怒引动内风者,乃火热夹风夹痰,循肝经上扰,当从肝经论治。

四、治疗

(一)刺法灸法

1.主穴

水沟、涌泉、劳宫。

2.配穴

谵语者加期门、神门、四神聪;郑声者加四神聪、神门、三阴交;昏厥者加百会、内关、三阴交;热炽阳明者加解溪、合谷;热陷心包者加中冲、大椎;热盛动风者加合谷、行间;风痰内闭者加丰隆、太冲;暑邪上冒者加外关、大椎;热毒熏蒸者加大椎、行间;血气上逆者加太冲、膈俞;亡阴者加太溪、复溜;亡阳者加命门、肾俞;气虚者加足三里、膏肓;血虚者加脾俞、血海。

3.方义

水沟为急救常用穴,为醒神开窍之要穴;涌泉为肾经井穴,具有醒脑开窍,泻热通络的作用;

劳宫为心经荥穴,能清泻心火,开窍安神。期门为肝之募穴,又是足太阴、阴维之会,刺之可疏肝气、健脾气、调气活血;神门为心经原穴,具有泻心火,宁心安神的作用;四神聪为经外奇穴,具有镇静安神的作用;百会为督脉腧穴,醒神开窍,通络安神;内关属心包络穴,又为八脉交会穴之一,通于阴维,维络诸阴;三阴交为足三阴经之交会穴,具有滋阴养血安神的作用;内关与三阴交合用具有较强的活血化瘀作用,能改善心脑循环。诸穴合用,祛邪补虚,调和气血,开闭醒神。配合谷、解溪泻热醒神;中冲、大椎清心开窍;合谷、行间清热泻火,平肝息风;丰隆、太冲开窍化痰,疏肝息风;外关、大椎以清暑祛湿;大椎、行间清热解毒,安神开窍;太冲、膈俞疏肝降逆,活血开窍;太溪、复溜滋补阴精;命门、肾俞回阳救逆;脾俞、血海健脾养血,活血开窍。

4.操作

腧穴常规消毒,水沟直刺 0.3～0.5 寸,涌泉直刺 0.5～1.0 寸,劳宫直刺 0.3～0.5 寸,百会、四神聪向后平刺 0.6～0.8 寸,以上诸穴,实证神昏用提插捻转泻法,虚证用平补平泻法。中冲、大椎、膈俞采用点刺放血法,以泻实热。配穴根据虚补实泻的原则,采用提插捻转补泻的方法。针刺得气后,留针 30 分钟。

本症治疗过程中,可在肾俞、命门用灸法,每次施灸 30 分钟。

(二)针方精选

1.现代针方

(1)处方 1:热陷心包神昏治以清营泄热,醒神开窍,取中冲、内关、行间、水沟、膻中;腑热熏蒸神昏治以泻热攻下,醒神开窍,取胃俞、大肠俞、陷谷、合谷、天枢;热毒攻心神昏治以清热解毒,醒神开窍,取足三里、神门、十宣、百会、印堂;湿热蒙蔽神昏治以清热利湿,豁痰开窍,取外关、阴陵泉、丰隆、公孙;暑热上冒神昏治以泄热开窍,取二间、内庭、大椎、百会、水沟;热盛动风神昏治以清热息风,醒神开窍,取十宣、风池、劳宫、行间、大椎;阴虚动风神昏治以补阴潜阳,平肝息风,取太溪、三阴交、太冲、风池;风痰内闭神昏治以平肝息风,涤痰开窍,取行间、风池、丰隆、水沟、内关;瘀血阻心神昏治以祛痰开窍,取膈俞、脾俞、内关、血海;阴竭阳脱神昏治以回阳固脱,益气敛阴,取足三里、气海、复溜;内闭外脱神昏治以豁痰开窍,回阳固脱,取丰隆、列缺、复溜、中脘、百会、气海或关元。

(2)处方 2:神昏指神志昏迷,意识不清,往往由邪热内陷心包或湿热、痰浊蒙闭清窍所引起。治宜息风开窍、清心豁痰。取穴:水沟、十二井、太冲、丰隆、劳宫。

(3)处方 3:热邪毒闭型用毫针刺法,取人中、十宣、百会、涌泉、大椎、内关。人中用雀啄刺法,十宣用点刺放血,余穴常规刺法,用强刺激,留针 30～60 分钟,每天 1～2 次。正衰虚脱型用灸法,取关元、神阙、气海、中脘,均艾炷隔姜重灸,每天 1～2 次。

(4)处方 4:选取巨阙、中脘、内关、肺俞。

2.经典针方

(1)《素问·缪刺论》:"邪客于手足少阴太阴足阳明之络,此五络皆会于耳中,上络左角,五络俱竭,令人身脉皆动,而形无知也,其状若尸,或曰尸厥。刺其足大指内侧爪甲上,去端如韭叶(隐白),后刺足心(涌泉),后刺足中指爪甲上各一痏(厉兑),后刺手大指内侧,去端如韭叶(少商),后刺手心主(中冲),少阴锐骨之端(神门),各一痏立已;不已,以竹管吹其两耳,剃其左角之发;方一寸,燔治,饮以美酒一杯,不能饮者,灌之,立已。"

(2)《针灸大成》:"不识人,水沟、临泣、合谷;中暑不省人事,人中、太冲、合谷。尸厥,列缺、中冲、金门、大都、内庭、厉兑、隐白、大敦。"

（3）《简明医毂·厥证》："忽然厥冷，神昏妄言者，先掐人中……或针入人中至齿，灸关元百壮，鼻尖有汗，苏为度，妇人灸乳下。"

（4）《针灸逢源》："中风卒倒不醒：神阙（隔盐、姜或川椒代盐）、丹田、气海皆可灸之。"

（5）《针灸集成》："尸厥，谓急死也，人中针，合谷、太冲皆灸，下三里、绝骨、神阙百壮。若脉似绝，灸间使，针复溜，久留神效。"

（三）其他疗法

1.指针

紧急情况下用拇指重力掐按水沟、合谷、内关穴，以患者出现疼痛反应并苏醒为度。

2.刺血

实证昏厥取大椎、百会、太阳、委中、十宣。点刺出血。

（赵诗磊）

第四节　痴　呆

一、概述

痴呆是指神情呆滞，智能低下而言，是智能活动发生严重障碍的表现。痴呆一症，虽有数因，但基本上不外虚实两类。属实者，因于气滞、痰湿；属虚者，缘于阴亏、血少、髓虚。本症又称呆痴，常见于西医学的老年痴呆，小儿脑瘫等病。

痴呆一症，古人有"文痴""武痴"之分。痴呆伴有精神抑郁，表情淡漠，坐如木偶，沉默寡言，善悲欲哭者，称为"文痴"；痴呆伴有狂乱无知，骂詈呼叫，不避亲疏，弃衣裸体，逾垣上屋者，称为"武痴"。属于狂证，不属本篇讨论范围。

二、诊察

（一）一般诊察

中医诊查可通过望诊及问诊做出初步诊断，患者可见神情淡漠、沉默寡言等表现，小儿痴呆多见五迟五软表现，老年人为渐进性，多由记忆力减退开始。

西医学通过智力量表测试、脑部影像学检查、脑脊液检查、脑电图、神经心理测验都对相关病症具有诊断意义。

（二）经穴诊察

一部分痴呆患者会在心经的神门、肾经的太溪、肝经的太冲等腧穴局部触及压痛，或条索、结节状病理产物，部分患者可在脾俞、肝俞、肾俞等穴出现敏感点。

有些患者可在耳穴反射区心、脾、肾等出现压痛敏感或皮肤皱褶；脑、额、神门、皮质下可见到压痛敏感、皮肤隆起等阳性反应。

三、辨证

脑为元神之府，又为髓海，脑窍清利，脑髓充盛则神机聪明。若先天不足或年迈体虚，精亏髓

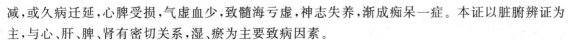

减,或久病迁延,心脾受损,气虚血少,致髓海亏虚,神志失养,渐成痴呆一症。本证以脏腑辨证为主,与心、肝、脾、肾有密切关系,湿、瘀为主要致病因素。

基本病机为髓海亏虚,神志失养。病因以虚为主,其主要病机为心肝脾肾的阴阳失调。虚证包括髓海不足、肝肾亏虚,因虚致实为湿痰阻窍,虚实夹杂为气郁血虚。

(一)常用辨证

1.湿痰阻窍

多因水湿内蕴,湿聚成痰,上蒙清窍,致使神情呆钝。其临床特点是痴呆时轻时重,不易完全恢复。且必见湿痰征象,如静而少言,或默默不语,头重如裹,倦怠无力,胸闷呕恶,泛吐痰涎,苔白腻,脉沉滑。治当健脾利湿,开窍化痰,可取丰隆、脾俞。

2.气郁血虚

多因胸怀不畅,肝郁克脾,或由大惊卒恐,气血逆乱,以致心失所养,则精神恍惚,痴呆不语。其临床特点是痴呆突然发生,多与情志不畅或突受精神刺激有关。一般病情严重,但持续时间较短,经过治疗可以较快恢复。兼见肝气郁结,心脾血虚的征象,如胸胁胀闷,太息,面色苍白,神志恍惚,心神不宁,悲忧欲哭等表现。治疗当疏肝解郁、养血开窍,可取期门、血海。

3.髓海不足

多缘于先天不足,禀赋薄弱,或近亲配偶,或遗传缺陷,致使脑髓发育不良,而成痴呆。其特点是神情呆滞,齿发难长,骨软痿弱,怠惰嗜卧,舌淡脉细。多见于小儿,智能低下开始并不明显,往往随着患儿年龄之增长,智能障碍则逐渐表现出来。可取太溪、肝俞滋补肝肾。

4.肝肾亏虚

多见于大病、久病,因邪气久居,或热毒深入下焦,劫伤肝肾之阴;或年高体衰,肝肾不足,神失所养,则默默寡言,呆钝如痴。其特点为智能低下常进行性加重,初期记忆不佳,反应迟钝,言语颠倒,其后可发展成白痴。兼见有关节屈伸不利,四肢麻木,语言迟钝,面色憔悴,两目无神,形体消瘦,肌肤甲错等表现。若阴虚阳亢,虚阳妄动,风自内生,还可见有舌强语謇、瘛疭等内风之象。治当填精益髓,取太溪、肾俞。

(二)经络辨证

肾主骨生髓,脑为髓海,《灵枢·海论》说:"髓海不足,则脑转耳鸣,胫酸眩冒,目无所见,懈怠安卧。"此处便是对痴呆较早的描述,从虚的病因来看,痴呆与肾关系最密切,所以从经络辨证的角度,本症与肾经有密切关联。而晋代王叔和《脉经》记载狂痴病的脉象云:"二手脉浮之俱有阳,沉之俱有阴,阴阳皆实盛者,此为冲督之脉也,冲督用事,则十二经不复朝于寸口,其人皆苦恍惚狂痴。"督脉"起于肾下胞中""挟脊上项,散头上"。可见督脉在肾与脑之间架起了一座"桥梁",肾的精气不足,不能由督脉滋养于脑,或脉络不通,气血不行,也会导致脑髓失养,而发生痴呆一症。所以本症与督脉也有密切联系。

四、治疗

(一)刺法灸法

1.主穴

四神聪、风池、三阴交、内关、悬钟。

2.配穴

湿痰阻窍者加丰隆、脾俞;气郁血虚者加期门、血海;肝肾亏虚者加太溪、肝俞;髓海不足者加太溪、肾俞。

3.方义

三阴交为肝、脾、肾三经交会穴,能通调肝、脾、肾三脏,养血活血,醒神开窍;风池醒脑开窍;四神聪为经外奇穴,化瘀通络,开窍醒神;内关属心包络穴,又为八脉交会穴之一,通于阴维,维络诸阴,具有宁心安神之效;悬钟为八会穴之髓会,可滋阴通脉、益髓壮骨。配丰隆、脾俞健脾利湿、开窍化痰;期门、血海疏肝解郁、养血开窍;太溪、肝俞滋补肝肾,醒神开窍;太溪、肾俞填精益髓。

4.操作

腧穴常规消毒,四神聪向后平刺0.6～0.8寸,行提插捻转平补平泻法;风池向鼻尖方向刺0.5～0.8寸,行提插捻转泻法;三阴交直刺0.5～1.0寸,行提插捻转补法;内关直刺0.5～1.0寸,行提插捻转平补平泻法;悬钟直刺0.5～0.8寸,行提插捻转补法。配穴根据虚补实泻的原则,采用提插捻转补泻的方法。针刺得气后,留针30分钟。

本症属气血虚弱者,可使用灸法,尤宜在背部俞穴施灸,施灸时应有人看护,或用悬起灸法,每次30分钟。

(二)针方精选

1.现代针方

(1)处方1:分为禀赋不足、肝肾亏虚、脾虚痰阻、瘀血阻络。禀赋不足痴呆治以补肾填精,取太溪、肾俞、百会、四神聪、关元;肝肾亏损痴呆治以补益肝肾,填髓健脑,取肝俞、肾俞、百会、四神聪、悬钟;脾虚痰阻痴呆治以健脾益气,化痰通窍,取足三里、阴陵泉、丰隆、中脘、百会、四神聪;瘀血阻络痴呆治以化瘀通络,健脑益肾,取血海、膈俞、内关、百会、四神聪。

(2)处方2:毫针法取四神聪、颞三针、人中、内关、三阴交、丰隆。颞三针为颞部耳尖直入发际2寸处为第1针;以此为中点,同一水平向前、后各1寸处,分别为第2针、第3针;针尖向下沿皮慢慢捻入,深1寸。四神聪平刺1寸。以上均行快速捻转,频率200次/分左右,连续2分钟。每10分钟再次行针,重复3次后出针。内关穴直刺0.5～1.0寸,行泻法1分钟。人中穴向鼻中隔方向斜刺0.3～0.5寸,雀啄术至眼球湿润或流泪为度。三阴交,至胫骨内缘向上斜刺进针1.5寸,提插补法。丰隆穴,直刺1寸,平补平泻。以上4穴留针30分钟,其间行针1～2次。

电针法取四神聪、风池、内关。髓海不足配大椎,脾肾两虚加足三里、太溪,痰浊蒙蔽加丰隆、中脘,气滞血瘀加合谷、太冲。主穴进针得气后。G6805电针仪通脉冲电流,用连续波,频率60～100次/分,通电30分钟。配穴用提插捻转补泻或平补平泻,留针30分钟,每10分钟行针1次。

每周5次,休息2天,2个月1个疗程。

(3)处方3:采用针刺后溪、神门(双侧交替),针刺得气后留针30分钟,每隔5分钟施行平补平泻手法1次。每天1次,20次为1个疗程。

(4)处方4:通过辨证将痴呆分为热浊阻窍型(实)、阴精亏损型(虚)。热浊阻窍型治以清心开窍、降浊通腑。取郄门、通里、水沟、丰隆、行间、内庭。其中郄门、通里、丰隆施提插泻法,使针感向远端放射1～2次,余穴施雀啄泻1～2秒。阴精亏损型治以滋阴益肾,健脑调神。取上星、印堂、内关、神门、廉泉、复溜、足三里。其中上星、印堂、神门施捻转补法1～2秒。内关、足三里施提插补法,令针感向远端放射1次。廉泉提插雀啄补法1～2秒。

(5)处方5:以百会或四神聪、肾俞为主穴,太冲、关元、三阴交及足三里为配穴,进针得气后行捻转补法,主穴接G6805电针治疗仪,施以连续波,频率2～4次/秒,强度以腧穴局部肌肉可见抽动或患者耐受为度,留针30分钟,每天1次,针6天停1天;对照组口服尼莫地平,每次20～

40 mg,每天 3 次。两组均连续治疗 8 周。

2.经典针方

(1)《医学纲目》:"呆滞,刺神门一穴,沿皮向前三分,先补后泻。失志,呆凝,取神门、中冲、鬼眼、鸠尾、百会。"

(2)《扁鹊神应针灸玉龙经·玉龙歌》:"痴呆一症少精神,不识尊卑最苦人,神门独治痴呆病,转手骨开得穴真。"

(3)《针灸大成》:"失志痴呆:神门、鬼眼、百会、鸠尾。"

(4)《医学入门》:"神门专治心痴呆,人中间使祛颠妖。"

(5)《针经指南·标幽赋》:"用大钟治心内之呆痴。"

(6)《针经指南·流注通玄指要赋》:"神门去心性之呆痴。"

(三)其他疗法

1.头针

取顶中线、额中线、颞前线、颞后线。每次选 2～3 穴,毫针强刺激,还可以配合使用电针,疏密波中强度刺激。

2.耳针

取心、肝、肾、枕、脑点、神门、肾上腺。每次选 3～5 穴,毫针浅刺、轻刺,留针 30 分钟;也可以用王不留行籽贴压。

(赵诗磊)

第五节　中　风

中风是以突然昏仆,不省人事,口眼㖞斜,半身不遂或轻者不经昏仆,仅以口眼㖞斜、半身不遂、语言謇涩为主症的一种疾病。本病多由心、肝、脾、肾等脏阴阳失调,加以忧思恼怒,或饮酒饱食,或房事劳累,或外邪侵袭等诱因,以致气血运行受阻,肌肤筋脉失于濡养;或阴亏于下,肝阳暴张,阳化风动,血随气逆,挟痰挟火,横窜经隧,蒙蔽清窍,而形成上实下虚,阴阳互不维系所致。

西医学的急性脑血管疾病,如脑出血、脑梗死、脑栓塞等多属于本病的范畴。

一、辨证

本病以突然昏仆、不省人事、半身不遂,或半身不遂、口角㖞斜、语言謇涩为主要症状。根据病位浅深、病情轻重,可分为中经络与中脏腑两大类。中经络者,病位较浅,病情较轻,无神志改变,仅见半身不遂、口角㖞斜、语言謇涩等症;中脏腑者,病位较深,病情较重,伴见神志不清、㖞僻不遂。

(一)中经络

病在经络,病情较轻。症见半身不遂,口角㖞斜,舌强语謇,肌肤不仁,吞咽障碍,脉弦滑等。中经络可因络脉空虚、风邪入中或肝肾阴虚、风阳上扰引起。

1.络脉空虚

手足麻木,肌肤不仁,或突然口角㖞斜、语言不利、口角流涎,甚则半身不遂,或兼见恶寒发热、肢体拘急、关节酸痛等症,舌苔薄白,脉浮弦或弦细。

2.肝肾阴虚

平素头晕头痛,耳鸣目眩,腰酸腿软,突然发生口角㖞斜,舌强语謇,半身不遂,舌质红或苔黄,脉弦细而数或弦滑。

(二)中脏腑

病在脏腑,病情急重。症见突然昏仆,神志迷糊,半身瘫痪,口㖞流涎,舌强失语。根据病因病机不同,又可分为闭证和脱证。

1.闭证

多因气火冲逆,血菀于上,肝风鸱张,痰浊壅盛所致。症见神志不清,牙关紧闭,两手握固,面赤气粗,喉中痰鸣,二便闭塞,脉滑数或弦数。

2.脱证

由于真气衰微、元阳暴脱所致。症见昏沉不醒,目合口张,手撒遗尿,鼻鼾息微,四肢逆冷,脉细弱或沉伏。如见冷汗如油,面赤如妆,脉微欲绝或浮大无根,是真阳外越之危候。

二、治疗

(一)针灸治疗

1.中经络

治则:疏通经络,镇肝息风。取手、足阳明经穴位为主,辅以太阳、少阳经穴位。

主穴:肩髃、曲池、合谷、环跳、风市、阳陵泉、足三里、百会、地仓、颊车。

配穴:络脉空虚,风邪入中者加关元、气海、风池;肝肾阴虚、风阳上扰者加三阴交、太冲、肝俞、肾俞;语言謇涩加哑门、廉泉。

操作:毫针刺,平补平泻。

方义:阳主动,肢体运动障碍,其病在阳,故本方取手、足三阳经穴位为主。阳明为多气多血之经,阳明经气血通畅,正气旺盛,则运动功能易于恢复,故在三阳经中又以阳明为主。口角㖞斜为经脉瘀滞,筋肉失养所致,故近取地仓、颊车直达病所以舒筋活络。

2.中脏腑

(1)闭证。

治则:启闭开窍,取督脉、十二井穴为主,辅以手足厥阴、足阳明经穴位。

主穴:十二井、水沟、太冲、劳宫、丰隆。

配穴:神志不清加四神聪;二便闭塞加天枢、足三里;牙关紧闭加下关(双侧)。

操作:十二井穴点刺出血,余穴可用泻法。

方义:闭证由肝阳化风,心火暴盛,血随气升,上犯脑髓而致痰浊瘀血壅闭精髓,蒙蔽神明。十二井穴放血,可接通经气、决壅开窍;督脉连贯脑髓,水沟为督脉要穴,有启闭开窍之功效;泻肝经原穴太冲,可镇肝降逆,潜阳息风;泻心包经荥穴劳宫,可清心火而安神;丰隆为足阳明经络穴,有振奋脾胃气机、蠲浊化痰之功。

(2)脱证。

治则:回阳固脱。取任脉经穴。

主穴:关元、神阙。

操作:用灸法。

方义:元阳外脱,必从阴以救阳。关元为任脉与足三阴的会穴,为三焦元气所出,联系命门真阳,是阴中有阳的穴位;脐为生命之根蒂,神阙位于脐中,为真气所系,故重灸二穴,以回阳固脱。

(二)其他治疗

1.头针

取病变对侧运动区为主,可配足运感区,失语用语言区。快速捻转,持续 2～3 分钟,反复 3～4 次。

2.电针

取穴同体针,一般选 2～3 对穴,采用疏波或断续波,每次 20～30 分钟,每天 1 次。

3.眼针

治中风偏瘫取上、下焦区穴针刺。

4.水针

取夹脊穴 5～14、足三里、阳陵泉、悬钟、承山、风市、解溪等穴,每次选 1～3 穴,用 5％防风注射液,或 5％人参注射液,或山莨菪碱(654-2),每穴注入 0.3～0.5 mL,隔天治疗 1 次,15 次为 1 个疗程。

5.穴位埋线

取手三里、足三里、阳陵泉、承山、三阴交等穴,每次选 1～3 穴,埋羊肠线,每月 1 次。本法主要用于治疗中风后遗症偏瘫患者。

(赵诗磊)

第六节　不　寐

不寐又称"失眠""不得卧"等,是以经常不能获得正常睡眠,或入睡困难,或睡眠时间不足,或睡眠不深,严重者彻夜不眠为特征的病证。本证多因思虑劳倦,内伤心脾,生血之源不足,心神失养所致;或因惊恐、房劳伤肾,以致心火独盛,心肾不交,神志不宁;或因体质素弱,心胆虚怯,情志抑郁,肝阳扰动以及饮食不节,脾胃不和所致。

西医学的神经官能症、围绝经期综合征、慢性消化不良、贫血、动脉粥样硬化症等以不寐为主要临床表现时属于本病范畴。

一、辨证

本病以经常不易入睡,或寐而易醒,甚则彻夜不眠为主要症状。根据病因的不同分为心脾两虚、心胆气虚、心肾不交、肝阳上扰和脾胃不和型。

(一)心脾两虚

多梦易醒,心悸健忘,头晕目眩,面色无华,纳差倦怠,易汗出,舌淡苔白,脉细弱。

(二)心胆气虚

心悸胆怯,多梦易醒,善惊多恐,多疑善虑,舌淡,脉弦细。

(三)心肾不交

心烦不寐,或时寐时醒,头晕耳鸣,心悸健忘,遗精盗汗,口干舌红,脉细数。

(四)肝阳上扰

心烦,不能入寐,急躁易怒,头晕头痛,胸胁胀满,面红口苦,舌红苔黄,脉弦数。

(五)脾胃不和

睡眠不安,脘闷嗳气,嗳腐吞酸,心烦,口苦痰多,舌红苔厚腻,脉滑数。

二、治疗

(一)针灸治疗

治则:宁心安神,清热除烦。以八脉交会穴、手少阴经穴为主。

主穴:照海、申脉、神门、安眠、四神聪。

配穴:心脾两虚者,加心俞、脾俞、三阴交;心胆气虚者,加丘墟、心俞、胆俞;心肾不交者,加太溪、涌泉、心俞;肝阳上扰者,加行间、侠溪;脾胃不和者,加太白、公孙、足三里。

操作:毫针刺,照海用补法,申脉用泻法。神门、安眠、四神聪,用平补平泻法;对于较重的不寐患者,四神聪可留针1~2小时;配穴按虚补实泻法操作。

方义:照海、申脉为八脉交会穴,分别与阴跷脉、阳跷脉相通,可以调理阴阳,改善睡眠,若阳跷脉功能亢盛则失眠,故补阴泻阳使阴、阳跷脉功能协调,不眠自愈。心藏神,心经原穴神门,心包经络穴内关可以宁心安神;安眠、四神聪穴可以健脑益髓、镇静安神。

(二)其他治疗

1.耳针

选皮质下、心、肾、肝、神门。毫针刺,或揿针埋藏,或王不留行籽贴压。

2.皮肤针

自项至腰部督脉和足太阳经背部第1侧线,用梅花针自上而下叩刺,叩至皮肤潮红为度,每天1次。

3.拔罐

自项至腰部足太阳经背部侧线,用火罐自上而下行走罐,以背部潮红为度。

4.电针

选四神聪、太阳,接通电针仪,用较低频率,每次刺激30分钟。

(赵诗磊)

第七节 癫 狂

癫狂是以精神错乱、言行失常为主要症状的一种疾病。癫证以沉默痴呆、语无伦次、忧郁苦闷、静而多喜为特征;狂证以喧扰不宁、躁妄打骂、哭笑无常、动而多怒为特征。癫属阴、狂属阳,两者病情可相互转化,故统称癫狂。癫狂主要是由于七情内伤、痰气上扰、气血凝滞,使机体阴阳平衡失调,不能互相维系,以致阴盛于下,阳亢于上,心神被扰,神明逆乱所致。

西医学的精神分裂症、狂躁性精神病、抑郁性精神病、反应性精神病、围绝经期精神病等均属本病范畴。

一、辨证

本病以精神错乱、言行失常为主要症状。根据表现症状不同分为癫证和狂证。癫证属阴多呆静,狂证属阳多躁动。

(一)癫证

沉默痴呆,精神抑郁,表情淡漠,或喃喃自语,语无伦次,或时悲时喜,哭笑无常,不知秽洁,不知饮食,舌苔薄腻,脉弦细或弦滑。

(二)狂证

始则性情急躁,头痛失眠,面红目赤,两目怒视等症;继则妄言责骂,不分亲疏,或毁物伤人,力过寻常,虽数天不食,仍精神不倦,舌质红绛,苔黄腻,脉弦滑。

二、治疗

(一)针灸治疗

1.癫证

治则:涤痰开窍,宁心安神。取背俞穴为主,佐以手少阴、足阳明经穴位。

主穴:肝俞、脾俞、心俞、神门、丰隆。

配穴:痰气郁结加膻中、太冲;心脾两虚加三阴交、大陵;不思饮食加足三里、中脘;心悸易惊加内关。

操作:毫针刺,痰气郁结可用泻法,心脾两虚用补法。

方义:病因痰气郁结、蒙蔽心窍所致,故取肝俞以疏肝解郁,脾俞以健脾化痰,心俞以宁心开窍,神门以醒神宁心,丰隆以涤痰化浊,痰气消散,癫证自愈。

2.狂证

治则:清心豁痰。以任脉、督脉、手厥阴和足少阴经穴位为主。

主穴:大椎、风府、内关、丰隆、印堂、水沟。

配穴:痰火上扰加劳宫;火盛伤阴加大钟。

操作:毫针刺,用泻法。

方义:本病由痰火扰心所致,取大椎、水沟能清热醒神,风府、印堂醒脑宁神,内关、丰隆祛痰开窍、宁心安神。

(二)其他治疗

1.水针

选心俞、巨阙、间使、足三里、三阴交穴,每次选用1～2穴,用25～50 mg氯丙嗪注射液,每天注射1次,各穴交替使用。本法适用于狂证。热重加大椎、百会,狂怒加太冲、支沟。

2.耳针

选心、皮质下、肾、枕、额、神门。毫针刺,每次选用3～4穴,留针30分钟。癫证用轻刺激,狂证用强刺激。

3.头针

选运动区、感觉区、足运感区。用1.5寸毫针沿皮刺入,左右捻转1分钟,留针20～30分钟。

4.电针

水沟、百会、大椎、风府透哑门。每次选用一组穴,针后接通电针仪治疗15～20分钟。

(赵诗磊)

第八节 郁 证

郁证是以心情抑郁、情绪不宁、胸部满闷、胁肋胀满，或易怒易哭，或咽中如有异物哽塞等为主要临床表现的一类病证。本病主要是因情志内伤，肝失疏泄，脾失健运，心神失养，脏腑阴阳气血失调所致。

西医学的神经官能症、癔症、焦虑症及围绝经期综合征等均属于本病范畴。

一、辨证

本病以精神抑郁善忧，情绪不宁或易怒易哭为主要症状。根据病因可分为肝气郁结、气郁化火、痰气郁结、心神惑乱、心脾两虚和肝肾亏虚型。

(一)肝气郁结

胸胁胀满，脘闷嗳气，不思饮食，大便不调，脉弦。

(二)气郁化火

性情急躁易怒，口苦而干，或头痛、目赤、耳鸣，或嘈杂吐酸，大便秘结，舌红，苔黄，脉弦数。

(三)痰气郁结

咽中如有物哽塞，吞之不下，咯之不出，苔白腻，脉弦滑。

(四)心神惑乱

精神恍惚，心神不宁，多疑易惊，悲忧善哭，喜怒无常，或手舞足蹈等，舌淡，脉弦。

(五)心脾两虚

多思善疑，头晕神疲，心悸胆怯，失眠健忘，纳差，面色不华，舌淡，脉细。

(六)肝肾亏虚

眩晕耳鸣，目干畏光，心悸不安，五心烦热，盗汗，口咽干燥，舌干少津，脉细数。

二、治疗

(一)针灸治疗

治则：调神理气，疏肝解郁。以督脉及手足厥阴、手少阴经穴位为主。

主穴：水沟、内关、神门、太冲。

配穴：肝气郁结者，加曲泉、膻中、期门；气郁化火者，加行间、侠溪、外关；痰气郁结者，加丰隆、阴陵泉、天突、廉泉；心神惑乱者，加通里、心俞、三阴交、太溪；心脾两虚者，加心俞、脾俞、足三里、三阴交；肝肾亏虚者，加太溪、三阴交、肝俞、肾俞。

操作：水沟、太冲用泻法，内关、神门用平补平泻法。配穴按虚补实泻法操作。

方义：脑为元神之府，督脉入络脑，水沟可醒脑调神；心藏神，神门为心经原穴，内关为心包经络穴，二穴可调理心神而安神定志；内关又可宽胸理气，太冲可疏肝解郁。

(二)其他治疗

1.耳针

选神门、心、交感、肝、脾。毫针刺，留针15分钟，或揿针埋藏，或王不留行籽贴压。

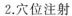

2.穴位注射

选心俞、膻中。用丹参注射液,每穴每次 0.3～0.5 mL,每天 1 次。

(任春燕)

第九节　面　　痛

面痛是指以眼、面颊部抽掣疼痛为主要症状的一种疾病。多由于风邪侵袭,阳明火盛、肝阳亢逆、气血运行失畅所致。

西医学的三叉神经痛属于本病范畴。

一、辨证

本病以眼、面颊阵发性抽掣疼痛为主要症状,根据病因不同分为风寒、风热、瘀血面痛。

(一)风寒外袭

疼痛为阵发性抽掣样痛,痛势剧烈,面色苍白,遇冷加重,得热则舒,多有面部受寒因素,舌淡苔白,脉浮紧。

(二)风热浸淫

疼痛阵作,为烧灼性或刀割性剧痛,痛时颜面红赤,汗出,目赤,口渴,遇热更剧,得寒较舒,发热或着急时发作或加重,舌质红,舌苔黄,脉数。

(三)瘀血阻络

面痛反复发作,多年不愈,发作时疼痛如锥刺难忍,面色晦滞,少气懒言,语声低微,舌质紫黯,苔薄,脉细涩。

二、治疗

(一)针灸治疗

治则:疏通经脉,活血止痛。以手、足阳明经穴位为主。

主穴:百会、阳白、攒竹、四白、迎香、下关、颊车、合谷。

配穴:风寒外袭加风门、风池、外关;风热浸淫加大椎、关冲、曲池;瘀血阻络加太冲、血海。

操作:毫针刺,用泻法。

方义:本方以近部取穴为主,远部取穴为辅,旨在疏通面部筋脉气血,散寒清热,活血通络止痛。

(二)其他治疗

1.耳针

选面颊、上颌、下颌、额、神门等穴,每次取 2～3 穴,毫针刺,强刺激,留针 20～30 分钟,约隔 5 分钟行针 1 次;或用埋针法。

2.水针

用维生素 B_{12} 或维生素 B_1 注射液,或用 2% 利多卡因注射液,注射压痛点,每次取 1～2 点,每点注入0.5 mL,隔 2～3 天注射 1 次。

(任春燕)

101

第十节 面 瘫

面瘫是以口眼㖞斜为主要症状的一种疾病。多由络脉空虚,感受风邪,使面部经筋失养,肌肉纵缓不收所致。西医学的周围性面神经炎属于本病范畴。

一、辨证

本病以口眼㖞斜为主要症状。起病突然,多在睡眠醒后,发现一侧面部麻木、松弛、示齿时口角歪向健侧,患侧露睛流泪、额纹消失、鼻唇沟变浅。部分患者伴有耳后、耳下乳突部位疼痛,少数患者可出现患侧耳道疱疹、舌前 2/3 味觉减退或消失及听觉过敏等症。病程日久,可因患侧肌肉挛缩,口角歪向病侧,出现"倒错"现象。根据发病原因不同可分为风寒证和风热证。

(一)风寒证

多有面部受凉因素,如迎风睡眠,电风扇对着一侧面部吹风过久等。

(二)风热证

多继发于感冒发热之后,常伴有外耳道疱疹、口渴、舌苔黄、脉数等症。

二、治疗

(一)针灸治疗

治则:疏风通络、濡养经脉,取手足少阳、阳明经穴位。

主穴:风池、翳风、地仓、颊车、阳白、合谷。

配穴:风寒加风门、外关;风热加尺泽、曲池。

操作:急性期用平补平泻法,恢复期用补法,面部穴可用透刺法,如地仓透颊车,阳白透鱼腰等。

方义:本病为风邪侵袭面部阳明、少阳脉络,故取风池、翳风以疏风散邪;地仓、颊车、阳白等穴以疏通阳明、少阳经气,调和气血;"面口合谷收",合谷善治头面诸疾。

(二)其他治疗

1.水针

选翳风、牵正等穴,用维生素 B_1 或维生素 B_{12} 注射液,每穴注入 0.5～1.0 mL,每天或隔天1次。

2.皮肤针

用皮肤针叩刺阳白、太阳、四白、牵正等穴,使轻微出血,用小罐吸拔 5～10 分钟,隔天1次。本法适用于发病初期,或面部有板滞感觉等面瘫后遗症。

3.电针

选地仓、颊车、阳白、合谷等穴。接通电针仪治疗 5～10 分钟,刺激强度以患者感到舒适、面部肌肉微见跳动为宜。本法适用于病程较长者。

(任春燕)

第五章　心内科病证的针灸治疗

第一节　胸　痹

胸痹是指以胸部闷痛,甚则胸痛彻背,短气喘息不得卧为主要临床表现的一种病证。

胸痹临床表现或轻或重,轻者仅偶感胸闷如窒或隐痛,呼吸欠畅,病发短暂轻微;重者则有胸痛,呈压榨样绞痛,严重者心痛彻背,背痛彻心,疼痛剧烈。常伴有心悸、气短、呼吸不畅,甚至喘促、悸恐不安等。多由劳累、饱餐、寒冷及情绪激动而诱发,亦可无明显诱因或安静时发病。

胸痹的临床表现最早见于《内经》。《灵枢·五邪篇》指出:"邪在心,则病心痛。"《素问·藏气法时论》亦说:"心病者,胸中痛,胁支满,胁下痛,膺背肩胛间痛,两臂内痛"。《素问·缪刺论》又有"卒心痛""厥心痛"之称。《素问·厥论篇》还说:"真心痛,手足青至节,心痛甚,旦发夕死,夕发旦死。"把心痛严重,并迅速造成死亡者,称为"真心痛",亦即胸痹的重证。汉·张仲景在《金匮要略·胸痹心痛短气病脉证治》篇说:"胸痹之病,喘息咳唾,胸背痛,短气,寸口脉沉而迟,关上小紧数,瓜蒌薤白白酒汤主之。""胸痹不得卧,心痛彻背者,瓜蒌薤白半夏汤主之。"正式提出了"胸痹"的名称,并进行专门的论述,把病因病机归纳为"阳微阴弦",即上焦阳气不足,下焦阴寒气盛,认为乃本虚标实之证。宋金元时期,有关胸痹的论述更多。如《圣济总录·胸痹门》有"胸痹者,胸痹痛之类也……胸脊两乳间刺痛,甚则引背胛,或彻背膂"的症状记载。《太平圣惠方》将心痛、胸痹并列,在"治卒心痛诸方""治久心痛诸方""治胸痹诸方"等篇中,收集治疗本病的方剂较多,组方当中,芳香、辛散、温通之品,常与益气、养血、滋阴、温阳之品相互为用,标本兼顾,丰富了胸痹的治疗内容。到了明清时期,对胸痹的认识有了进一步提高。如《症因脉治·胸痛论》:"歧骨之上作痛,乃为胸痛。""内伤胸痛之因,七情六欲,动其心火,刑及肺金;或怫郁气逆,伤其肺道,则痰凝气结;或过饮辛热,伤其上焦,则血积于内,而闷闷胸痛矣"。又如《玉机微义·心痛》中揭示胸痹不仅有实证,亦有虚证;尤其是对心痛与胃脘痛进行了明确的鉴别。

在治疗方面,《内经》提出了针刺治疗的穴位和方法,《灵枢·五味》篇还有"心病宜食薤"的记载;《金匮要略》强调以宣痹通阳为主;《世医得效方·心痛门》提出了用苏合香丸芳香温通的方法"治卒暴心痛"。后世医家总结前人的经验,又提出了活血化瘀的治疗方法,如《证治准绳·诸痛门》提出用大剂桃仁、红花、降香、失笑散等治疗死血心痛;《时方歌括》用丹参饮治心腹诸痛;《医

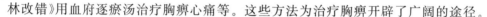

林改错》用血府逐瘀汤治疗胸痹心痛等。这些方法为治疗胸痹开辟了广阔的途径。

现代医学的冠状动脉粥样硬化性心脏病(心绞痛、心肌梗死)、心包炎、二尖瓣脱垂综合征、病毒性心肌炎、心肌病、慢性阻塞性肺气肿等疾病,出现胸痹的临床表现时,可参考本节进行辨证论治。

一、病因病机

胸痹发生多与寒邪内侵、饮食失调、情志失节、劳倦内伤、年迈体虚等因素有关。其病机分虚实两端,实为气滞、寒凝、血瘀、痰浊,痹阻胸阳,阻滞心脉;虚为气虚、阴伤、阳衰,脾、肝、肾亏虚,心脉失养。

(一)寒邪内侵

素体阳虚,胸阳不振,阴寒之邪乘虚而入,寒主收引,寒凝气滞,抑遏阳气,胸阳不展,血行瘀滞不畅,而发本病。如《诸病源候论》曰:"寒气客于五脏六腑,因虚而发,上冲胸间,则胸痹。"《类证治裁·胸痹》曰:"胸痹,胸中阳微不运,久则阴乘阳位,而为痹结也。"阐述了本病由阳虚感寒而发作。

(二)情志失节

郁怒伤肝,肝失疏泄,肝郁气滞,甚则气郁化火,灼津成痰;忧思伤脾,脾失健运,津液不布,遂聚成痰。气滞、痰郁交阻,既可使血行失畅,脉络不利,而致气血瘀滞,又可导致胸中气机不畅,胸阳不运,心脉痹阻,心失所养,不通则痛,而发胸痹。《杂病源流犀烛·心病源流》曰:"总之七情之由作心痛,七情失调可致气血耗逆,心脉失畅,痹阻不通而发心痛。"

(三)饮食失调

饮食不节,嗜酒或过食肥甘生冷,以致脾胃损伤,运化失健,聚湿成痰,上犯心胸,痰阻脉络,胸阳失展,气机不畅,心脉闭阻,而成胸痹。

(四)劳倦内伤

思虑过度,心血暗耗,或肾阴亏虚,不能滋养五脏之阴,水不涵木,不能上济于心,心肝火旺,使心阴内耗,阴液不足,心火燔炽,不汲肾水,脉道失润;或劳倦伤脾,脾虚转输失职,气血生化乏源,无以濡养心脉,拘急而痛;或积劳伤阳,心肾阳微,阴寒痰饮乘于阳位,鼓动无力,胸阳失展,血行涩滞,而发胸痹。

(五)年迈体虚

久病体虚,暴病伤正;或中老年人,肾气不足,精血渐衰,以致心气不足,心阳不振,肾阳虚衰,不能鼓舞五脏之阳,血脉失于温煦,痹阻不畅,心胸失养而酿成本病。

胸痹的病位在心,然其发病多与肝、脾、肾三脏功能失调有关,如肾虚、肝郁、脾失健运等。

胸痹的主要病机为心脉痹阻,病理变化主要表现为本虚标实,虚实夹杂。本虚有气虚、血虚、阳虚、阴虚,又可阴损及阳,阳损及阴,而表现出气阴两虚,气血双亏,阴阳两虚,甚至阳微阴竭,心阳外越;标实为气滞、血瘀、寒凝、痰阻,且又可相兼为病,如气滞血瘀,寒凝气滞,痰瘀交阻等。本病多在中年以后发生,发作期以标实表现为主,并以血瘀为突出特点,缓解期主要见心、脾、肾气血阴阳之亏虚,其中又以心气虚最为常见。

二、诊断要点

(一)症状

(1)以胸部闷痛为主症,多见膻中或心前区憋闷疼痛,甚则痛彻左肩背、咽喉、胃脘部、左上臂内侧等部位;呈反复发作性或持续不解,常伴有心悸、气短、自汗,甚则喘息不得卧。

（2）胸闷胸痛一般持续几秒到几十分钟，休息或服药后大多可迅速缓解；严重者可见突然发病，心跳加快，疼痛剧烈，持续不解，汗出肢冷，面色苍白，唇甲青紫，或心律失常等证候，并可发生猝死。

（3）多见于中年以上，常因情志抑郁恼怒，操劳过度，多饮暴食，气候变化等而诱发。亦有无明显诱因或安静时发病者。

（二）检查

心电图检查可见 ST 段改变等阳性改变，必要时可做动态心电图、心功能测定、运动试验心电图等。血常规检查白细胞总数、血沉、血清酶学，有助于进一步明确诊断。

三、鉴别诊断

（一）胃脘痛

心在脘上，脘在心下，故有胃脘当心而痛之称，以其部位相近。尤胸痹之不典型者，其疼痛可在胃脘部，极易混淆。但胸痹以闷痛为主，为时极短，虽与饮食有关，休息、服药常可缓解；胃痛发病部位在上腹部，局部可有压痛，以胀痛为主，持续时间较长，常伴有食少纳呆、恶心呕吐、泛酸嘈杂等消化系统症状。做 B 超、胃肠造影、胃镜、淀粉酶检查，可以鉴别。

（二）悬饮

悬饮、胸痹均有胸痛。但胸痹为当胸闷痛，可向左肩或左臂内侧等部位放射，常因受寒饱餐、情绪激动、劳累而突然发作，持续时间短暂；悬饮为胸胁胀痛，持续不解，多伴有咳唾，肋间饱满，转侧不能平卧，呼吸时疼痛加重，或有咳嗽、咳痰等肺系证候。

（三）胁痛

疼痛部位在两胁部，以右胁部为主，肋缘下或有压痛点。疼痛特点或刺痛不移，或胀痛不休，或隐隐作痛，很少短暂即逝，可合并厌油腻、发热、黄疸等症。肝胆 B 超、胃镜、肝功能、淀粉酶检查有助区分。

（四）真心痛

真心痛乃胸痹的进一步发展。症见心痛剧烈，甚则持续不解，伴有肢冷汗出，面色苍白，喘促唇紫，手足青至节，脉微欲绝或结代等危重急症。

四、辨证

胸痹首先辨别虚实，分清标本。发作期以标实为主，缓解期以本虚为主。

标实应区别气滞、血瘀、寒凝、痰浊的不同。闷重而痛轻，兼见胸胁胀满，憋气，善太息，苔薄白，脉弦者，多属气滞；胸部窒闷而痛，伴唾吐痰涎，苔腻，脉弦滑或弦数者，多属痰浊；胸痛如绞，遇寒则发，或得冷加剧，伴畏寒肢冷，舌淡苔白，脉细，为寒凝心脉；刺痛固定不移，痛有定处，夜间多发，舌紫黯或有瘀斑，脉结代或涩，由心脉瘀滞所致。

本虚又应区别阴阳气血亏虚的不同。心胸隐痛而闷，因劳累而发，伴心慌、气短、乏力，舌淡胖嫩，边有齿痕，脉沉细或结代者，多属心气不足；若绞痛兼见胸闷气短，四肢厥冷，神倦自汗，脉沉细，则为心阳不振；隐痛时作时止，缠绵不休，动则多发，伴口干，舌淡红而少苔，脉细而数，则属气阴两虚表现。

胸痹的疼痛程度与发作频率及持续时间与病情轻重程度密切相关。疼痛持续时间短暂，瞬息即逝者多轻；持续时间长，反复发作者多重；若持续数小时甚至数天不休者常为重症或危候。

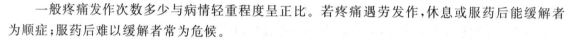

一般疼痛发作次数多少与病情轻重程度呈正比。若疼痛遇劳发作,休息或服药后能缓解者为顺症;服药后难以缓解者常为危候。

(一)寒凝心脉

证候:卒然心痛如绞,心痛彻背,背痛彻心,心悸气短,喘不得卧,形寒肢冷,面色苍白,冷汗自出,多因气候骤冷或骤感风寒而发病或加重,苔薄白,脉沉紧或沉细。

分析:寒邪侵袭,阳气不运,气机阻痹,故见卒然心痛如绞,或心痛彻背,背痛彻心,感寒则痛甚;阳气不足,故形寒肢冷,面色苍白;胸阳不振,气机受阻,故见喘不得卧,心悸气短;苔薄白,脉沉紧或沉细,均为阴寒凝滞,阳气不运之候。

(二)气滞心胸

证候:心胸满闷,隐痛阵发,痛无定处,时欲太息,情绪波动时容易诱发或加重,或兼有脘痞胀满,得嗳气或矢气则舒,苔薄或薄腻,脉细弦。

分析:郁怒伤肝,肝失疏泄,气滞上焦,胸阳失展,心脉不和,故心胸满闷,隐痛阵发,痛无定处;情志不遂则气机郁结加重,故心痛加重,而太息则气机稍畅,心痛稍减;肝郁气结,木失条达,横逆犯脾,脾失健运则脘痞胀满;苔薄或薄腻,脉细弦为肝气郁结之象。

(三)心血瘀阻

证候:心胸剧痛,如刺如绞,痛有定处,甚则心痛彻背,背痛彻心,或痛引肩背,伴有胸闷心悸,日久不愈,可因暴怒、劳累而加重,面色晦暗,舌质暗红或紫黯,或有瘀斑,苔薄脉弦涩或促、结、代。

分析:气机阻滞,瘀血内停,络脉不通,不通则痛,故见心胸剧痛,如刺如绞,痛有定处,甚则心痛彻背,背痛彻心,或痛引肩背,伴有胸闷,日久不愈;瘀血阻塞,心失所养,故心悸不宁,面色晦暗;暴怒伤肝,气机逆乱,气滞血瘀更重,故可因暴怒而加重;舌质暗红或紫黯,或有瘀斑,苔薄,脉弦涩或促、结、代均为瘀血内阻之候。

(四)痰浊闭阻

证候:胸闷重而心痛,痰多气短,倦怠肢重,遇阴雨天易发作或加重,伴有纳呆便溏,口黏恶心,略吐痰涎,舌体胖大且边有齿痕,苔白腻或白滑,脉滑。

分析:痰浊内阻,胸阳失展,气机痹阻,故胸闷重而疼痛,痰多气短;阴雨天湿气更甚,故遇之易发作或加重;痰浊困脾,脾气不运,故倦怠肢重,纳呆便溏,口黏恶心;略吐痰涎,舌体胖大,有齿痕,苔白腻或滑,脉滑,均为痰浊闭阻之象。

(五)心肾阴虚

证候:心痛憋闷,灼痛心悸,五心烦热,潮热盗汗,或头晕耳鸣,腰膝酸软,口干便秘,舌红少津,苔薄或剥,脉细数或促代。

分析:心肾不交,虚热内灼,气机不利,血脉不畅,故心痛时作,灼痛或憋闷;久病或热病伤阴,暗耗心血,血虚不足以养心,则心悸;阴虚生内热,则五心烦热,潮热盗汗;肾阴虚,则见头晕耳鸣,腰膝酸软;口干便秘,舌红少苔,脉细数或促代,均为阴虚有热之象。

(六)心肾阳虚

证候:心悸而痛,胸闷气短,自汗,动则更甚,神倦怯寒,面色㿠白,四肢不温或肿胀,舌质淡胖,苔白或腻,脉沉细迟。

分析:阳气虚衰,胸阳不振,气机痹阻,血行瘀滞,血脉失于温煦,故见胸闷心痛,心悸气短,自汗,动则耗气更甚;阳虚不足以温运四肢百骸,则神倦怯寒,面色㿠白,四肢不温;肾阳虚,不能制

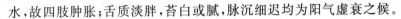

水,故四肢肿胀;舌质淡胖,苔白或腻,脉沉细迟均为阳气虚衰之候。

(七)气阴两虚

证候:心胸隐痛,时作时休,胸闷气促,心悸自汗,动则喘息益甚,倦怠懒言,面色少华,舌质淡红,苔薄白,脉虚细缓或结代。

分析:思虑伤神,劳心过度,损伤心气,阴血亏耗,血瘀心脉,故见胸闷隐痛,时作时休,心悸气促,倦怠懒言等;心气虚,则自汗;气血不荣于上,则面色少华;淡红舌,脉虚细缓,均为气阴两虚之征。

五、针灸治疗

(一)基本处方

心俞、巨阙、膻中、内关、郄门。

心俞、巨阙属俞募相配,膻中、心俞前后相配,通调心气;内关、郄门同经相配,宽胸理气,缓急止痛。

(二)加减运用

1.寒凝心脉证

加厥阴俞、通里、气海以温经散寒、宣通心阳。背俞穴、气海可加灸,余穴针用平补平泻法。

2.气滞心胸证

加阳陵泉、太冲以疏肝理气、调畅气机,针用泻法。余穴针用平补平泻法。若脘痞胀满甚者,加中脘以健脾和中、疏导中州气机,针用平补平泻法。

3.心血瘀阻证

加膈俞、血海、阴郄以活血化瘀、通脉止痛。诸穴针用平补平泻法。

4.痰浊阻闭证

加太渊、丰隆、足三里、阴陵泉以通阳化浊、豁痰宣痹。诸穴针用平补平泻法。

5.心肾阴虚证

加肾俞、太溪、三阴交、少海以滋阴清热、养心和络,针用补法。余穴针用平补平泻法。

6.心肾阳虚证

加肾俞、气海、关元、百会、命门以振奋心肾之阳。诸穴针用补法,关元、气海、命门、背俞穴可加灸。

7.气阴两虚证

加足三里、气海、阴郄、少海以益气养阴、活血通脉。诸穴针用补法。

(三)其他

1.耳针疗法

取胸、神门、心、肺、交感、皮质下,每次选 3～5 穴,用捻转手法强刺激,一般每穴捻 1～2 分钟,留针 15～20 分钟,可以每隔 5 分钟捻转 1 次。

2.电针疗法

取内关、神门、胸上段夹脊穴,通电刺激 5～15 分钟,采用密波,达到有麻、电放射感即可。

3.穴位注射疗法

取内关、郄门、间使、少海、心俞、足三里、三阴交,用复方当归(10%葡萄糖稀释)、维生素 B_{12} 0.25 mg,复方丹参注射液等,每次选 2～3 穴,每穴注射 0.5～1.0 mL,隔天 1 次。

4.皮内针疗法

取内关、心俞、厥阴俞、膈俞，每次选 1 对，埋针 1～3 天，冬天可延长到 5～7 天。

（冯　硕）

第二节　真　心　痛

真心痛是指以突然发作的剧烈而持久的胸骨下部后方或心前区压榨性、闷胀性或窒息性疼痛为临床表现特点的一种严重病症，是胸痹的进一步发展。疼痛可放射到左肩、左上肢前内侧及无名指和小指，一般持续时间较长，常伴有心悸、水肿、肢冷、喘促、面色苍白、汗出、焦虑和恐惧感等症状，甚至危及生命。多因劳累、情绪激动、饱食、受寒等因素诱发。《灵枢·厥病篇》描述了真心痛的发作和预后，称："真心痛，手足青至节，心痛甚，旦发夕死，夕发旦死。"

现代医学的冠状动脉粥样硬化性心脏病、心肌梗死、心律失常、心源性休克等，出现真心痛的临床表现时，可参考本节进行辨证论治。

一、病因病机

真心痛病因病机和"胸痹"类同，与年老体衰，阳气不足，七情内伤，气滞血瘀，痰浊化生，寒邪侵袭，血脉凝滞等因素有关。如寒凝气滞，血瘀痰浊，闭阻心脉，心脉不通，可出现心胸疼痛（胸痹），严重者部分心脉突然闭塞，气血运行中断，可见心胸猝然大痛，而发为真心痛。

真心痛之病位在心，其本在肾。总的病机是本虚标实，本虚是发病基础，标实是发病条件，急性发作时以标实为主，总由心之气血失调、心脉痹阻不畅而致。

二、诊断要点

（一）症状

突然发作胸骨后感心前区剧痛，呈压榨性或窒息性疼痛。疼痛常可放射至左肩背和前臂，持续时间可长达数小时或数天，可兼心悸、恶心、呕吐等。

（二）检查

1.心电图检查

根据 ST 段或 T 波的异常变化来判断心肌缺血的部位及程度，同时根据相应导联所出现病理性 Q 波及 ST 段抬高的表现，来确定心肌梗死的部位。

2.胸部 X 线平片

胸部 X 线平片以及冠状动脉造影有助于诊断。

三、辨证

本病病位在心，其本在肾，本虚标实是其发病的主要机制，而在急性期则以标实为主。

若心气不足，运血无力，心脉瘀阻，或心血亏虚，气血运行不利，可见心动悸，脉结代（心律失常）；若心肾阳虚，水邪泛滥，水饮凌心射肺，可出现心悸、水肿、喘促（心力衰竭），或亡阳厥脱，亡阴厥脱（心源性休克），或阴阳俱脱，最后导致阴阳离决。

(一)气虚血瘀

证候:心胸刺痛,胸部闷窒,动则加重,伴短气乏力,汗出心悸,舌体胖大,边有齿痕,舌质黯淡或瘀点瘀斑,舌苔薄白,脉弦细无力。

分析:元气素虚,无力推动血液运行,血行缓慢而滞涩,闭阻心脉,心脉不通,则心胸刺痛,胸部闷窒;动则耗气更甚,故短气乏力,汗出;气虚心搏加快,故心悸;舌体胖大,边有齿痕,苔薄白为气虚之象;舌质黯淡,有瘀点瘀斑为血瘀之征。

(二)寒凝心脉

证候:胸痛彻背,胸闷气短,心悸不宁,神疲乏力,形寒肢冷,舌质淡黯,苔白腻,脉沉迟,迟缓或结代。

分析:寒邪内侵,阳气不运,气机阻痹,故见胸痛彻背;胸阳不振,气机不利,故见胸闷气短,心悸不宁;阳气不足,上不荣头面,外不达四肢,故面色苍白,形寒肢冷;舌淡黯,苔白腻,脉沉迟缓或结代,均为寒凝心脉、阳气不运之候。

(三)正虚阳脱

证候:心胸绞痛,胸中憋闷或有窒息感,喘促不宁,心慌,面色苍白,大汗淋漓,烦躁不安或表情淡漠;重则神志昏迷,四肢厥冷,口开目合,手撒尿遗,脉疾数无力或脉微欲绝。

分析:阳气虚衰,胸阳不运,痹阻气机,血行瘀滞,故见胸憋闷、绞痛或有窒息感;少气不续,不能维持正常心搏,故心慌,喘促不宁;大汗淋漓,烦躁不安或表情淡漠,乃为阳脱阴竭;阳气消乏,清阳不升,或失血过多,血虚不能上承,故见神志昏迷;气血不能达四末,则四肢厥冷;营阴内衰,正气不固,故口开目合,手撒遗尿;脉疾数无力或脉微欲绝,乃亡阳伤阴之征。

四、针灸治疗

(一)基本处方

内关、郄门、阴郄、膻中。

内关、郄门同经相配,郄门、阴郄二郄相配,更和心包之募膻中,远近相配,共调心气。

(二)加减运用

1.气虚血瘀证

加脾俞、足三里、气海以益气通络。诸穴针用补法。

2.寒凝心脉证

加心俞、厥阴俞、命门以温经祛寒、通络止痛。诸穴针用补法,或加灸法。

3.正虚阳脱证

重灸神阙、关元以回阳救逆固脱。余穴针用补法。

(三)其他

1.耳针疗法

取心、神门、交感、皮质下、内分泌,每次选3～4穴,强刺激,留针30～60分钟。

2.电针疗法

取膻中、巨阙、郄门、阴郄,用连续波,快频率刺激20～30分钟。

3.穴位注射疗法

取心俞、厥阴俞、郄门、足三里,每次选2穴,用复方丹参注射液或川芎嗪注射液,每穴注射2 mL,每天1次。

4.头针疗法

取额旁1线,平刺激,持续捻转2～3分钟,留针20～30分钟。

（冯　硕）

第三节　健　忘

健忘是指以记忆力减退,遇事善忘为主要临床表现的一种病证,亦称"喜忘""善忘""多忘"等。

关于本病的记载,《素问·调经论》有载:"血并于下,气并于上,乱而喜忘。"《伤寒论·辨阳明病脉证并治》有载:"阳明证,其人善忘者,必有蓄血,所以然者,本有久瘀血。"自宋代《圣济总录》中称"健忘"后,本病名沿用至今。

历代医家认为本证病位在脑,与心脾肾虚损、气血阴精不足密切相关,亦有因气血逆乱、痰浊上扰所致。

宋·陈无择《三因极一病证方论·健忘证治》曰:"脾主意与思,意者记所往事,思则兼心之所为也……今脾受病,则意舍不清,心神不宁,使人健忘,尽心力思量不来者是也。"

元代《丹溪心法·健忘》认为:"健忘精神短少者多,亦有痰者"。

清·林佩琴《类证治裁·健忘》指出:"人之神宅于心,心之精依于肾,而脑为元神之府,精髓之海,实记性所凭也。"明确指出了记忆与脑的关系。

清·汪昂《医方集解·补养之剂》曰:"人之精与志,皆藏于肾,肾精不足则肾气衰,不能上通于心,故迷惑善忘也。"

清·陈士铎《辨证录·健忘门》亦指出:"人有气郁不舒,忽忽有所失,目前之事,竟不记忆,一如老人之健忘,此乃肝气之滞,非心肾之虚耗也。"

现代医学的神经衰弱、神经官能症、脑动脉硬化等疾病,出现健忘的临床表现时,可参考本节进行辨证论治。

一、病因病机

本病多由心脾不足,肾精虚衰所致。

盖心脾主血,肾主精髓,思虑过度,伤及心脾,则阴血损耗;房事不节,精亏髓减,则脑失所养,皆能令人健忘。高年神衰,亦多因此而健忘。

故本病证以心、脾、肾虚损为主,但肝郁气滞、瘀血阻络、痰浊上扰等实证亦可引起健忘。

二、诊断要点

脑力衰弱,记忆力减退,遇事易忘。现代医学的神经衰弱,脑动脉硬化及部分精神心理性疾病中出现此症状者,亦可作为本病的诊断依据。

三、辨证

健忘可见虚实两大类,虚证多见于思虑过度,劳伤心脾,阴血损耗,生化乏源,脑失濡养,或房

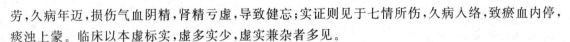

劳,久病年迈,损伤气血阴精,肾精亏虚,导致健忘;实证则见于七情所伤,久病入络,致瘀血内停,痰浊上蒙。临床以本虚标实,虚多实少,虚实兼杂者多见。

(一)心脾不足

证候:健忘失眠,心悸气短,神倦纳呆,舌淡,脉细弱。

分析:思虑过度,耗心损脾。心气虚则心悸气短;脾气虚则神倦纳呆;心血不足,血不养神则健忘失眠;舌淡,脉细为心脾两虚之征。

(二)痰浊上扰

证候:善忘嗜卧,头重胸闷,口黏,呕恶,咳吐痰涎,苔腻,脉弦滑。

分析:喜食肥甘,损伤脾胃,脾失健运,痰浊内生,痰湿中阻,则胸闷,咳吐痰涎,呕恶;痰浊重着黏滞,故嗜卧,口黏;痰浊上扰,清阳闭阻,故善忘;苔腻,脉弦滑为内有痰浊之象。

(三)瘀血闭阻

证候:突发健忘,心悸胸闷,伴言语迟缓,神思欠敏,表现呆钝,面唇暗红,舌质紫黯,有瘀点,脉细涩或结代。

分析:肝郁气停,瘀血内滞,脉络被阻,气血不行,血滞心胸,心悸胸闷;神识受攻,则突发健忘,神思不敏;脉络血瘀,气血不达清窍,则表现迟钝;唇暗红,舌紫黯,有瘀点,脉细涩或结代均为瘀血闭阻之象。

(四)肾精亏耗

证候:遇事善忘,精神恍惚,形体疲惫,腰酸腿软,头晕耳鸣,遗精早泄,五心烦热,舌红,脉细数。

分析:年老精衰,或大病,纵欲致肾精暗耗,髓海空虚,则遇事善忘,精神恍惚;精衰则血少,上不达头,则头晕耳鸣;下不荣体,则形体疲惫;肾虚则腰酸腿软;精亏则遗精早泄;五心烦热,舌红,脉细数均为肾之阴精不足之象。

四、针灸治疗

(一)基本处方

四神聪透百会、神门、三阴交。

四神聪透百会,穴在巅顶,百会属督脉,督脉入络脑,针用透刺法,补脑益髓,养神开窍;神门为心之原穴,三阴交为足三阴经交会穴,二穴相配,补心安神,以助记忆。

(二)加减运用

1.心脾不足证

加心俞、脾俞、足三里以补脾益心。诸穴针用补法。

2.痰浊上扰证

加丰隆、阴陵泉以蠲饮化痰,针用平补平泻法。余穴针用补法。

3.瘀血闭阻证

加合谷、血海以活血化瘀,针用平补平泻法。余穴针用补法。

4.肾精亏耗证

加心俞、肾俞、太溪、悬钟以填精益髓。诸穴针用补法。

(三)其他针灸疗法

1.耳针疗法

取心、脾、肾、神门、交感、皮质下,每次取 2～3 穴,中等刺激,留针 20～30 分钟,隔天 1 次,10 次为 1 个疗程,或用王不留行籽贴压,每隔 3～4 天更换 1 次,每天按压数次。

2.头针疗法

取顶颞后斜线、顶中线、颞后线、额旁 1 线、额旁 2 线、额旁 3 线、枕上旁线,平刺进针后,快速捻转,120～200 次/分,留针 15～30 分钟,间歇运针 2～3 次,每天 1 次,10～15 次为 1 个疗程。

3.皮肤针疗法

取胸部夹脊穴,用梅花针由上至下叩刺,轻中等度刺激,每天或隔天 1 次,10 次为 1 个疗程。

五、转归预后

针刺和中药治疗本病有较好的疗效,如配合心理治疗则效果更佳。对老年人之健忘,疗效一般。本节所述健忘,是指后天失养,脑力渐至衰弱者,先天不足,生性愚钝的健忘不属于此范围。

(冯 硕)

第六章 消化内科病证的针灸治疗

第一节 呃 逆

一、概述

呃逆是指胃气上逆,喉间呃呃频频作响之症。本症系由胃气上逆而成,多由寒气蕴蓄、燥热内盛、气血亏虚而致脾胃虚弱,胃气上逆动膈。

呃逆在《内经》《伤寒论》《金匮要略》《诸病源候论》《千金翼方》等书中均称为"哕"。至金元时期,《兰室秘藏》将"呕吐哕"混称。《丹溪心法》:"凡有声有物,谓之呕吐;有声无物,谓之哕",则哕即干呕,乃呕吐之类。故在金元之前的医籍中,呃逆与哕同义,金元之后哕即干呕,《类经》"古之所谓哕者,则呃逆无疑"。所以呃逆、哕(干呕)、呕吐3种症状,虽均是胃气上逆的症状,但其表现各不相同。

本症常见于西医学的胃肠神经官能症、胃炎、胃扩张、肝硬化晚期、脑血管疾病,及其他胃、肠、腹膜、食管等疾病。

二、诊察

(一)一般诊察

首先要判别是生理性还是器质性疾病引起,如疑有器质性疾病则按以下顺序检查。临床表现。全身及神经系表现:注意生命体征、局部体征和脑膜刺激征的有无。局部表现:头颈部、胸部、腹部体征,各部位炎症和肿瘤的有无。辅助检查:发作中胸部透视可判断膈肌痉挛为一侧性或两侧性,必要时做胸部 CT,排除膈神经受刺激的疾病,做心电图判断有无心包炎和心肌梗死。疑中枢神经病变时可做头部 CT、MRI、脑电图等。疑有消化系统病变时,进行腹部 X 线透视、B 超、胃肠造影,必要时做腹部 CT 和肝胰功能检查,为排除中毒与代谢性疾病可做临床生化检查。

(二)经穴诊察

耳穴诊断,膈、胃、神门、交感、皮质下、肝呈点或片状红润、有光泽。膈压痛,膈电测呈现阳性反应。

三、辨证

《伤寒论》第381条:"伤寒,哕而腹满,视其前后,知何部不利,利之即愈。"《伤寒论》中涉及呃逆者共9条原文,其中231、381条为实证哕逆;98、209、226、384条皆为虚寒哕逆;111、232条则属胃气败绝之哕逆危证。本症系由胃气上逆而成,多由寒气蕴蓄、燥热内盛、气血亏虚而致脾胃虚弱,胃气上逆动膈。呃逆一证,有虚实寒热之异,实者多气痰火郁所致,虚证有脾肾阳虚与胃阴亏虚之别。

(一)常用辨证

1.胃中寒冷

呃声缓而有力,胃脘不适,得热则减,得寒则甚,苔白润,脉迟缓。

2.胃火上逆

呃声洪亮,冲逆而出,烦渴口臭,小便短赤,大便秘结,舌苔黄,脉滑数。

3.脾肾阳虚

呃声频作,气不接续,面色苍白,手足不温,食少疲倦,腰膝无力,小便清长,大便溏薄,舌质淡,苔白润,脉沉弱。

4.胃阴亏虚

呃声急促,气不连续,口舌干燥,烦渴不安,舌质红绛,脉细数。

(二)经络辨证

从经络辨证的角度看,呃逆与脾、胃、肝等经脉有一定的联系。

胃中寒冷呃逆与胃火上逆呃逆:两者均属实证。前者由于过食生冷,或外感寒邪停滞于胃,胃阳被遏,纳降失常,发生胃中寒冷呃逆,属寒实证。后者由于嗜食辛辣,胃腐积热,或外感热邪结于胃腑,或情志不畅,气郁化火,肝火犯胃,以致胃火上冲而为呃逆,属实热证。前者呃声缓而有力,后者呃声洪亮有力。前者因胃阳被遏,阳气受阻,故兼见胃脘痞满,得热则减,得寒则加重,口淡腻等胃寒兼证。后者胃火上冲,故呃声洪亮,冲逆而出。同时兼见,口臭心烦,小便短赤,大便难,舌苔黄,脉滑数。治疗多取小肠募穴温阳散寒,或取胃经荥穴、大肠经原穴清热泻火。

脾肾阳虚呃逆与胃阴亏虚呃逆:两者均属虚证。前者属阳虚证,后者属阴虚证。脾肾阳虚,呃逆频作,声低不断,气不接续;胃阴亏虚,呃声急促而不连续。脾肾阳虚呃逆,兼见畏寒肢冷,手足不温,小溲清长等。胃阴亏虚呃逆,兼见口舌干燥、烦渴不安,舌红绛等。治疗多取脾经、肾经之背俞穴温阳,取肾经之原穴滋阴。

四、治疗

(一)刺法灸法

1.主穴

中脘、内关、足三里。

2.配穴

胃中寒冷加关元;胃火上逆加合谷、内庭;脾肾阳虚加脾俞、肾俞;胃阴亏虚加太溪。

3.操作

中脘直刺1.0～1.5寸,内关直刺0.3～0.5寸;足三里直刺1.0～1.5寸,均采用泻法,强刺激;

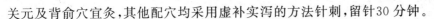

关元及背俞穴宜灸,其他配穴均采用虚补实泻的方法针刺,留针30分钟。

4.方义

中脘为胃之募穴,可疏通胃之气机;内关宽胸利膈;足三里为胃之下合穴,能和胃降逆;胃中寒冷加关元,以助温中散寒之力;胃火上逆加合谷、内庭可清泻阳明胃火;脾肾阳虚加脾俞、肾俞补益脾肾,温阳止呃;胃阴亏虚加太溪滋阴生津。

(二)针方精选

1.现代针方

(1)处方1。呃逆:天突、膻中、巨阙、内关、足三里。因寒的宜灸。因热的宜针。备用穴:上脘、气海、关元、间使、脾俞、胃俞。

(2)处方2。胃中寒冷:天突、膈俞、内关、足三里、中脘、关元、胃俞、章门、脾俞。胃火上逆:天突、膈俞、内关、足三里、天枢、合谷、内庭、公孙。气滞痰阻:天突、膈俞、内关、足三里、侠溪、期门、太冲。脾胃阳虚:天突、膈俞、内关、足三里、中脘、脾俞、胃俞、气海。胃阴不足:天突、膈俞、内关、足三里、胃俞、中脘、太溪。

2.经典针方

(1)《卫生宝鉴》卷十二:"治一切呃逆不止,男左女右,乳下黑尽处一韭叶许,灸三壮,病甚者灸二七壮。"

(2)《医学正传》:"祖传经验灸咳逆法,乳根二穴,直乳下一寸六分,妇人在乳房下起肉处陷中,灸七壮即止,其效如神。又气海一穴,直脐下一寸半,灸三七壮立止。"

(3)《证治准绳》:"治呃逆,于脐下关元灸七壮,立愈,累验。又方,男左女右,乳下黑尽处一韭叶许,灸三壮,甚者二七壮。产后呃逆,此恶候也,急灸期门三壮,神效。屈乳头向下尽处是众,乳小者,乳下一指为率,男左女方,与乳正直下一指陷中动脉处是穴,炷如小豆大,穴真病立止。"

(4)《类经图翼》卷十一:"诸咳喘呕哕气逆,哕逆。乳根三壮,火到肌即定。其不定者,不可救也。承浆、中府、风门、肩井、膻中、中脘、期门、气海、足三里、三阴交。"

(5)《景岳全书》卷上:"灸法,两乳穴,治呕逆立止。取穴法,妇人以乳头垂下到处是穴,男子不可垂者,以乳头一指为率,与乳头相直骨间陷中是穴。男左女右灸一处,艾炷如小麦大,着火即止,灸三壮不止者不可治,膻中、中脘、气海、足三里。"

(三)其他疗法

1.耳穴

主穴:膈、胃、神门、交感、皮质下、肝。配穴:耳迷根。可采取毫针法或电针法、压丸法。急性期,每天1次;缓解期,可隔天或每周1次。10次为1个疗程。

2.穴位注射

分两组取穴,一组中脘、梁门(右),二组脾俞(单)、胃俞(单)。用维生素 B_1 100 mg/2 mL,加0.25%普鲁卡因溶液 18 mL:每穴 10 mL,每天1次,两组交替注射,10次为1个疗程。

3.梅花针

取胸椎5~12两侧、颌下部、胸锁乳突肌、上腹部、剑突下、中脘、内关、足三里、阳性物区。采用中度或重度刺激法,肋弓缘叩刺2~3行,每天或隔天1次,7次为1个疗程,以后隔天1次,15次为一大疗程,间隔半月左右再继续治疗。如急性发作,可日治2~3次,不计疗程,至病情好转后再按上述疗程治疗。

4.穴位埋线

胃俞透脾俞、中脘透上脘、足三里透上巨虚,每次选用 1～2 对透穴,以 0～1 号肠线埋入,20～30 天埋线 1 次,3～4 次为 1 个疗程。

(赵诗磊)

第二节 嗳 气 吞 酸

一、概述

嗳气又称"噫"或"噫气"。是胃病中常见的症状。本症多由饮食不节,或忧思郁怒,或脾胃亏虚而致胃失和降,胃气上逆。吞酸,俗称"反酸",是指酸水由胃中上泛,以致咽嗌之间,不及吐出而咽下。本症多由情志不遂,肝火犯胃,或过食辛辣,胃火素盛,或脾胃虚弱等因素引起胃气不和所致。

《景岳全书·杂证谟》谓:"噫者,饱食之息,即嗳气也"。嗳气,气味酸腐而臭者,叫嗳腐。嗳气与呃逆不同,嗳气声音沉长,是气从胃中上逆,逆声音急而短促,发自喉间。

《脉经》称"吞酸",《诸病源候论》称"噫酸",《三因极一病证方论》又称"咽酸"。吞酸之状也与吐酸症状相似。其病因、病机、治疗方法均不相同。"吞酸者"(《医林绳墨》),其"病在上脘最高之处",若"非如吞酸之近,不在上脘而在中焦胃脘之间,时多呕恶,所吐皆酸,即名吐酸而渥渥不行者是也"(《景岳全书》)。

本症常见于西医学的胃食管反流病、反流性食管炎、慢性消化不良、溃疡病和慢性胃炎等患者,是临床上很常见的病症。

二、诊察

(一)一般诊察

热证者可见吞酸时作,嗳腐气秽,胃脘闷胀,两胁胀满,心烦易怒,口干口苦,咽干口渴,舌红苔黄,脉弦数。寒证者可见吐酸时作,嗳气酸腐,胸脘胀闷,喜唾涎沫,饮食喜热,四肢不温,大便溏泻,舌淡苔白,脉沉迟。辅助胃镜检查可帮助诊断治疗。

(二)经穴诊察

耳穴诊断,浅表性胃炎视诊:胃区呈现片状白色隆起,边缘不清。触诊可见胃区片状隆起触之较硬,可触及条索。电测时,可见胃区呈现阳性反应。肥厚性胃炎视诊可见胃区呈大片面积隆起,边缘清楚。触诊可见胃区隆起,质较硬。电测时,可见胃区呈阳性反应。萎缩性胃炎视诊时,可见胃区呈平坦微凹似皱褶瘢痕样改变,颜色呈红、白相间。触诊时胃区压痛(Ⅰ度)。电测时胃区阳性反应(＋)。

三、辨证

本症多由情志不遂,肝火犯胃,或过食辛辣,胃火素盛,或脾胃虚弱等因素,胃失和降,胃气上逆。

(一)常用辨证

1.食滞胃肠

嗳气有酸腐臭味,嗳声闷浊,嗳气不连续发作,胸脘痞闷,或恶心,不思饮食,大便有酸腐臭味或秘结,舌苔厚腻,脉象滑实。

2.肝气犯胃

嗳气频繁,嗳声响亮,纳呆胸闷不舒,胁肋隐痛,胃脘胀痛,舌苔薄白,脉弦。

3.寒湿内停

吞酸,脘痞胸闷,不欲饮食,舌苔白滑,脉象弦滑。

4.脾气虚弱

嗳气断续,嗳声低弱,神疲乏力,呕泛清水,不思饮食,便溏,面色惨白或萎黄,舌质淡,苔薄白,脉象虚弱。

(二)经络辨证

从经络辨证的角度看,嗳气吞酸与脾、胃、肝等经脉有一定的联系。

1.肝气犯胃吞酸与饮食积滞吞酸

两者均有烧灼感。前者因情志所伤,后者因饮食所伤。肝气犯胃吞酸,由于郁怒伤肝,肝郁气滞,横逆犯胃,故吞酸,并胃内有烧灼感,同时兼见胸胁不舒,心烦易怒,口苦咽干等肝气郁结的表现。饮食积滞吞酸,由于饮食不节,损伤脾胃,中焦气机受阻,胃失和降,故吞酸,胃内有烧灼感,同时兼见嗳腐食臭,胃脘痞闷,厌食,苔厚腻等伤食证的表现。治疗多取肝经之原穴、募穴或胃经之荥穴。

2.寒湿内停吞酸

病因为过食生冷,或外受湿邪,湿阻中焦,脾胃纳运失常,故见脘痞胸闷,不欲饮食。与前两症易于鉴别。本症治疗多取大肠经之腧穴、脾经之合穴。

3.脾气虚弱嗳气

脾气虚弱嗳气多由于素体虚弱或久病不愈,脾气虚弱,纳运失常,胃气不和,故嗳气断续,声音低微。食滞停胃之嗳气有酸腐味;肝气犯胃之嗳气,其特点是剧烈而不畅,其声高亢;本症则嗳气低弱。此外,食滞者有伤食史,肝气者有情志抑郁史,本证有久病体虚史。食滞者舌苔厚腻而脉滑,肝气与脾胃虚弱者,虽皆可见舌苔白薄,但兼证与脉象不同。治疗多取脾、胃之背俞穴。

四、治疗

(一)刺法灸法

1.主穴

中脘、内关、公孙、足三里。

2.配穴

肝气犯胃加太冲、期门;饮食积滞加天枢、下脘;寒湿内阻加合谷、阴陵泉。

3.操作

中脘直刺 1.0～1.5 寸,内关直刺 0.3～0.5 寸,足三里直刺 1.0～1.5,均采用提插捻转泻法;其他配穴均采用泻法,留针 30 分钟。

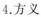

4.方义

中脘为胃之募穴,可降气和胃;内关可健脾和中,降逆止呕;足三里健脾和胃,通经活络;食滞胃肠加内庭消食导滞,理气和中;肝气犯胃加太冲、期门疏肝理气,降逆和胃;寒湿内阻加合谷、阴陵泉祛散风寒,健脾除湿;脾气虚弱加脾俞、胃俞补益脾胃。

(二)针方精选

1.现代针方

(1)处方1:中气下陷取中脘、足三里(双)、提胃(脐上1寸,旁开3~4寸)或胃上(脐上2寸,旁开4寸)(双)。反酸加梁丘(双);腹胀加气海;嗳气加内关(双)。从提胃或胃上穴进针,向中脘透刺,慢慢行捻转补法,足三里针刺补法,余穴行提插捻转平补平泻之法,留针15~20分钟。每天或隔天1次,15次为1个疗程。间隔3~5天,继续第2个疗程,可隔天1次。

(2)处方2:中气下陷取百会、气海、足三里、提胃、右幽门透左肓俞、中脘。诸穴均用补法。并可加用灸法。脾胃虚弱取百会、脾俞、胃俞、足三里、下脘、天枢、右幽门透左肓俞。诸穴均用补法,加灸。右幽门透左肓俞刺法:用8寸毫针,以上腹右侧幽门穴刺入皮下,用小幅度捻转方法沿皮下透过腹中线止于左侧肓俞穴,然后缓慢提针,如此做2~3次。

(3)处方3。嗳气嘈杂:针中脘、下脘、天枢、胃俞、神门、足三里。

2.经典针方

(1)《针灸甲乙经》卷十一:"凡好太息,不嗜食,多寒热,汗出,病至则善呕,呕已乃衰,即取公孙及井俞,实则肠中切痛,厥,头面肿起,烦心,狂,多饮,不嗜卧;虚则鼓胀,腹中气大满,热病不嗜食;霍乱,公孙主之。"

(2)《脉经》:"胆病者善太息,口苦,呕宿汁,心澹澹恐,如人将捕之,嗌中介介然数唾,候在足少阳之本末,亦视其脉之陷下者灸之。其寒热,刺阳陵泉。"

(3)《脉经》:"右手关上阳绝者,无胃脉也,若吞酸头痛,胃中有冷,刺足太阴经,治阴,在足大指本节后一寸,即公孙穴也。关脉沉,心下有冷气,苦满吞酸……针胃管补之。"

(三)其他疗法

1.电针

取中脘、提胃、胃上、气海为主穴,足三里、内关为配穴。一般仅取主穴。中脘接负极,余穴接正极,用疏密波,每次通电20~30分钟。每天1次,连针6天,休息1天,再做6天,12次为1个疗程。电流强度可从弱到强,以患者能耐受为度。

2.穴位注射

取中脘、足三里、下脘,每次选用2穴(足三里只取单侧,左右轮换),以加兰他敏0.5 mg,或ATP溶液0.8 mL分别注入,前者每天1次,后者每周2次。20次为1个疗程。

3.耳针

主穴:胃、脾、皮质下、神门。配穴:浅表性胃炎取交感;萎缩性胃炎取胰胆、内分泌;肝胃不和型取肝、艇中、三焦。

(赵诗磊)

第三节 恶心呕吐

一、概述

恶心是指欲吐不吐、欲罢又不止的一种症状,是脾胃病证的常见症状之一。其病因多为饮食不节,七情失和,六淫所伤,脾胃亏虚等所致的脾胃失和,胃气上逆。干呕,是指恶心欲吐,有声无物而呕,或仅呕出少量涎沫的症状。本症多由外邪侵袭,化热入里,客于阳明,与谷气相搏,逆而上冲所致;或饮食不节,脾胃受损,胃失和降,胃气上逆所致;或肝火犯胃,内热伤阴等所致的胃失和降,气逆上冲。

《内经》中没有"恶心"这一病名,称其为"噫";《诸病源候论·恶心》谓:"心里淡淡然欲吐,名为恶心"。《景岳全书·杂证谟》云:"虽曰恶心,而实胃口之病,非心病也。"《金匮要略》始有"干呕"之名。《医学入门》:"秽即干呕,声更重且长耳"。《医学举要》曰:"干呕者,其声轻小而短;哕者,其声重大而长",指出两者症状相似,仅轻重程度不同。《金匮要略》中所谓哕症,为后世之呃逆。本症与呃逆、恶心、呕吐应予区分。呃逆者,呃呃连声,其声短促;恶心者,欲吐不吐,泛泛然,无物无声;呕吐者,有声有物;其与干呕之欲吐而呕,有声无物均不相同。

本症常见于西医学的慢性咽炎,急、慢性胃炎,消化道溃疡,幽门梗阻,胃轻瘫等消化系统疾病。

二、诊察

(一)一般诊察

初起呕吐量多,吐出物多有酸腐气味,久病呕吐,时作时止,吐出物不多,酸臭气味不甚。新病邪实,呕吐频频,常伴有恶寒、发热、脉实有力。久病正虚,呕吐无力,常伴精神萎靡,倦怠,面色萎黄,脉弱无力等症。本病常有饮食不节,过食生冷,恼怒气郁,或久病不愈等病史。呕吐与反胃,同属胃部的病变,其病机都是胃失和降,气逆于上,并且都有呕吐的临床表现。但反胃系脾胃虚寒,胃中无火,难以腐熟食入之谷物,以朝食暮吐,暮食朝吐,终至完谷尽吐出而始感舒畅。呕吐是以有声有物为特征,因胃气上逆所致,有感受外邪、饮食不节、情志失调和胃虚失和的不同,临诊之时,予以对症治疗。必要时可辅助胃镜、胃肠彩超等实验室检查以辅助诊断。

(二)经穴诊察

耳穴诊断,胃、十二指肠疾病活动期视诊胃、十二指肠穴可见似高粱米粒大小凹陷,色红,边缘整齐,红润可侵及耳轮脚上缘,耳轮脚上缘外 1/3 处缺损,可见血管充盈并向胰胆区走行。触诊该穴痛甚或呼痛难忍,疼痛评级Ⅱ~Ⅲ度。电测胃、十二指肠穴呈阳性反应。

三、辨证

本症多由外邪侵袭,化热入里,客于阳明,与谷气相搏,逆而上冲所致;或饮食不节,脾胃受损,胃失和降,胃气上逆所致;或肝火犯胃;六淫所伤;脾胃亏虚;内热伤阴等所致的胃失和降,气逆上冲。

(一)常用辨证

1.胃中寒冷

恶心,胃痛,或不时泛恶清水、涎沫,得暖则舒,遇寒则诸症加重,食少,便溏,少气,困倦,舌淡,脉弱。

2.胃热炽盛

恶心,嘈杂,吞酸,口臭,溲赤,便秘,舌苔黄,脉弦或滑。

3.胃阴亏虚

恶心,或剧烈呕吐,口渴欲饮,或饮水即吐,不能食,短气,困倦,舌红少苔,脉细数。

4.肝胃不和

恶心,或呕吐,胸闷,胁痛,口苦,咽干,不欲饮食,或月经不调,舌苔薄黄,脉弦细。

5.食滞胃肠

恶心欲吐,嗳腐吞酸,恶闻食臭,胃脘胀满,食欲不振,舌苔脉象正常。

(二)经络辨证

从经络辨证的角度看,恶心呕吐与脾、胃、肝等经脉有一定的联系。

1.胃中寒冷

胃寒者,或由素体脾胃阳虚,或因过食生冷,伐伤胃气。故恶心而常兼胃痛,胃阳不足,寒湿不化,则时泛清水涎沫,遇寒加重,得暖则缓解。中阳不足者,则有食少、便溏、少气、困倦、舌淡、脉弱等中焦阳虚不足之症状。治疗多取小肠募穴以温阳。

2.胃热炽盛

胃热者,或由素嗜膏粱厚味,里热内盛,或感冒暑热,外邪入里,以致胃热气逆恶心,故有口臭、吞酸、溲赤、便秘、苔黄、脉数等热证表现。治疗多取胃经荥穴。

3.胃阴亏虚

恶心常伴剧烈呕吐,或出现于剧烈呕吐之后,多由于热病后期,或术后,胃阴亏虚,致剧烈恶心呕吐,不能饮食,甚至水入即吐,口渴、舌红、脉细数。治疗多取脾经络穴、八脉交会穴照海滋阴。

4.肝胃不和

肝胃不和者,乃肝气郁滞,横逆犯胃所致,故必兼有胸闷、胁痛、口苦、咽干、脉弦等肝气郁滞症状。治疗多取肝经募穴和原穴。

5.食滞胃脘

多因饮食不节,过食醇酒厚味,食滞胃脘,胃气不得和降,气逆上冲,遂致干呕。有明显的伤食病因,表现为干呕,嗳腐吞酸,欲吐不能,脘腹胀满,大便秽臭,常呕出食物为快。治疗多取任脉和胃经腧穴。

四、治疗

(一)刺法灸法

1.主穴

中脘、内关、足三里。

2.配穴

胃中寒冷加关元;胃热炽盛加内庭;胃阴亏虚加三阴交、照海;肝胃不和加太冲、期门;食滞胃肠加下脘、里内庭。

3.操作

中脘直刺 1.0~1.5 寸,内关直刺 0.3~0.5 寸,足三里直刺 1.0~1.5 寸,均采用平补平泻法;其他配穴均采用虚补实泻的方法针刺,留针 30 分钟。

4.方义

中脘通调脾胃气机;内关理气和胃,降逆除恶;足三里健脾和胃,通腑降逆;胃中寒冷加关元温中散寒;胃热炽盛加内庭清泻胃热;胃阴亏虚加三阴交、照海滋阴生津;肝胃不和加太冲、期门平抑肝气,降逆和胃;食滞胃肠加下脘、里内庭消食导滞。

(二)针方精选

1.现代针方

(1)处方 1:肝胃气滞取期门、内关、足三里、膻中、中脘、公孙、肝俞、胃俞、膈俞,针用泻法;肝胃郁热取足三里、内庭、行间、中脘、肝俞、胃俞、厉兑、血海、膈俞,针用泻法;胃阴不足取三阴交、太溪、足三里、幽门、中脘、胃俞、肾俞针法补泻兼施;脾胃虚寒取脾俞、胃俞、中脘、章门、足三里、公孙、内关,针用补法,可加灸;瘀血阻络取足三里、内关、脾俞、肝俞、膈俞、血海、内关,针用泻法。消化性溃疡患者合并上消化道出血,出现失血性休克时,可取人中、百会、气海、关元,针灸并用。合并幽门梗阻者,可取中脘、梁门、章门、上巨虚、丰隆,针用泻法。

(2)处方 2:肝气犯胃取中脘、足三里、内关、公孙、太冲、期门,随症加减,胸胁胀满痛甚者加支沟、阳陵泉,刺灸方法:足三里、中脘、内关、公孙用平补平泻法,余穴用泻法;湿热积滞取中脘、足三里、丰隆、三阴交、内庭、内关、阴陵泉,刺灸方法:毫针刺用泻法或平补平泻法;瘀血阻络取中脘、膈俞、三阴交、血海、足三里,随症加减,溃疡急性穿孔者加梁丘、梁门、内关,刺灸方法:诸穴均用平补平泻法;胃阴不足取幽门、三阴交、章门、足三里、脾俞、胃俞、中脘、太溪,刺灸方法:毫针刺,用平补平泻法;脾胃虚寒取脾俞、胃俞、章门、中脘、足三里、三阴交、T$_9$~L$_1$ 夹脊穴,随症加减。胃阴不足者加照海,胃中灼热加内庭,脾胃阳虚者加气海,刺灸方法:内庭用平补平泻法,其他诸穴均有补法。夹脊穴用梅花针叩刺,至皮肤微红为度。阳虚者脾俞、胃俞、足三里、中脘、气海可加艾灸或温针灸。

2.经典针方

(1)《素问·宣明五气》:"五气所病,心为噫。"

(2)《灵枢·脉解》:"太阴所谓上走心为噫者,阴盛而上走于阳明,阳明络属于心,故曰上走心为噫也。"

(3)《灵枢·经脉》:"足太阴病,则舌本强,食则呕,胃脘痛,腹胀善噫,得后与气,则快然如衰。"

(4)《神应经》:"干呕……通谷、隐白。"

(5)《针灸聚英》卷二:"恶心,因痰、热、虚。灸胃俞、幽门、商丘、中府、石门、膈俞、阳关。"

(6)《针灸逢源》卷五:"恶心,胃口有邪,见饮食便生畏,恶心下欲吐不吐,若寒气恶心者呕清水,痰火呕酸水,烦渴,胃俞、幽门、中脘、商丘。"

(三)其他疗法

1.穴位注射

分两组取穴,一组中脘、梁门(右),二组脾俞(单)、胃俞(单)。用维生素 B$_1$ 100 mg/2 mL,加 0.25% 普鲁卡因溶液 18 mL;每穴 10 mL,每天 1 次,两组交替注射,10 次为 1 个疗程。

2.耳针

以胃或十二指肠、交感、皮质下、口为主穴,三焦、神门、腹、肝、脾、膈为配穴,每次酌选3～5穴,可采取毫针法或电针法、压丸法。急性期,每天1次;缓解期,可隔天或每周1次。10次为1个疗程。

3.梅花针

取胸椎5～12两侧、颌下部、胸锁乳突肌、上腹部、剑突下、中脘、内关、足三里、阳性物区。采用中度或重度刺激法,肋弓缘叩刺2～3行,每天或隔天1次,7次为1个疗程,以后隔天1次,15次为一大疗程,间隔半月左右再继续治疗。如急性发作,可日治2～3次,不计疗程,至病情好转后再按上述疗程治疗。

4.穴位埋线

胃俞透脾俞、中脘透上脘、梁门透对侧梁门、足三里透上巨虚,每次选用1～2对透穴,以0～1号肠线埋入,20～30天埋线1次,3～4次为1个疗程。

(赵诗磊)

第四节 食 欲 不 振

一、概述

食欲不振又称"不欲食"或"不欲饮食"。临床表现为食欲差、不知饥饿、纳滞、纳呆、食欲不振、不思食、不能食等。甚者恶闻食臭,见食则呕,乃至呕恶欲吐,则称恶食、厌食。本症多由脾胃功能失调,即脾胃素虚,或喂养不当,饮食不节、伤及脾胃所致。临床分为虚、实两证。偏实证者治以消导为主;偏虚证者治以调补为主。

本症常见于西医学的神经性厌食症、小儿消化不良等疾病。

二、诊察

(一)一般诊察

注意营养情况及精神状态;皮肤有无黄染、脱水、水肿、色素沉着、有无心脏增大、有无肝硬化、脾大、腹水等;腹部有无压痛、反跳痛及肿物等,有无毛发脱落、行动缓慢等;血尿便常规,血钾、钠、氯、二氧化碳结合力、尿素氮等;肝功能、肾功能检查、血气分析等;胸部X线检查、胃肠钡餐检查、腹部B超检查、胃肠道内镜检查。

(二)经穴诊察

耳穴诊断,以电测为主。电测时小肠、消化系统皮质下、脾、内分泌均呈阳性反应。

三、辨证

本症多由脾胃功能失调,即脾胃素虚,或喂养不当、饮食不节、伤及脾胃所致。临床分为虚、实两证。

（一）常用辨证

1.脾胃虚寒

食欲不振,进食稍多则脘腹胀闷欲呕,脘腹隐痛,喜暖恶寒,疲倦气短,四肢不温,大便溏薄,舌淡苔白,脉沉迟。

2.脾肾阳虚

食欲不振,气短懒言,疲乏倦怠,畏寒肢冷,腹胀腹痛,腰酸腿软,肢体浮肿,完谷不化,五更泄泻,舌质淡,舌体胖,脉沉细。

3.内伤食滞

食欲不振,嗳腐吞酸,脘腹饱胀,大便臭秽或秘结不通,舌苔厚腻,脉滑。

4.肝气犯胃

食欲不振,不思饮食,呃逆嗳气,精神抑郁,胸胁胀闷或胀痛,脉弦。

5.脾胃湿热

食欲不振,呕恶厌食,脘腹痞闷,疲倦乏力,大便溏,小便黄,舌红,苔黄白而腻,脉濡数或滑。

6.脾胃气虚

食欲不振,不思饮食,食后腹胀,或进食少许即泛泛欲吐,气短懒言,倦怠少力,舌淡苔白,脉缓弱。

7.胃阴不足

食欲不振,饥不欲食,口渴喜饮,大便干结,小便短少,舌质红,苔少,脉细略数。

（二）经络辨证

从经络辨证的角度看,食欲不振与脾、胃、肝等经脉有一定的联系。

四、治疗

（一）刺法灸法

1.主穴

脾俞、胃俞、足三里、四缝。

2.配穴

脾胃虚寒加关元;脾肾阳虚加肾俞、志室;内伤食滞加下脘、璇玑;肝气犯胃加肝俞、期门;脾胃湿热加阴陵泉、三阴交;脾胃气虚加气海;胃阴不足加中脘、三阴交。

3.操作

脾俞、胃俞向脊柱方向斜刺 0.3～0.5 寸;足三里直刺 1.0～1.5 寸,采用补法;四缝穴采用三棱针点刺,挤出少许黄色黏液。其他配穴均采用虚补实泻的方法针刺,留针 30 分钟。

4.方义

脾俞、胃俞补益脾胃之气,恢复其健运功能;足三里为胃下合穴,扶土以补中气;四缝主治食欲不振,小儿疳积;脾胃虚寒加关元温中祛寒;脾肾阳虚加肾俞、志室益肾壮阳,与主穴相配兼补脾肾;内伤食滞加下脘、璇玑消食化滞;肝气犯胃加肝俞、期门疏肝和胃;脾胃湿热加阴陵泉、三阴交清热化湿;脾胃气虚加气海健脾益气;胃阴不足加中脘、三阴交滋阴养胃。

（二）针方精选

1.现代针方

（1）处方 1:"食欲不振……舌红,苔腻,脉滑数,指纹紫滞。中脘,梁门,天枢,气海,足三里,里内庭;不思饮食……唇舌淡红,苔白腻,脉细而滑,指纹淡滞。下脘、胃俞、脾俞、足三里、四缝、太白。"

(2)处方2:"脾胃失健,中脘、足三里、脾俞,针用平补平泻法,不留针;胃阴不足取胃俞、足三里、三阴交、太溪,针用补法,不留针;脾胃气虚取关元、足三里、三阴交、脾俞、气海、胃俞,针用补法,不留针,针后艾条温和灸。"

(3)处方3:"主穴取中脘、建里、梁门、足三里,配穴,脾胃虚弱者脾俞、胃俞,胃阴不足加三阴交、内庭,肝旺脾虚加太冲、太白。"

2.经典针方

(1)《太平圣惠方》:"小儿羸瘦,食饮少,不生肌肤,灸胃俞穴各1壮……炷如小麦大。"

(2)《济阴纲目》:"黄芪散治妇人劳热羸瘦,四肢烦痛,心烦口干,不欲饮食。"

(三)其他疗法

1.耳针

脾、胃、胰、胆、交感、神门,每次选2～3穴,选用0.5～1.0寸毫针,快速进针,持续捻转1分钟左右即可出针,或留针15～20分钟,每天1次,脾胃气虚者可隔天1次,双耳交替进行。或用王不留行籽,每穴按压1分钟左右,使耳部发热、发红,并嘱患儿家长每天按压3～4次。3～5天换贴1次,5次为1个疗程。

2.灸法

关元、气海、中脘、足三里、脾俞、胃俞,每次选3～4穴,以艾条悬灸,每穴可灸5～10分钟,关元、气海可灸30分钟,以局部皮肤红晕为度,避免灼伤皮肤。

3.穴位敷贴

选神阙穴,方法:黄芪、黄精、砂仁各10 g,鸡内金、苍术、青黛、二丑、皮硝各6 g,共研细末,每次取6 g,乳汁调敷脐部,胶布固定。2天换药1次,每天用热水袋热敷15～30分钟。或将药粉加麝香0.15 g,做成兜肚,盖在脐部,10～15天换药1次。本法适用于脾胃气虚型患儿。

4.皮肤针

选脾俞、胃俞、足三里、中脘,腧穴常规消毒后,用皮肤针叩打上述穴位,轻刺激,以局部皮肤红晕为度,隔天1次。

(赵诗磊)

第五节 胃 痛

胃痛是指以胃脘部近心窝处疼痛为主要临床表现的一种病证,又称胃脘痛。

《内经》对本病的论述较多,如《灵枢·邪气脏腑病形》曰:"胃病者,腹膜胀,胃脘当心而痛。"最早记载了"胃脘痛"的病名;又《灵枢·厥病》云:"厥心痛,腹胀胸满,心尤痛甚,胃心痛也。"所论"厥心痛"的内容,与本病有密切的关系。

《内经》还指出造成胃脘痛的原因有受寒、肝气不舒及内热等,《素问·举痛论》曰:"寒气客于肠胃之间,膜原之下,血不得散,小络急引故痛。"《素问·六元正纪大论》曰:"木郁之发,民病胃脘当心而痛。"《素问·气交变大论》曰:"岁金不及,炎火通行,复则民病口疮,甚则心痛。"迨至汉代,张仲景在《金匮要略》中则将胃脘部称为心下、心中，将胃病分为痞证、胀证、满证与痛证，对后世很有启发。如"心中痞，诸逆心悬痛，桂枝生姜枳实汤主之。""按之心下满痛者，此为实也，当下之，宜大柴胡汤"。书中所拟的方剂如大建中汤、大柴胡汤等，都是治疗胃脘痛的名方。《仁斋直指方》对胃痛的原因已经认识到"有寒，有热，有死血，有食积，有痰饮，有虫"等不同。《备急千金要方·心腹痛》在论述九痛丸功效时指出，其胃痛有虫心痛、疰心痛、风心痛、悸心痛、食心痛、饮心痛、寒心痛、热心痛、去来心痛九种。

对于胃脘痛的辨证论治，《景岳全书·心腹痛》分析极为详尽，对临床颇具指导意义，指出："痛有虚实……辨之之法，但当察其可按者为虚，拒按者为实；久痛者多虚，暴痛者多实；得食稍可者为虚，胀满畏食者为实；痛徐而缓，莫得其处者多虚，痛剧而坚，一定不移者为实；痛在肠脏，中有物有滞者多实，痛在腔胁经络，不干中脏，而牵连腰背，无胀无滞者多虚。脉与证参，虚实自辨。"除此之外，还须辨其寒热及有形无形。《丹溪心法·心脾痛》在论述胃痛治法时指出"诸痛不可补气"的观点，对后世影响很大，而印之临床，这种提法尚欠全面，后世医家逐渐对其进行纠正和补充。

《证治汇补·胃脘痛》对胃痛的治疗提出"大率气食居多，不可骤用补剂，盖补之则气不通而痛愈甚。若曾服攻击之品，愈后复发，屡发屡攻，渐至脉来浮大而空者，又当培补"，值得借鉴。

古代文献中所述胃脘痛，在唐宋以前医籍多以"心痛"代之，宋代之后，医家对胃痛与心痛相混谈提出质疑，至金元《兰室秘藏》首立"胃脘痛"一门，明确区分了胃痛与心痛，至明清时期胃痛与心痛得以进一步区别开来。如《证治准绳·心痛胃脘痛》就指出："或问丹溪言心痛即胃脘痛然乎？曰：心与胃各一脏，其病形不同，因胃脘痛处在心下，故有当心而痛之名，岂胃脘痛即心痛者哉！"《医学正传·胃脘痛》亦云："古方九种心痛……详其所由，皆在胃脘，而实不在于心也。"

现代医学的急、慢性胃炎，消化性溃疡，胃神经官能症，胃癌等疾病，以及部分肝、胆、胰疾病，出现胃痛的临床表现时，可参考本节进行辨证论治。

一、病因病机

胃痛的发生，主要责之于外邪犯胃、饮食伤胃、情志不畅和先天脾胃虚弱等，致胃气郁滞，胃失和降，不通则痛。

(一)外邪犯胃

外邪之中以寒邪最易犯胃，夏暑之季，暑热、湿浊之邪也间有之。邪气客胃，胃气受伤，轻则气机壅滞，重则和降失司，而致胃脘作痛。寒主凝滞，多见绞痛；暑热急迫，常致灼痛；湿浊黏腻，常见闷痛。

(二)饮食伤胃

若纵恣口腹，过食肥甘，偏嗜烟酒，或饥饱失调，寒热不适，或用伤胃药物，均可伐伤胃气，气机升降失调而作胃痛。尤厚味及烟酒，皆湿热或燥热之性，易停于胃腑伤津耗液为先，久则损脾。

(三)情志不畅

情志不舒，伤肝损脾，亦致胃痛。如气郁恼怒则伤肝，肝失疏泄条达，横犯脾胃，而致肝胃不和或肝脾不和，气血阻滞则胃痛；忧思焦虑则伤脾，脾伤则运化失司，升降失常，气机不畅也致胃痛。

(四)脾胃虚弱

身体素虚，劳倦太过，久病不愈，可致脾胃不健，运化无权，升降转枢失利，气机阻滞，而致胃痛;或因胃病日久,阴津暗耗,胃失濡养,或伴中气下陷,气机失调;或因脾胃阳虚,阴寒内生,胃失温养,均可导致胃痛。

胃痛与胃、肝、脾关系最为密切。胃痛初发多属实证,病位主要在胃,间可及肝;病久常见虚证,其病位主要在脾;亦有虚实夹杂者,或脾胃同病,或肝脾同病。

胃痛病因虽有上述不同,病性尚有虚实寒热、在气在血之异,但其发病机制有其共性,即所谓"不通则痛"。胃为阳土,喜润恶燥,主受纳、腐熟水谷,以降为顺。胃气一伤,初则壅滞,继则上逆,此即气滞为病。其中首先是胃气的壅滞,无论外感、食积均可引发;其次是肝胃气滞,即肝气郁结,横逆犯胃所造成的气机阻滞。另外,气为血帅,气行则血行,气滞日久,必致血瘀,也即久患者络之意;"气有余便是火",气机不畅,可蕴久化热,火能灼伤阴津,或出血之后,血脉瘀阻而新血不生,致阴津亦虚,均可致胃痛加重,每每缠绵难愈。脾属阴土,喜燥恶湿,主运化,输布精微,以升为健,与胃互为表里,胃病延久,可内传于脾。脾气受伤,轻则中气不足,运化无权;继则中气下陷,升降失司;再则脾胃阳虚,阴寒内生,胃络失于温养。若胃痛失治误治,血络损伤,还可见吐血、便血等证。

二、诊断要点

(一)症状

胃脘部疼痛,常伴有食欲缺乏,痞闷或胀满,恶心呕吐,吞酸嘈杂等。发病常与情志不遂、饮食不节、劳累、受寒等因素有关。起病或急或缓,常有反复发作的病史。

(二)检查

上消化道X线钡餐造影、纤维胃镜及病理组织学检查等,有助诊断。

三、鉴别诊断

(一)胃痞

二者部位同在心下,但胃痞是指心下痞塞,胸膈满闷,触之无形,按之不痛的病证。胃痛以痛为主,胃痞以满为患,且病及胸膈,不难区别。

(二)真心痛

心居胸中,其痛常及心下,出现胃痛的表现,应高度警惕,防止与胃痛相混。典型真心痛为当胸而痛,其痛多刺痛、剧痛,且痛引肩背,常有气短、汗出等症,病情较急,如《灵枢·厥病》曰:"真心痛,手足青至节,心痛甚,旦发夕死,夕发旦死。"中老年人既往无胃痛病史,而突发胃脘部位疼痛者,当注意真心痛的发生。胃痛部位在胃脘,病势不急,多为隐痛、胀痛等,常有反复发作史。X线、胃镜、心电图及生化检查有助鉴别。

四、辨证

胃痛的主要部位在上腹胃脘部近心窝处,往往兼见胃脘部痞满、胀闷、嗳气、吐酸、纳呆、胁胀、腹胀,甚至出现呕血、便血等症。常反复发作,久治难愈。至于临床辨证,当分虚实两类。实证多痛急拒按,病程较短;虚证多痛缓喜按,缠绵难愈,这是辨证的关键。

(一)寒邪客胃

证候:胃痛暴作,得温痛减,遇寒加重;恶寒喜暖,口淡不渴,或喜热饮,舌淡,苔薄白,脉弦紧。

分析:寒凝胃脘,气机阻滞,则胃痛暴作,得温痛减,遇寒加重;阳气被遏,失去温煦,则恶寒喜

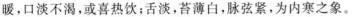

暖,口淡不渴,或喜热饮;舌淡,苔薄白,脉弦紧,为内寒之象。

(二)饮食伤胃

证候:胃脘疼痛,胀满拒按,嗳腐吞酸,或呕吐不消化食物,其味腐臭,吐后痛减,不思饮食,大便不爽,得矢气及便后稍舒,舌苔厚腻,脉滑。

分析:饮食积滞,阻塞胃气,则胃脘疼痛,胀满拒按;食物不化,胃气上逆,则嗳腐吞酸,或呕吐不消化食物,其味腐臭,吐后痛减;胃失和降,腑气不通,则不思饮食,大便不爽,得矢气及便后稍舒;舌质淡,苔厚腻,脉滑,为饮食内停之征。

(三)肝气犯胃

证候:胃脘胀痛,连及两胁,攻撑走窜,每因情志不遂而加重,善太息,不思饮食,精神抑郁,夜寐不安,舌苔薄白,脉弦滑。

分析:肝气郁结,横逆犯胃,肝胃气滞,故胃脘胀痛;胁为肝之分野,故胃痛连胁,攻撑走窜;因情志不遂加重气机不畅,故以息为快;胃失和降,受纳失司,故不思饮食;肝郁不舒,则精神抑郁,夜寐不安;舌苔薄白,脉弦滑为肝胃不和之象。

(四)湿热中阻

证候:胃脘灼热而痛,得凉则减,遇热加重。伴口干喜冷饮,或口臭不爽,口舌生疮。甚至大便秘结,排便不畅,舌质红,苔黄少津,脉滑数。

分析:胃气阻滞,日久化热,故胃脘灼痛,得凉则减,遇热加重,口干喜冷饮或口臭不爽,口舌生疮;胃热久积,腑气不通,故大便秘结,排便不畅;舌质红,苔黄少津,脉象滑数,为胃热蕴积之象。

(五)瘀血停胃

证候:胃脘疼痛,状如针刺或刀割,痛有定处而拒按,入夜尤甚。病程日久,胃痛反复发作而不愈,面色晦暗无华,唇黯,舌质紫黯或有瘀斑,脉涩。

分析:气滞则血瘀,或吐血、便血之后,离经之血停积于胃,胃络不通,而成瘀血,瘀血停胃,故疼痛状如针刺或刀割,固定不移,拒按;瘀血不净,新血不生,故面色晦黯无华,唇黯;舌质紫黯,或有瘀点、瘀斑,脉涩,为血脉瘀阻之象。

(六)胃阴亏耗

证候:胃脘隐痛或隐隐灼痛,伴嘈杂似饥,饥不欲食,口干不思饮,咽干唇燥,大便干结,舌体瘦,质嫩红,少苔或无苔,脉细而数。

分析:气郁化热,热伤胃津,或瘀血积留,新血不生,阴津匮乏,阴津亏损则胃络失养,故见胃脘隐痛;若阴虚有火,则可见胃中灼痛隐隐;胃津亏虚则胃纳失司,故嘈杂似饥,知饥而不欲纳食;阴液亏乏,津不上承,故咽干唇燥;阴液不足则肠道干涩,故大便干结;舌体瘦舌质嫩红,少苔或无苔,脉细而数,皆为胃阴不足而兼虚火之象。

(七)脾胃虚寒

证候:胃脘隐痛,遇寒或饥时痛剧,得温或进食则缓,喜暖喜按。伴面色不华,神疲肢怠,四末不温,食少便溏,或泛吐清水。舌质淡而胖,边有齿痕,苔薄白,脉沉细无力。

分析:胃病日久,累及脾阳。脾胃阳虚,故胃痛绵绵,遇寒或饥时痛剧,得温熨或进食则缓,喜暖喜按;气血虚弱,故面色不华,神疲肢怠;阳气虚不达四末,故四肢不温;脾虚不运,转输失常,故食少便溏;脾阳不振,寒湿内生,饮邪上逆,故泛吐清水;舌质淡而胖,边有齿痕,苔薄白,脉沉细无力,为脾胃虚寒之象。

五、针灸治疗

（一）基本处方

中脘、内关、足三里。中脘、足三里募合相配，内关属心包经，历络三焦，通调三焦气机而和胃，三穴远近结合，共同调理胃腑气机。

（二）加减运用

1.寒邪客胃证

加神阙、梁丘以散寒止痛，神阙用灸法。余穴针用平补平泻法。

2.饮食伤胃证

加梁门、建里、璇玑以消食导滞。诸穴针用泻法。

3.肝气犯胃证

加期门、太冲以疏肝理气，针用泻法。余穴针用平补平泻法。

4.湿热中阻证

加阴陵泉、内庭以清利湿热，阴陵泉针用平补平泻法。余穴针用泻法。

5.瘀血停胃证

加膈俞、阿是穴以化瘀止痛，针用泻法。余穴针用平补平泻法，或加灸法。

6.胃阴亏耗证

加胃俞、太溪、三阴交以滋阴养胃。诸穴针用补法。

7.脾胃虚寒证

加神阙、气海、脾俞、胃俞以温中散寒，神阙用灸法。余穴针用补法，或加灸法。

（三）其他

1.指针疗法

取中脘、至阳、足三里等穴，以双手拇指或中指点压、按揉，力度以患者能耐受并感觉舒适为度，同时令患者行缓慢腹式呼吸，连续按揉3～5分钟即可止痛。

2.耳针疗法

取胃十二指肠、脾、肝、神门、下脚端，每次选用3～5穴，毫针浅刺，留针30分钟；或用王不留行籽贴压。

3.穴位注射疗法：根据中医辨证，分别选用当归注射液、丹参注射液、参附注射液或生脉注射液等，也可选用维生素 B_1 或维生素 B_{12} 注射液，按常规取 2～3 穴，每穴注入药液 2～4 mL，每天或隔天 1 次。

4.埋线疗法

取穴：肝俞、脾俞、胃俞、中脘、梁门、足三里。方法：将羊肠线用埋线针植入穴位内，无菌操作，每月 1 次，连续 3 次。适用于慢性胃炎之各型胃痛症者。

5.兜肚法

取艾叶 30 g，荜茇、干姜各 15 g，甘松、山奈、细辛、肉桂、吴茱萸、延胡索、白芷各 10 g，大茴香 6 g，共研为细末，用柔软的棉布折成 15 cm 直径的兜肚形状，将上药末均匀放入，紧密缝好，日夜兜于中脘穴或疼痛处，适用于脾胃虚寒胃痛。

（冯　硕）

第六节　胃　下　垂

胃下垂是以胃小弯弧线最低点下降至髂嵴连线以下为主要表现的慢性胃肠疾病。多见于体质瘦弱、体型瘦长或因病突然消瘦者,妇女多育也易罹患本病,患者症状轻重表现与其神经敏感性有明显关系。

本病属中医学胃缓范畴。

一、病因病机

维持胃底正常位置的因素有三个,即横膈的位置或膈肌的悬吊力、邻近脏器及有关韧带的力量、腹壁肌的力量或腹壁脂肪层的厚薄,其中任何一个因素失常即可引发胃下垂。

中医认为本病多由先天禀赋不足,或病后失调,饮食不节,损伤脾胃,以致脾胃虚弱,中气下陷,升举无力而发生下坠。

二、辨证

证候:轻度胃下垂可无症状。较严重者出现慢性中上腹疼痛,但无周期性和明显的节律性。疼痛轻重与进食量的多少有关,且食后作胀。自觉胃部下坠,肠鸣辘辘,直立时加重,平卧后减轻。可伴有便秘、腹泻、便形失常,如大便扁而短。可有眩晕、乏力、心悸、失眠、直立性低血压,或伴有肾、子宫下垂和脱肛等并发症。

体检见肋下角<90°,脐下可有振水音,食后叩诊胃下极可下移至骨盆,上腹部可扪及强烈的腹主动脉搏动。X线胃肠钡餐检查是本病的主要诊断依据,可见胃呈无力型,小弯弧线最低点在髂嵴连线以下,十二指肠球部受胃下垂牵拉向左偏移等。治法补中益气,健脾和胃。

三、治疗

(一)针灸治疗

取穴:中脘、梁门、气海、关元、脾俞、足三里。

随症配穴:腹泻者,加天枢。腹部下坠感者,加灸百会。

刺灸方法:针用补法,可加灸。

方义:中脘为胃之募穴,可健脾和胃。梁门位近胃腑,有和胃作用。气海、关元能温肾益气。脾俞、足三里可补虚健胃,升举中气。

(二)其他治疗

1.穴位注射

取脾俞、胃俞、肾俞、中脘、气海、足三里等穴,每次选2~4穴,选用加兰他敏、苯丙酸诺龙等注射液,每穴注射0.3~0.5 mL,隔天或每天注射1次,10次为1个疗程。

2.穴位埋线

选用两组穴位,胃俞透脾俞、中脘透上脘,或腹哀透神阙、阑尾透足三里。先取一组穴位,依法植入羊肠线,20~30天后用另一组穴位,两组穴位可交替使用。

（赵诗磊）

第七节　黄　　疸

黄疸是以面目肌肤黄染、小便黄为临床特征的病证,一般分为阳黄和阴黄二大类。阳黄多属外感引起,病程短;阴黄多属内伤,病程长。本证与西医学所述的黄疸症状含义相同,可见于病毒性肝炎、肝硬化、溶血性黄疸、胆石症、胆囊炎等疾病。

一、病因病机

本证多由感受湿热外邪、饮食所伤、脾胃虚寒等所致。

(一)湿热外袭

外感湿热疫毒,内阻中焦,脾失健运,湿热交蒸于肝胆,肝失疏泄,胆汁外溢,浸淫肌肤,下注膀胱,使目身溲俱黄;若湿热疫毒炽盛,灼伤津液,内入营血,则蒙蔽心包。

(二)饮食所伤

饥饱失常,嗜酒无度,损伤脾胃,湿浊内生,郁而化热,湿热熏蒸肝胆而成。

(三)脾胃虚寒

素体脾胃阳虚,湿浊内生,郁滞中焦,土壅木郁,胆液被阻,泛溢肌肤;如湿从寒化日久,则寒凝血瘀,阻滞胆管。

二、辨证

(一)肝胆湿热

证候:身目俱黄,黄色鲜明,发热口渴,心中懊忱,胸胁胀痛,脘腹胀满,口干而苦,恶心欲吐,小便黄赤,大便秘结或溏泄,苔黄腻,脉弦数。

治法:清热利湿,疏泄肝胆。

(二)湿困脾胃

证候:身目俱黄,黄色晦暗如烟熏,头重身困,胸脘痞满,恶心纳少,腹胀便溏,舌淡,苔腻,脉濡缓或沉迟。

治法:健脾和胃,利湿化浊。

(三)热毒炽盛

证候:发病急骤,黄疸迅速加深,其黄如金,高热烦渴,胁痛腹满,或神昏谵语,或肌肤发斑,衄血便血,或发痉厥,舌红绛,苔黄燥,脉弦数或滑数。

治法:清热解毒,凉血开窍。

(四)寒凝阳衰

证候:身目俱黄病久,黄色晦暗,腹胀脘闷,纳少便溏,神疲畏寒,口淡不渴,舌淡,苔白腻,脉濡缓或沉迟。

治法:温化寒湿,健脾和胃。

三、治疗

(一)针灸治疗

1.肝胆湿热

取穴:胆俞、至阳、太冲、阳陵泉。

随症配穴:恶心欲吐者,加内关。脘闷便溏者,加足三里。发热者,加大椎。便秘者,加天枢。

刺灸方法:针用泻法。

方义:胆俞针之可利胆退黄。至阳为退黄要穴。太冲、阳陵泉疏肝利胆,清泄湿热。

2.湿困脾胃

取穴:脾俞、阴陵泉、三阴交、中脘、胆俞。

随症配穴:大便溏泄者,加关元、足三里。

刺灸方法:针用补泻兼施法,可加灸。

方义:脾俞为脾之背俞穴,与阴陵泉、三阴交相配温运脾胃,利湿化浊。中脘为胃之募穴和腑会,可和胃通腑化浊。胆俞通利胆腑退黄。

3.热毒炽盛

取穴:十二井穴、十宣、大椎、劳宫、涌泉、太冲、至阳。

随症配穴:神昏谵语者,加水沟。皮肤瘀斑者,加膈俞、血海。

刺灸方法:针用泻法。

方义:十二井穴及十宣穴均为急救要穴,点刺出血以清泄血分之热邪,并可开窍醒神。大椎清热。劳宫、涌泉清心开窍。太冲疏泄肝胆,清热利湿。至阳为治黄效穴。

4.寒凝阳衰

取穴:脾俞、章门、足三里、三阴交、关元、胆俞。

随症配穴:神疲畏寒者,加肾俞、命门。胁下癥积者,加痞根。

刺灸方法:针用泻法或平补平泻法,可加灸。

方义:脾俞、章门为俞募配穴,合足三里可温中健脾,散寒化湿。三阴交可化湿通络。关元可助阳以温寒。胆俞利胆退黄。

(二)其他治疗

1.耳针

取肝、胆、脾、胃、神门、皮质下,每次选用2～4穴,毫针刺激,留针30分钟,每天或隔天1次。

2.穴位注射

取肝俞、脾俞、期门、阳陵泉,每次选用2～4穴,以板蓝根、丹参等注射液每穴注射0.5～1.0 mL,每天1次,10次为1个疗程。

(赵诗磊)

第八节　胁　痛

胁痛是指一侧或双侧胁肋部疼痛的病证,古称季胁痛。所谓胁,乃指侧胸部从腋下始至第

12肋骨部之统称。肝胆位于胁部,其脉分布两胁,气滞、瘀血、湿热等实邪闭阻胁肋部经脉,或精血亏损,胁肋部脉络失养,均可导致胁痛。

西医学的急慢性肝炎、肝硬化、肝癌、急慢性胆囊炎、胆石症、胆管蛔虫症、肋间神经痛、胸胁部扭挫伤等属于本病范畴。

一、辨证

一侧或双侧胁肋部疼痛,疼痛性质可为刺痛、窜痛、胀痛或隐痛,常反复发作。

(一)肝气郁结

胁肋胀痛,走窜不定,疼痛每因情志变化而增减,胸闷,喜叹息,得嗳气或矢气则舒,纳呆食少,脘腹胀满,苔薄白,脉弦。

(二)瘀血阻络

胁肋刺痛,固定不移,入夜尤甚,舌质紫暗,脉沉涩。

(三)湿热蕴结

胁肋胀痛,触痛明显,拒按,口干苦,胸闷纳呆,恶心呕吐,小便黄赤,或有黄疸,苔黄腻,脉弦滑而数。

(四)肝阴不足

胁肋隐痛,绵绵不休,遇劳加重,口干咽燥,头晕目眩,两目干涩,舌红少苔,脉弦细或细数。

二、治疗

(一)针灸治疗

治则:疏肝利胆,行气止痛。以足厥阴、足少阳经穴位为主。

主穴:期门、阳陵泉、支沟、足三里。

配穴:肝气郁结者加行间、太冲;瘀血阻络者加膈俞、期门、阿是穴;湿热蕴结者加中脘、三阴交;肝阴不足者加肝俞、肾俞。

操作:主穴毫针刺,用泻法。期门、膈俞、肝俞等穴不宜直刺、深刺,以免伤及内脏;瘀血阻络者,可用三棱针点刺膈俞、期门、阿是穴出血或再加拔火罐。

方义:肝胆经布于胁肋,故近取肝经期门、远取胆经阳陵泉疏利肝胆气机,行气止痛;取支沟以疏通三焦之气,配足三里和胃消痞,取"见肝之病,当先实脾"之意。

(二)其他治疗

1.耳针

选肝、胆、胸、神门,毫针浅刺,留针 30 分钟,也可用贴压法。

2.皮肤针

用皮肤针叩胸胁疼痛部位,加拔火罐。本法适用于劳伤胁痛。

3.穴位注射

用 10% 葡萄糖注射液 10 mL,或加维生素 B_{12} 注射液 0.1 mg,注入相应部位的夹脊穴,每穴注射0.5～1.0 mL。适用于肋间神经痛。

(赵诗磊)

第七章　风湿免疫科病证的针灸治疗

第一节　强直性脊柱炎

一、概述

强直性脊柱炎是慢性多发性自身免疫性关节炎的一种类型。本病的特征是从骶髂关节开始，逐步上行性蔓延至脊柱的棘突、关节旁突的软组织及外围的关节炎。早期极易误诊为坐骨神经痛、骨膜炎等疾病，晚期可造成脊柱骨性强直及残疾，成为严重危害人类健康的疾病。针灸对强直性脊柱炎进行个体化辨证论治有悠久的历史和良好的效果。

本病曾被称为"类风湿性脊柱炎""类风湿关节炎中枢型"，现已统一明确认识到本病与类风湿关节炎不是同一种疾病。本病发病率比类风湿关节炎低，多发于15～30岁青年男性，男女之比约为14：1，其中16～25岁为发病高峰。发病部位主要在躯干关节。本病的发病原因迄今尚未十分明了，认为可能与感染、自身免疫、内分泌失调、代谢障碍、遗传等因素有关。

二、诊断要点

(1)多发于15～30岁的男性青年，有家族遗传倾向。病变多从骶髂关节开始，逐渐向上蔓延至脊柱，造成脊柱关节的骨性强直。部分患者可出现坐骨神经痛症状，膝关节肿痛等。

(2)发病缓慢，病程长久，发展与缓解交替进行，病程可长达数年或数十年，受凉、受潮可诱发本病。

(3)疼痛、活动受限是其主要临床表现。病变早期主要表现为两侧骶髂部及下腰部疼痛，腰部僵硬不能久站，活动时疼痛加剧，休息后缓解，腰部活动范围受到很大限制；病变累及胸椎和肋椎关节时，胸部的扩张活动受限，并可有束带状胸痛、咳嗽、喷嚏时加重等；本病累及颈椎时头部转动不便，旋转受限。

(4)畸形，病变后期整个脊柱发生强直、疼痛消失，后遗驼背畸形，病变累及髋关节时，出现髋畸形，严重者脊柱可强直于90°向前屈位，患者站立或行走时目不能平视。

(5)约有20%患者合并虹膜炎(眼痛及视力减退)。

（6）实验室检查，患者多有贫血，早期和活动期血沉增快，抗"O"和类风湿因子阴性。淋巴组织相容抗原（HLA-B27或W27）明显增高。

（7）X线片表现，双侧骶髂关节骨性改变最早出现，是诊断本病的主要依据。

三、病因病机

强直性脊柱炎不少医家认为应属于中医痹证中"肾痹"范畴，因为早在《素问·痹论》中就有记载"骨痹不已，复感于邪，内舍于肾……肾痹者，善胀，尻以代踵，脊以代头"，形象地描述了强直性脊柱炎的晚期症状。并认为肾虚是其发病的内因，外邪或外伤为其发病的外因、诱因。强直性脊柱炎的病位在脊柱，然而诸多脏腑经络与脊柱相联系，如督脉"贯脊属肾"；任脉"起于胞中，上循脊里"；足少阴肾经"贯脊属肾络膀胱"，足少阴经筋"循脊内挟膂上至项，结于枕骨"；足太阳经"夹脊抵腰中，络肾属膀胱"，足太阳经筋"上挟脊上项"；手阳明经筋"其支者，绕肩胛，夹脊"；足阳明经筋"直上结于髀枢，上循胁属脊"；足太阴经筋"聚于阴器，上腹结于脐，循腹里结于肋，散于胸中，其内者，著于脊"。以上脏腑及其所属的经脉若发生病变均可影响脊柱的功能，但其中以肾最为重要，因为足少阴经、足少阴经筋、督脉、任脉、足太阳经、足太阳经筋均隶属于肾。

（一）肾气虚弱

先天禀赋不足，加上后天调摄不当，饮食不节，涉水冒雨，或房劳过度，内伤于肾，肝肾亏损，脊督失养，卫外不固，风寒湿邪趁虚入侵；或脾肾两虚，寒湿内蕴，阻塞经络气血，流注经络关节、肌肉、脊柱而成本病。

（二）脾胃虚弱

脾胃虚弱，后天亏损，下不能补益肾精，上不能生金补肺，肾虚则督脉空虚，肺虚则卫气不固，风寒湿邪趁虚入侵督脉，发为本病。

（三）痰瘀阻滞

肾虚内寒，阳气不足，或脾虚失于运化，寒湿内蕴化为痰浊，滞留脊柱；阳气不足，则生内寒，寒主凝，则气血失于正常运行，血涩气滞，久必成瘀；风寒湿邪滞留脊柱关节，日久不除，致气血闭阻，久而成瘀。痰浊与瘀血胶滞，终成顽痹，《类证治裁》说"久痹，必有湿痰败血瘀滞经络"，即是此意。

四、辨证与治疗

（一）寒湿痹阻

1.主症

腰骶、脊背酸楚疼痛，痛连项背，伴僵硬和沉重感，转侧不利，阴雨潮冷天加重，得温痛减，或伴双膝冷痛，或畏寒怕冷。舌质淡，苔薄白腻，脉沉迟。

2.治则

散风祛寒，除湿通络，温经益肾。

3.处方

天柱、大椎、命门、次髎、肾俞、华佗夹脊穴、后溪、昆仑。

4.操作法

针天柱向脊柱斜刺1.0寸左右，使针感向肩背传导，捻转泻法。大椎针尖略向上直刺0.8寸左右，使针感沿脊柱传导，捻转泻法。次髎直刺1.5寸左右，使针感向两髋部或下肢传导，针刺泻法。后溪、昆仑直刺泻法。命门、肾俞直刺补法。华佗夹脊穴每次选择3～4对，略向脊柱直刺，直达骨部,使针感沿脊柱或向两肋传导。大艾炷隔姜灸大椎、命门、肾俞、次髎,每穴不少于 9 壮;或用艾条灸,每穴 5 分钟。

5.方义

该病之本在肾虚,故针补命门、肾俞,并灸,以温补肾阳,抗御寒邪。取大椎、次髎、华佗夹脊穴温通督脉和诸经脉,祛邪止痛。天柱、后溪、昆仑同属太阳经,太阳经通达脊柱和督脉,三穴功专祛邪通经止痛,对感受风寒湿邪引起的项背痛、腰骶痛、脊柱痛有良好的效果。

(二)脾胃虚弱

1.主症

腰骶、脊背、髋部酸痛,僵硬、重着,乏力,活动不利,或伴膝、踝等关节肿痛,脘腹胀满,胸痛胸闷,舌苔白腻,脉沉弱。

2.治则

健脾益气,祛邪通络。

3.处方

天柱、大椎、命门、华佗夹脊穴、中脘、神阙、关元、足三里。

4.操作法

天柱、大椎、命门、华佗夹脊穴均用龙虎交战手法,并使针感沿督脉传导或向腹部传导。中脘、关元、足三里针刺补法并灸。神阙用艾条或大艾炷隔姜重灸法。

5.方义

《素问·骨空论》说:"督脉生病治督脉,治在骨上,甚者在脐下营"。这就是说督脉病可治在督脉,也可治在任,如耻骨上的中极、关元,脐中神阙,脐下气海、关元。大艾炷重灸神阙、关元,或用艾条灸不少于 10 分钟。任脉通于督脉,并内联脊里,从任脉治疗督脉病,是针灸治疗中的重要方法,即"阳病治阴"。中脘、气海、关元、神阙有益胃健脾,补肾强脊的作用,内可补脾胃,强肝肾,增强人体的免疫功能,外可疏通督脉祛除邪浊。因为足太阴经"挟脊",足少阴经"贯脊",足太阴经筋"内者著于脊",足少阴之筋"循脊里",足阳明之筋"上循胁属脊"。所以胃脾肾与任、督脉、脊柱有着紧密地联系,增强脏腑的功能,即可补督脉之虚,加强脊柱和督脉的功能,加强督脉祛除邪浊,加快脊柱病变的愈合。

(三)瘀血阻络

1.主症

腰背疼痛剧烈,固定不移,转侧不能,夜间尤甚,有时需下床活动后才能重新入睡,晨起肢体僵硬肿胀。或有关节屈曲变形,脊柱两侧有压痛、结节、条索,舌质黯或有瘀斑,苔薄白,脉弦涩。

2.治则

活血祛瘀,通络止痛。

3.处方

天柱、大椎、筋缩、华佗夹脊(阿是穴)、次髎、膈俞、委中、三阴交、丰隆。

4.操作法

天柱、大椎、筋缩、次髎用龙虎交战手法,使针感沿脊柱传导。针次髎使针感向两髋骨或下肢传导。阿是穴、膈俞、次髎、委中点刺出血,出血后并拔火罐,以增加其出血量。三阴交用捻转补法,丰隆平补平泻法。

5.方义

《素问·针解》说"菀陈则除之者,出恶血液也"。故瘀血闭阻经络,必刺血脉清除瘀血,以疏通经络;结节者,瘀血结聚也,也必活血化瘀,方可疏通经脉,正如《灵枢·经脉》说"刺诸络脉者,必刺其结上甚血者"。膈俞是血之会穴,委中是血之郄穴,阿是穴是瘀血与痰浊结聚之处,次髎祛湿通络,诸穴均有活血化瘀除痰通络的作用,出血后加以拔罐,可加强其通经祛邪的力量。三阴交、丰隆意在健脾化痰,调血柔筋,分解痰瘀血互结,有利于疏通经络。

(李海玲)

第二节　类风湿关节炎

一、概述

类风湿关节炎是一种以关节病变为主,以多个关节肿胀、疼痛反复发作,病程缓慢,逐渐引起关节畸形的全身性自身免疫性疾病。

关节性类风湿病的主要病变是从关节滑膜开始,形成滑膜炎,以后炎性肉芽组织逐渐侵犯关节软骨、软骨下组织、关节囊、韧带和肌腱,使关节挛缩,造成关节脱位畸形,肌肉萎缩,关节功能进一步丧失。不仅如此,还常常累及其他器官,如皮肤、心脏、血管、神经等其他器官和组织。

主要临床表现为对称性反复发作性关节炎,手足小关节最易受累。早期或急性发病期,关节多呈红、肿、热、痛和活动障碍;晚期可导致关节骨质破坏、强直和畸形,并有骨和骨骼肌萎缩。在整个病程中,可伴有发热、贫血、体重减轻、血管炎和皮下结节等病变,也可累及全身多个器官。

本病为常见病、多发病。好发年龄 20～45 岁。女性发病率高于男性,男女比例约为 3∶1。目前西医学对本病的发病原因尚不十分清楚。

类风湿关节炎属于中医"痹证"范畴。根据该病的临床表现,本病可属于古代医籍中的周痹、历节、历节风、白虎病及白虎历节的范畴。近代焦树德老中医把痹证中久治不愈、关节肿大、僵硬、畸形,骨质改变,筋缩肉蜷,肢体不能屈伸等症状者,统称之谓"尪痹"。

二、诊断要点

(1)多发生于青壮年,发病年龄在 20 岁左右,高峰在 35～45 岁,以女性为多。

(2)多数起病隐匿,发病缓慢而渐进,病变发展与缓解交替出现,但常有急性发作,病程可长达数年乃至数十年。

(3)晨僵是类风关节炎的重要诊断依据之一,晨僵首先发生在手关节,僵硬不适,不能握拳,其后随着病情进展,可出现全身关节的僵直感,可持续 30 分钟左右,持续时间长短与病情程度成正比。

(4)疼痛:对称性游走性关节疼痛,受累关节为指、腕、趾、踝等小关节。随着病情进展,相继累及肘、肩、膝、髋等关节。

(5)局部症状:关节疼痛、肿胀、功能受限,有明显的关节僵硬现象。

(6)活动障碍:早期可因疼痛肿胀而出现活动受限,病情继续发展,关节纤维增生及骨性融合,使关节活动完全丧失。

(7)局部体征:①早期受累关节红、肿、热、痛,功能障碍,压痛,活动时疼痛加重。②受累关节主动活动和被动活动均受限。③受累关节呈对称性发病。④病变累及手足肌腱和腱鞘,早期肌肉可出现有保护性痉挛,以后发生肌肉萎缩、造成关节畸形,或加剧关节畸形。⑤关节囊和关节韧带松弛和继发挛缩,造成关节的病理性半脱位和完全性脱位;关节软骨和软骨下骨质的破坏,发生关节骨性强直和畸形。

(8)辅助检查。①实验室检查:血红蛋白减少,白细胞计数正常或降低,淋巴细胞计数增加;病变活动期血沉增快,久病者可正常。类风湿因子实验阳性占 70%～80%。滑液较浑浊,黏稠度降低,黏蛋白凝固力差,滑液糖含量降低。②X 线检查:早期,骨质疏松,骨皮质密度减少,正常骨小梁排列消失,关节肿胀;中期,关节间隙轻度狭窄,骨质疏松,个别局限性软骨侵蚀破坏。继而关节间隙明显狭窄,骨质广泛疏松,多处软骨侵蚀破坏,关节变形;晚期,关节严重破坏,关节间隙消失,关节融合,呈骨性强直,或出现病理性脱位或各种畸形。

三、病因病机

痹证的发生与体质因素、气候条件、生活环境及饮食习惯有密切关系,正虚卫外不固是痹症发生的内在基础,感受外邪是痹证发生的外在条件,邪气痹阻经脉为其病机的根本。病变多累及肢体筋骨、肌肉、关节,甚则影响内脏。

(一)感受风、寒、湿、热之邪

风为阳邪性疏散,可穿发腠理,具有较强的穿透力,寒邪借此力内犯,风又借寒凝之性,使邪附病位,成为伤人致病之基础。湿邪借风邪的疏泄之力,寒邪的收引之性,风寒又借湿邪黏着、胶固之性,造成经络壅塞,气血运行不畅,则筋脉失养,绌急而痛。

风、寒、湿、热之邪虽常相杂为害,但在发病过程中却常有以某种邪气为主的不同,如风邪偏胜者为行痹,寒邪偏盛者为痛痹,湿邪偏胜者为着痹,热邪偏重者为热痹。这在临床表现上各有不同的症状和体征。热痹的发生,或因素体阳盛,感受外邪后易从热化;或因虽为风寒湿痹,郁久也可从阳化热,热邪与气血相搏而见关节红、肿、疼痛、发热等而为热痹。

(二)痰瘀阻滞

素体脾胃虚弱,运化不及,水湿内停,内湿招引外湿,两湿相合,凝聚为痰浊。又痰浊为阴邪,必伤营络之血,营血伤则为血瘀,痰瘀互结流注关节,病理上便形成痰瘀相结,经络痹阻,筋骨失荣,疼痛不已而成痼疾。

(三)气血亏损

劳逸过度,将息失宜,耗伤气血,外邪乘虚而入;或邪气久羁经脉,耗伤气血,内伤脾胃,气血生化不足,致气血亏损。气血虚弱祛邪乏力,致使邪气进一步稽留而成痼疾。

(四)肝肾亏损

素体虚弱,肝肾不足,邪气内及肝肾;或痹证日久,损及肝肾,肝主筋、肾主骨,邪滞于筋脉,则筋脉拘急,屈伸不利;邪浊深入骨骱,导致关节僵硬、变形,而致成骨痹,是痹证发展较深阶段,表现为骨节沉重、活动不利,关节变形等特征。

总之,本病的发生,系由机体正气不足,卫外不固,或先天禀赋不足,外无御邪之能,内乏抗病之力,复因久住湿地、汗出当风、冒雨涉水,风、寒、湿、热之邪,得以内侵于肌肉、筋骨、关节之间,致使邪气留恋,或壅滞于经,或郁塞于络,气血凝滞,脉络痹阻而成。虽邪气不同,病机、证候各异,然风、寒、湿、热之邪伤人往往相互为虐而病。

四、治疗方法

(一)辨证与治疗

1.风寒湿痹

(1)主症:肢体关节、肌肉疼痛酸楚,肿胀,局部畏寒,遇寒加重,得温痛减,形寒怕冷,口淡不渴。舌质淡有齿痕,舌苔白腻,脉紧。

(2)治则:散风祛寒,除湿通络。

(3)处方。

全身取穴:大椎、气海、足三里。

局部取穴。①肩关节:肩髃、肩髎、臑俞、曲池、外关、后溪。②肘关节:曲池、尺泽、天井、外关、合谷。③腕关节:阳溪、阳池、阳谷、腕骨、合谷。④掌指关节:八邪、三间、后溪、外关、曲池。⑤髋关节:环跳、秩边、居髎、阳陵泉。⑥膝关节:梁丘、鹤顶、膝眼、阳陵泉、阴陵泉。⑦踝关节:昆仑、丘墟、解溪、商丘、太溪。⑧跖趾关节:八风、内庭、太冲、解溪、商丘、丘墟。⑨行痹:风气胜者为行痹,关节疼痛游走不定,痛无定处,治疗时加风池、风门、风市、膈俞、三阴交。⑩痛痹:寒气胜者为痛痹,肢体关节紧痛,痛势较剧,痛有定处,得热痛减,遇寒加重,治疗时加命门、神阙,重用灸法。⑪着痹:湿气胜者为着痹,肢体关节肿胀疼痛,重着不移,阴雨天加重,治疗时加中脘、阴陵泉、太白等。以上诸穴根据疼痛的部位,体质情况,每次选择6~10个穴位,轮换使用。

(4)操作法:足三里、气海用补法,余穴均用泻法。大椎、气海、足三里和疼痛的部位加用灸法。

(5)方义:阳气虚弱,卫外不固,风寒湿邪乘虚而入,发为风寒湿痹,故取气海、足三里温补之,以温阳益气,卫外固表。大椎乃手足三阳与督脉之交会穴,既能祛散外邪,又能调和诸阳经之气机,佐以艾灸,调节卫气并温经祛寒。关节局部及其周围的穴位,均有疏通经络气血、祛风除湿、散寒止痛的功效。风邪胜者加风池、风门、风市以祛风通络,加膈俞、三阴交以养血息风;寒邪胜者加命门、神阙以壮元阳益元气,温经祛寒;湿邪胜者加中脘、阴陵泉、太白调补脾胃,通利湿浊。

2.风热湿痹

(1)主症:肢体关节疼痛,痛处焮红灼热,肿胀疼痛剧烈,得冷稍舒,筋脉拘急,日轻夜重。患者多兼有发热、口渴、心烦、喜冷恶热、烦闷不安等症状。舌质红,舌苔黄燥少津,脉滑数。

(2)治则:清热除湿,祛风通络。

(3)处方。①全身治疗:大椎、曲池、风池。②局部治疗:用于疼痛的关节,选取穴位同风寒湿痹。

(4)操作法:先针大椎、风池、曲池,针刺泻法,并于大椎拔火罐。然后针刺病变部位的穴位,捻转泻法,并在红肿的部位施以刺络拔罐法。

(5)方义:风热湿痹是由于风热湿毒邪气乘体虚侵入人体;由于风寒湿邪痹阻经脉日久化热;由于素体阳盛,感受外邪后从阳而化,故取风池、大椎、曲池清热散风,除湿通络;病变关节部位的穴位,佐以刺络拔罐,可清泻病变部位的风热湿邪,并能活血通络,疏经止痛。

3.痰瘀痹阻

(1)主症:痹证日久不愈,病证日益加重,关节疼痛固定不移,关节呈梭形肿胀,或为鹤膝状,屈伸不利,关节周围肌肉僵硬,压之痛甚,皮下可触及硬结,面色晦滞,舌黯红,舌苔厚腻,脉细涩。

(2)治则:化痰祛湿,祛瘀通络。

(3)处方。①全身治疗:膈俞、合谷、血海、丰隆、太白、太冲。②局部治疗:取穴同风寒湿痹。

（4）操作法：膈俞、合谷、血海、丰隆、太冲针刺泻法，术后可在膈俞、血海施以刺络拔罐法，太白行龙虎交战手法。关节局部的穴位，针刺捻转泻法，并深刺直至筋骨。若指关节呈梭形肿胀，可在关节的屈侧横纹处，如四缝穴等处，用三棱针点刺出血，或点刺放出液体。

（5）方义：痹证日久不愈，导致痰瘀互结痹阻经络，流注关节，故泻膈俞、血海以活血化瘀；泻合谷、太冲以行气化瘀，通经止痛；泻丰隆以化痰通络；取太白行龙虎交战手法，补泻兼施，健脾利湿，化痰通络，本《难经·六十八难》"俞主体重节痛"之意。关节肿痛者宗"菀陈则除之"之法，予以刺络出血法。

4.气血亏损证

（1）主症：病程日久，耗伤气血，筋骨失养，四肢乏力，关节肿胀，酸沉疼痛，麻木尤甚，汗出畏寒，时见心悸，纳呆，颜面微青而白，形体虚弱，舌质淡红欠润滑，苔薄白，脉沉无力或兼缓。

（2）治法：益气养血，活络舒筋。

（3）处方。①全身治疗：心俞、脾俞、气海、足三里、三阴交、太溪。②关节局部治疗：同风寒湿痹。

（4）操作法：心俞、脾俞、气海、足三里、三阴交针刺补法，并可酌情施以灸法。病变关节部位的穴位采用龙虎交战手法，并可加灸法。

（5）方义：本证属于气血亏损经络痹阻证，故取心俞、脾俞、气海益气补血，取足三里、三阴交扶正祛邪，健运脾胃，补益气血生化之源。由于邪阻经脉流注关节，故于关节病变部位行龙虎交战手法，补泻兼施，扶正祛邪。

5.肝肾亏损证

（1）主症：肢体关节疼痛，屈伸不利，关节肿大、僵硬、变形，甚则肌肉萎缩，筋脉拘急，肘膝不能伸，或尻以代踵、脊以代头而成残疾人，舌质黯红，脉沉细。

（2）治则：补益肝肾，柔筋通络。

（3）处方。①全身治疗：筋缩、肝俞、肾俞、关元、神阙、太溪。②病变关节部位：同风寒湿痹。

（4）操作法：筋缩、肝俞、肾俞、关元、神阙、太溪针刺补法，并可加用灸法。病变关节部位的穴位针刺采用龙虎交战手法，并可加灸法。

（5）方义：病程日久，诸邪久居不越，与痰浊瘀血凝聚，痹阻经络，侵蚀筋骨，内客脏腑，伤及肝肾，筋骨受损严重，病呈胶痼顽疾。治取肝的背俞穴肝俞、肾的背俞穴肾俞及肾的原穴太溪补益肝肾，濡养筋骨；关元内藏元阴元阳，补之，可回阳救逆，补益精血，濡养筋骨；神阙是元神的门户，灸之，可回阳固脱，温经通脉。在病变关节部位，邪气与痰浊瘀血互结，故采用补泻兼施的方法，泻其邪浊，补其气血，扶正以祛邪。

（二）灸法

灸法对本病的治疗有一定的效果，常用的方法有以下几种。

1.温针灸法

（1）常用穴位：曲池、外关、八邪、足三里、阳陵泉、解溪、八风、关元、肾俞。

（2）方法：每次选用2～3穴，针刺得气后，行温针灸法。选取太乙艾灸药条，剪成1.5～2.0 cm长，在其中心打洞，插在针炳上，然后在其下端点燃，每穴灸2～3壮。每周2～3次，连续治疗不少于3个月。

2.隔姜灸法

（1）常用穴位：大椎、命门、肾俞、神阙、气海、足三里、手三里、阿是穴。

（2）方法：每次选取2～3穴，切取姜片0.2 cm厚，置穴位上，用大艾炷灸之，每穴灸5～7壮。

每周2~3次,10次为1个疗程。

3.长蛇灸法

方法:患者俯卧,先在大椎至腰俞之间常规消毒,取紫皮蒜适量,去皮捣成泥状,平铺在大椎至腰俞之间,约2.5 cm宽,周围以纸封固,防止蒜汁外流。然后中等大艾炷分别放在大椎、身柱、筋缩、脊中、命门、腰俞等穴灸之,每穴灸3~5壮。每次除大椎、腰俞外,再选取1~2穴。灸后如局部穴位皮肤起水疱者,可用无菌三棱针挑破引流,然后辅以消毒药膏,并覆一消毒纱布。每周治疗2~3次,10次为1个疗程,每1个疗程间隔7天。

(李海玲)

第三节　痛风性关节炎

一、概述

痛风是由于体内嘌呤代谢障碍,尿酸产生过多或因尿酸排泄不良而致血中尿酸升高,尿酸盐结晶沉积在关节滑膜、滑囊、软骨等的一种代谢性疾病。其临床特点是高尿酸血症,反复发作的急性单关节炎,尿酸盐沉积形成痛风石,导致慢性痛风性关节炎,严重者可形成骨关节畸形。若未及时治疗可累及肾脏,形成痛风性肾病。

西医对本病多采用秋水仙碱、别嘌呤醇、激素等药物治疗,有较好的止痛效果,但其不良反应大,易损伤肝肾,使人望而生畏。在中医学医籍中属于"痹证""白虎历节风"病的范畴。近年来本病的发作有增多的趋势,采用针灸治疗有良好的效果,且无不良反应。

二、诊断要点

(1)有30%~50%的患者有家族史,好发于30~50岁的中青年男性,肥胖或饮食条件优良者发病率高。

(2)跖趾关节、踝和膝关节剧烈疼痛是最常见的临床症状。首次发作常始于凌晨,多起病急骤,患者常在夜间无缘无故的关节肿胀剧痛,皮色潮红。局部症状迅速加重,数小时内可达高峰,常伴有全身不适,甚至恶寒、颤抖,发热,多尿等症状。初次发作后,轻者在数小时或1~2天内自行缓解,重者持续数天或数周后消退。本病常以第一跖趾关节最先受累,逐渐累及腕、肘、踝、膝关节。

(3)痛风反复发作可见痛风结节:突出皮肤　　　白色圆形或椭圆形结节,大小和数目不等,质地硬韧或较柔软。

(4)实验室检查:血尿酸增高,白细胞计数增高,　　检查可见尿酸盐针状结晶,皮下痛风石穿刺抽吸物亦可见尿酸盐结晶、痛风石,尿酸盐实验可呈阳性反应。

(5)X线片表现:痛风早期多无阳性表现,晚期可出现软骨和骨破坏,关节间隙变窄或消失,关节面不规则,继发骨赘,痛风结节钙化等。

三、病因病机

痛风性关节炎是一种代谢障碍性疾病,本病多起于下肢足部,中医认为下肢疼痛性疾病多为湿邪所致;本病发作时局部肿胀、红肿、痛如虎噬,肿痛、红肿乃湿邪或湿热所致;本病多见于足第一跖趾关节或第2、3跖跗关节,这些部位隶属于足太阴脾经、足厥阴肝经、足阳明胃经;本病多见于嗜食膏粱厚味或贪欲酒浆者,此人群极易形成痰湿内蕴,痰湿流注关节形成本病,正如《张氏医通》中说"肥人肢节痛,多是风湿痰饮流注"。痰湿痹阻经络气血,痹久则有瘀血,痰瘀互结,反复发作,终成痼疾。

四、辨证治疗

痛风性关节炎的急性期多由风湿热邪痹阻经络;慢性期多为寒湿之邪内侵,病久经络阻塞,气血凝滞,甚至有瘀血形成。

(一)湿热痹阻

1.主症状

关节疼痛,突然发作,疼痛剧烈难忍,关节红肿,皮色发亮,局部发热,得凉则舒,全身不适或寒热。舌红,苔黄腻,脉滑数。

2.治则

清热利湿,通经止痛。

3.处方

曲池、足三里、三阴交、阿是穴。

(1)第1跖趾关节痛加:隐白、太白、太冲。

(2)第2跖趾关节痛加:陷谷、内庭、厉兑。

(3)跖跗关节痛加:陷谷、厉兑、商丘。

(4)踝关节痛加:商丘、解溪、丘墟、太溪。

(5)膝关节痛加:鹤顶、阳陵泉、阴陵泉。

(6)腕关节痛加:外关、阳池、阳溪、合谷。

4.操作法

诸穴均用捻转泻法;隐白、厉兑等█████████法;针阿是穴先用三棱针点刺出血,再拔火罐,或点刺后用手挤压出如白色颗粒状物█████局部行围刺法,即在局部的周边向中心斜刺4～5针。

5.方义

本病的内在原因是湿热内蕴,湿邪源于脾胃,故以足三里、三阴交为主穴,调理脾胃,化湿除浊;加曲池以清热;加隐白、厉兑点刺出血清除足太阴脾经和足阳明胃经之邪热;加太白、陷谷乃五输穴中的"输穴","俞主体重节痛",可除湿止痛;阿是穴点刺出血,并挤出痰浊之物,可清除局部的邪热和痰浊,有利于局部气血通畅,是止痛的有效方法;其余穴位均属局部配穴法。本处方是全身调节与局部相结合的方法,是治疗本病的有效方法。

(二)寒湿阻滞

1.主症

关节疼痛,活动不便,遇寒发作或加重,得热则减,局部皮色不红不热。舌淡苔白腻,脉濡。

2.治则

散寒利湿,除邪通痹。

3.处方

脾俞、肾俞、足三里、三阴交、阿是穴。

随证加减参见湿热痹阻。

4.操作法

脾俞、肾俞针刺补法并灸法,足三里、三阴交、病变局部穴位针刺用龙虎交战手法,阿是穴先用三棱针点刺,挤出乳白色颗粒状物,之后施以围刺法,并在阿是穴的中心用艾条灸之,或用艾炷隔姜灸之。

5.方义

本证是由寒湿痹阻所致,故针补脾俞健脾利湿、补肾俞温肾阳化湿浊。足三里、三阴交补泻兼施,补益脾胃化湿降浊,通经止痛。点刺阿是穴挤出白浊,排除污浊疏通经脉,增以灸法,温经祛寒,通经止痛。其余诸穴均属于局部取穴。本法也属于全身调节与局部相结合的方法。

(三)瘀血闭阻

1.主症

病变关节疼痛,固定不移,压痛明显,皮色紫黯,关节附近可触及结节,甚至关节畸形、僵硬,舌质紫黯或有瘀斑,脉弦涩。

2.治则

活血化瘀,通络除痹。

3.处方

合谷、足三里、三阴交、太冲、阿是穴。

4.操作法

针合谷、足三里、三阴交、太冲均用捻转泻法,针阿是穴用三棱针点刺出血,或寻找随病情显现的较大的静脉,出血应在5～10 mL。阿是穴先用三棱针点刺,挤出乳白色颗粒状物,再施以扬刺法。

5.方义

《灵枢·九针十二原》曰"菀陈则除之,邪胜则虚之",今有瘀血闭阻,故应用放血的方法,祛除恶血。经验证明,刺血疗法是治疗痛风性关节炎的有效方法,而且疗效与出血量有密切关系(出血量在10 mL组止痛效果最好),刺血疗法的作用机制是抑制血尿酸的合成和促进尿酸的排泄。

(李海玲)

第四节　反应性关节炎

一、概述

反应性关节炎又称莱特综合征,是继身体其他部位发生微生物感染后,引起远处关节的一种无菌性关节病,主要表现为关节疼痛、肿胀、发热等。多见于尿道炎、宫颈炎、细菌性腹泻、链球菌

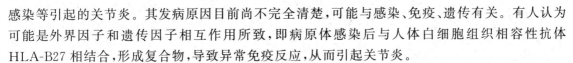

感染等引起的关节炎。其发病原因目前尚不完全清楚,可能与感染、免疫、遗传有关。有人认为可能是外界因子和遗传因子相互作用所致,即病原体感染后与人体白细胞组织相容性抗体HLA-B27 相结合,形成复合物,导致异常免疫反应,从而引起关节炎。

中医无"反应性关节炎"的名称,但根据其临床表现应属于"热痹"范畴,其病因病机多为湿热邪毒流注关节所致。针灸对本病的治疗有良好效果。

二、诊断要点

(一)全身症状

全身不适,疲乏,肌痛及低热。

(二)关节痛

不对称的单关节痛,多为负重的关节,多见于下肢,如骶髂关节、膝关节、踝关节、肩关节、肘关节、腕关节等。关节痛局部红肿热痛,或伴有皮肤红斑,也有关节肿痛苍白者。

(三)肌腱端炎

肌腱端炎是反应性关节炎比较常见的症状,表现为肌腱在骨骼附着点疼痛和压痛,以跟腱、足底肌腱、髌肌腱附着点最易受累。

(四)关节痛发作前有感染病史

如非淋球菌性尿道炎、细菌性腹泻、链球菌感染,或反复发作的扁桃体炎等。

(五)眼损害

眼损害也是反应性关节炎的常见症状,主要表现为结膜炎、巩膜炎及角膜炎等。

(六)实验室检查

急性期白细胞总数增高;血沉(ESR)增快;C-反应蛋白(CRP)升高;类风湿因子和抗核抗体阴性;HLA-B27 阳性。

三、病因病机

反应性关节炎的病因病机其内因主要是湿邪内蕴,其外因主要是外感风热湿邪,外邪与内湿相结合流注关节所致。

(一)风热湿邪

外感风热肺气失宣,风热与内湿互结,成风热湿邪,流注肌肉关节,形成本病。

(二)胃肠湿热

外感风热,肺失宣发,下入胃肠,胃失和降,肠失传导,湿邪内蕴,风热与内湿相结合,流注肌肉、关节而成本病。

(三)下焦湿热

外感风热,内入下焦,与内湿相结合,或蕴结于膀胱,或蕴结于胞宫,流注肌肉关节而成本病。

四、辨证与治疗

(一)风热湿邪

1.主症

先见咽喉疼痛,咳嗽发热,全身不适,而后出现肘部、腕部或膝关节、踝关节红肿疼痛,两眼红肿,疼痛,舌苔黄腻,脉滑数。

2.治则

清热利湿,散风通络。

3.处方

曲池、足三里、外关、阿是穴。

(1)发热者加:大椎。

(2)眼睛红肿疼痛加:太阳、攒竹。

(3)肘关节痛加:尺泽、手三里。

(4)腕关节痛加:合谷、阳池、后溪、商阳、关冲。

(5)膝关节痛加:梁丘、膝眼、阴陵泉、厉兑、足窍阴。

(6)踝关节痛加:丘墟、解溪、商丘、太白、厉兑、足窍阴。操作法:诸穴皆用捻转泻法,阿是穴多位于肌腱附着于骨的部位,按之压痛,针刺泻法并拔火罐;大椎用刺络拔罐法;尺泽、商阳、关冲、厉兑、足窍阴用点刺出血法。

4.方义

反应性关节炎是一种全身性疾病,是由于湿热邪毒夹风邪蕴结于肌肉关节,经络气血闭阻所致。方用曲池、足三里清热利湿、通经止痛,因为曲池、足三里分别属于手足阳明经,阳明经多气多血,并且曲池、足三里又属于本经的合穴,是经气汇聚之处,有极强的调理气血和疏通经络的作用,功善通经止痛;曲池善于清热,足三里又善于调胃健脾利湿,所以二穴是治疗本病的主穴。外关属于三焦经,又通于阳维脉,阳维脉维系诸阳经,三焦主持诸气,故外关主治邪气在表在经在络的病证,功善祛邪通经。阿是穴是邪毒会聚之处,针刺拔火罐有很好的祛邪通经的作用。大椎、尺泽、商阳、关冲、厉兑、足窍阴点刺出血,清热祛邪,再配以病变部位诸穴通经止痛,诸穴相配,共达清热利湿、除邪通经止痛的作用。

(二)胃肠湿热

1.主症

先见胃痛,腹痛,泄泻,小便灼热,而后出现膝关节、踝关节、髋关节等关节疼痛,红肿拒按,触之灼热,或见眼睛红肿疼痛,舌红苔黄腻,脉滑数。

2.治则

清热利湿,通经止痛。

3.处方

曲池、足三里、中脘、天枢、阿是穴。

(1)眼睛红肿疼痛加:太阳、外关。

(2)各关节的疼痛参见风热湿邪。

4.操作法

参见风热湿邪。

5.方义

曲池、足三里有清热祛湿、通经止痛的作用,已如前述。本症是由于胃肠湿热流注关节、经络气血闭阻所致,故加用中脘、天枢,中脘是腑之会穴、胃之募穴,位于中焦,又是小肠经、三焦经与任脉的交会穴,有斡旋气机、升清降浊、理气化湿的作用;天枢属于足阳明经,又是大肠的募穴,功于调理胃肠,清理湿邪。阿是穴是湿热的蕴结点,针刺泻法并拔火罐,意在祛除邪毒、疏通经络。

(三)下焦湿热

1.主症

先见尿频、尿急、尿痛或见阴痒、带下、眼睛红肿疼痛等症,而后出现膝关节、骶髂关节、踝关节等关节红肿热痛,拒按,皮肤温度升高,舌红,舌苔黄腻。

2.治则

清热利湿,通经止痛。

3.处方

曲池、足三里、中极、三阴交、阿是穴。

(1)骶髂关节痛加次髎、秩边。

(2)其他部位关节痛参见风热湿邪证。

4.操作法

中极直刺泻法,使针感直达会阴部。三阴交直刺泻法,使针感达足趾部。次髎、秩边直刺2寸左右,使针感下达膝关节、足踝关节。其他穴位的针刺法参见风热证。

5.方义

本证是由于下焦湿热流注关节气血闭阻所致,故取中极、三阴交清理下焦湿热。中极位于下焦,是膀胱的募穴,又是足三阴经和任脉的交会穴,针刺泻法,可使下焦湿热从膀胱排除。三阴交是足三阴经的交会穴,针刺泻法,可清利下焦湿热。因足太阴脾经交会于任脉,又可健脾利湿;足厥阴肝经环绕阴器,交会于任脉;足少阴肾经交会于任脉,并络于膀胱,所以三阴交是治疗下焦病证的重要穴位。其他穴位均属于局部取穴。

(李海玲)

第五节　银屑病关节炎

一、概述

银屑病关节炎是一种与银屑病相关的炎性关节炎,多数患者先出现皮肤病变,继而出现关节炎;也可以皮肤病变与关节病变同时发生。在整个病程中,两者常同步发展或减轻。

本病病因不明,属于自身免疫性疾病的范畴。一般认为是因为皮肤的病变产生的毒素引起关节病变;也有人认为是同一病因先后作用于皮肤或关节这两个不同的器官所致。

银屑病关节炎在中医学中属于"痹证"范畴,尤其是与"尪痹""历节病"相似,其皮肤损害相当于中医之"白疕"。

二、诊断要点

(1)好发于青壮年男性,男女之比为 3∶2,有一定的季节性,部分患者春夏加重,秋冬减轻;部分患者春夏减轻,秋冬加重。

(2)关节炎多发生在银屑病之后,或银屑病治疗不当之后。远端指、趾关节最早受累,渐渐波及腕、膝、髋、脊柱等关节。

（3）关节病变早期似类风湿关节炎，病变关节疼痛、肿胀、反复发作。银屑病进行期关节炎加重，静止期关节炎缓解；逐渐出现关节功能障碍、活动受限，甚至引起关节强直、畸形等。

（4）皮肤损害，寻常型银屑病皮肤损害好发于头部和四肢伸侧，尤其是肘关节伸侧，重者可泛发全身，起初是红色丘疹，后可扩大融合成大小不等的斑块，表面覆以多层银白色鳞屑，刮去后可露出半透明薄膜，再刮去此膜后，可有点状出血。因活动期治疗不当，或使用刺激性较强的外用药后，可引起皮损迅速扩展，以至全身皮肤潮红、浸润、表面有大量鳞，可伴发热、恶寒（称红皮病型银屑病）。

（5）X线摄片可见明确关节受损程度，常见关节面侵蚀、软骨消失、关节间隙变窄、骨质溶解和强直，严重时末节远端骨质溶解成铅笔头样。

三、病因病机

（一）血热风湿痹阻

身患白疕，血虚燥热，卫外力减，风寒湿邪乘虚而入，与血相搏而化热，流注肌肉、关节发为关节疼痛。

（二）湿热兼风湿痹阻

身患白疕，湿热内蕴，风热湿邪乘之，内外邪气相搏，流注关节，经络痹阻发为痹证。

（三）肝肾亏损

身患白疕，邪毒日久不除，与血相搏，耗伤精血，外伤肌肤，内蚀筋骨，关节强直，活动艰难，发为尪痹。

四、辨证与治疗

银屑病关节炎的发作与银屑病的病程有关，故可根据银屑病的发作过程进行辨证治疗。

（一）血热风湿痹阻

1.主症

关节肿痛与银屑病的皮损程度同时存在。皮损不断增多、干燥脱屑皮，皮肤色红皲裂、可伴有筛状出血点。舌红、苔薄黄，脉滑数。

2.治则

清热凉血，祛邪通络。

（二）湿热兼风湿痹阻

1.主症

关节红肿疼痛，皮损多在腋窝、腹股沟等屈侧部位，有红斑、糜烂渗液，或掌跖部出现脓疱，或皮损上有脓点。舌红苔黄腻，脉濡或滑。

2.治则

清热利湿，祛邪通络。

（三）肝肾不足兼外邪痹阻

1.主症

腰酸肢软，关节疼痛，头晕目眩，皮损色淡，鳞屑少。女子有月经不调。舌淡苔薄，或舌淡体胖边有齿痕，脉细或濡细。

2.治则

补益肝肾,祛邪通络。

(四)处方

1.基本穴位

曲池、血海、膈俞。

2.随证选穴

(1)肘关节痛加:尺泽、曲泽、少海。

(2)腕关节痛加:阳溪、阳池、阳谷、腕骨。

(3)指关节痛加:八邪、三间、后溪。

(4)骶髂关节痛加:八髎、秩边、环跳。

(5)膝关节痛加:梁丘、膝眼、阳陵泉、足三里、阴陵泉。

(6)踝关节痛加:昆仑、丘墟、解溪、商丘。

(7)跖趾关节痛加:八风、太白、束骨。

(8)血热风湿痹阻加:曲泽、委中、三阴交。

(9)湿热兼风湿痹阻加:大椎、中脘、中极、阴陵泉。

(10)肝肾不足兼外邪痹阻:肾俞、肝俞、太溪、太冲、悬钟。

3.操作法

曲池、血海直刺泻法;膈俞刺络拔罐法,曲泽、委中用三棱针刺脉出血;肝俞、肾俞、太溪、太冲、悬钟、三阴交针刺补法。其余穴位均用泻法。

4.方义

曲池是手阳明经的合穴,手阳明经多气多血,又是本经气血会聚之处,功于通经止痛,是治疗筋骨疼痛的主要穴位。曲池配五行属于土,土乃火之子,故本穴又功善清热。曲池与血海配合,长于治疗皮肤病,皮肤病多因邪热入于血分、蕴结肌肤所致。手阳明经与手太阴经相表里,肺主表;手阳明大肠经与足阳明胃经同名相通,血海属于足太阴脾经,脾主肌肉;又血海善于治疗血分病,所以曲池与血海相配既可清血分之热,又可治疗邪气蕴结于肌肤的皮肤病。膈俞是血之会穴,刺络出血并拔火罐,既可清除血分之热,又可活血通络,清除瘀热,还可调血息风,因为血热必伤阴,阴伤则燥热生风,或血热外风乘之;膈俞刺络拔罐治疗皮肤病宗"治风先治血,血行风自灭"的法则。曲泽与委中刺脉出血,其意也是清除血热,活血祛瘀,因为曲泽属于心包经,心主血,委中乃血之郄穴。其余穴位大椎清热,中脘、中极、阴陵泉清热利湿,肾俞、肝俞、太溪、太冲、悬钟调补肝肾,濡养筋骨。关节部位的穴位属于局部取穴,主要作用是通经止痛。

(李海玲)

第六节 风湿性多肌痛

一、概述

风湿性多肌痛是一种临床综合征,其主要特点为颈、肩胛带与骨盆带疼痛和僵硬。发病时肩胛带、骨盆带、颈部三处中多有两处累及。本病呈明显区域性分布,欧美发病率较高,多见于50岁以上老年人,男女发病率约为1:2,本病与巨细胞动脉炎有密切关系。

西医学对风湿性多肌痛的病因与发病机制尚不清楚。其病因可能是多因素的。内在因素和环境因素共同作用下,通过免疫机制致病。多数学者认为与遗传因素、环境因素、免疫因素、年龄及内分泌因素有关。

风湿性多肌痛是一种常见病,针灸治疗有很好的效果。本病在中医学中无此病名,但中医学中的"痹证""历节""肌痹"的症状与其极为相似。其病因多为素体虚弱复感外邪所致。

二、诊断要点

风湿性多肌痛完全为一临床诊断,其临床指标中无一项具有特异性,诊断应严格符合定义中的表现。

(1)发病年龄超过50岁,多见于女性。

(2)肌肉疼痛分布在四肢近侧端,呈对称性,在颈、肩胛带及骨盆带三处易患部位中,至少两处出现肌肉疼痛,病程应持续一周以上。

(3)肌肉疼痛呈对称性分布和晨起僵硬。

(4)肌肉无红、肿、热,无肌力减退或肌萎缩。

(5)对小剂量糖皮质激素反应良好。

(6)实验室检查血沉明显增快,多在 50 mm/h 以上。

三、病因病机

其病因多为素体虚弱,卫外不固,复感外邪所致。

(一)外感风寒湿邪

自然界气候乖异,冷热无常,或居处潮湿,或汗出当风,或酒后当寒,或冒雨涉水,风寒湿邪袭于经脉,流注肌肉、关节,气血闭阻,发为痹证。风寒湿邪常各有偏胜,若以风邪偏胜,疼痛多走窜经络;若以湿邪为主,则肌肉酸痛,重浊乏力;若以寒邪为重,则疼痛剧烈,部位固定。

(二)气血虚弱

气血化生不足,卫外不固,无力抵御外邪入侵,风寒湿邪乘虚内侵筋肉,发为痹证。

(三)肾气虚弱

腰为肾之府,若肾精亏损,肾府及其膀胱经失于濡养,风寒湿邪乘虚而入,经络痹阻发为痹证。

四、辨证与治疗

(一)风寒湿证

1.主症

颈项部、肩胛部、腰骶部、腰髋部肌肉疼痛,或痛无定处,或痛处不移,或痛而兼有重浊感,常因天气变化而加剧,晨起肌肉僵硬。舌淡、苔薄白,脉沉弦或紧。

2.治则

温经散寒、祛风除湿。

(二)气血虚弱证

1.主症

颈项部、肩胛部、腰骶部、腰髋部肌肉疼痛绵绵,喜按恶风寒,不耐疲劳,心悸乏力,纳食不馨,腹胀便溏,面色㿠白。舌质淡而胖大,舌边有齿痕,舌苔白腻,脉沉弱。

2.治则

补益脾胃,生化气血,祛邪通经。

(三)肾气虚弱

1.主症

颈项部、肩胛部、腰骶部、腰髋部肌肉酸痛,喜欢按压,喜热恶风寒,腰膝酸软,舌质淡,脉沉弱。

2.治则

补益肾气,祛邪通络。

(四)治疗

1.处方

(1)基本穴位:大椎、风门、曲池、昆仑。

(2)风寒湿证加天柱、后溪、束骨。

(3)气血虚弱证加心俞、膈俞、脾俞、手三里、足三里。

(4)肾气虚弱证加肾俞、腰眼、飞扬、太溪。

(5)颈肩胛部位疼痛为主加颈百劳、天宗、承山。

(6)腰髋部、腰骶部疼痛为主加肾俞、关元俞、腰眼、委中。

2.操作法

祛邪通络的穴位,如大椎、曲池、昆仑、天柱、后溪、束骨、颈百劳、天宗、承山均针刺泻法,并可加灸。大椎、天宗针刺后拔火罐。余穴均用补法。

3.方义

本病是由于感受外邪闭阻经筋引起的病证,治疗应当祛除邪气,舒筋通络。基本处方中首选诸阳之会大椎,通达阳气,祛除邪气;曲池是手阳明经的合穴,为本经气血汇聚之处,其盛大如海,阳明经又多气多血,故本穴功善调气血通经络,有走而不收之称,是通经止痛的主要穴位。

本病的病变部位在太阳经,这是因为足太阳经和足太阳经筋的循行部位和其病变相吻合,如《灵枢·经脉》足太阳经"是动则病……项似拔,脊痛,腰似折,髀不可以曲,腘如结",《灵枢·经筋》足太阳经筋为病"腘挛,脊反折,项筋急,肩不举,腋支,缺盆中纽痛,不可左右摇"。足太阳经又"主筋所生病",所以在治疗中以太阳经穴为主,取风门属于局部取穴范畴,又可加强大椎祛邪散风之力;昆仑穴是足太阳经经穴,"所行为经"主通行气血,又有通表祛邪散风的作用;天柱属于局部取穴范畴,又有祛风通络的作用;束骨、后溪同属太阳经,属于同名经配穴,上下呼应,有协同的作用,二穴在五输穴中同属"输穴","俞主体重节痛",配五行属于木,木主风,故二穴配合既可通经止痛,又可散风祛邪;委中、承山基于"经脉所过,主治所及"的原理,又是治疗腰背痛的重要穴位;心俞、膈俞、脾俞健脾补心,补益气血;肾俞、关元俞、腰眼补益肾气,扶正祛邪。

(李海玲)

第七节　强直性脊柱炎

强直性脊柱炎是一种与人类白细胞抗原 B27 相关、病因不明的慢性炎症性疾病。早期常累及骶髂关节，晚期可累及中轴骨、脊柱、脊柱旁软组织，也可出现外周关节受累，严重者可发生脊柱畸形和关节强直。强直性脊柱炎可引起明显的疼痛、致残以及全球性社会负担。强直性脊柱炎是脊柱关节病或脊柱关节炎家族中的一种。该组疾病是一个互相关联但又各有特点的疾病家族，而不是具有不同临床表现的单种疾病。

本病发病形式较隐匿，早期有厌食、低热、乏力、消瘦和贫血等症状；少数病例可见长期低热、体重减轻和关节痛等酷似风湿热的表现。腰背痛、晨僵、腰椎各方向活动受限和胸廓活动度减少是强直性脊柱炎的典型症状。

本病男女之比为（5～10）∶1，女性发病较缓及病情较轻。发病年龄通常在 13～31 岁，高峰为 20～30 岁，40 岁以后及 8 岁以前发病者较少见。

一、中医对强直性脊柱炎的认识

《黄帝内经》对痹病的概念、病机、病位、症状及鉴别、预后等均有较详尽的记载，是后世医家论痹、治痹之渊源，其中有关"肾痹""骨痹"的论述，颇多与现代医学之强直性脊柱炎有相似之处，可以看作是中医学对本病认识的先驱。如《素问·痹论》云："五脏皆有所合，病久而不去者，内舍于其合也。故骨痹不已，内舍于肾……肾痹者，善胀，尻以代踵，脊以代头。"又如《素问·骨空论》云："督脉为病，脊强返折。"在汉隋唐时期，如《诸病源候论·背偻候》云："肝主筋而藏血，血为阴，气为阳。阳气，精则养神，柔则养筋。阴阳和同，则血气调适，共相荣养也，邪不能伤。若虚则受风，风寒搏于脊膂之筋，冷则挛急，故令背偻"等。元代朱震亨《丹溪心法·腰痛七十三》云："湿热腰痛者，遇天阴或久坐而发者是也；肾虚者，痛之不已也。瘀血者日轻夜重者也。"此明确指出，肾虚是腰痛的根本原因。到了明清时期，《杂病源流犀烛》云："凡人一身之骨，最大者脊骨也……且居中丽正，一身之骨胥于是附，犹屋之正梁，且为一身之骨之主也。"尤在泾《静香楼医案·下卷》云："脊背为督脉所过之处，风冷承之，脉之不得通，则恶寒而痛，法宜通阳。"此明确指出应以"温通"为用。以上记载有关腰脊、骶髂关节部位疾病的描述，虽然不能认为它就是强直性脊柱炎，但其中包含着似本病的可能性。

二、病因病机

(一)病因

大偻之病因，与尪痹类似，与外邪、正虚密切相关，感受外邪是标，正气亏虚，尤其肾督亏虚是本。而导致外邪入侵，肾、督、肝、脾不足的原因，均可视为本病的病因。

1.外邪侵袭

外邪者，即六淫，风寒暑湿燥火，与大偻的产生，或者说是与痹病的产生相对密切的，自然是风寒湿三邪，凡可导致此三邪入侵人体的因素，均可视为病因，此与尪痹类似，也可以从三个方面讲述。

（1）季节气候异常：四季变化，春温夏热秋凉冬冷，各有特点。当至而不至，当去而不去，太过或是不及，均可致病。其次，春之温，多夹有风；夏之热，多夹有湿；而秋凉冬冷，则为寒。感受风寒湿之邪，则易为痹。外邪之侵袭，足太阳经脉首当其冲，太阳与少阴相表里，若其人肾气虚于前，又有外邪袭于后，则会入于少阴之经脉，继而肾督二脉受累，经络之气受阻，气血闭阻，肾督阳气被遏，则腰脊筋骨失于温煦，则发为本病。《素问·刺腰痛》曰："足太阳脉令人腰痛，引项脊尻背如重状。"风寒湿三邪之中，又以寒湿为主。陈念祖《时方妙用·痹》曰："深究其源，自当寒与湿为主。盖风为阳邪，寒与湿为阴邪，阴主闭，闭则郁滞而为痛。是痹不外寒与湿，而寒与湿亦必假风以为帅，寒曰风寒，湿曰风湿，此三气杂合之谈也。"《诸病源候论·腰痛不得俯仰候》曰："肾主腰脚，而在三阳、十二经、八脉，有贯肾络于腰脊者，劳损于肾，动伤经络，又为风冷所侵，血气搏击，故腰痛也，阳病者不能俯，阴病者不能仰，阴阳俱受邪气者，故令腰痛，不能俯仰。"《证治准绳》论腰胯疼说："若因伤于寒湿，流注经络，结滞骨节，气血不和，而致腰胯脊疼。"寒湿之邪易伤人之阳气，太阳之气易受其所损。同时，太阳为寒水，同气相求，寒湿亦易袭之，折损阳气，随而入于相为表里的少阴。腰为肾之府，寒湿之邪侵袭足少阴肾经，可以发生腰痛、脊椎骨痛，向上则引发肩背痛，向下则牵掣耻骨联合少腹痛，发展至胸椎时则沿胁肋呈束带样疼痛。

（2）居处环境欠佳：凡居住在寒冷、潮湿地区，或长期在高温、水中、潮湿、寒冷、野外等环境中生活工作而易患大偻。《金匮要略·五藏风寒积聚病脉证并治》曰："肾着之病，其人身体重，腰中冷，如坐水中……身劳汗出，衣里冷湿，久久得之。"唐·孙思邈在《备急千金要方》指："腰背痛者，皆由肾气虚弱，卧冷湿，当风所得也。"朱丹溪《丹溪心法》云："大率因血受热，已自沸腾，其后或涉冷水，或立湿地，或扇取凉，或卧当风，寒凉外搏，热血得寒，汗浊凝涩。"

（3）调摄不慎：睡眠时不着被褥，夜间单衣外出，病后及劳后居外檐下、电扇下受风，汗出入水中，冒雨涉水等，则风寒湿之邪随而入体，成为致病因素。尤在泾《静香楼医案》曰："背脊为督脉所过之处，风冷乘之，脉不得通……背脊中藏有督脉，不通而痛。"《外台秘要·卷十三·白虎方五首》云："大都是风寒湿之毒，因虚所致，将摄失理，受此风邪，经脉结滞，血气不行，蓄于骨节之间，或在四肢，肉色不变。"《诸病源候论·背偻候》说："肝主筋而藏血，血为阴，气为阳，阳气精则养神，柔则养筋，阴阳和同则气血调适，共相荣养也，邪不能伤。若虚则受风，风寒搏于脊膂之筋，冷则挛急，故令背偻。"故平素要注意保护腰背不受于风寒之侵也。

2.内伤脏腑

若以脏腑论，本病之虚，也与脾肾相关。但与尪痹相比，同中有异，因本病还涉及督脉，在肾虚的同时，还往往伴有督脉的空虚。肾为先天之本，禀之父母，赖后天精血不断滋养，藏之于肾而生髓主骨，充养脊柱。督脉为奇经八脉之一，行于背之中，总督一身之阳经，有"阳脉之海"之称，能调节阴阳，交通心肾，督脉为病，则出现经脉所行部位受病的临床表现。如《医学衷中参西录》说："凡人之腰痛，皆脊梁处作痛，此实督脉主之……肾虚者，其督脉必虚，是以腰疼。"

（1）肾督亏虚：强直性脊柱炎其病变主要以腰背部为主，为督脉之所过，其病也，与肾虚、督脉亏虚密切相关。《灵枢·五癃津液别》云"五谷之津液和合而为膏者，内渗入于骨空，补益脑髓，而下流于阴股。阴阳不和，则使液溢而下流于阴，髓液皆减而下，下过度则虚，虚故腰背痛而胫酸。"《素问·逆调论》中说："肾者水也，而生于骨，肾不生则髓不能满，故寒甚至骨也……病名曰骨痹，是人当挛节也。"《灵枢·经脉》所云："督脉之别，名曰长强，挟背上脊，散头上……实则脊强，虚则头重"。《素问·骨空论》也谓："督脉为病，脊强反折。"

导致肾虚督亏的原因有如下几点：先天禀赋不足，肾为先天之本，来源于父母的元精元阳，父母的体质会影响下一代的体质。肾藏精,主骨生髓,若先天不足,即易表现出骨之病变。大偻之为病,也常于年少所发,与肾虚,元精元阳不足以养骨有密切的关系。《景岳全书·腰痛》亦云:"所以凡病腰痛者,多由真阴之不足,最宜培补肾气为主";房事不节,纵欲过度,则可致使精液流失过多,肾阴、肾阳因之缺损而致肾虚;久病失养,各种慢性疾病随着病程的延长,正气逐渐衰弱,有先伤于脾,脾为后天之本,为人体运化水谷精微,也为先天之本的肾提供能量,若脾伤日久,肾精得不到有益的补充,也会出现肾精的亏虚。

(2)脾胃虚弱:脾胃为后天之本,主运化水谷而为气血化生之源,脾胃失运化,则水谷精微不能化生气血以充养机体,气血不足则筋脉拘急挛缩。

导致脾胃虚弱的原因,有以下几点:长期居住在潮湿的环境下,或是汗出入水中,冒雨涉水,感受湿邪,"太阴之上,湿气主之",同气相求,入脾而伤脾,如岭南地区,天气潮湿,民多感受湿气,久之,则常见脾胃之虚也;饮食不当,长期处于饥饿状态,会引起脾胃的虚弱,长期的暴饮暴食,也会加重脾胃的负担,而引起脾胃的虚弱;情绪的波动,长期处于抑郁状态,木郁克土,肝的疏泄功能受损,影响脾胃的运化功能,而导致脾胃的虚弱;肾督亏虚,肾为下焦元气所发之源,督脉统一身之阳,脾胃的运化有赖肾气、督阳的功能发挥,若肾气不足、督阳亏虚,则致釜底无火,腐熟无权。

(3)肝失疏养:肝主疏泄,主筋,开窍于目,大偻之为病,与肝失疏养密不相分,《诸病源候论·背偻候》明确指出:"肝主筋而藏血,血为阴,气为阳,阳气精则养神,柔则养筋,阴阳和同,则气血调适,其相荣养也,邪不能伤,若虚则受风,风寒搏于脊膂之筋,冷则挛急,故令背偻。"导致肝失疏养的原因,有以下几点:七情过激,情志所伤。肝主疏泄,主谋虑,性喜条达,情志所伤,肝郁气滞或数谋不决,导致肝气壅遏,气机不畅或阻滞,气血转枢不利,欲伸不达,四肢不利。郁久化热化火,肝为刚脏,内寄相火,肝火内炽,上犯目窍,而见睛红之症。肝藏血,肝气郁结,疏泄不利,血运受阻,关节痹痛;饮食不当,如恣食肥甘,或嗜酒过度,日久积热,肝病夹热火,上炽而伤目伤筋。如进食过多寒凉之物,伤及肝之阳气,肝阳主疏泄,疏泄不力,气滞血瘀,关节痹阻;失血、产后、久病,可以导致肝血不足,肝体阴而用阳,主藏血主筋,肝血不足,不能濡养筋骨,关节拘挛不舒。

3.痰瘀痹阻

痰、瘀是疾病过程中的病理产物,同时又可以成为致病因素。痰,包括饮,是水液代谢障碍的病理产物。瘀血,乃是血液停积,运行失常的病理产物。

(1)瘀血痹阻:《景岳全书·风痹》曰:"盖痹者,闭也,以血气为邪所闭,不得通行而病也。"先天禀赋不足之人,肾虚督空,复感六淫外邪,痹着腰部,津血凝滞不行,影响筋骨的荣养,而致腰部疼痛、脊柱伛偻。跌仆外伤直接损伤筋脉骨骼,或离经之血阻滞脉络,不通则痛,此为外伤而诱发。

1)先天不足,肾虚致瘀 本病的内因是先天禀赋不足,肾督亏虚。肾为先天之本,寓元阴、元阳,为人身阴阳之本,对全身脏腑、组织起着滋养、濡润、温煦、气化作用;督脉督一身之阳。若肾督亏虚,阳气无力温煦、推动血液的运行,机体功能活动低下。"阳虚则阴盛,阳虚则寒",血受寒则凝,寒凝经脉,气血不运,虚热煎灼,津亏不足以载血运行,所谓"热之所过,血为之凝涩也"。

2)风寒湿阻,经脉血瘀 风寒湿热之邪阻滞经脉,气血运行不畅,流注经络,深入骨节,使邪欲外达而无出路,气血欲行而无通道,故邪恋于内,气滞血瘀。正如《医学传心录·痹症寒湿与风乘》所说:"风寒湿气侵入肌肤,流注经络,则津液为之不清,或变痰饮,或成瘀血,闭塞隧道,故作痛走注,或麻木不仁"。

3)跌仆损伤,血脉瘀滞 扭挫、坠堕、跌仆外伤不仅损伤腰肌、脊柱,而且使气血运行不畅,气滞血瘀,经络阻塞,诱致本病的发生。《景岳全书·腰痛》亦云:"跌仆伤而腰痛者,此伤在筋骨而血筋凝涩也。"《金匮翼·腰痛》指出:"盖腰者一身之要,屈伸俯仰,无不为之,若一有损伤,则血脉凝涩,经络壅滞。"

4)痹病日久,久病致瘀 强直性脊柱炎病程缠绵,久病入络而致瘀。叶天士认为:"经年累月,外邪留著,气血皆伤,其化为败瘀凝痰,混处经络,脉络中气血不行,遂至凝塞为痛。"痹病日久,脏腑内伤,阳气虚弱,络中血运行无力,络血瘀阻。《素问·痹论》说:"病久入深,荣卫之行涩,经络时疏,故不通。"痹病日久,邪气深入经隧筋骨,气血运行不畅,终则血瘀固结,着筋伏骨,正所谓"久病血停为瘀""病久入络"。《类证治裁》曰:"痹久必有浊痰败血,瘀滞经络。"

(2)痰邪痹阻:《证治准绳·腰痛》曰:"有痰积郁滞督脉,流搏瘀血内,亦作痛。"寒遏阳气,温煦蒸化失司,则津液凝结形成痰浊。一则,肾虚是痰瘀的内在因素,肾督亏虚,寒湿内侵,则气血行涩,津液聚止,日久酿湿成痰,流注腰脊,闭阻经络。正如《杂病源流犀烛》中说:"痰之为病,流动不测,故其为害,上自巅顶,下至涌泉,随气升降,周身内外皆到,五脏六腑俱有"。强直性脊柱炎常表现为腰背僵痛,上至颈椎,下至尾椎,时发时止。二则,六淫侵袭是痰瘀的外在因素,风寒湿邪入侵,阻滞经络,血脉阻塞,使气血运行不畅,而成瘀血、痰饮。或因久居湿热之域,化热灼阴伤津,炼液为痰,阴虚血滞为瘀。清·董西园论痹"痹非三气,患在痰瘀"。三则,久病多痰,本病为慢性病,病程长,久病则气血渐虚,推动无力,水湿蕴结,痰饮内生,流注关节,则为肿痛,且缠绵不愈。

(二)病机

强直性脊柱炎的基本病机为"阳气不得开阖,寒气从之"。古代医家把人体的阳气比做天体中的太阳,具有护卫生命、温煦脏腑、抵御外邪、推动、升提、气化等与天体中阳气一样的作用,《黄帝内经》中也有"阳气者若天与日,失其所则折寿而不彰,是故阳因而上,卫外者也"的精辟论述,指出阳气的重要性。《素问·生气通天论》还谓:"阳气者,精则养神,柔则养筋。开阖不得,寒气从之,乃生大偻。"对于强直性脊柱炎来说,肾督阳虚是根本,寒湿痰瘀是外在因素,也波及脾胃及肝。

1.肾虚督寒

焦树德教授根据多年临床经验提出肾虚督寒是本病的根本病机,认为肾督阳虚是本病的内因,寒邪入侵是外因,内外合邪,阳气不化,寒邪内盛,影响筋骨的荣养淖泽,而致脊柱伛偻。

肾为水火之脏,内藏元阴元阳。"主骨生髓",肾精充实,则骨髓生化有源,筋骨得以充养而强劲;肾精亏虚,则骨髓生化失源,骨髓空虚,腰膝酸软无力。痹总关肾,《中藏经·论痹》:"骨痹者,乃嗜欲不节伤于肾也。肾气内消,则不能关禁;不能关禁,则中上俱乱……下流腰膝,则为不遂;旁攻四肢,则为不仁。"《素问·脉要精微论》曰:"腰者肾之府,转摇不能,肾将惫矣。"

督脉为奇经八脉之一,行于背之中,总督一身之阳经,有"阳脉之海"之称,能调节阴阳,交通心肾。《素问·骨空论》说:"督脉者……贯脊属肾,夹脊抵腰中……督脉为病,脊强反折。"《脉经·评奇经八脉病》云:"……此为督脉,腰背强痛,不得俯仰。"肾精不足,髓窍空虚,易招致外邪入侵,尤其寒湿之邪,侵于肾、督两经,而出现腰痛脊强之症。

寒湿为阴邪,易伤人体阳气,寒与肾相合,故易受寒之侵袭而直中于肾,侵犯腰脊,致使经脉闭阻,不通则痛,故腰痛,难以俯仰。临床患者常表现为畏寒肢冷,疼痛遇寒则剧,得温则舒,关节肿痛均为寒湿侵犯人体,阻碍气血运行之候。而寒湿久恋,两邪相搏,更使病情缠绵难愈,致使病程漫长,治疗困难。《备急千金要方》云:"腰背痛者,皆由肾气虚弱,卧冷湿地,当风所得也。"《证治准绳》论腰胯疼说:"若因伤于寒湿,流注经络,结滞骨节,气血不和,而致腰胯疼痛。"

2.脾胃虚弱

脾胃虚弱与痹病的关系,主要体现在脾胃虚弱,气血生化失调,卫气不足,易受风寒湿邪的外袭,而伤人体阳气;气虚则血瘀,血虚则气滞,气血亏虚,则气滞血瘀,痹阻疼痛;脾失健运,湿浊内生,聚湿成痰;脾气虚不足以推血,则血必有瘀,痰瘀合邪,下注腰脊,则僵硬难以屈伸。与痹病一样,脾胃虚弱在大偻当中也有类似的病机。

大偻的辨证中,肾虚督寒是根本,脾胃虚弱,也会直接导致肾虚,是以脾为后天之本,其功能下降,就会直接导致先天之本功能的失调,即肾的功能失调。肾的功能得以正常进行,也需脾所生气血的支持。脾与肾相关,依据脏腑在生理上相互资助,病理上互相影响,体现了脏腑同病的病机和整体观念。一,肾为先天之本,主藏精,脾为后天之本,气血生化之源,二者相互资生,相互促进,维持人体的生命活动。前人有"先天生后天,后天济先天"之说。《傅青主女科》曰:"脾非先天之气不能化,肾非后天之气不能生。"二,气血化生在脾,真精封藏在肾,精中生气,气中生精。张景岳云:"以精气言,则肾精之化,因于脾胃,以火土而言,则土中阳气,根于命门""精能生气,气能生精""精之与气,本自互生"。三,在病理情况下,脾肾也相互影响,其中任何一脏发生病理改变,都势必影响到另一脏正常的生理功能的发挥,《景岳全书》曰:"或先伤于气,气伤必及于精,或先伤于精,精伤必及于气。"

李东垣在《脾胃论》中有这样的记载:"脾病则下流乘肾,土克水,则骨乏无力,是为骨蚀令人骨髓空虚,足不能履地,是阴气重叠,此阴盛阳虚之证。"因此,脾胃虚弱是疾病发生原因,且可以直接影响于肾,在治疗上应注意调理脾胃。

在强直性脊柱炎的发病过程中,或者说是脊柱关节病的发病过程中,有一点区别于其他痹病的,就是易合并出现肠道疾病,如溃疡性结肠炎、克罗恩病等。即使无上述疾病,也有相当一部分患者合并有慢性的腹泻症状。这也可作为脾病与强直性脊柱炎关系的佐证。因于长期的慢性肠胃疾病,导致脾胃虚弱,化源不足,影响致肾精空虚,督脉亏乏,从而发为强直性脊柱炎。另一方面,强直性脊柱炎是慢性病,其肾督亏虚,督脉统一身之阳,肾督亏虚,也会导致阳气不足,温煦不力,后天之脾,得不到阳气的温养,也会导致脾胃亏虚,水湿下注,蕴结肠道,而出现反复腹泻之症状。其次,强直性脊柱炎为慢性病,需长期服药治疗,很多患者,因长期使用消炎止痛药,甚至不规范的使用激素,导致脾胃受损,继之影响肾督,加重病情,迁延不愈。

3.肝失疏养

强直性脊柱炎在整个发病过程中,与肝有着密不可分的关系。首先体现在与筋的关系上,筋者,即肌腱、韧带和筋膜等。筋有连接和约束骨节、主持运动、保护内脏等功能。筋附着于骨而聚于关节,《素问·五脏生成》说:"诸筋者,皆属于节";《素问·脉要精微论》说:"膝为筋之府"。筋与肝的关系十分密切,《素问·宣明五气》"肝主筋"。肝之气血可以养筋,《素问·经脉别论》说:"食气入胃,散精于肝,淫气于筋"《素问·平人气象论》"藏真散于肝,肝藏筋膜之气也。"可见肝所获得的精气,都会布散至筋,发挥濡养作用,若肝之气血不足,筋得不到充足的滋养,就会发生病变。《素问·上古天真论》:"丈夫……七八,肝气衰,筋不能动"。肝病及筋引起诸筋病变,如《素问·痿论》:"肝气热则胆泄口苦,筋膜干,筋膜干则筋急而挛,发为筋痿"。说明肝病日久可传于筋,引起筋的各种病变。同时筋病日久,也会内传于肝,引起肝病,如《素问·痹论》"筋痹不已,复感于邪,内舍于肝"。强直性脊柱炎首先是肌腱端病,附着点的炎症,即为筋之病,及后,患者会表现出筋强拘挛,屈伸不利,是筋之挛急也,是肝之气血不足,筋失所养,肝气失用,伸缩功能受影响也。《诸病源候论·背偻候》明确指出:"肝主筋而藏血,血为阴,气为阳,阳气精则养神,柔则养筋,阴阳和同,则气血调适,其相荣养也,邪不能伤,若虚则受风,风寒搏于脊膂之筋,冷则挛急,故令背偻"。

其次,强直性脊柱炎与肝的关系密切,表现在目病上。强直性脊柱炎易合并结膜炎、葡萄膜炎,表现为目赤、视物模糊等。《素问·金匮真言论》肝"开窍于目",肝藏血,眼赖肝血濡养才能发挥正常功能,《素问·五藏生成》:"肝受血而能视",《灵枢·脉度》:"肝气通于目,肝和则目能辨五色矣"。肝病时,如肝血不足,则视物不清,肝经风热,则目赤痒痛。

再次,肝主疏泄,其疏,可使气的运行通而不滞,其泄,可使气散而不郁。这对于气机的疏通、畅达、升发是一个重要的因素。肝的疏泄功能正常,则气的运动疏散通畅,血的运行和津液的输布也随之而畅通无阻,经络通利。若肝失疏泄,则气机郁滞,血液的运行障碍,则可形成血瘀,出现胸胁疼痛,关节变形疼痛。肝主疏泄,还表现在对情志的调控上。肝的疏泄功能正常,则气机调畅,气血和调,心情亦开朗,肝失疏泄,气机不畅,就会出现郁郁寡欢,情志压抑。肝经脉布于两胁,胆附于肝,其脉亦循于胁,肝失疏泄,肝脉不通,肝络失养,则会引起胁痛,呼吸时加重。

强直性脊柱炎的主要病机在肾虚督寒上,如何累及于肝,自然与肝肾同源有着莫大关系。肝藏血,肾藏精,精和血之间存在着相互滋生和相互转化的关系,血的化生,有赖于肾中精气的气化,肾中精气的充盛,亦有赖于血液的滋养。即精能生血,血能化精。在病理上,两者也相互影响,如肾精亏损,可导致肝血不足,反之,肝血不足,也可引起肾精亏损。另外,肝主疏泄与肾主封藏之间亦存在着相互制约、相反相成的关系。由于肝肾同源,肝肾阴阳之间的关系极为密切,肝肾阴阳,息息相通,相互制约,协调平衡,在病理上也常相互影响,如肾阴不足可引起肝阴不足,肝阴不足,可导致肾阴的亏虚。反之,肝火太盛也可下劫肾阴。如本病,起病首在肾虚,因于肾虚,而导致肝之气血亏虚,肝血不足,筋失所养,则筋强疼痛,目失所养,目赤视矇。

4.痰瘀痹阻

寒湿胶合,饮湿积聚为痰浊,寒湿阻碍气血运行,导致血瘀产生。《素问·平人气象论》云:"脉涩曰痹",四字概括了痹病病因病机的真谛。清·董西园《医级·杂病》中说:"痹非三气,患在痰瘀。"强直性脊柱炎患者由于肾虚督寒,阳气不足,水液代谢失常,气血失于正常运行,而致体内痰浊内生,瘀血停留。张景岳说:"至虚之处,便是留邪之所。"痰浊、瘀血着于督脉,随于经络,流注脊柱,充塞关节,深入骨骸,至脊柱强直转侧不能。风寒湿邪日久,三邪留滞筋骨关节,致气血闭阻,经脉不畅,胶合成瘀。《素问·举痛论》曰:"寒气入经而稽迟,泣而不行,客于脉外而血少,客于脉中则气不通,故卒然而痛"。《灵枢·百病始生》曰:"是故虚邪之中人也,始于皮肤,皮肤缓则腠理开,开则邪从毛发入,入则抵深,深则毛发立,毛发立则淅然,故皮肤痛。"又《素问·五藏生成》言:"卧出而风吹之,血凝于肤者为痹",示风可以凝滞气血。气血凝滞,经脉痹阻,关节不利。或跌扑闪挫,外伤术后,导致血行凝滞局部,形成瘀血,清·沈金鳌《杂病源流犀烛·跌扑闪挫流源》言:"忽然闪挫,必气为之震,因所壅而凝集一处,气凝则血亦凝矣"。或于产后气血亏虚,瘀血阻络,累及肝肾,而筋拘而腰背疼痛,如清·傅山《傅青主女科》言:"产后百节开张,血脉流散,气弱则经络间血多阻滞,累日不散则筋牵脉引,骨节不利,故腰背不能转侧,手足不能动履"。痰瘀既成,则交互为患,痹阻经脉,使病情更加复杂,缠绵难愈。痰浊瘀血致痹初起并不一定兼夹,而是以痰浊或瘀血为主,然久则痰病累血、血病累痰,出现痰浊瘀血交阻之象;痰浊瘀血易阻滞经脉,气血运行不畅,出现肢体麻木、屈伸不利、局部刺痛、固定不移、昼轻夜重,关节或肢体肿胀、水肿;病变局部肤色紫黯或有瘀斑,皮肤甲错或面、唇发绀。痰浊瘀血既是脏腑功能失调的病理产物,又是导致疾病发生的原因,所以痰浊瘀血导致的痹病往往是病因互相交错,病机错综复杂,诸多症状交互出现,病情多变。瘀血痰浊可为诱发强直性脊柱炎的病因,也是病邪作用人体的病理性产物。

三、临床表现

(一)症状

1.中轴病变

(1)炎性腰痛:隐匿起病,患者逐渐出现腰背部或骶髂部疼痛,活动后好转,休息时加重,夜间痛明显,翻身困难,可伴有晨僵。部分患者有臀部钝痛或骶髂部剧痛,偶尔向周边放射。咳嗽、打喷嚏、扭腰可加重症状。

(2)臀部疼痛:早期臀部疼痛为间断性一侧疼痛,或交替性双侧疼痛,逐渐演变为双侧持续疼痛。

(3)脊柱活动受限:最先出现腰椎受累,腰椎向各个方向活动可能受限,尤其指地距增大,或呈"板状腰"。随着病情进展,整个脊柱可发生由下而上的强直,先是腰椎前凸曲线消失,接着胸椎后凸而呈驼背畸形,进而颈椎受累,颈椎活动受限,此时患者体态变为头向前俯,胸部变平,腹部突出,呼吸靠膈肌运动,最后脊柱各方向活动完全受限,此阶段疼痛、晨僵反不明显。

2.外周关节

(1)下肢大关节炎:常为非对称性寡关节炎,膝、踝和肩关节受累常见,偶见肘、手、足等小关节。多出现在疾病早期,较少导致关节破坏。

(2)髋关节:多起病于发病前5年内,表现为疼痛、活动受限、屈曲挛缩及关节强直,常双侧受累。年幼及外周关节炎起病者易出现髋关节病变。

3.附着点炎

肌腱、韧带骨附着点炎症为本病特征性的临床表现。如胸肋关节、柄胸联合等部位的附着点炎症,可出现胸痛,咳嗽或喷嚏时加重,有时被误诊为"胸膜炎";也可见于肋胸连结、脊椎、髂峰、大转子、坐骨结节、胫骨结节和足跟等部位。约半数以上病例出现外周关节症状,以髋、膝、踝等下肢大关节多见,也可累及肩、腕等上肢大关节,指、趾等末梢小关节受累者则少见,较少表现为持续性和破坏性。

4.全身症状

表现轻微,少数有发热、疲倦、贫血、消瘦等,偶有其他关节受累。以中轴关节症状为主者全身症状较轻,而外周关节受累严重者,全身症状较为突出。

(二)体征

早期强直性脊柱炎体征不多,可有骶髂关节、髂峰、耻骨联合等骨盆突起部位压痛。正确、全面的体格检查有助于发现早期骶髂关节炎和肌腱、韧带骨附着点炎症。

1.指地距

患者在保持双膝伸直的情况下,尽量向下弯腰、伸臂,测量指尖与地面间的距离。该方法可以了解总的适应性和髋部状态。

2.枕墙距

患者背靠墙壁直立,双足跟贴紧墙壁,眼平视,测量其枕骨结节与墙壁间的距离。正常枕骨结节可触及墙壁。而颈僵直和/或胸椎段畸形后凸者该间隙增大至几厘米以上,致使枕部不能贴壁。

3.颌胸距

患者直立或坐位低头,测量下颌至胸骨上窝距离,正常人为 0 cm。意义同上。

4.胸廓活动度

患者直立,用刻度软尺测其第 4 肋间隙水平(女性乳房下缘)深吸气和深呼气之胸围差。正常为 5 cm 以上。小于 2.5 cm 为胸廓活动度下降。

5.Schober 试验

患者直立,在背部正中线髂嵴水平作一标记为"0",分别向下 5 cm、向上 10 cm 作标记。令患者弯腰(注意保持双腿直立),测量两个标记间距离。若增加少于 4 cm,则提示腰椎活动度降低。能较准确地反映腰椎的前屈和侧弯运动受限的程度。

6."4"字试验

患者仰卧,一腿伸直,另一腿屈膝将足置于对侧大腿上。医者一手压住直腿侧髂嵴,另一手握屈膝上搬、下压。若下压时臀部发生疼痛,提示屈侧存在骶髂关节病变。

7.骨盆分离试验

患者仰卧时压迫双侧髂骨翼。引出疼痛为阳性。

8.骨盆挤压试验

患者侧卧,从另一侧按压骨盆,引出骶髂关节疼痛为阳性。

9.骶髂关节压迫试验

骶髂关节位于两侧髂后上棘连线相当于第 2 骶骨水平的中点,直接按压此处,如出现疼痛,提示该关节受累。

10.骶髂关节推压试验

患者仰卧,医者双手放其髂嵴部,拇指放髂前上棘处,手掌按髂结节,用力推压骨盆。如骶髂关节周围疼痛,提示该关节有病变可能。

11.骶髂关节定位试验

患者仰卧,医者右手放在患者双膝下部,使髋关节屈曲成直角位,左手压住患者膝部,使其骨盆紧贴检查台。令患者肌肉放松,以大腿为杠杆,将骨盆向右和左挤压。如有骶髂关节炎,患侧受挤压时疼痛较轻,而拉开时疼痛明显。

(三)常见并发症

作为一种全身慢性炎症性疾病,强直性脊柱炎还可累及其他器官,表现为关节以外的并发症。

1.眼部病变

1/4 的患者在病程中发生眼色素膜炎,如急性前葡萄膜炎或虹膜炎,单侧或双侧交替,症状如疼痛、畏光、流泪等。可反复发作,甚至可导致视力障碍。

2.肺部病变

肺部病变为本病后期常见的关节外表现,一般发生在病程 20 年以上者。临床可无明显症状,也可有咳嗽、咯痰、气短,有时见咯血。随着病情发展,胸廓活动受限,部分患者可出现双肺,尤其是肺尖纤维化、囊性变以至空洞形成,肺功能进一步受损,有时易被误诊为结核。晚期常合并机遇性感染或并发真菌感染而使病情更为复杂。尚有胸膜增厚粘连,肺门及膈顶模糊,以及条状肺膨胀不良等,但不多见。

3.骨折及脱位

本病发生脊柱强直后,一般都并发严重的骨质疏松,故易发生骨折。脊椎骨折以颈椎最易发生,尤以第5~7颈椎多见,是病死率最高的并发症。患者外伤后,若出现颈、肩背痛或肢体麻木者,应除外脊柱骨折的可能。自发性寰枢椎前脱位见于晚期患者,表现为枕部疼痛,可伴或不伴有脊髓压迫症状。

4.神经系统

神经系统症状来自压迫性脊神经炎或坐骨神经痛、椎骨骨折或不全脱位以及马尾综合征。慢性进行性马尾综合征为后期强直性脊柱炎罕见而重要的并发症,其原因尚不明,可能与慢性蛛网膜炎有关,表现为尿道和肛门括约肌功能不全,伴疼痛和大腿及臀部痛觉缺失,渐发展为夜间失禁、直肠感觉迟钝、阳痿、踝反射消失。

5.心血管病变

心血管病变多见于病程较长、病情比较严重的病例,以及全身症状和外周关节受累较突出者。其病变主要包括上升性主动脉炎、主动脉瓣膜下纤维化、主动脉瓣关闭不全、二尖瓣脱垂和二尖瓣关闭不全、心脏扩大、房室传导阻滞、束支传导阻滞、扩张型心肌病以及心包炎等。主动脉瓣闭锁不全及传导障碍见于3.5%~10%的患者。

6.泌尿系统

肾损害较少见,主要为IgA肾病和肾淀粉样变。有认为IgA肾病与炎症性肠病有关,而淀粉样变一般为继发性。前列腺炎,据报道强直性脊柱炎患慢性前列腺炎者比普通人群多见。

7.耳部病变

有报道强直性脊柱炎患者中29%可发生慢性中耳炎,为正常对照组的4倍。发生慢性中耳炎的患者关节外表现明显多于无发生慢性中耳炎的患者。

四、针灸疗法

强直性脊柱炎是致残率较高的疑难病之一,临床上多采用内外兼治的综合方法积极治疗,综合治疗对改善关节炎症、控制疾病发展,以及提高远期疗效,增强患者肢体关节功能和提高生存质量均有较好的效果。

(一)体针

毫针刺入人体穴位,可起到调整阴阳、疏通经络、补虚泻实的效果。根据强直性脊柱炎的不同证候特点,可选用不同的体针取穴部位。

1.肾虚督寒型

(1)治则:补肾祛寒。

(2)取穴:督脉穴及足太阳膀胱经腧穴为主,关元、命门、腰阳关、肾俞。

(3)加减:腰膝酸软者可加太溪,补肾固本;遗精者可加三阴交,调补肝、脾、肾三经之气而固摄精;阳痿者可加中极温补元气,直接兴奋宗筋。

2.痹阻肢节型

(1)治则:温经散寒、除湿利痹。

(2)取穴:病变涉及的华佗夹脊穴、大椎、风门、风池、委中、飞扬、昆仑、阳陵泉。

(3)加减:肢体困重者,加足三里、阴陵泉、三阴交。

3.湿热瘀阻型

(1)治则:清热祛湿除痹。

(2)取穴:病变涉及的华佗夹脊穴,以及足太阳膀胱经的背俞穴、阴陵泉、中极、丰隆、足三里。

(3)加减:发热者,加大椎、曲池、合谷、外关;目赤肿痛者,加攒竹、瞳子髎、太阳、合谷、太冲;大便干、小便黄者,加曲池、支沟、丰隆、上巨虚、下巨虚。

4.肝肾亏虚型

(1)治则:补益肝肾、充养气血。

(2)取穴:相应病变部位的夹脊穴,肝俞、肾俞、命门、腰阳关、太溪、气海、关元。

(3)加减:肌肉消瘦者,可加脾俞、胃俞、中脘、足三里以健脾和胃;盗汗、手足心热者,可加照海、复溜以滋阴降火。

(二)督灸

督灸是指在督脉的脊柱段上的大椎穴至腰俞穴部位施以隔药隔姜发泡灸的中医外治法特色技术,独取督脉脊柱段,通过汇经络、腧穴、艾灸、药物及发泡的综合治疗作用于一炉,达到补肾脉祛寒邪的目的。

1.适应证

寒湿痹阻型强直性脊柱炎患者。

2.操作

患者裸背俯卧于床上,取督脉大椎至腰俞的脊柱部位。常规消毒后在治疗部位涂抹生姜汁,再在治疗部位上撒上督灸粉(主要成分丁香、肉桂、麝香、斑蝥等)呈线状之后,敷贴 10 cm×100 cm 大小桑皮纸,其上再铺姜末呈梯形,上窄下宽,厚度为 1～2 cm,宽度 4 cm,最后在姜末的上面置三角锥形艾炷,艾炷要搓紧,前后放置要均匀、平稳以免掉落,艾炷衔接要紧凑,以线香点燃艾炷的头、身、尾 3 点,任其自燃自灭,1 壮灸完后再换 1 壮,连续灸完 3 壮后移去姜末,取下桑皮纸,用温水、毛巾轻滚擦药粉和姜末,不能损伤皮肤,待自然起泡。灸后局部皮肤红赤,4～6 小时后起泡(泡的大小、多少因个体略有差异),24 小时后在无菌操作下刺破所起水泡,将泡液放掉,嘱患者要保持局部干燥,敷以消毒纱布,自然结痂,自然脱落,或涂上龙胆紫,让其结痂脱落。每月治疗 1 次,3 次为 1 个疗程。

五、预防与调养

(一)预防

《灵枢·本神》云:"故智者之养生也,必顺四时而适寒暑,和喜怒而安居处,节阴阳而调刚柔,如是,则僻邪不生,长生久视。"说明要预防疾病,就必须适应气候变化,调和情志,饮食起居有常。具体到强直性脊柱炎患者应注意以下几点。

1.注意防范风寒、潮湿

本病的成因,与风寒湿等外邪入侵有密切的关系,因此平时注意防范风寒、潮湿等尤为重要,特别是在身体虚弱的时候。当季节变化,气候剧变的时候,要及时增减衣服;夏日酷暑或炎夏分娩,不可当风而卧;居处潮湿或梅雨季节,晴天宜经常曝晒,以祛潮气,天晴时更宜打开窗户,以通风祛湿等。在日常生活中注意避风、防寒、祛湿,截其来路,是预防调养之良策。

2.坚持经常锻炼

坚持经常锻炼可以增强体质,提高御邪能力。因"痹者,闭也",风寒湿邪入内留滞,痹阻气血而成。通过活动肢体,使全身气血流畅,调节体内阴阳平衡,日久可达到增强体质、减少疾病的目的。但锻炼时要注意根据自己的身体状况选择适当的活动方式,切勿一次运动量太大,用力过猛,必须循序渐进,贵在坚持,必要时可请医师或有关人员指导。此外,寒冷季节晨练不宜太早,免受风寒,对疾病不利。

3.保持精神愉快

疾病的发生与人的精神状态有密切的关系,因此,七情内伤可直接致病,亦可以由七情内伤引起人体阴阳失调、气血亏损、抵抗力减弱,而易为外邪入侵。因此,避免情志过激或闷闷不乐、忧郁寡欢,保持精神愉快带来身体健康,正气内存,病安从来。

(二)调养

1.生活调养

患者居处的环境应通风、干燥、向阳,保持空气新鲜。床铺宜平整,最好用木板床,被褥要干燥、轻暖。平时洗面、洗手和沐浴宜用温水。若因病发热,体温未超过39 ℃时,切勿用冰敷降温。患者出汗较多时,需用干毛巾擦干,并及时更换干燥衣服,避免受风。

2.饮食调养

辨证论治是饮食调护的基本原则,"虚者补之,实者泻之""寒者热之,热者寒之,温者清之,凉者温之"等为其大法。配膳时要根据"证"的阴阳、虚实、寒热,分别给予不同的饮食。一般而言,风盛者宜葱、姜等辛温发散之品;寒盛者宜胡椒、干姜等温热之品,而禁忌生冷;湿痹宜用茯苓、薏苡仁、白扁豆等;热痹者宜用黄豆芽、绿豆芽、丝瓜、冬瓜等,而不宜吃羊肉及辛辣刺激性食物;虚证者,宜多食富含营养的食物,牛肉、羊肉、鸡肉、鱼等。凡食疗物品,一般不用炸、烤、熬、爆等烹调方法,以免其有效成分破坏,或使其性质发生变化而失去治疗作用。应该采取蒸、炖、煮、煲汤等方法。

3.精神调理

由于强直性脊柱炎是一个顽固的慢性疾病,长期、反复的病痛折磨,必然给患者带来精神上的痛苦,而这些不良的精神因素可直接或间接地使病情加重,影响治疗效果。首先,要减轻患者心理负担,使其能正确地认识和对待疾病。对疾病早期、病情较轻的患者,必须讲清楚本病的顽固性、反复性、危害性和遵守医嘱、接受治疗的重要性;对急性发作期、病情一时难于控制的患者,必须加以宽慰,帮助其树立战胜疾病的信心;对病情比较严重的患者,要适当地将其病情告知,使其对自己的病情有所认识,懂得治疗需有一定的过程,了解目前治疗的要求和目的,增加对医护人员的信任感,这样对疗效的要求也不至于脱离实际。此外,还要争取亲友和家属的积极配合,通过亲人在生活上的帮助和照顾、精神上的鼓励以及心灵上的抚爱,将会减轻患者肉体上的痛苦,使患者情绪稳定,有利于病情缓解,增强治疗效果。

(任春燕)

(三)辨证探要

痛经的辨证主要是辨别疼痛的属性,根据疼痛发生的时间、性质、部位及疼痛的程度,结合全身症状辨别寒、热、虚、实。一般经前或行经期疼痛多为实,经后作痛多为虚;痛而拒按者为实,按之痛减者为虚;得热痛甚者为热,得热痛减者为寒;刺痛为热,绞痛为寒;胀甚于痛者属气滞,痛甚于胀者属血瘀。

二、古代治疗经验

本证在古代针灸文献中被描述为经行腹痛、月水来腹痛、月经至则腹痛等,与现代临床上的原发性痛经、继发性痛经相关。早在《针灸甲乙经》中已记载:"女子胞中痛,月水不以时休止,天枢主之。""小腹胀满痛引阴中,月水至则腰脊痛,胞中瘕,子门有寒,引髌髀,水道主之。""妇人少腹坚痛,月水不通,带脉主之。"至清末为止,针灸文献中明确治疗本证者共数十条。

(一)选穴特点

1.循经、分部选穴

(1)选任脉与胃经小腹部穴:此为局部取穴法,常用穴为关元、阴交、中极、气海,以及天枢等。如《医心方》曰:"治月水来腹痛方:灸中极穴。"民国初年《针灸实验集》载:"大成桥某女,患行经腹痛,为针中极、气海,灸天枢后遂愈,至今未发。"

(2)选脾、肾经下肢穴:因脾、肾二经上行到达小腹,故也取下肢阴面穴,如三阴交、照海等。《针灸则》云:"经水行后而作痛,血俱虚也,针:三阴交、关元。"《针灸大全》取照海治疗"女人经水正行,头晕,小腹痛。"均为例。

(3)选四肢末端穴:如《医学入门》载:内庭主"行经头晕,小腹痛"。《名医类案》言:"一妇年三十余……经来时必先小腹大痛,口吐涎水,经行后,又吐水三日,其痛又倍……腰腹时痛,小便淋痛,心惕惕惊悸……先为灸少冲、劳宫、昆仑、三阴交,止悸定痛,次用桃仁承气汤,大下之。"

就经络而言,治疗本证多取任脉、胃经、脾经、肾经穴。

2.对症选穴

治疗瘀痛,即经前痛者,《针灸则》曰:"经水未行,临经将来作痛,血实郁滞也,针:天枢、阴交、关元。""经水欲行,脐腹绞痛,血滞也,针:气海、阴交、大敦。"

治疗虚痛,即经后痛者,《针灸则》载:"经水行后而作痛,血俱虚也,针:三阴交、关元。"

(二)针灸方法

1.针刺

由于针刺疗效快捷,可激发经气,疏通经络,调和气血,从而激发机体自身潜在的调整功能,因此,古人常用针刺治疗本证。上述《针灸则》载:"针:天枢、阴交、关元""针:气海、阴交、大敦""针:三阴交、关元",均为针刺之例。

2.艾灸

艾灸具温阳补气之功,又可扩张血管,消除瘀滞,故能治疗由虚弱和瘀血导致的本证,如上述《医心方》"灸中极穴"、《名医类案》"灸少冲、劳宫、昆仑、三阴交",均为灸之例。又如民国初年的《针灸实验集》载:"毛琦,年二十余,患月经痛已有多年,每逢月信前来二三日发前驱症,如头眩、全身违和、恶心、食欲缺乏等……以间接灸法,关元、四满二穴,每穴三分钟,一次治疗,次日即不复发,迄今年余,亦未复发。"

三、临床治疗现状

(一)痛经的治疗

1.体针

痛经的辨证治疗见表9-1。

表9-1 痛经常见证型治疗表

证型	症状	主穴	配穴
气滞血瘀	经前一二天或经期小腹胀痛,拒按,或伴胸胁乳房胀痛,或量少,或经行不畅,经色紫暗有块,血块排出后痛减,经净疼痛消失。舌紫暗或有瘀点,脉弦或弦滑	中极、三阴交、次髎、地机	气海、血海
寒湿凝滞	经前数天或经期小腹冷痛,得热痛减,按之痛甚,经量少,经色暗黑有块,或畏冷身疼。舌苔白腻,脉沉紧		命门、带脉、归来
气血虚弱	经后一二天或经期小腹隐隐作痛,或小腹及阴部空坠,喜揉按,月经量少,色淡质薄,或神疲乏力,或面色不华,或纳少便溏。舌淡,脉细弱		关元、足三里、血海

2.特种针灸法

(1)皮肤针。选穴:中极、三阴交、八髎。方法:常规消毒后,用皮肤针在相应穴位或部位进行叩刺,叩刺时要稳、准,针尖与皮肤垂直,中等强度刺激,每分钟叩刺70~90次,每穴叩刺约1分钟,以局部微出血为度。于每次月经来潮前3~5天开始治疗。

(2)耳穴压丸。选穴:主穴选内生殖器、肝、胆、肾、腹、内分泌、肾上腺、皮质下、耳迷根。配穴当恶心呕吐加胃,心烦不安加心、神门。方法:主穴每次选3~4穴,根据症状加用配穴。用王不留行籽,以胶布固定于所选的耳穴上。

(3)发泡灸。选穴:中极、关元。方法:斑蝥、白芥子各20g,研极细末,以50%二甲基亚砜调配成软膏。每次选1穴,可交替使用,取麦粒大药膏置于胶布上贴敷。每次于月经前5天贴敷第1次,月经始潮或始觉腹痛贴第2次。一般贴3小时揭去药膏,可出现水疱并逐渐增大,2~3天后渐干瘪结痂。如水疱擦破,外涂1:5000呋喃西林盐水湿敷以防感染。

(二)原发性痛经的治疗

1.常用方案

(1)方案一。

选穴:主穴用中极、三阴交、地机、次髎。配穴用关元、子宫、血海。

方法:毫针刺。中极穴施予平补平泻手法,使针感在小腹部放散;次髎穴垂直进针,刺入第二骶后孔,均匀提插捻转,得气后施平补平泻手法,使针感向小腹部放射。

(2)方案二。

选穴:中极、关元、次髎。

方法:隔姜灸。一般灸5~7壮,灸至皮肤红晕而不起泡为度。在施灸过程中,若患者感觉灼热不可忍受时,可将姜片向上提起,或缓慢移动姜片。

(3)方案三。

选穴:中极、关元。

方法：温和灸。将艾卷的一端点燃，对准应灸的腧穴，距皮肤 2～3 cm 处进行熏烤，以患者局部有温热感而无灼痛为宜，每穴灸 30 分钟，至皮肤红晕为度。要注意随时调节施灸时间和距离，防止烫伤。

2.原发性痛经针灸切入点

针灸由于有很好的镇痛效应和调整内分泌作用，因而针灸介入原发性痛经的治疗具有明显的临床优势。原发性痛经最易受精神、神经因素影响，受凉也是发病的重要因素。目前，非甾体抗炎药是最常用的一线药物，该药通过抑制还氧化酶而减少前列腺素的生物合成，从而缓解前列腺素引起的子宫痉挛性收缩，但可导致胃肠道和中枢神经系统的不良反应。针灸治疗痛经既可以迅速达到止痛的效果，又能通过调整患者神经内分泌的作用，使人体阴阳趋于相对平衡，达到治愈的效果，或者达到减少发作、减轻症状的效果。针灸治疗痛经的同时，还能发挥其整体的调节作用，对患者的其他兼症进行治疗，使患者可能伴有的腰痛、食欲缺乏、头痛、精神焦虑等得到改善，从而提高了患者的生活质量。

3.针灸治疗思路

当痛经急性发作时，应急则治标，首先止痛，精选疗效肯定的穴位，所用穴位数量宜少，再根据具体情况辨证配穴。治疗痛经的有效穴位主要集中在腹部和三阴经小腿部，如三阴交与关元已成为现代临床最常用的治疗痛经有效的固定配伍，此外，还可用肾俞、合谷、照海、次髎、地机、太冲、足三里等为常用主穴。

经前施治，预防疼痛。针灸治疗痛经疗效肯定，在经前 3～5 天开始治疗，能起到良好的预防疼痛发作的作用。

4.针灸治疗痛经疗效特点

针灸治疗由于精神、内分泌因素引起的原发性痛经疗效显著，有一定的优势，由于子宫位置过度弯曲、子宫颈管狭窄等造成经血流通不畅而引起的痛经，待分娩后症状可能减轻或消失。月经前 3～5 天进行治疗，有良好预防或减轻疼痛的作用；发作时治疗可迅速止痛，且疗效稳定。对于继发性痛经，针灸可以减轻症状，应积极治疗原发病症。

（王　坤）

第二节　闭　　经

闭经是以女子年满 18 周岁，月经尚未来潮，或已行经非怀孕又中断 3 个月以上的月经病。前者称为原发性闭经，后者称为继发性闭经。闭经又名经闭或不月，妊娠期、哺乳期或生活变迁、精神因素影响等出现停经（3 个月内），因月经可自然恢复不属闭经的范畴。

西医学中的下丘脑性、垂体性、卵巢性等内分泌障碍引起的闭经均可参照本节治疗。

一、病因病机

本证病因病机较为复杂，但不外虚实两端。虚者因肝肾亏虚或气血虚弱，实者由气滞血瘀、痰湿阻滞、血寒凝滞引起。

（一）肾气不足

禀赋不足，肾精未充，冲任失于充养，壬癸不至或多产房劳，堕胎久病，肾气受损，导致闭经。

（二）气血亏虚

饮食劳倦，或忧思过极，损伤心脾，化源不足，大病久病，堕胎小产，吐血下血，虫积伤血，致冲任空虚，无血可下。

（三）气滞血瘀

情志怫郁，郁怒伤肝，肝气郁结，气滞血瘀，胞脉壅塞，经血不得下行。

（四）痰湿阻滞

形体肥胖，痰湿内生；或脾阳失运，湿聚成痰，脂膏痰湿阻滞冲任，胞脉闭而经不行。

（五）阴虚内热

素体阴虚，或久病耗血，失血伤阴，精血津液干涸，均可发为虚劳闭经。

（六）血寒凝滞

经期产后，过食生冷，或外感寒邪，寒凝血滞，而致经闭。

二、辨证

（一）肾气不足

证候：年逾 18 周岁，月经未至或来潮后复闭，素体虚弱，头晕耳鸣，腰腿酸软，腹无胀痛，小便频数，舌淡红，苔少，脉沉弱或细涩。

治法：益肾调经。

（二）气血亏虚

证候：月经周期后延，经量偏少，经色淡而质薄，继而闭经，羸瘦萎黄，头晕目眩，心悸气短，食欲缺乏，神疲乏力，舌淡边有齿印，苔薄，脉无力。

治法：益气养血调经。

（三）气滞血瘀

证候：月经数月不行，精神抑郁，烦躁易怒，胸胁胀满，少腹胀痛或拒按，舌边紫暗或有瘀点，脉沉弦或沉涩。

治法：理气活血调经。

（四）痰湿阻滞

证候：月经停闭，形体肥胖，神疲嗜睡，头晕目眩，胸闷泛恶，多痰，带下量多，苔白腻，脉濡或滑。

治法：豁痰除湿通经。

（五）阴虚内热

证候：月经先多后少，渐至闭经，五心烦热，颧红升火，潮热盗汗，口干舌燥，舌红或有裂纹，脉细数。

治法：滋阴清热调经。

（六）血寒凝滞

证候：经闭不行，小腹冷痛，得热痛减，四肢欠温，大便不实，苔白，脉沉紧。

治法：温经散寒调经。

三、针灸治疗

(一)刺灸

1.肾气不足

取穴:肾俞、关元、太溪、三阴交。

随症配穴:腰酸者,加命门、腰眼。

刺灸方法:针用补法,可加灸。

方义:肾俞、关元补肾益气调经。太溪为肾经原穴,有益肾的作用。三阴交补肾调肝扶脾,养血调经。

2.气血亏虚

取穴:脾俞、膈俞、气海、归来、足三里、三阴交。

随症配穴:纳少者,加中脘。心悸者,加内关。

刺灸方法:针用补法,可加灸。

方义:脾俞与血会、膈俞健脾养血。气海、归来益气养血调经。足三里配三阴交健脾益气,养血调经。

3.气滞血瘀

取穴:太冲、气海、血海、地机。

随症配穴:少腹胀痛或拒按者,加四满。胸胁胀满加期门、阳陵泉。

刺灸方法:针用泻法,可加灸。

方义:太冲配气海可理气通经,调理冲任。血海配地机,能行血祛瘀通经。

4.痰湿阻滞

取穴:脾俞、中脘、中极、三阴交、丰隆。

随症配穴:白带量多者,加带脉、阴陵泉。胸闷泛恶者,加膻中。

刺灸方法:针用平补平泻法,可加灸。

方义:脾俞、中脘健脾胃化痰湿。中极、三阴交利湿调经。丰隆健脾化痰湿。

5.阴虚内热

取穴:肾俞、肝俞、关元、三阴交、太溪、行间。

随症配穴:潮热盗汗者,加膏肓、然谷。大便燥结者,加照海、承山。

刺灸方法:针用补法。

方义:肾俞、肝俞补益肝肾,滋阴清热。关元、三阴交补肾滋阴,调理冲任。太溪配行间养阴清热调经。

6.血寒凝滞

取穴:关元、命门、三阴交、归来。

随症配穴:小腹冷痛者,加灸神阙。

刺灸方法:针用泻法,可加灸。

方义:关元、命门可温经散寒,调理冲任。三阴交、归来活血通经。

(二)耳针

取内生殖器、内分泌、皮质下、肝、脾、肾、神门,每次选用2～4穴,毫针中度刺激,隔天或每天1次。

（三）电针

取归来、三阴交，中极、地机，天枢、血海三组穴位，每次选1组或2组，或各组穴位交替使用。针刺后通疏密波脉冲电流10～20分钟，隔天或每天1次。

（王　坤）

第三节　崩　漏

崩漏是指妇女不规则的阴道出血。"崩"是指经血量多、暴下不止，"漏"是指经血量少、淋漓不尽。在发病过程中，两者常交替出现或互相转化，故以崩漏并称。又称崩中、漏下或崩中下血，是妇科常见病，亦是疑难重症。发病以青春期、更年期或产后为多见。

西医学中的功能性子宫出血、子宫内膜脱落不全、盆腔炎性疾病及生殖系统肿瘤等引起的阴道出血可参照本节治疗。

一、病因病机

本证主要因冲任损伤、固摄无权、经血失其制约，故非时而至。

（一）血热

素体阳盛，或感受热邪，或过食辛辣助阳之品，酿成实火；或情志失畅，肝郁化火，伏于冲任，内扰血海，迫血妄行。

（二）瘀血

七情损伤，肝气郁结，气滞血瘀；或经期、产后余血未尽，复感外邪，或夹内伤，瘀阻胞宫，恶血不去，新血不得归经而成崩漏。

（三）肾虚

素体肾虚，或早婚、房劳、多产、年老而致肾衰，肾阳不足，肾失封藏之司，冲任不固，发为崩漏；或肾阴不足，虚火内炽，血海扰动，冲任失约而成崩漏。

（四）脾虚

忧思过度或饮食劳倦，伤及脾胃，中气下陷，统摄无权，致气不摄血，冲任失固，经血妄下。

二、辨证

（一）血热内扰

证候：经血非时忽然大下，或淋漓日久不净，色深红或紫色，质黏稠，面红，口干身热，溲赤便秘，舌红，苔黄或干糙，脉弦数或滑数。

治法：清热凉血，止血调经。

（二）瘀滞胞宫

证候：阴道出血淋漓不净或忽然急下量多，经色紫暗，质稠，夹有血块，小腹疼痛拒按，血块下则痛减，舌紫暗，苔薄白，脉弦紧或沉涩。

治法：活血化瘀，止血调经。

(三)肾虚

证候:肾阳亏虚见阴道出血量多或淋漓不尽,色淡质稀,形寒肢冷,面色晦暗,小腹冷痛,腰膝酸软,小便清长,舌淡胖,有齿痕,苔薄白,脉沉细。肾阴亏虚见阴道出血量时多时少或淋漓不止,色鲜红,质稍稠,头晕耳鸣,五心烦热,失眠盗汗,舌红,无苔或花剥苔,脉细数。

治法:肾阳亏虚者温肾固冲,止血调经;肾阴亏虚者滋肾养阴,止血调经。

(四)气不摄血

证候:阴道出血量多或淋漓不尽,色淡质稀,伴少腹坠胀,面色萎黄,动则气促,神情倦怠,纳呆,便溏,舌淡,苔薄白,脉细弱或芤而无力。

治法:益气摄血,养血调经。

三、针灸治疗

(一)刺灸

1.血热内扰

取穴:血海、中极、行间、水泉、隐白。

随症配穴:面红身热者,加大椎、曲池。便秘者,加天枢。

刺灸方法:针用泻法,隐白可刺血。

方义:血海调理血分,有清热凉血的作用。中极穴近胞宫,可疏调局部经气。行间为肝经荥穴,配肾经水泉以凉血止血。隐白刺血可泄热凉血止血,是治疗崩漏之效穴。

2.瘀滞胞宫

取穴:地机、血海、膈俞、中极、三阴交。

随症配穴:小腹痛甚者,加四满、太冲。

刺灸方法:针用泻法,可加灸。

方义:地机配血海、膈俞可活血化瘀,调经止血。中极、三阴交祛瘀血,理胞宫。

3.肾虚

取穴:肾俞、交信、三阴交、子宫。

随症配穴:肾阳亏虚者,加关元、命门。肾阴亏虚者,加阴谷、太溪。腰膝酸软者,加大肠俞、委阳。失眠者,加神门、四神聪。

刺灸方法:针用补法,肾阳亏虚可加灸。

方义:肾俞强壮肾气。交信为阴跷脉郄穴,可调经止血。三阴交为足三阴经之交会穴,可补肾调经。子宫为经外奇穴,可固胞宫止崩漏。配关元、命门以温肾助阳。配阴谷、太溪以滋肾养阴。

4.气不摄血

取穴:脾俞、足三里、气海、百会、隐白。

随症配穴:便溏者,加天枢、公孙。

刺灸方法:针用补法,可加灸。

方义:脾俞、足三里、气海健脾益气,固摄经血。百会升提阳气,止下漏之血。隐白为治疗崩漏之效穴。

(二)耳针

取内生殖器、内分泌、肝、脾、肾、神门,每次选2～4穴,毫针中度刺激,留针1～2小时,每天或隔天 1 次。

（三）皮肤针

扣打腰椎至尾椎、下腹部任脉、腹股沟部、下肢足三阴经，中度刺激。

（王　坤）

第四节　经前期紧张综合征

部分妇女在月经期出现生理上、精神上及行为上的改变，称为经前期紧张综合征。女性在此时表现为情绪消极、乏力、烦躁、嗜睡、不愿做家务，甚至哭泣、大怒，个别有自杀行为。有的合并失眠、头痛、乳房胀痛、腹胀、恶心、呕吐、全身水肿等。这种紧张状态一般在月经前 4～5 天开始，来月经后消失。

一、病因病机

经前期紧张综合征在古医籍中无此病名记载，但其临床症状包括在中医的"经行发热""经行头痛""经行身痛""经行泄泻""经行水肿""经行眩晕""经行口糜""经行风疹""经行乳房胀痛""经行情志异常"等病症中。中医认为本病的形成与经前血注冲任血海，全身阴血相对不足，阴阳失调，脏腑功能紊乱有关。

（一）肝郁气滞

情志所伤，肝郁气滞，失其条达，加之经期阴血下注，益加不足，肝失所养，抑郁益甚，气机不畅，经脉阻滞，故肝经所过部位疼痛；肝郁化火，上扰清窍，则头痛，烦躁失眠；木郁克土，脾失健运，不能化生精血，使心神失养，神无所主，或郁火炼液成痰，痰火上蒙清窍，神明逆乱，致情志异常。

（二）血瘀

气滞或寒凝致血瘀，瘀阻脉络，故而头身疼痛；气血营卫失调则经期发热；瘀血遏阻水道则经行肿胀；气滞血瘀则经行不畅，经血有块。

（三）血虚

素体虚弱或失血致血虚，经行期阴血下注胞宫，精血益虚，脑失所养则头晕头痛；心失所养则心悸少寐；肢体失于濡养则身痛麻木；血虚生风，风胜则痒；血虚气弱，卫阳不固，则发热自汗；血虚不能上荣于面则面色不华；冲任血少则月经量少。

（四）脾虚

素体脾虚或劳倦伤脾，经期气随血下，脾气益虚，运化失职，水湿溢于肌肤则水肿；脾虚清阳不升，浊阴不降则头晕腹胀；血失统摄，冲任不固，则月经量多，色淡质稀。

（五）肾阳虚

素体肾虚或房劳多产，经行之际肾气更虚，命火不足，不能化气行水则经行泄泻；水湿泛溢肌肤则面浮肢肿；肌肤失于温煦则畏寒肢冷；膀胱气化无力则尿少。

（六）肾阴虚

素体阴虚或久病耗伤阴血，或房劳多产致肾阴亏损，经行之时，血注胞宫，肾阴愈虚，虚热内

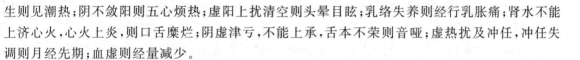

生则见潮热;阴不敛阳则五心烦热;虚阳上扰清空则头晕目眩;乳络失养则经行乳胀痛;肾水不能上济心火,心火上炎,则口舌糜烂;阴虚津亏,不能上承,舌本不荣则音哑;虚热扰及冲任,冲任失调则月经先期;血虚则经量减少。

二、诊断标准

(1)在 3 个月经周期中,周期性出现至少一种精神神经症状,如疲劳乏力、急躁、抑郁、焦虑、忧伤、过度敏感、猜疑、情绪不稳等,和一种体质性症状,如乳房胀痛、四肢肿胀、腹胀不适、头痛等。

(2)症状在月经周期的黄体期反复出现,在晚卵泡期必须存在一段无症状的间歇期,即症状最晚在月经开始后 4 天内消失,至少在下次周期第 12 天前不再复发。

(3)症状的严重程度足以影响患者的正常生活及工作。

三、治疗方法

(一)处方 1

膻中、三阴交、太冲、太溪、合谷。操作方法:刺血前,在预定刺血部位上用左手拇食指向刺血处推按,使血液积聚在刺血部位,继之常规消毒,选择 6 cm 的三棱针,右手拇食中指三指指腹紧靠针身下端,针尖露出 1~2 cm,对准已消毒的部位快速刺入 1~2 cm 深(膻中可提起皮肤斜刺),随即将针退出,轻轻挤压针孔周围,使之出血少许(2~3 滴)。双侧穴位轮流取穴,隔天1次,月经第 16 天治疗,10 天为 1 个疗程。

(二)处方 2

颈项部及前额部瘀络。操作方法:在颈项及前额部寻找显露的瘀络,若瘀络不明显,可直接选用太阳、阳白、印堂、风池,常规消毒后,选取一次性 5 号注射器针头点刺穴位,使其出血至自然止血,如出血不明显,须用手轻轻挤压针孔周围,使其出血数滴,然后用消毒棉签按压点刺处。此法适用于经行头痛者,头痛发作时,放血每天进行,待头痛缓解后改为每 5 天放血 1 次。

(三)处方 3

头维。操作方法:选取头维穴周围明显血管,常规消毒后,选取一次性 5 号注射器针头点刺穴位,使其出血至自然止血,如出血不明显,须用手轻轻挤压针孔周围,使其出血数滴,然后用消毒棉签按压点刺处。此法适用于经前头痛者,头痛发作时,放血每天进行。

(四)处方 4

百会。操作方法:患者坐位或者卧位,正确选取穴位,常规皮肤消毒后,以三棱针快速点刺,点滴出血即可。

(五)处方 5

四花穴。操作方法:选取膈俞(双)、胆俞(双),常规皮肤消毒,运用直接点刺法,用一次性注射器针头迅速刺入穴位后立即出针,刺血后在上述穴位加拔玻璃火罐,以帮助血液排出及控制出血量。每次出血量控制在 1~2 mL,留罐 5 分钟后取罐,并用消毒棉签按压针孔。每周 1 次,4 周为 1 个疗程。

四、注意事项

(1)放松心情,保持乐观、自信的态度。

（2）规律饮食，少吃甜食及动物脂肪，少喝酒，多吃富含纤维的食物，如蔬菜、豆类、全麦、荞麦及大麦等。

（3）多做运动，在月经来之前的 1～2 周增加运动量，会缓解不适。

（季法会）

第五节　子宫内膜异位症

子宫内膜异位症是指子宫内膜生长于子宫腔面以外的组织或器官而引起的疾病，临床上分为内在性和外在性两种。当异位的子宫内膜出现在子宫体的肌层时，因其尚在子宫内，称为内在性子宫内膜异位症；而当异位的子宫内膜发生于子宫壁层以外的任何其他部位时，统称为外在性子宫内膜异位。外在性子宫内膜异位症最常发生于卵巢、子宫骶骨韧带、盆腔腹膜等处。子宫内膜异位症是一种常见的妇科疾病，多见于 30～45 岁的妇女，但 20 岁以下的年轻患者也并不罕见。

本病属中医学痛经、月经不调、不孕等范畴。

一、病因病机

子宫内膜异位症的病因目前尚不完全清楚。多数认为由子宫内膜种植所致，但也有人认为与体腔上皮化生、淋巴静脉播散、免疫因素等有关。主要病理变化是异位内膜周期性出血和周围组织纤维化。

中医认为本病多由气虚、热郁、寒凝而使冲任受阻所致。

（一）气虚血瘀

素体虚弱，或脾失健运，气虚不能行血，经脉不通。

（二）热郁血瘀

素体阳盛，或嗜食辛辣肥甘，湿热内蕴，阻滞胞宫，冲任不调。

（三）寒凝血瘀

素体阳虚，或寒邪侵袭，经脉阻滞，气血不通。

二、辨证

外在性子宫内膜异位症表现为继发性、渐进性痛经，月经不调和原发性或继发性不孕。内在性子宫内膜异位症除了继发性痛经外，还见经量增多、经期延长、子宫增大、继发性不孕等。

（一）气虚血瘀

证候：病程较长，痛经，小腹拒按，经血有瘀块，或月经不调，性交痛，不孕，神疲乏力，便溏，或肛门下坠疼痛感，舌淡胖或紫暗，或舌边有齿印，苔薄，脉沉细弱。

治法：益气化瘀。

（二）热郁血瘀

证候：痛经，小腹拒按，经血有瘀块，或月经不调，性交痛，不孕，经期发热，带下黄臭，口干思饮，大便秘结，舌红有瘀点，苔薄黄，脉弦数。

治法:清热化瘀。

(三)寒凝血瘀

证候:月经不调,行经小腹或脐周疼痛,或有会阴部坠痛,带下清,腹胀便溏,舌青紫,苔白滑,脉弦而沉涩。

治法:散寒化瘀。

三、针灸治疗

(一)刺灸

1.气虚血瘀

取穴:关元、气海、脾俞、足三里、次髎、带脉。

随症配穴:月经不调者,加三阴交。

刺灸方法:针用补法,可加灸。

方义:关元、气海补元气,调冲任。脾俞、足三里能健脾益气。次髎、带脉能通调冲任,活血化瘀。

2.热郁血瘀

取穴:曲池、支沟、三阴交、子宫、血海、行间。

随症配穴:大便秘结者,加天枢。

刺灸方法:针用泻法。

方义:曲池、支沟可通腑泄热。三阴交、子宫调理冲任,疏通胞宫。血海、行间泄热理气。

3.寒凝血瘀

取穴:关元、命门、三阴交、带脉、天枢。

随症配穴:小腹冷痛者,加灸神阙。

刺灸方法:针用平补平泻法,可加灸。

方义:血得寒则凝,寒气散则经通,故取关元、命门以温经散寒,调理冲任。三阴交、带脉以通经活血。天枢能散寒止腹痛。

(二)穴位激光照射

取子宫、中极、气海、血海、三阴交、足三里,每次选 2~4 穴,每穴用氦-氖激光治疗仪照射10~15 分钟,隔天治疗。

(三)穴位注射

取中极、水道、次髎,可用当归注射液或红花注射液每穴注射 1 mL,每天 1 次,10 次为 1 个疗程。

(季法会)

第六节　子宫肌瘤

一、概述

子宫肌瘤,又称子宫平滑肌瘤,发于子宫肌层,是女性生殖器最常见的一种良性肿瘤。多无症状,少数表现为阴道出血,腹部触及肿物以及压迫症状等。如发生蒂扭转或其他情况时可引起疼痛。以多发性子宫肌瘤常见。

子宫肌瘤属于中医学妇女病癥瘕范畴,而更类似于"石瘕"。

针灸治疗本病,在古籍中多载述于妇科病癥瘕中。在《备急千金要方》、《针灸资生经》及《类经图翼》、《神灸经纶》等书中,均有详略不等的记载。

在取穴上,体穴以及包括阿是穴(病灶处)在内的下腹部穴使用频次较高,耳穴也受到重视;在治疗上,多种刺灸之法均有所应用,诸如毫针、耳针、火针、电针、温针、芒针、穴位敷贴、艾灸、穴位埋线等,且趋向于综合治疗,如体针为主,配合耳针,也有显著效果。从已有的经验看,针灸不仅有一定的缩小甚至吸收瘤体的作用,更能明显缓解相关症状。因此可作为较好的治疗手段之一。

二、古籍记载

(一)取穴

水道、肾俞、脾俞、子宫、子户、天枢、气海、中极、三焦俞。

(二)操作

每次选 3～5 个穴,针刺得气后,行平补平泻法。针后腹部穴,可施隔姜灸法,3～7 壮,艾炷如小指大。

(三)古方选辑

《备急千金要方·卷十一》:久冷,及妇人癥瘕,肠鸣泄利,绕脐绞痛,天枢百壮。三报之,万勿针。

《针灸集书·卷上》:中极、下极、曲泉、阴交,并治血结成块。

《类经图翼·十一卷》:癥瘕:三焦俞、肾俞、中极、会阴、子宫、子户……复溜。

《神灸经纶·卷四》:癥瘕:胃俞、脾俞、气海、天枢、行间、三焦俞、肾俞、子宫、子户、中极、会阴、复溜。

三、治疗

(一)体针

1.取穴

主穴:阿是穴、子宫、曲骨、横骨。

配穴:①皮质下、子宫、内分泌(耳穴);②三阴交、次髎、血海、肾俞、照海。

阿是穴位置:瘤体在体表投影部位。

2.治法

主穴每次取 1～2 个,可交替使用,酌加配穴。体穴均取双侧,耳穴取单侧。针前嘱患者排空膀胱,阿是穴针 3～4 针,直刺入 0.6～0.8 寸;子宫穴斜刺 1.2～1.5 寸,曲骨和横骨均直刺 0.8～1.0 寸,以得气为度,施平补平泻手法。配穴第一组为耳穴,用埋针法或磁珠贴敷;第二组体穴,每次取 2～3 个穴,针刺得气后,手法同主穴。留针 15～20 分钟,其间行针 1～2 次,针刺隔天一次,10 次为 1 个疗程。耳穴每周埋针或贴敷 2 次,两侧耳穴交替轮用。15 次为 1 个疗程。

(二)温针

1.取穴

主穴:子宫、中极。

配穴:①次髎、肾俞、三阴交;②关元、天枢、阴陵泉。

2.治法

主穴每次仅取一穴,二穴交替应用。采用温针灸法:中极穴采用梅花形取穴法,即取中极穴,并以中极穴为中心上下左右各旁开 1 寸取一穴点。以 0.30 mm×75 mm 之毫针垂直慢慢刺入,深度估计到达腹膜部位即可,捻转(勿提插),使患者有较强的酸胀感,然后把艾条裁成 2 cm 长艾段,点燃后分别插在针柄上,艾段距皮肤 2.0~2.5 cm,艾段下的皮肤上垫一 1 mm 厚有刺孔的姜片,待艾段燃尽后再换一段,共 3 壮,使患者有温热感觉直达腹内。子宫穴二侧均取,与上法相同做温针灸。配穴每次选一组,二组交替,毫针刺至得气后,用平补平泻法施术 2 分钟后留针 30 分钟。每天或隔天一次。15 次为 1 个疗程,一般要治疗 2 个疗程以上。为了提高疗效,宜配合耳针法,可参考前节。

(三)电针

1.取穴

主穴:关元、子宫、秩边。

配穴:气海、血海、阳陵泉、三阴交。

2.治法

穴位局部消毒,以 0.25 mm×50 mm 之毫针直刺穴位。得气后,接通电针仪,连续波,输出频率为 70 Hz,强度以患者可耐受为度。每次刺激 10 分钟,每天 1 次,15 次为 1 个疗程,疗程间停针 7 天。

(四)火针

1.取穴

主穴:中极、关元、水道、归来、痞根。

配穴:曲池、合谷、足三里、肾俞。

2.治法

主穴及配穴肾俞用火针法,余用毫针法。主穴每次均取,配穴酌加。火针为长 50 mm,粗 0.8 mm 的钨锰合金针具,针尖在酒精灯火焰上 1 cm 处加热约 5 秒钟,以针体前 3 cm 部分呈鲜红为度,将针快速地刺入穴位,再快速出针,全过程应在 1 秒钟内完成。针刺深度:腹部穴为 3 cm,肾俞和痞根为 1.5 cm。腹部穴可加用温和灸 15 分钟。配穴中照海、足三里行提插捻转补法,余穴用泻法,留针 15~20 分钟。每周治疗 3 次,12 次为 1 个疗程,一般须 3 个疗程。

(五)穴位敷贴

1.取穴

主穴:关元、气海、中极。

配穴:石门、足三里。

2.治法

敷药制备:①三棱、莪术、大黄等中药,将药物研成粉末,加上甘油、PVP 等物质调配成膏状,将药膏置于纱布块上制成 5 cm×8 cm 大小,厚度约 2 cm 的膏贴,备用。②芡实一粒和甘草一截,分别捣烂备用。

一般仅取主穴,均选用,将膏药敷于所选穴区。每天 1 次,每次 6~8 小时,3 个月为 1 个疗程,连续治疗 2 个疗程。如效不显,可改用配穴:取 1 粒芡实敲碎,敷在石门穴处,取一小截甘草捣软或捣碎,贴在右侧足三里穴上,均用纸胶布固定,晚上敷,次日早上取下,经期停用。1 个月为 1 个疗程,须治疗 2～3 个疗程。敷贴期间可配合服用散结镇痛胶囊或宫瘤清胶囊。

(六)耳针

1.取穴

主穴:子宫、内分泌、交感、三焦。

配穴:肾、皮质下、肾上腺。

2.治法

主穴为主,效不显时加用配穴。先取一侧耳穴,严格消毒后,寻得穴区敏感点,以毫针刺,至有痛胀等得气感后,行中强度刺激,留针 30 分钟。起针后,在另一侧耳穴行压丸法:以王不留行籽置于小方胶布(0.6 cm×0.6 cm)中,贴压于所选耳穴。嘱患者自行按压所贴之穴,1～2 次/天,5～10 分钟/次,强度以有胀痛感为宜。针刺、贴压可两耳轮流进行。每周 2 次。1 个月为 1 个疗程。经期停用。一般须治疗 3～12 个月。

可配服下方,药用:三棱、莪术各 6 g,穿山甲 15 g,皂角刺 10 g,当归 15 g,生牡蛎 20 g,夏枯草 15 g,桂枝、蒲公英、连翘各 10 g,何首乌、白芍、菟丝子、川续断各 15 g。上方水煎服,于月经周期第 15 天开始服药,每次 150 mL,早晚各服 1 次,连服至经潮,经期停服。

(七)艾灸

1.取穴

主穴:子宫。

配穴:关元、中极、气海、三阴交、阴陵泉。

2.治法

主穴为主,酌加配穴。主穴采用隔姜灸,具体操作方法:将鲜姜切成厚度 0.2～0.3 cm(约5 分硬币厚度),面积大于艾炷底面,姜片中央穿刺数个小孔,姜片上放一底面直径约 2 cm、高2～3 cm 圆锥形艾炷,由炷顶点燃艾炷施灸,至患者感到灼热不可忍耐时,连同生姜片一起提起,片刻再灸或更换姜片,连灸 3 壮,使温热之气透入皮肤,以局部皮肤潮红、不发疱为度。配穴每穴用平补平泻法施术 2 分钟后留针 30 分钟。每周 5 次,15 次为 1 个疗程。一般须 2 个疗程以上。

(八)穴位埋植

1.取穴

主穴:八髎、关元、子宫。

配穴:失眠取三阴交、神门,便秘取支沟、上巨虚,心烦易怒加阳陵泉、太冲,月经量多加血海、膈俞。

2.治法

主穴均取,配穴据症而加。用注线法:选用 00 号羊肠线,剪成小段备用。主穴选线长 1 cm,配穴选线长 0.2～0.5 cm,其中三阴交、神门、支沟、太冲用线长 0.2 cm。用络合碘消毒穴位,以6 号半注射针针头作套管,将剪好羊肠线放入针头内,右手持针,刺入到所需深度,当出现针感后左手推针芯,同时右手退针管,将羊肠线埋植在穴位的皮下组织或肌肉层内,棉球按压针孔片刻后结束。治疗后 2～3 小时内出现局部酸痛,为正常反应,无需特殊处理。每星期注线一次,经期暂停。配合内服中药桂枝茯苓胶囊,每次 4 粒,每天 3 次,饭后服用,经期停服。疗程为 3 个月。

(季法会)

第七节 子宫脱垂

一、概述

子宫脱垂是指因支撑子宫的组织受损伤或薄弱,致使子宫从正常位置沿阴道下降,子宫颈外口坐骨棘水平以下甚至子宫全部脱出阴道口外的一种生殖伴邻近器官变位的综合征。根据其脱垂的程度分为三度。尚可出现腰背酸痛,且可累及膀胱、直肠,而产生尿频、不易尿净或大便不顺等症。子宫脱垂多与分娩时产伤等有关,现代西医学对此尚乏理想的治疗方法。

子宫脱垂在中医学中称为"阴挺""阴茄""阴疝"等。

针灸治疗阴挺,首见于《针灸甲乙经》。在历代医学文献中均不乏记载,在取穴上偏重于远道选取,在治疗上则重视灸法。有必要一提的是这一特点自唐宋直至明清一直予以保持,值得我们做进一步分析和探讨。

目前,针灸治疗本病,主要对象是第Ⅰ度和第Ⅱ度脱垂的患者,可以作为主要的保守治疗之法。应该注意的是,子宫脱垂并发感染者,应先控制感染,然后进行针刺。而对有严重腹水、门静脉高压,下腹部患恶性肿瘤者则不宜针刺。

二、古籍记载

(一)取穴

曲骨、次髎、大敦、照海、太冲、太溪、然谷、曲泉。

(二)操作

每次取4～5个穴,曲泉、次髎先以针刺,施补法,留针20～30分钟。针后加艾条雀啄灸,余穴均用无瘢痕灸,3～7壮,艾炷如黄豆大。

(三)古方选辑

《针灸甲乙经·卷之十二》:女子不字,阴暴出,经水漏,然谷主之。

《针灸资生经·卷三》:大敦主阴挺出,少府主阴挺长,上髎治妇人阴挺出不禁。

《针灸集成·卷二》:阴挺出,阴、曲骨、曲泉、照海、大敦、太溪,三壮。

《神灸经纶·卷四》:阴挺,曲泉、太冲、然谷、照海。

三、治疗

(一)芒针

1.取穴

主穴:维道、维胞、维宫、环上。

配穴:关元、曲骨、阴陵泉、三阴交、百会。

维宫穴位置:维道下2寸。

环上穴位置:自尾骶骨至大转子连线上2寸为环中穴,其外上5分即是穴。

2.治法

主穴每次选 1 个,配穴酌取 2～3 个。维道、维宫、维胞之操作如下:用 0.35 mm×150 mm 之芒针,令患者取仰卧位,双腿屈起,快速进针,针尖沿腹股沟向耻骨联合方向透刺,深度在肌层与脂肪层之间。双侧同时进针,至得气后,进行捻转,捻转幅度和频率均由小到大,由慢渐快,强度则以患者可耐受为度,一直运针至会阴部有抽动感,自觉子宫体徐徐上升。环上穴操作法:嘱患者取侧卧位,下腿伸直,上腿屈曲,上身稍向前倾,用 0.35 mm×175 mm 之芒针,针尖朝子宫体方向直刺 4～6 寸左右,用雀啄式点刺手法进行提插,使产生触电式针感,向前阴或少腹部放射,直运针至脱出子宫有上提之感。在针刺本穴时不做捻转,每次只针一侧。上述穴位,针前均应排净尿,针时手法不宜过重,以免引起疼痛或不适。均不留针,每天 1 次,穴位可交替轮换。余穴,百会穴平刺,针后加艾条熏灸 15～20 分钟;关元、曲骨直刺,使针感向会阴部放射;三阴交、阴陵泉针尖略朝向心方向直刺,使针感向上传导。均用平补平泻手法,留针 30 分钟。亦为每天 1 次。芒针法 10 次为 1 个疗程,疗程间隔 5～7 天。

(二)体针

1.取穴

主穴:百会、气海、子宫、关元、大赫、三阴交、维道、曲骨、横骨。

配穴:足三里、肾俞、太溪、脾俞。

2.治法

主穴每次选 4 个,轮替使用,百会穴每次均取。配穴酌取 2 个子宫、维道、气海向耻骨联合方向呈 45°角斜刺,关元、大赫、曲骨、横骨均直刺。腹部诸穴深度为 1.5～2.0 寸,得气后,以捻转补泻为主,当患者觉阴道或子宫有上提感时,即嘱其收小腹,深吸气,医者随即把运针之大拇指向前一推,以增强针感,促使子宫上提。下肢穴微向上刺,背部穴宜向脊椎方向刺,施以补法。百会穴用艾条做雀啄法熏灸 15～20 分钟。本法留针要求 2～3 小时(背部穴不留针);病情轻,病程短者,留针 1～2 小时,每天或隔天一次。久留针者,一般治疗 1～2 次,如疗效不满意,可续治。

(三)电针

1.取穴

主穴:①子宫、横骨;②维道、曲骨。

配穴:足三里、三阴交、照海、大赫、气海。

2.治法

主穴每次取 1 组,单取或交替轮用;配穴加用 2～3 穴。患者仰卧位,双腿屈起。第一组穴,进针时针尖向耻骨联合方向呈 45°角斜刺,在针刺深度上应使患者感到子宫有向上收的感觉,强度上以患者能耐受为准。得气后通以电针仪,用慢波或疏密波。电针强度以患者能耐受为度。维道穴用 0.35 mm×150 mm 之芒针,快速进针,针尖沿腹股沟向耻骨联合方向透刺,深度在肌层与脂肪层之间,得气后进行捻转,直运针至会阴部有抽动感,自觉子宫徐徐上升。曲骨穴直刺,捻转使针感向会阴部放射。然后接上电针,取疏密波,强度以患者能忍受为度。配穴直刺,得气后留针。一般而言,腹部穴刺激宜重,四肢穴刺激宜轻。电针时间为 20 分钟。气海可在取针后以艾条温和灸 15 分钟,以局部出现潮红为度。针灸每天 1 次,10 次为 1 个疗程。疗程间隔 5～7 天,第二疗程起,可改为隔天一次。

(四)穴位注射

1.取穴

主穴:①维胞、子宫;②长强。

配穴:足三里、三阴交、曲骨、中极、次髎。

2.治法

药液:黄芪注射液、三七注射液、参附注射液。

第一组主穴和配穴每次各选一对,在上述前二种药液中任选一种。交替注射(腹部穴只选一个)。先注射主穴,后注射配穴。针刺维胞和子宫时,垂直刺于皮下之后,再倾斜注射器,沿腹股沟方向刺入 2～3 cm,以获得针感为度。曲骨垂直进针,然后向两侧斜刺。下肢穴位垂直进针,深度视人体胖瘦而定,一般为 1.5～2.0 cm,待有针感(即酸、麻、胀、沉等)抽吸无回血时即可按规定量注入药液。主穴每穴每次 2 mL,配穴每穴每次 1 mL,每天注射 1 次,7 天为 1 个疗程。每疗程间隔 3～5 天。第二组主穴,使患者取肘膝位,暴露臀部,取准穴位后,用 75%酒精棉球消毒穴位及周围皮肤,采用一次性 5 号注射器,抽取 5 mL 参附注射液,右手持注射器,对准穴位,快速刺入皮下,缓慢进针,针尖朝斜上方向,得气(患者局部有酸、麻、胀感)后回抽无血,将药液注入。隔天一次,连续 5 次为 1 个疗程,疗程间隔 2 天,再继续下 1 个疗程。如获临床痊愈,每周尚须注射一次,坚持 1 个月,以巩固疗效。对疗效欠佳者可配合前述针灸之法。

(五)艾灸

1.取穴

主穴:关元。

配穴:气海、三阴交。

2.治法

主穴为主,如效果不满意可加配穴。患者取半卧位,暴露施灸部位,用长艾条,距皮肤 3 cm,施温和灸法。其中主穴,每次 40 分钟;配穴,每穴悬灸 10 分钟。每天 1 次。2 个月为 1 个疗程。

可配合凯格氏锻炼法:嘱患者在站立或静坐时做缩肛(提肛)动作。开始收缩 3 秒为一次,重复 10 次为一组。以后逐渐延长到每次收缩 10 秒钟,每天收缩 300 次。尚可行膝胸卧位练习:排空小便,放松腰带,全身放松,跪在硬板床上,头放在床上,脸转向一侧,两臂微曲前伸,臀部抬高和大腿呈直角。早晚各 1 次,每次 10 分钟。

也可加服补中益气汤加味:黄芪 30 g,党参、金樱子各 20 g,白术、当归各 12 g,陈皮、柴胡各 9 g,升麻 10 g,川断、杜仲、熟地各 15 g,炙甘草 6 g。水煎服,每天 2 次。

(六)穴位敷贴

1.取穴

主穴:神阙、关元。

配穴:百会、水沟、合谷、委中、腰眼。

2.治法

敷药制备:①蓖麻仁敷剂:取蓖麻仁 75 g 捣烂如泥,加烧酒或食盐适量制成药饼备用。②升麻敷剂:升麻 20 g,枳壳 25 g,黄芪、柴胡、党参各 20 g,麝香 0.6 g,陈醋适量。除麝香另研外,诸药共研成细末。敷贴时取药粉适量,以醋调和成糊备用。

主穴每次选取一穴。可单用一穴,也可交替轮用。敷药可任选一种。选定穴位后,先行消毒,然后将敷药贴敷于穴区,以消毒纱布覆盖固定。每次贴敷 3～5 小时,不宜过久,以防皮破起疤。也可先用艾条悬灸,至感灼热后用纱布固定。配穴用毫针刺,其中腰眼穴,以左手食指按压固定穴位,右手持针,用 0.30 mm×75 mm 之毫针捻转进针,得气后,右手拇指向后用力捻转360°,连续 3 下,以针感传到足跟部,同时伴有子宫向上抽动感为度。于月经干净后,每天 1 次,3～7 天为 1 个疗程,疗程间隔 3～5 天。

(七)穴位埋植

1.取穴

主穴:足三里、三阴交、提宫穴。

配穴:子宫、关元、中闸、长强。

提宫穴位置:骨盆闭孔耻骨下 5 分。

中闸穴位置:中极穴旁开 2 分。

2.治法

膀胱排空后,做妇科检查,还纳子宫于正常位置后,每次可选 2～3 个穴位,交替使用。选准穴位,常规消毒,局部皮内麻醉,将 3 号线 1.0～1.5 cm 放入 20 号骨穿针内,垂直刺入穴位,当产生针感后,将肠线推入并拔出针,用无菌敷料覆盖针孔,胶布固定,半月一次,可连续埋线 2～3 次。埋线后第一天开始,根据患者的病症随证加服补中益气丸、龙胆泻肝丸等。直至症状明显改善,同时艾灸长强穴,每天一次,每次 15 分钟。

(八)穴位电疗

1.取穴

主穴:维胞、归来、关元、中极、曲骨。

配穴:八髎、长强、足三里、阴陵泉、三阴交。

2.治法

仪器:低频电疗机,感应电输出 0～20 V,直流电输出 0～100 mA。

主穴为主,必要时加用配穴。先将电极棒用四层纱布包裹,生理盐水润湿后平置于穴位上,开启电源,先用感应电治疗,再用直流电正极单机治疗。感应电不分正负极,两极分别置于上述各穴位,先通过 8～12 V 感应电 0.5～1.0 分钟,直流电各穴位通以 25～75 mA。直流电负极为无效电极,以 8～12 层纱布作垫,放于各穴位同侧附近,正极做治疗,电极分别置于上述各穴位上迅速开关 3～5 次。治疗Ⅱ、Ⅲ度子宫脱垂时,先将子宫纳入阴道内或用子宫托辅以治疗,可提高疗效。治疗过程中,施加的压力要均匀,取穴要准确,电流量的大小因每个人的感受性而不同,以见局部肌肉蠕动性收缩为适宜。每天或隔天电疗一次,7 次为 1 个疗程,疗程期间停治 2～3 天,未愈者可继续第二疗程。并于疗程结束后 1 个月、3 个月、6 个月各进行一次复查,并做巩固治疗。

(季法会)

第八节　盆腔炎性疾病

盆腔炎性疾病指女性上生殖道及其周围组织的炎症,主要包括子宫内膜炎、输卵管炎、输卵管卵巢脓肿、盆腔腹膜炎等,最常见的是输卵管炎、输卵管卵巢炎。以小腹或少腹疼痛拒按或坠胀,引及腰骶,或伴发热、白带增多等为主要表现。按其发病过程、临床表现可分为急性盆腔炎性疾病与慢性盆腔炎性疾病两种。

盆腔炎性疾病属于中医学"带下""痛经""癥瘕""不孕"等的范畴。中医认为该病多因先天禀赋不足、平时养护不慎、阴户不洁或劳倦过度、外邪入侵所致。如《妇人良方》载:"妇人月经痞塞不通,或产后余血未尽,因而乘风取凉,为风冷所乘,血得冷则为瘀血也。瘀血在内,则时时体热面黄。瘀久不消,则为积聚癥瘕矣。"

一、诊断

(一)急性盆腔炎性疾病

1.典型临床表现

有急性感染病史,下腹隐痛、肌肉紧张、有压痛及反跳痛,伴有心率快、发热,阴道有大量脓性分泌物。病情严重时可有高热、头痛、寒战、食欲缺乏、大量的黄色白带有味、小腹胀痛、压痛、腰部酸痛等;有腹膜炎时出现恶心、腹胀、呕吐、腹泻等;有脓肿形成时,可有下腹包块及局部压迫刺激症状,包块位于前方可有排尿困难、尿频、尿痛等,包块位于后方可致腹泻。

2.体征

子宫常呈后位,活动受限或粘连固定。若为输卵管炎,则在子宫一侧或两侧触到增粗的输卵管,呈索条状,并有轻度压痛。若为输卵管积水或输卵管卵巢囊肿,则在盆腔一侧或两侧摸到囊性肿物,活动多受限。若为盆腔结缔组织炎时,子宫一侧或两侧有片状增厚、压痛,宫骶韧带增粗、变硬、有压痛。

3.妇科检查

阴道、宫颈充血,有大量脓性分泌物,宫颈举痛明显。子宫压痛,活动受限,输卵管炎时可触及子宫一侧或两侧索条状增粗,压痛明显。结缔组织炎时,子宫一侧或两侧片状增厚,宫骶韧带增粗,触痛明显。盆腔脓肿形成时,可触及边界不清的囊性肿物,压痛。

4.血常规检查

白细胞计数在 $10 \times 10^9/L$ 以上,以中性粒细胞升高为主。

5.B超检查

示盆腔内有渗出或炎性包块。

根据以上五点即可诊断为急性盆腔炎性疾病,如后穹隆穿刺抽出脓液,即可进一步确诊。有条件者可做血、宫颈分泌物培养或脓液培养,查明病原体,为临床诊断和治疗提供帮助。

(二)慢性盆腔炎性疾病

根据病史、典型的症状和体征,即可做出慢性盆腔炎性疾病的诊断。

1.主要症状

腰骶部疼痛或下腹痛,或因长时间站立、过劳、性交或经前期加重,重者影响工作。或有白带增多、月经紊乱、经血量多、痛经、输卵管阻塞、不孕等。日久或有体质虚弱,精神压力大,常合并神经衰弱。

2.主要体征

子宫多后倾、活动受限或粘连固定,或输卵管增粗压痛,或触及囊性包块,或子宫旁片状增厚压痛等。

二、治疗

(一)中药治疗

1.辨证论治

(1)瘀热互结:多见于慢性盆腔炎性疾病急性发作或急性盆腔炎性疾病。

临床证候:发热或高热,小腹疼痛拒按,痛有定处,或经行不畅,或量多有块,带下量多如脓,臭秽,尿黄便秘。舌质暗红有瘀斑,苔黄,脉滑数或弦数。

主要治法:清热解毒,活血化瘀。

推荐方剂:五味消毒饮(出自《医宗金鉴》)合血府逐瘀汤(出自《医林改错》)加减。

推荐处方:金银花、野菊花、蒲公英、紫花地丁、天葵子、桃仁、红花、当归、生地黄、枳壳、赤芍、柴胡、桔梗、川芎、牛膝、生甘草。

(2)湿热血瘀:多见于慢性盆腔炎性疾病急性发作或急性盆腔炎性疾病。

临床证候:低热,小腹疼痛灼热感,带下量多色黄质稠,或赤黄相兼,小腹胀痛,口苦,口干不欲饮,小便混浊,大便干结,舌暗红,苔黄腻,脉弦滑或弦数。

主要治法:清热祛湿,活血化瘀。

推荐方剂:四妙丸(出自《成方便读》)合桃红四物汤(出自《医宗金鉴》)加减。

推荐处方:苍术、黄柏、牛膝、生薏苡仁、桃仁、红花、当归、生地黄、赤芍、川芎。

(3)冲任虚寒:常见于慢性盆腔炎性疾病。

临床证候:小腹冷痛,喜暖喜按,带下量多、色白质稀,畏寒肢冷,舌质淡,苔薄白,脉沉细。

主要治法:温经化瘀,调理冲任。

推荐方剂:艾附暖宫丸(出自《仁斋直指附遗》)加减。

推荐处方:艾叶炭、香附、吴茱萸、肉桂、当归、川芎、白芍、生地黄、黄芪、续断、莪术、炮山甲。

2.中成药

(1)少腹逐瘀颗粒:由小茴香、干姜、延胡索、没药、当归、川芎、官桂、赤芍、蒲黄、五灵脂等组成。功效:活血祛瘀,温经止痛,适用于寒瘀阻络证。一次1袋,1天3次。

(2)桂枝茯苓丸:由桂枝、茯苓、牡丹皮、桃仁、芍药各等分组成。功效:化瘀生新,调和气血,适用于慢性盆腔炎性疾病盆腔有包块者。一次1丸,1天2次。

3.中药保留灌肠

可选用酒大黄、蒲公英、败酱草、红花等中药,将一剂中药浓煎100 mL,每晚睡前保留灌肠,药液温度以39~41 ℃为宜。

(二)针灸治疗

1.处方1

次髎。操作方法:选取穴位后用碘伏常规消毒皮肤,左手捏紧周围皮肤,右手持一次性注射器针头快速点刺皮肤3下,随后用火罐吸附皮肤上,出血大约30 mL,留罐5分钟后取下。

2.处方2

带脉、中极、子宫、次髎。湿热瘀结配蠡沟、阳陵泉、膈俞;气滞血瘀配肝俞、膈俞;寒湿凝滞配关元、肾俞、命门;气虚血瘀配足三里、脾俞、血海。操作方法:先寻找腹部和腰骶部压痛点或痛性结节,再配合穴位,选用三棱针,以慢速进针手法进针,当针刺入一定深度后(0.2~0.3 cm处,挑断皮内纤维即可。如遇皮肤较薄的部位或病情需要,也可挑深至皮下脂肪层及皮下筋膜层),挑断皮下纤维,挑毕出针时要把针口整复,并消毒和保护伤口。

3.处方3

腰眼、肾俞、关元、三阴交、气海。操作方法:选取穴位后用碘伏常规消毒皮肤,左手捏紧周围皮肤,右手持一次性注射器针头快速点刺皮肤3下,随后用火罐吸附皮肤上,出血大约30 mL,留罐5分钟后取下。

4.处方4

关元、三阴交、大椎、肾俞、十七椎、腰眼、委中,每次2穴。操作方法:常规皮肤消毒,选取中号三棱针点刺出血,手法宜轻、浅、快、准,深度以0.1~0.2寸为宜,每穴出血3~5 mL。血止后加拔火罐,10~15分钟后取罐,擦净血迹,碘伏消毒,2小时内忌洗澡,每天1次,穴位交替使用,15次为1个疗程。

5.处方5

三江。操作方法:俯卧位,选取第13椎下每节一穴,即7穴,第14椎下旁开3寸即6穴(两边共12穴),常规皮肤消毒后,以三棱针快速点刺,点滴出血即可(《董氏奇穴》)。

三、注意事项

(1)注意个人卫生,保持外阴的清洁、干燥。

(2)久坐使盆腔的血液回流不畅,从而引起盆腔炎性疾病。建议女性患者可以选择一些适合自己的运动,例如爬山、慢走、打乒乓球、打羽毛球、骑单车等。

(3)盆腔炎性疾病患者要注意饮食调护,要加强营养,忌食煎烤油腻、辛辣之物。

(4)重视妇科体检,当有外生殖器瘙痒,白带多、有异味,尿频、尿急、尿痛等不适症状时,应尽早到正规医院治疗,如果延迟治疗或治疗不当,将会促使病情发展,导致盆腔感染。

(季法会)

第九节　习惯性流产

一、概述

凡妊娠不到20周,胎儿体重不足500 g而终止者,称流产。习惯性流产是指流产连续发生3次以上者。其临床症状以阴道出血,阵发性腹痛为主。习惯性流产病因复杂,现代西医学尚缺乏理想的治疗方法。

中医学中称习惯性流产为"滑胎"。

在古籍文献中,如《针灸资生经》、《类经图翼》及《神灸经纶》等医学著作,都有关于针灸治疗本病的记载。

针灸一可用作预防,于患者妊娠之后,在其流产好发月份针灸进行防治;一可用作治疗,在妊娠出现流产的先兆症状时,据其妊娠月份,选相应经穴治疗。近年来,针灸工作者进一步在取穴和刺灸方法上做了有益的探索,如取穴上偏重于下腹部如关元、神阙等;在方法上,采用温针、拔罐、艾灸及穴位敷贴多法。当然,总的来说,针灸对本病还属探索治疗阶段。

二、古籍记载

(一)取穴

命门、肾俞、中极、交信、然谷。

(二)操作

均采用灸法。每次选3～4个穴,做无瘢痕着肤灸7～10壮。

(三)古方选辑

《针灸资生经·卷七》:妊不成,数堕落。玉泉(即中极),五十,三报;又龙门(阴唇前联合部———笔者)二十壮。

《类经图翼·十一卷》:胎屡堕,命门、肾俞、中极、交信、然谷。

三、治疗

(一)体针

1.取穴

主穴:分9组。①太冲、曲泉;②阳陵泉、带脉;③神门、少海;④阳池、支沟;⑤阴陵泉、地机;⑥足三里、天枢;⑦尺泽、太渊;⑧曲池、臂臑;⑨太溪、石关。

配穴:①中极、归来、漏谷、足三里;②曲骨、子宫、地机、三阴交。

2.治法

主穴为主,如效不显,可改用配穴。主穴9组穴位,系指按妊娠或流产好发的不同月份选用不同的穴组,如妊娠或流产好发于1月,取第1组,妊娠或流产好发于2月,取第2组,以此类推。在防治时,具体取法为:预防性针灸,据其流产好发的月份选取,隔天一次,10次为1个疗程,治疗三个疗程。治疗性针灸,在妊娠出现流产的先兆症状时,选与妊娠月份相应组的经穴针刺,隔天一次不计疗程,当症状缓解后停止治疗,继续观察。上述均用补法,留针30分钟。

配穴:怀孕>5月者,针第一组;怀孕≥5月,胎位下坠至临盆者针第二组穴。下腹部穴位,进针得气后用补法;下肢穴位平补平泻法。留针30分钟。隔天一次,不计疗程。

(二)温针

1.取穴

主穴:百会。

配穴:足三里、外关、行间、三阴交、血海、关元。

2.治法

主穴必取,配穴酌情交替选用。用银、铜合成的20号银针,用2寸针向前横刺百会穴,施以捻转手法,行针得气后留针,在针尾装艾卷,点燃加温。以3寸针针刺足三里、外关、三阴交、血海、关元等穴,均直刺,施以提插手法;行间穴向上斜刺。得气后均按上法温针。每天1次,10次为1个疗程。

(三)综合法

1.取穴

主穴:神阙。

2.治法

敷药制备:寿胎丸原方1剂(菟丝子120 g,川续断60 g,桑寄生60 g,真阿胶60 g)加黄芪、党参各 20 g,以上 6 味药物研极细末,备用。临用装入茧壳内,以茧壳装满为度。

于患者末次流产清宫术后(或初诊患者),先行神阙穴拔罐,留罐 2～3 分钟。去罐后,再以艾条温和灸神阙穴 20～30 分钟。灸毕,将装好药粉的家蚕茧壳(破洞口朝上)贴敷于脐眼中,以胶布固定之。每隔 3 天重复 1 次,每于拔罐前 2～6 小时去脐部茧壳。10 次为 1 个疗程。疗程间相隔 10～15 天。一般要求 2 个疗程以上。

(季法会)

第十节　不 孕 症

凡育龄妇女未避孕,配偶生殖功能正常,婚后有正常性生活,同居 2 年以上而未怀孕者称为原发性不孕。曾有过生育或流产,未避孕而又 2 年以上未怀孕者,称继发性不孕。中医学称原发性不孕为"无子""全不产",称继发性不孕为"断绪"。

一、病因病理

西医学认为,引起不孕的原因有卵巢、输卵管、子宫体、子宫颈、阴道及精神等方面的因素。此外还有性器官以外的因素及部分妇女血清中含有抗精子抗体而不孕者。其中由于卵巢功能低下或卵巢内分泌功能障碍及下丘脑、垂体、卵巢之间内分泌平衡失调而引起月经异常、无排卵月经或黄体功能不全所致的不孕占有很大比例。

中医学认为,导致不孕的原因很多,如古人所说的五不女,即螺、纹、鼓、角、脉五种,大多属于先天性生理缺陷,这是针灸所不能奏效的。就脏腑气血而论,本症与肾精关系密切;如先天肾虚,或精血亏损,使冲任虚衰,寒客胞脉而不能成孕;或情志不畅,肝气郁结,气血不和;或恶血留内,气滞血瘀;或脾失健运,痰湿内生,痰瘀互阻,胞脉不通均可致不孕。

二、临床表现

婚后 2 年以上未孕,多见有月经不调,经期紊乱,或先或后,经量不一,量少或淋漓不断,或量多而出血凶猛。经色或淡或红或紫黑,或有瘀块,由于导致不孕的原因不同,则可伴不同的症状。

三、诊断要点

(1)育龄妇女未避孕,配偶生殖功能正常,婚后有正常性生活,同居 2 年以上而未怀孕,或曾有过生育或流产,未避孕而又 2 年以上未怀孕。

(2)因男方因素导致不孕症约占 30%,首先应排除男方因素。要注意有无慢性病、结核、腮腺炎、附睾炎、睾丸炎等病史,有无接触铅、磷或放射线。还应做局部检查及精液检查。

(3)女方应了解月经史、分娩史及流产史,有无生殖器感染,性生活情况,是否采取避孕措施。还要进行体格检查、卵巢功能检查、性交后试验、输卵管通畅试验,必要时进行腹腔镜、宫腔镜、免疫等各项检查,以查明原因。

(4)妇科检查、基础体温、基础代谢率和血清雌激素、孕激素的测定及诊断性刮宫、输卵管通畅试验、宫颈黏液检查等有助于诊断。

四、针灸治疗

(一)针刺

(1)处方一:肾俞、太溪、照海、关元、三阴交、足三里。

操作:常规针刺,施提插捻转补泻法,关元穴可加用灸法。每天1次,10次为1个疗程。适用于肾虚型不孕。

(2)处方二:肾俞、关元、中极、子宫、三阴交、足三里、血海、脾俞。

操作:常规针刺,施补法。得气后留针20～30分钟,每天1次,10次为1个疗程。适用于血虚型不孕。

(3)处方三:中极、气冲、足三里、丰隆、三阴交、阴陵泉、子宫。

操作:常规针刺,施泻法。得气后留针20～30分钟,每天1次,10次为1个疗程。适用于痰湿型不孕。

(4)处方四:中极、四满、三阴交、太冲、子宫。

操作:中极向曲骨方向斜刺,针刺1.0～1.5寸,施提插泻法,以针感向会阴传导为佳。四满直刺,进针1.0～1.5寸,施捻转平补平泻法。三阴交直刺,进针1寸;太冲直刺,进针0.5～0.8寸;子宫穴直刺1.5寸,使患者感到局部酸胀,均施捻转泻法。每天1次,10次为1个疗程,适用于肝郁型不孕。

(5)处方五:主穴取关元、中极、子宫、血海。肾虚配肾俞、命门;气血亏虚配百会、足三里;肝郁气滞配内关;痰湿郁滞配丰隆、阴陵泉、三阴交;宫寒血瘀配归来、膈俞;湿热内阻配阴陵泉。

操作:每次取主穴2～3个加配穴,施平补平泻手法。针刺关元穴时,针尖应向斜下,进针2寸左右,使针感向会阴部扩散。子宫穴直刺达1.5～3.0寸,使患者感到局部酸胀,并向下腹部扩散为宜。留针20～30分钟,留针期间行针2～3次,每天1次,10次为1个疗程,疗程间隔5～7天,经期暂停。

(6)处方六:主穴取中极、三阴交、大赫、地机。肾虚型配肾俞、气穴、照海;血虚型配膈俞、血海、足三里;肝郁型配太冲、阴廉、气门;痰湿型配四满、丰隆、阴陵泉;血瘀型配气冲、胞门、次髎。

操作:在月经周期第12天开始针刺,连续3天,每天1次,留针15分钟,均用平补法。月经期和增生期,根据辨证取穴治疗,每天1次。

(7)处方七:主穴取中极、大赫、三阴交、地机。肾虚者配肾俞、关元、太溪;血虚者配肝俞、血海、足三里;痰盛者配中脘、丰隆、阴陵泉;肝郁者配阴廉、曲泉、太冲;血瘀者配膈俞、次髎、血海。

操作:虚证施以补法,实证施以泻法,并可配合采用艾灸。针灸治疗在月经期及增生期根据证型,辨证用穴,隔天治疗1次,月经周期第12天开始,用上述处方的主穴,每天治疗1次。

(8)处方八:中极、归来、子宫、气穴、三阴交。

操作:中极、归来、气穴、子宫均直刺,可刺1～2寸,施捻转泻法。三阴交直刺,针1.0～1.5寸,施提插捻转泻法。每天1次,10次为1个疗程。

(9)处方九:中极、气冲、丰隆、三阴交、阴陵泉。

操作:中极直刺,进针1.0～1.5寸,施提插捻转泻法。气冲直刺或稍向上斜刺,进针0.5～1.0寸,施捻转泻法。丰隆直刺,进针1.0～1.5寸,施提插泻法。阴陵泉、三阴交直刺,进针1.0～1.5寸,施捻转平补平泻法。每天1次,7次为1个疗程。

(10)处方十:关元、气海、中极、血海、天枢、三阴交、八髎、肾俞。

操作:针刺用平补平泻法,每次引出强烈针感。每次留针 30 分钟,每 10 分钟行针 1 次。针刺完毕后可配合以按摩手法在腹部及腰骶部操作,手法以按法、揉法为主,手法要求深透柔和,以患者感觉局部明显温热感为度。治疗自月经来潮前 15 天开始,每天 1 次,12 次为 1 个疗程。

(二)芒针

处方:志室、肾俞、血海、气海、中极、八髎、昆仑、太溪。

操作:针刺八髎时,由上髎进针沿皮平刺至下髎。气海穴透中极穴时,先直刺气海 0.5～1.0 寸,得气后,将针稍稍退出少许,沿皮浅刺透中极穴。余穴用常规针法。隔天 1 次,每次留针 0～30 分钟,7～10 次为 1 疗程,疗程间隔 5～7 天。经期暂停。

(三)皮肤针

(1)处方一:肾俞、命门、八髎、关元、气海、中极、足三里、三阴交。

操作:用皮肤针中、重度刺激,每天 1 次,7 次为 1 个疗程,疗程间隔 7 天,于每次月经前 7 天施治。适用于各型不孕症。

(2)处方二:气海、关元、中极、天枢、命门、肾俞、八髎。

操作:用中、重度刺激,下腹部由脐向下至耻骨联合上缘反复叩刺 2～3 行,可加叩横向 3～4 行,重点叩刺气海、关元、中极、天枢穴。腰、骶部可沿督脉及其夹脊穴自上而下海条经脉叩刺 1～2 行,每天施治 1 次,7 次为 1 个疗程,疗程间隔 7 天,可于每次月经前 7 天左右开始施治。

(四)耳针

(1)处方一:子宫、肾、屏间、脑、卵巢。

操作:穴位常规消毒,用中等刺激,留针 20 分钟,每天 1 次,10 次为 1 个疗程,或用锹针耳内埋入法、压豆法,亦可用耳穴磁疗法。适用于本病各型。

(2)处方二:内分泌、肾、子宫、皮质下、卵巢。

操作:穴位严格消毒,毫针刺,用中等刺激,每天 1 次,每次 2～3 穴,10 次为 1 个疗程。亦可用锹针耳内埋入法。

(3)处方三:子宫、脑点、腹、皮质下、内分泌、肝、肾。

操作:先用 75％酒精在穴位上消毒,用 28 号毫针刺激,留针 20～30 分钟,留针期间捻针刺激 1～2 次,每天或隔天 1 次,10 次为 1 个疗程。

(4)处方四:内分泌、肾、子宫、卵巢。

操作:毫针刺,经期第 12 天开始治疗,连续 3 天,中等刺激,留针 30 分钟,每天 1 次。

(5)处方五:子宫、卵巢、肾、肝、内分泌、皮质下。

操作:每次选用 2～4 穴,或两耳交替。毫针刺法在月经周期第 12 天开始,连续 3 天,中等刺激,留针 30 分钟,每天 1 次。

(6)处方六:子宫、肾、卵巢。肝郁加肝;痰湿加内分泌。

操作:毫针中等刺激,每天 1 次,10 次为 1 个疗程,亦可用耳穴埋针治疗。

(五)三棱针

处方:主穴曲泽、腰俞;配穴阴陵泉、委阳。

操作:用三棱针点刺放血,若出血量少,可配合针刺后拔罐。主要用于血瘀型不孕。

(六)皮内针

处方:肾俞配关元,志室配中极,气海配血海,三阴交配足三里。

操作:每次取 1 组穴,局部常规消毒后,用皮内针平刺入皮肤 0.5～1.2 cm,用小块胶布固定针柄,埋针时间为 2～3 天,7 次为 1 个疗程,疗程间隔 5～7 天。

(七)穴位注射

(1)处方一:肾俞、气海、关元、天枢、归来、子宫、足三里、三阴交。

操作:每次取 2～3 穴,每穴注入 5% 当归注射液或胎盘组织液 0.5～1.0 mL,隔天 1 次,10 次为 1 个疗程,经期暂停。适用于各型不孕症。

(2)处方二:肾俞、关元、天枢、归来、三阴交、足三里。

操作:每次只取 2～3 个穴,上穴轮换使用,用 5% 当归注射液或胎盘组织液,每穴注入 0.5～1.0 mL,隔天 1 次,10 次为 1 个疗程,经期暂停。

(3)处方三:子宫,次髎、肾俞、关元、曲骨、足三里、三阴交、然谷。

操作:用胎盘组织液 2 mL 或绒毛膜促性腺激素或当归注射液,每次选 3～4 穴,每穴注入 0.5～1.0 mL,治疗从经期第 10 天开始,每天 1 次,连续 5 天。

(4)处方四:中极、大赫、三阴交、地机。

操作:每次选用 2 穴,或选用胎盘注射液、当归注射液、绒毛膜促性腺激素等,每穴注入药液 1～2 mL,治疗从月经周期第 12 天开始,每天 1 次,连续 5 次。

(八)电针法

处方:关元、天枢、中极、曲骨、血海、三阴交。

操作:每次取 3～4 个穴,针刺得气以后接通电 G-6805 电针仪,使用连续波中等刺激,每次治疗 20～30 分钟,每天或隔天 1 次,10 次为 1 个疗程,经期暂停。

(九)激光照射法

(1)处方一:关元、气海、水道、子宫。

操作:月经后 3～5 天,用氦-氖激光仪照射上穴,每穴 5 分钟,每天 1 次。适用于无排卵性不孕症。

(2)处方二:子宫、八髎。

操作:用 CO_2 激光扩束(功率密度 300 mW/cm²)照射穴位,每天 1 次,每穴 10 分钟。

(十)穴位埋线法

处方:三阴交。

操作:穴位常规消毒后,以注射用针头为套管,1.5 寸毫针剪去针尖为针芯,套入长度为 0.2 cm 的 4 号羊肠线。针刺适当深度后,行轻度提插捻转手法至患者自觉局部有酸、麻、重、胀感,然后边推针芯边退针将羊肠线埋于穴位内。15 天治疗 1 次,3 次为 1 个疗程。

(十一)灸法

(1)处方一:神阙、关元、石关、子宫。

操作:以直接无疤痕灸,每穴 25～50 壮,或隔附子饼灸 7～9 壮,每天 1 次,15 次为 1 个疗程。

(2)处方二:神阙、关元、足三里、三阴交、中极。

操作:每次选腹部、下肢各 1 穴,神阙用隔盐灸,余穴用隔附片发泡灸。每月经周期治疗 1 次,治疗时间在经期第 12 天左右为宜。平时用艾条温和灸气海或中极 15～20 分钟,隔天 1 次。

(3)处方三:关元、中极、神阙、子宫、肾俞、命门、脾俞、足三里、三阴交。

操作:每次取 4～5 穴,每穴用艾条温和灸 10 分钟,每天 1 次,10 次为 1 个疗程;适用于各型

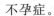

不孕症。

（4）处方四：关元、中极、子宫、神阙、命门、肾俞、血海、三阴交。

操作：每次取 3～4 穴，每穴用中号艾炷隔姜施灸 5～7 壮，隔天 1 次，7 次为 1 个疗程，疗程间隔 7 天。适用于肾阳虚型不孕症。

（十二）温针法

处方：关元、中极、肾俞、命门、足三里、三阴交。

操作：先用毫针刺入穴位，得气以后，用 1 寸长艾条插在针柄上，点燃，使针体温热，待艾条燃尽，再留针 10 分钟左右，每天 1 次，10 次为 1 个疗程，疗程间隔 5～7 天。

（十三）磁疗法

处方：耳穴有子宫、脑点、内分泌、肝、肾。

操作：先用毫针刺入耳穴，然后在针柄上贴小磁片，每次留针 30 分钟左右，双耳交替施治，每天 1 次，10～15 次为 1 个疗程。

（季法会）

第十一节　围绝经期综合征

妇女在更年期前后可出现一系列因性激素减少所致的症状，包括自主神经功能失调的症状，称为围绝经期综合征，又称更年期综合征，其突出表现为潮热和潮红，易出汗，情绪不稳定，头痛失眠等。更年期为妇女卵巢功能逐渐直至完全消失的一个过渡时期，在更年期的过程中月经停止来潮，称绝经，一般发生于 45～55 岁。绝经为妇女一生中的一个生理过程，正常的卵巢遭到破坏或手术切除，也可能提前绝经，更年期综合征也随之发生。更年期综合征的持续时间因人而异，可持续数月至 3 年或更长。

本病相当于中医学的经断前后诸证或绝经前后诸证。

一、病因病机

本病是因卵巢功能衰退、体内雌激素水平降落所直接产生的，且与机体老化也密切相关，它们共同引起神经血管功能不稳定的综合征。

中医认为本病由肝肾阴虚、肾阳亏虚引起。

（一）肝肾阴虚

素体阴虚，或房劳多产伤肾，天癸将竭，肾阴益亏，阳失潜藏。

（二）肾阳亏虚

素体阳虚，或劳倦过度，大病久病，过用寒凉，日久伤肾，肾阳不足，天癸渐竭，元阳更虚，经脉五脏失于温养。

二、辨证

由于绝经前无排卵周期的增加，月经开始紊乱。表现为月经周期延长，经量逐渐减少，乃至停闭；或周期缩短，经量增加，甚至阴道大出血，或淋漓不断，或由月经正常而突然停止来潮。常见潮红或潮热、汗出、眩晕、心悸、高血压等心血管症状,往往有抑郁、忧愁、多疑、失眠、记忆力减退、易激动,甚至喜怒无常等精神神经症状。因雌激素逐渐减少,外阴及阴道萎缩,分泌物减少可产生老年性阴道炎、外阴瘙痒或灼热感、性交时疼痛、阴道血性分泌物等。常伴骨质疏松,可造成腰部疼痛,易发生骨折或关节痛。因活动减少及新陈代谢改变易致肥胖,消化功能改变产生肠胃胀气及便秘,内分泌改变致水钠潴留而出现水肿等。实验室检查见促性腺激素中促卵泡素(FSH)和促黄体生成素(LH)的含量均增加,但 FSH 的增加比 LH 多。血中的雌激素水平很低。阴道细胞学检查,涂片中出现中层及低层细胞。

(一)肝肾阴虚

证候:经行先期,量多色红或淋漓不绝,烘热汗出,五心烦热,口干便艰,腰膝酸软,头晕耳鸣,舌红少苔,脉细数。兼肝旺者,多见烦躁易怒。兼心火旺者,可见心悸失眠。

治法:滋养肝肾,育阴潜阳。

(二)肾阳亏虚

证候:月经后期或闭阻不行,行则量多,色淡质稀,或淋漓不止,神萎肢冷,面色晦暗,头目晕眩,腰酸尿频,舌淡,苔薄,脉沉细无力。兼脾阳虚者,可见纳少便溏,面浮肢肿。兼心脾两虚者,可见心悸善忘,少寐多梦。

治法:温肾助阳,调理冲任。

三、针灸治疗

(一)刺灸

1.肝肾阴虚

取穴:肝俞、肾俞、太溪、三阴交、神门、太冲。

随症配穴:烦躁易怒者,加行间。心悸失眠者,加内关。潮热汗出者,加复溜、合谷。月经量多者,加地机。外阴瘙痒者,加蠡沟。

刺灸方法:针用补泻兼施法。

方义:取肝俞、肾俞调补肝肾。太溪补肾滋阴。三阴交交通肝、脾、肾经,调理冲任。神门养心安神。太冲补可柔肝养血,泻可疏肝解郁。

2.肾阳亏虚

取穴:肾俞、关元、命门、三阴交。

随症配穴:腰酸者,加腰阳关。纳少便溏者,加脾俞、足三里。少寐者,加神门。神疲肢冷者,加灸关元。

刺灸方法:针用补法,可加灸。

方义:针补艾灸肾俞、关元、命门可益肾助阳。三阴交为足三阴经交会穴,可健脾益肾,调理冲任。

(二)耳针

取内分泌、内生殖器、肾、肝、神门、皮质下,每次选 2～4 穴,毫针中度刺激,留针 30～40 分钟,或用埋针、埋籽刺激。

(季法会)

第十章　眼科病证的针灸治疗

第一节　青少年近视

一、概述

近视眼是一种最常见的屈光不正。以裸眼远视力差、眼易疲劳、中度以上近视可出现眼底改变为主要临床症状。尤以青少年多见。目前,西医治疗除配戴眼镜矫正视力外,尚无确切有效和安全的治疗方法。

中医学中,对此又称近视、能近怯远症、视近怯远症等。

针灸治疗近视,在我国古代医学文献中始见于《针灸甲乙经》。编撰于宋元之间的眼科专著《秘传眼科龙木论》内有"针灸经"一卷,专论治疗眼病的穴位和针法,其中包括不少治近视的内容。明代的针灸著作如《针灸大成》等亦有载述。

二、古籍记载

(一)取穴

睛明、目窗、攒竹、瞳子髎、天府、承泣、手三里、偏历。

(二)操作

每次取3~4个穴,眼部穴直浅刺,余穴针之得气后,施平补平泻手法或补法。留针15分钟。

(三)古方选辑

《针灸甲乙经·卷十二》:目瞑,远视,目窗主之。

《针灸资生经·卷六》:天府,疗头眩目瞑。目窗,主目瞑,远视。

《秘传眼科龙木论·卷之八》:攒竹:……治目,远视不明。

瞳子髎:……远视。

天府:……治目眩,远视。

《针灸大成·卷六》:偏历……瞑目。

睛明:……主目远视不明。

三、治疗

(一)电梅花针

1.取穴

主穴:分2组。①正光1、正光2;②睛明、承泣。

配穴:风池、内关、大椎。

正光1穴位置:眶上缘外3/4与内1/4交界处。

正光2穴位置:眶上缘外1/4与内3/4交界处。

2.治法

主穴以第1组为主,如效不显改用第2组,亦可交替使用。配穴酌取1～3个。以电梅花针具接通晶体管医疗仪通电,电源电压9 V,电流<5 mA;或接电针仪,频率调至60～120次/分。然后在正光1和正光2穴区0.5～1.2 cm范围内均匀叩打20～50下;睛明、承泣穴,每穴叩打5分钟左右。配穴叩打同正光穴。每天或隔天一次,10～15次为1个疗程。疗程间隔半月。

(二)体针

1.取穴

主穴:①承泣、睛明、球后;②新明Ⅰ、新明Ⅱ。

配穴:翳明、风池、四白、合谷、攒竹、太阳。

新明Ⅰ位置:耳垂后皮肤皱褶中点,相当于翳风穴前上5分处。

新明Ⅱ位置:眉梢上1寸外开5分处。

2.治法

任取一组主穴。主穴每次取1～2个,酌配1～2个配穴。第1组主穴针法:承泣穴,取0.25 mm×40 mm之毫针,以30°角向睛明方向斜刺,约刺入1寸左右,待眼区周围有酸胀感或流泪时,轻轻捣刺3～5下,注意不宜大幅度提插,留针10分钟。球后、睛明穴,直刺1.5寸,送针宜缓,不可捻转提插,待眼球有明显的酸胀感时留针10分钟。

第2组主穴针法:针新明Ⅰ时,把耳垂向前上推拉,针尖呈45°向前上方刺入,进针1～1.5寸,使达下颌骨髁状突后侧面,用捻转结合快插慢提,提插幅度1 mm左右,捻转频率约80次/分以上,诱导针感至眼区,运针1～2分钟,不留针。新明Ⅱ进针时针尖向额部垂直刺入,深5～8分,有针感后以上述手法做小幅度向前下呈弧形快速旋转式捻针,频率在200次/分以上,使眼球有热胀感,运针1分钟,不留针。

配穴针法:翳明、风池穴,宜用0.30 mm×40 mm之毫针,刺入0.8寸,获得针感,即留针10分钟。余穴进针后,施捻转手法,中强度刺激,得气即可。留针15分钟。

每天或隔天一次,10次为1个疗程,每1个疗程间隔3天。

(三)耳穴贴压

1.取穴

主穴:眼、肝、皮质下、肾、近视。

配穴:目1、目2、神门、心。

近视穴位置:位于耳甲腔食管穴与口穴之间。

2.治法

主穴每次取3个,配穴2穴。先用75%乙醇棉球将患者耳郭擦拭干净,用探棒在所选穴区找出敏感点。将王不留行籽或磁珠(380 Gs)置于 0.7 cm×0.7 cm 小方块胶布上,贴于选定耳穴之敏感点。应耳郭内外对贴,以加强刺激。患者每天自行按压 3～4 次,每穴 1 分钟,每次按压以穴位处有胀痛并耳感觉有灼热感为度。每次贴一侧耳,二耳轮替。每周换贴 2 次,8 次为 1 个疗程,疗程间隔 1 周。

(四)穴位激光照射

1.取穴

主穴:睛明、承泣、合谷。

配穴:风池、光明、养老。

2.治法

每次以主穴为主,如效不显可酌加配穴。用氦-氖激光器照射,波长为 632.8 nm,功率为 1.5～2.0 mW,工作电流强度为 6 mA。光束垂直照射。患者取正坐位,双目闭合,眼部穴每穴照射 2 分钟,余穴为 4 分钟。光斑直径<1.5 mm,光束发射角<2 mrad(毫弧度)。每次选 2～3 个穴,每天 1 次,10 次为 1 个疗程。疗程间隔 3～5 天。

(五)核桃壳灸

1.取穴

主穴:阿是穴。

配穴:目1、目2、眼、肝、肾、神门、心、脾。

阿是穴:患眼。

2.治法

先特制灸用眼镜架 1 具,并放置经野菊花、石决明煎煮液浸泡 2 天之核桃壳,在距 1 寸处插上一寸左右艾卷段。架在患者之患眼前,点燃,令闭眼,约灸 20 分钟左右。每天 1 次,2 周为 1 个疗程。为加强疗效,可选 4～5 个配穴,贴敷王不留行籽,每次一侧,二侧交替,嘱患者自行按压,每天 3 次,每次每穴 2～3 分钟。每周换贴 1～2 次,2 周为 1 个疗程。

(六)鬃针

1.取穴

主穴:阿是穴。

阿是穴位置:眼角内侧上、下泪小点,双侧共 4 个。

2.治法

鬃针制作:选择健康活黑猪,取颈上部的猪鬃,剪成 4.5～6.0 cm 长,取盐、碱各等份和醋少许,搅拌均匀后放入猪鬃浸泡 1 小时,再用手搓 15 分钟,然后用凉水洗净,阴干后经高压消毒,放入 75%酒精浸泡备用。治疗时取上、下泪小点,使其充分暴露,手持鬃针垂直刺入泪小点 1.5 mm,然后转向水平方向向泪小管进针 4～15 mm,轻轻捻转,以使患者感到局部酸麻为度,留针 5 分钟。起针后嘱患者闭眼 10～15 分钟。每天治疗 1 次,10 次为 1 个疗程,停治 3 天后行下 1 个疗程治疗。一般须治疗 3 个疗程。

(七)艾灸

1.取穴

主穴:攒竹、鱼腰、丝竹空、瞳子髎、球后、承泣、睛明。

配穴:风池、大椎、肝俞、肾俞、光明、合谷。

2.治法

主穴均取,效不显时加配穴。可用市售药艾条施灸。医者立于患者前侧面,将点燃之药艾置于灸具中,手持灸具对准患者眼部进行悬灸,注意随时吹掉药灰,保持红火,灸至皮肤潮红、感觉发热为度。先于眼部各穴灸约 2 分钟,再围绕眼睛慢慢旋转各灸 1 分钟。待眼周皮肤微发红发热后,对准眼睛进行灸疗,两眼交替进行。药艾离眼的距离以患者自觉舒适为度。每次灸疗20 分钟左右。配穴:先灸风池、大椎,后灸肝俞、肾俞、光明和合谷。每穴灸 2 分钟。每天 1 次,12 次为 1 个疗程。疗程间停灸 5 天。

(曹　伟)

第二节　干　眼　症

一、概述

干眼症又称角膜干燥症,指任何原因引起的泪液质和量异常或动力学异常,致泪膜稳定性下降,并伴有眼部不适,引起眼表病变等特征的多种病症的总称。临床表现为眼睛干涩、灼烧、痛痒、畏光、视疲劳、异物感、视力波动或视力模糊,甚至于溢泪等,情况严重可使视力严重下降甚至失明。随着电脑普及和生活方式、习惯的变化,干眼症发病率逐年升高,而且呈现低龄化发展趋势。

干眼症归属中医"白涩症"的范畴。

二、治疗

(一)针灸

1.取穴

主穴:睛明、攒竹、太阳、四白、百会、神庭、风池。

配穴:曲池、外关、合谷、中脘、天枢、气海、足三里、三阴交、太溪、太冲。

2.治法

主穴为主,酌加配穴。患者取仰卧位,局部皮肤常规消毒后,睛明采用 0.20 m×25 m 无菌毫针浅刺,以患者眼部有酸胀感为度,不行任何手法。其余穴位,选用 0.25 m×(25～40)m 之无菌毫针,采用指切进针法,快速进针,行平补平泻法,针刺上述穴位,留针 20 分钟。针刺治疗后采用无烟雷火灸:患者取坐姿,头直立,双眼闭目,平行移动灸条,灸左右眼部约 2 分钟,以皮肤发热微红为度。轮换灸左右眼:眼张开,灸条围绕眼睛慢慢旋转灸各 1 分钟,眼球随灸条转动。轮换灸双耳部:对准耳郭旋转灸各 1～3 分钟,再对准耳中心雀啄灸各 1 分钟。灸双侧合谷穴各 1 分钟。总时间约 10 分钟。施灸过程中,始终以皮肤温煦为度。

上述针灸之法,隔天一次,10 次为 1 个疗程,疗程间停 5 天。一般须治疗 2 个疗程或以上。

对更年期干眼症患者,可配合口服杞菊地黄汤加味:枸杞子 15 g、白菊花 15 g、熟地黄 15 g、山药 10 g、山茱萸 10 g、茯苓 8 g、泽泻 8 g、牡丹皮 8 g、当归 10 g、柴胡 10 g、女贞子 8 g,每天 1 剂,日服 2 次,连续服用 30 天。

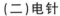

（二）电针

1.取穴

主穴：上睛明、下睛明、瞳子髎、攒竹、风池、合谷。

配穴：三阴交、太溪、太冲。

2.治法

主穴均取，配穴酌加。风池穴用0.25 mm×40 mm毫针，针尖向同侧目内眦方向进针，经反复提插捻转至有针感向前额或眼区放射。余穴均用0.25 mm×25 mm毫针，上睛明、下睛明穴垂直缓慢进针至眼球出现明显酸胀感为度，不捻转，握住针柄守气1分钟。瞳子髎穴先直刺0.8寸，略做捻转提插，至有明显酸胀感后，运针0.5分钟，再向耳尖方向平刺入7～8分，找到针感后留针。攒竹穴向上睛明穴透刺，针深8分。其他穴位针刺得气即可。针刺得气后，分别将两侧瞳子髎、攒竹为一对，接通G6805电针仪，用连续波，频率15 Hz，强度以患者可耐受为度，留针20分钟。每星期3次，治疗1个月，总共12次为1个疗程。

（三）体针

1.取穴

主穴：睛明、攒竹、阳白、丝竹空、瞳子髎。

配穴：热炽阴伤型配合曲池、合谷、三阴交、太溪、迎香、四白；痰瘀互结型配合血海、阴陵泉、足三里、丰隆、三阴交、四白。

2.治法

主穴均取，配穴据症而加。睛明、阳白采用直刺法，攒竹、丝竹空、瞳子髎，用平刺法，得气后，睛明不施手法，余施捻转平补平泻法。配穴进针后，采用捻转和提插补泻手法，随证补泻，以调至针下松紧适宜为度。均留针20～25分钟。每天1次，每周6次，周日休息。一般须4个疗程以上。

（四）穴位注射

1.取穴

主穴：攒竹、丝竹空、太阳、四白、合谷、风池。

配穴：三阴交、太冲、足三里。

2.治法

药液：当归注射液。

主穴为主，配穴酌加。每次取四对穴位，上穴可交替选用。操作方法：取5 mL注射器，用4号半针头抽取当归注射液2支计4 mL药液，对所选穴区局部常规消毒，用无痛快速进针法，将针刺入皮下组织，然后缓慢进针并上下提插，获酸胀等得气感后回抽无血即可将药物缓慢推入。注意：眼周穴位注射时，宜提起捏起穴位周围皮肤，然后沿一定角度缓慢推注药物，出针后立即用棉球压紧以防出血。每穴注射0.5 mL药液。每天或隔天一次，反应强烈者亦可每周2次，10次为1个疗程。疗程间停治5天。一般须二个疗程以上。

（五）雷火灸

1.取穴

主穴：攒竹、鱼腰、瞳子髎、太阳、四白、睛明。

配穴：耳门、翳风、合谷。

2.治法

雷火灸条主要药物成分：艾叶、桂枝、降香、白芷、丹参、青葙子、菊花、决明子等明目养血中药。

重点熏灸主穴即眼周穴位。先嘱患者取坐位,头直立。先回旋灸额头,艾条燃端距前额 2～3 cm,左右往复 2～3 分钟,直至额头皮肤微红为度;患者闭目,分别对双目进行顺时针方向旋转灸,艾条距穴位 1～2 cm,每只眼灸 2～3 分钟;然后艾条由远及近,分别对双眼的眼周诸穴进行雀啄灸,艾条近至患者感觉微烫时停留 1～2 秒后再移开,医生同时按摩穴位,每只眼灸 4～5 分钟;患者再睁开眼,艾条围绕双眼做回旋灸,眼球随艾条转动,顺时针及逆时针方向各 5～8 次,共灸 1～2 分钟;最后回旋灸配穴,即双耳耳郭,并对耳门、翳风、耳垂及双手合谷穴进行雀啄灸。艾条近至患者感觉微烫时停留 1～2 秒后再移开,同时医生按摩穴位,每穴反复此动作 3～4 次,以皮肤发热微红为度,共灸 1～3 分钟。整个灸疗过程约 20 分钟。每天 1 次,10 次为 1 个疗程。疗程间停治 3 天,一般需 2 个疗程以上。

(曹　伟)

第三节　麻痹性斜视

一、概述

斜视是指任何一眼视轴偏离,两眼不能同时注视目标的临床现象。可因双眼单视异常或控制眼球运动的神经肌肉运动异常引起。分为共同性斜视和非共同性(主要为麻痹性)斜视两大类。前者以眼位偏向颞侧,眼球无运动障碍,无复视为主要临床特征;麻痹性斜视则有眼球运动受限、复视,并伴眩晕、恶心、步态不稳等全身症状。本节重点讨论麻痹性斜视,且以展神经麻痹和后天性动眼神经麻痹为主。

中医学中,本病与目偏视相类。

针灸治疗目偏视,在中医古籍文献中未查阅到有关记载。

在取穴上以局部取穴为主,据统计睛明、瞳子髎、合谷是选取次数最多的穴位。治疗方法上:共同性斜视多用梅花针,但麻痹性斜视则以单纯体针疗法为多见,尚用电针、头皮针、穴位贴敷、穴位注射、磁电疗法以及传统的隔核桃壳灸等,都有一定疗效。

针灸对麻痹性斜视和共同性斜视都有效果,其有效率均在 80%～90% 左右。

二、治疗

(一)皮肤针

1.取穴

主穴:正光 1、正光 2、风池。

配穴:肝血不足:肝俞、胆俞、内关、百会;脾气虚弱:脾俞、胃俞、中脘、百会、内关、足三里;肾虚型:肾俞、肝俞、胆俞、大椎、胸腰椎两侧、内关。

2.治法

主穴每次均取。配穴据证型酌加。在具体选穴时,则分三阶段,第一阶段为有屈光不正者,先增进视力,配穴之内关必加;第二阶段是在上述基础上纠正斜视,百会或肝俞、胆俞每次必加;

第三阶段为巩固阶段,均酌取最后一组配穴。

采用普通皮肤针或电梅花针叩刺。如为电梅花针,则将特制的电梅花针针具接通晶体管治疗仪,用直流电,电压9 V,电流强度<5 mA、以患者能耐受为度。然后在每一穴区之0.5～1.5 cm直径内做均匀叩打,计20～50下。胸腰椎两侧,由上至下各叩打3行。第1行距脊椎1 cm,第2行距脊椎2 cm,第3行距脊椎3～4 cm。如用普通皮肤针,叩打方式同上,要求用腕力弹刺,力量以中等强度为宜,至局部出现明显潮红为度。隔天一次,15次为1个疗程。停针半月后,继续下1个疗程。患者在治疗期间坚持自我按摩两侧之正光1和正光2,每次50～100周,每天早晚2次。

(二)体针加穴位贴敷

1.取穴

主穴:四白、合谷、球后。

配穴:内斜肌麻痹:阳白透鱼腰、瞳子髎透丝竹空;外斜肌麻痹:攒竹透睛明、四白透承泣。

2.治法

主穴每次均取,四白、球后针患侧,合谷选任一侧,左右交替。配穴据症而取。令患者取卧位(如患儿不合作,可由家属抱坐)。四白穴应摸准穴位进针,以引出触电感为佳,球后针深1.5寸,使眼眶酸胀感明显,合谷局部得气。透穴要求进针快,沿皮下送针须慢。均用平补平泻法,留针30分钟,每隔10分钟,刮针柄半分钟。如为不合作小儿,可采取快速进针、轻度捻转不留针法,不予透刺。针后,可在配穴取1～2穴贴敷马钱子片用胶布固定,酌情保留12～24小时。每天或隔天针刺贴敷一次,10次为1个疗程,疗程间隔1周。

马钱子片炮制:先将马钱子加适量水浸泡1个半小时,再加入适量绿豆加热,直煮至绿豆开花,取出马钱子,趁热去皮,并切成片,晒干贮存于干燥容器内备用。

(三)体针

1.取穴(之二)

主穴:分2组。

(1)内斜视:①瞳子髎、风池、四白、太冲;②球后、太阳、目窗、外关;③丝竹空、鱼腰、头维、光明。

(2)外斜视:①睛明、眉冲、鱼腰、合谷;②攒竹、风池、四白、太冲;③下睛明、光明、曲差、京骨。

下睛明穴位置:睛明穴下0.2寸许。

2.治法

据症而取,每次取1组穴,3组穴轮用。双眼斜视取双侧,单眼斜视取单侧。眶内穴位宜慢慢刺入,不做大幅度捻转。风池穴进针时,针尖对准对侧眼球,强刺激促使针感达到眼部。小儿速刺入,捻转半分钟左右即出针。其余进针得气后施平补平泻手法,留针30分钟,15分钟行针1次。每天或隔天一次,12次为1个疗程。疗程间隔5～7天。

(四)体针(之二)

1.取穴

主穴:睛明、阳白、太阳、球后、攒竹、合谷、瞳子髎、上明。

配穴:风邪袭络加风池、外关;肝肾亏损加肝俞、肾俞、三阴交、太溪;外伤气滞血瘀加膈俞、血海;气血不足加脾俞、胃俞、足三里。

上明穴位置:眉弓中点,眶上缘下取穴。

2.治法

主穴每次取 3～5 个,配穴据症酌加。嘱患者仰卧位,常规消毒后取头部及患眼眼周相应穴位,选用 0.25 mm×(25～45) mm 之毫针,在所选的穴位处快速进针。针眶内穴时应将眼球压向一侧,然后向眶内直刺 15～25 mm,针感以眼内酸胀为度,不提插、不捻转。眶外穴用透刺法:攒竹透睛明,太阳向丝竹空方向斜透,阳白向鱼腰方向透刺 25 mm,瞳子髎透向太阳。配穴针法:足三里、三阴交用 0.30 mm×40 mm 毫针,直刺施提插捻转补法加温针灸;肝俞、肾俞向脊椎方向斜刺 25 mm,针用补法加温针灸;膈俞、血海,针用泻法;余穴常规针法,施平补平泻。留针50 分钟,每天 1 次,10 次为 1 个疗程,停针 3 天后进行下 1 个疗程。一般须治疗 5 个疗程以上。

(五)穴位注射

1.取穴

主穴:阳白、攒竹、丝竹空、球后、承泣、瞳子髎。

配穴:肝俞、风池、脾俞、膈俞。

2.治法

药液:复方当归注射液,复方樟柳碱注射液。

主穴每次取 2～3 个,展神经麻痹丝竹空穴必取;滑车神经麻痹攒竹穴必取,动眼神经麻痹球后穴必取。一般仅取患侧。所选穴位常规消毒后,用 2 mL 一次性无菌注射器配 5 号齿科针头,抽吸复方樟柳碱注射液 2 mL,快速破皮,缓慢送针,至有针感时回抽无血后缓慢注入药液,每穴注入 0.5 mL,拔出针后,用消毒干棉签轻压局部以防出血。配穴酌加,同法每穴注入复方当归注射液 1ml。每天 1 次,10 次为 1 个疗程。疗程期间停针 3 天,一般治疗 3 个疗程。

(六)电针

1.取穴

主穴:①健明 3、上明;②瞳子髎、球后。

配穴:丝竹空、太阳、光明、合谷。

健明 3 位置:球后外上 3 分,即眼眶下缘外 1/4 与内 3/4 交界处外上 3 分,眶外侧缘内方。

2.治法

主穴每次取一组,二组可交替也可单独应用,配穴酌加。取第一组主穴时,患者取坐位或仰卧位,头稍后仰,穴位皮肤常规消毒,选用 0.25 mm×40 mm 规格的不锈钢毫针,先针健明 3 穴,医者以左手拇指向内上方固定眼球,针尖沿眼眶下缘稍偏向耳壳向眶尖刺 25～40 mm;针刺上明时,以左手拇指向下方固定眼球,针尖沿眶上缘向眶尖刺 25～40 mm,进针要缓慢,当遇到阻力时调整方向,到达深度后,不做提插捻转。针第二组主穴,取同样体位,相同手法进针 30～40 mm。配穴,丝竹空向鱼腰方向平刺,其余穴位均为直刺,得气后平补平泻。然后接通电针治疗仪,健明 3 与上明相连,瞳子髎与球后相连,丝竹空与太阳相连。波型为连续波,第一组主穴及配穴频率 100 Hz,第二组主穴用低频率 30～40 Hz,接通电源后患者能感觉到眼球周围有比较强烈的麻胀感,有的患者甚至感到半个面部有麻胀感,强度以患者能耐受为度。每天治疗 1 次,每次治疗 30～50 分钟,10 天为 1 个疗程。疗程之间停针 5 天,一般要求 3 个疗程以上。

(曹　伟)

第四节　原发性开角性青光眼

一、概述

原发性开角性青光眼,又称慢性开角性青光眼、慢性单纯性青光眼。包括"正常眼压性青光眼"和"高眼压性青光眼"二类。本病早期几无自觉症状,只有在病变进展到·定程度时,可出现头痛、眼胀、视物模糊等。其基本证候为眼压升高(多在中等水平)、视野缺损和视盘凹陷进行性扩大和加深。多累及双眼,以 20～60 岁之间常见,且具有家族倾向。现代西医学采取药物控制眼压、激光或手术治疗,尽管有些患者眼压已得到有效控制,但视神经的损害仍在继续,因此,有效降低这些患者的致盲率,提高其视力、扩大视野,仍是当今医学面临的难题。

原发性开角性青光眼相当于中医学的青风内障。

针灸治疗青风内障,在《秘传眼科龙木论》中有明确载述。后代的一些医著,如《针灸大成》等亦加载述。应该指出的是,在我国早期的医学文献中,如《针灸甲乙经》、《备急千金要方》等都有关于目痛不能视的针灸取穴记载,可能包含本病。古人还强调针药结合,如《秘传眼科龙木论》中提到"宜服羚羊角饮子、还睛丸,兼针诸穴眉骨血脉"等。

二、古代记载(青风内障)

(一)取穴

络却、上星、龈交、风池、风府、天牖、脑户、玉枕。

(二)操作

每次取 2～3 穴。络却穴可用艾条温灸 15 分钟,余穴针刺,平补平泻,留针 15 分钟。

(三)古方选辑

《针灸甲乙经·卷之十二》:目痛不明,断交主之。

《针灸资生经·卷六》:风池、脑户、玉枕、风府、上星,主目痛不能视。先取,后取天牖、风池。

《秘传眼科龙木论·卷之八》:络却……治青风内障,目无所见,可灸三壮。

三、治疗

(一)体针加耳穴贴压

1.取穴

主穴:睛明、行间、还睛。

配穴:分 2 组。①颊车、下关,头痛加头维或太阳,眠差加神门或内关,眼压过高加阳白或水泉;②眼、目 1、目 2、肾、肝、内分泌、皮质下、交感、太阳。

还睛穴位置:上臂三角肌下端前沿,臂臑穴前 5 分处。

2.治法

一般仅取主穴,如效不显,加针刺配穴第 1 组。无明显自觉症状,配颊车、下关,症状显著时加他穴,每次加 1 穴。睛明穴,用 0.25 mm×25 mm 之毫针,进针 0.5～1.0 寸深,得气即可,刺激宜轻;行间用 0.30 mm×40 mm 之毫针,进针后,针芒略斜向踝部,以提插加小捻转之法,使针感明显,刺激宜重,运针半分钟;还睛穴以 0.30 mm×75 mm 之长毫针,直刺,体质强者用一进三退之透天凉手法,年老体弱者用平补平泻手法。余穴均采用平补平泻手法。行间不留针,其他穴位留针 30 分钟。取针后,在第 2 组配穴中选 3～5 个,用王不留行籽或磁珠贴敷,每次 1 侧耳,左右交替。嘱患者每天自行按压 3 次,每次按压 5 分钟。针刺每天 1 次,12 次为 1 个疗程。耳穴贴敷为 3 天一次,4 次为 1 个疗程,疗程间隔 5 天。

(二)体针

1.取穴

主穴:分 2 组。①目窗;②人迎、曲池、百会;③四白、攒竹、睛明、球后。

配穴:太阳、合谷、肝俞、肾俞、太冲。

2.治法

主穴每次取一组,三组轮用或仅用一组,配穴酌加。目窗穴,用 0.30 mm×25 mm 之毫针,向眼部方向沿皮刺入 0.5 寸,使针感向眼区放射。人迎穴垂直进针,深 3～5 分,平补平泻,中等强度手法,曲池穴亦垂直进针,深 1.0～1.5 寸,行强刺激手法,百会穴平刺进针,深 2～3 分,亦用强刺激手法。四白直刺,攒竹透向睛明穴,二穴施平补平泻手法,睛明、球后直刺至得气后,不用手法。配穴常规刺法。均留针 20～40 分钟。每天 1 次,10 次为 1 个疗程。

(三)穴位注射

1.取穴

主穴:太阳。

配穴:合谷、行间、内关。

2.治法

药液:复方樟柳碱注射液、10％川芎注射液。

主穴用于青光眼视神经萎缩,眼压高者加用或改用配穴。主穴用复方樟柳碱注射液,以一次性 2 mL 注射器吸入药液 2 mL,在患侧穴区近颞浅动脉旁缓慢注入,如一侧眼发病注一侧,如两眼同时发病注双侧。注后局部有麻木感可自行消退,不必处理。配穴取一侧穴,二侧交替。每穴注入 10％川芎注射液 2 mL。穴位注射每天 1 次,10～14 次为 1 个疗程,7～15 天后进行下 1 个疗程。

(四)耳针

1.取穴

主穴:耳尖。

配穴:肝、肾、神门、下脚端、屏间、眼、目 1、目 2。

2.治法

可仅取主穴,效不显时,改用配穴。用 75％酒精棉球消毒患侧耳尖穴及周围皮肤,单眼患病取一侧,双眼患病取二侧,亦可以较高眼压患眼为准,用小号三棱针点刺耳尖穴,轻度挤压出血3～5 滴,以消毒干棉球压迫局部止血。配穴,取一侧穴,两侧交替选用。常规消毒后,以 0.25 mm×13 mm 之毫针刺入,以有明显胀、痛等得气感后留针 30 分钟。隔天一次,10 次为 1 个疗程,疗程间停治 5 天。

(五)电针

1.取穴

主穴:睛明。

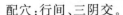

配穴:行间、三阴交。

2.治法

主配穴均取,睛明取单侧,余取双侧。先针刺得气后,再通以低频电脉冲刺激,连续波,频率120 次/分。电针强度:眼区穴轻刺激,配穴以可耐受为度。留针 15 分钟。隔天一次,15 次为1 个疗程。

(六)头皮针

1.取穴

主穴:枕上线、额中线、额旁一线、顶颞前斜线下 2/5。

2.治法

上穴每次取 2～3 个,交替应用。以直刺快速进针,用捻转手法运针,频率为 180 次/分,或接通电针仪,频率为 240 次/分。留针 30 分钟,如为手法运针,其间可行针 3～4 次,每次持续 1 分钟;如为电针仪刺激,可持续用连续波,强度以患者可耐受为度。每天或隔天一次,7 次为 1 个疗程,疗程间隔 3～5 天。

(曹　伟)

第五节　老年性白内障

一、概述

白内障是以晶状体混浊、视力缓慢减退渐至失明的一种慢性眼病。其中老年性白内障约占所有白内障患者的 50% 以上。老年性白内障又称年龄相关性白内障,随着人类平均年龄的增长,老年性白内障的发病率有逐渐增长之势。老年性白内障双眼同时或先后逐渐发生,到 80 岁以上,患病率可以达到 100%。分皮质性、核性及后囊下性 3 类。皮质性多见,据临床发展过程分为初发期、膨胀期、成熟期和过熟期 4 期。现代西医学在早期虽可用药物治疗,但疗效未肯定,仍以手术为主。

老年性白内障,相当于中医学中的圆翳内障。

针灸治疗本病,在我国古医籍中早见于《针灸甲乙经》。唐朝的《备急千金要方》和《千金翼方》亦有载述。之后的《秘传眼科龙木论》则介绍了多个治疗本病之效穴。特别是明代的《针灸大成·卷九》中,就本病的病因病机进行了探讨,认为是"怒气伤肝,血不就舍,肾水枯竭,气血耗散,临患之时,不能节约,恣意房事,用心过多,故得此症"。在提出穴方之时,也比较客观指出"亦难治疗"。

二、古籍记载

(一)取穴

睛明、瞳子髎、临泣、光明、风池、天府、少泽、巨髎、解溪。

(二)操作

每次取 3～4 个穴,以针刺为主,眼周围穴进针不宜过猛,得气后用泻法。如体虚畏寒者可先补,后泻,再用补法。针15～20分钟。本病难治,要求患者耐心坚持。

(三)古方选辑

《针灸甲乙经·卷十二》:白膜覆珠,瞳子无所见,解溪主之。

《备急千金要方·卷六》:目中白翳,前谷主之。

《千金翼方·卷二十七》:肤翳白膜覆瞳仁……针睛明,入一分半,留三呼,泻五吸。冷者,先补后泻,复补之。

《秘传眼科龙木论·卷之八》:巨髎,白翳……覆瞳子面,针入三分,得气而泻。灸亦良,可灸七壮。

瞳子髎:……目中肤翳白膜……可灸三壮,针入三分。

少泽:……治目生肤翳覆瞳子,可灸一壮,针入一分。

《针灸大成·卷九》:目生内障:瞳子髎、合谷、临泣、睛明。……复针后穴:光明、天府、风池。

三、治疗

(一)体针加耳穴贴压

1.取穴

主穴:睛明、球后、健明、承泣。

配穴:分2组。①翳明、合谷、足三里、肝俞、肾俞、脾俞、光明;②心、肝、肾、皮质下、眼、目1、目2。(均耳穴)

2.治法

主穴每次取1～2个穴,配穴第1组为针刺,取2～3个穴;第2组耳穴贴压,取4～5个穴。操作如下:眼区穴,针刺时嘱患者闭目,以左手拇指固定眼球,针缓缓刺入0.5～1.0寸,得气(针感扩散至眼球)为度,不做提插捻转。配穴,得气后用补法。留针20～30分钟。取针后,在耳穴上以王不留行籽一粒置于0.7 cm×0.7 cm小方块胶布上,予以贴敷。并让患者每天指压2～3次,每次10分钟。体针,每天或隔天一次,双侧均针,15次为1个疗程;耳穴贴压,3天一换,5次为1个疗程,每次贴一侧耳,双侧交换。疗程间隔5～7天。

(二)体针

1.取穴

主穴:太冲透涌泉、睛明、臂臑、风池、合谷。

配穴:肝肾亏虚:肾俞、太溪、三阴交;脾虚气弱:脾俞、足三里、阳白;肝热上扰:曲池、阳陵泉;阴虚夹湿热:阴陵泉、血海、外劳宫。

外劳宫穴位置:手背中央,第3掌骨背侧,腕背横纹至掌骨小头之中点。

2.治法

主穴均取,配穴据症而加。针具:眼部穴位采用0.22 mm×40 mm毫针,其他部位均采用0.25 mm×40 mm之毫针。常规消毒。太冲穴,向后下方的涌泉透刺0.8～1.0寸,行捻转提插法先泻后补2分钟,动作宜轻柔、和缓;睛明穴,针时嘱患者轻轻闭目,左手将眼球推向外侧固定,针沿内眼眶边缘缓缓刺入0.3～1.0寸,行刮补法0.5分钟;臂臑,针尖直刺或略斜向上方刺入0.5～1.5寸,行捻转泻法1分钟;风池,向对侧眼内眦方向斜刺0.5～1.0寸,捻转先泻后补1分钟;合谷,直刺或略斜向上进针0.5～0.8寸,行捻转轻泻缓补1分钟。留针20分钟,睛明起针后用干棉球按压2分钟,防止出血。每天1次,20天为1个疗程,疗程间停针2天。每3个疗程间可停针 4 天。

(三)耳针

1.取穴

主穴:眼、肝、肾、目 1、目 2。

配穴:内分泌、交感、神门。

2.治法

主穴每次必用,配穴酌配 1～2 穴。可采用以下二法:①埋针法。对耳郭常规消毒后,用镊子夹住经严格灭菌之图钉形揿针,选准穴位刺入,约 1 mm 深。用胶布固定,并予按压 3～5 分钟,使患者感胀痛及耳郭发热潮红。②贴压法:常规消毒耳部皮肤后,将土不留行籽置于 0.5 cm×0.5 cm 的胶布中贴压耳穴,以耳部发红并发热微痛为度。患者每天自行按压 3～5 次。上述二法,任选一种。每次均贴一侧耳,3～5 天换贴一次,10 次为 1 个疗程。疗程间休息 1 周。

(四)穴位注射

1.取穴

主穴:①光明、三阴交、足三里;②球后。

配穴:肾俞、肝俞、血海、养老、曲池、合谷。

2.治法

药液:当归注射液、维生素 C 注射液、维生素 B_1 注射液、维生素 B_{12} 注射液、眼宁注射液。

第一组主穴,每次取 1～2 穴(双侧),酌加配穴 1 穴(双侧),主配穴均可轮用。第 1 个疗程,用当归注射液 2 mL,加维生素 C 注射液 500 mg 混合;第二、三疗程取维生素 B_1 注射液 50 mg、维生素 B_{12} 注射液 0.1 mg、当归注射液 1 mL,三者混合。用 5 mL 注射器吸入药液,在针管中临时混匀,刺入选定穴位,获得针感后,快速推入药液,每穴注入 1.5 mL。第二组主穴,用眼宁注射液 2 mL(2 mg),以 2 mL 注射器吸入药液,用 5 号皮试针头从球后穴进针,刺入 1.8～2.0 mm,得气后,每穴注入药液 1 mL。每天或隔天注射一次。10 次为 1 个疗程,疗程间隔 5～7 天。

(五)挑治

1.取穴

主穴:颈椎 6、颈椎 7、胸椎 1 之挑治点。

挑治点位置:上述 3 椎,以每椎棘突为一个挑治点,其周围 0.5 cm 处取 6 个挑治点。此 7 点(即棘突 1 点和周围 6 点)呈梅花形分布。3 椎共 21 点。

2.治法

器械:特制不锈钢针 1 根(长 5 cm,直径 1 mm)、手术刀 1 把、小火罐 1 个。

患者正坐,头向前倾,充分暴露穴位。开始 3 次,分别挑治颈椎 6、7 和胸椎 1 棘突挑治点;第 4～12 次,分别在棘突周围左右上下相对称两点挑治。选定挑治点,常规消毒,局麻后,挑破皮肤,挑出白色纤维物数十根,直至白色纤维挑净为止。挑治后有少量出血,擦干并拔火罐,吸出少量血液,即起罐,再将血擦干,盖以消毒敷料。第 1～4 天,每天挑治 1 次,第 5 起,每周挑 1 次,12 次为 1 个疗程。疗程间隔 1 周。

(六)核桃壳灸

1.取穴

主穴:阿是穴。

配穴:①肝、肾、皮质下、眼。(均为耳穴);②睛明、承泣、丝竹空、合谷、阳陵泉、光明、太冲。

阿是穴位置:患眼。

2.治法

药液配制。方一:党参 12 g、川芎 10 g、黄芪 10 g、夜明砂 10 g、石斛 10 g、升麻 6 g、谷精草 10 g、枸杞子 12 g、山萸肉 10 g、石菖蒲 10 g、白菊花 10 g、密蒙花 10 g,用纱布包在一起,放入药锅内,加 1000 mL 温开水浸泡 1 小时。方二:柴胡 12 g,石斛、白菊花、蝉蜕、密蒙花、薄荷、谷精草、青葙子各 10g,用细纱布包裹,放入药锅里,加冷水 600 mL,浸泡 60 分钟,然后用火煎至水沸后 5 分钟。均过滤去渣。二方中任选一方。将核桃从中缝切成两半,去仁,留完整的 1/2 大的核桃壳(壳须是完整的两半,有裂痕者不用),放在药液中浸泡 30 分钟取出。

用细铁丝制成一副眼镜形架子,镜框外方分别用铁丝弯一直角形的钩,高和底长均约 2 cm,其上插一 25 mm 长之清艾炷或药艾炷,点燃。在镜框上套上浸泡过之核桃壳,戴在患眼前,患者取端坐位,每次灸 30 分钟,灸时以眼前有温热感为宜。每次灸毕嘱患者自行按摩睛明、攒竹、太阳、四白等穴 10 分钟,并眼球向上、向内、向外旋转 16 次。

配穴二组,每组酌取 3~4 穴。灸后进行,第一组用针刺法,只取一侧,先针患侧,用平补平泻法,留针 20 分钟,中间行针一次,两侧交替使用。第二组以王不留行籽贴敷,每天自行按压 3~4 次,每次每穴按压 2~3 分钟。每次仅取一侧耳,左右交替。隔核桃壳灸及针刺每天 1 次,耳贴压每周换贴 2 次。灸治 15 次为 1 个疗程,疗程间停治 5 天,一般须治 3 个疗程。

(七)耳穴结扎

1.取穴

主穴:降压沟。

配穴:阿是穴。

阿是穴位置:在耳郭背面中部外侧部位,用手指按压,力求找出一条较为突出于皮下、略显黯红色、横行走向的"经纹",即为穴区。

2.治法

一般用主穴,效不显时改用配穴。取患侧,双侧患病取双侧。先以碘酒消毒,再用 75% 酒精脱碘。将酒精浸泡过的 1 号白丝线穿在 3×12 医用缝合针上,沿所取穴位皮下穿过,打结,外敷特制药纱小敷料,加医用胶布固定 1 周,结扎治疗以后不拆线,任其自行脱落,如无感染,无须处理。局部皮肤轻度红肿属正常反应。一般仅治疗一次。

(八)壮医药线灸

1.取穴

主穴:印堂、攒竹、鱼腰、丝竹空、水泉、曲差、下关、太冲、大椎、风池、肾俞、肝俞。

配穴:为壮医穴。背廊近挟脊、脐内环穴(肝、肾)。

2.治法

主配穴均取。患者保持端坐位,医者右手拇食指持药线的一端并露出 1 cm,将带有火星的珠火直接点按在穴位上,一按为一壮,一般一个穴位 3 壮,每天 1 次。10 次 1 个疗程,停针 5 天再进行下 1 个疗程。3 个月为 1 个治疗阶段。

(曹　伟)

第六节　视网膜色素变性

一、概述

视网膜色素变性是一种具有明显遗传倾向、慢性视网膜损害的疾病,以进行性感光细胞及色素上皮功能丧失为共同表现的遗传性视网膜变性疾病,以夜盲、进行性视野损害和视网膜电图异常或无波为其主要临床特征。此病为眼科常见的遗传性视网膜疾病,是遗传性视觉损害和盲目的最常见原因之一。本病绝大多数双眼发病,病程进展缓慢,发病年龄愈小,病情愈严重,最终可致失明。迄今现代医学尚无有效疗法。

视网膜色素变性,中医称之为高风雀目、高风内障症等。

在古医籍中未能查见针灸治疗本病的文献。

二、治疗

(一)体针

1.取穴

主穴:睛明、球后、攒竹、风池、上明。

配穴:翳明、足三里、三阴交、光明、太溪。

2.治法

主穴每次取 2～3 个,配穴酌加 2 穴,均可轮用。眼区穴以(0.22～0.25)mm×(40～50) mm 之细毫针,直刺,缓慢送针至有针感(多为眼球酸胀),留针;风池穴,针尖向同侧目内眦方向进针,反复提插至有针感向前额或眼区放射。攒竹穴向睛明方向透刺,提插加小捻转,使针感向眼区放散。配穴用提插捻转烧山火手法。均留针 30 分钟,每天或隔天一次,10 次为 1 个疗程,疗程间隔 3～5 天。

可配服中药。基本方之一:当归、黄芪、丹参、川芎、灵芝、茜根、夜明砂。基本方之二:枸杞子、附子、菟丝子、熟地、当归、川芎、桂枝、丹参。上方可取其一,据症加减。每天 1 剂,分 2 次煎服。

(二)电针

1.取穴

主穴:新明Ⅰ、球后、上睛明。

配穴:新明Ⅱ、翳明。

2.治法

主穴每次均选,配穴每次取 1 对穴,2 穴轮用。耳后的新明Ⅰ,以 0.30 mm×40 mm 一次性不锈钢毫针,快速破皮后,缓缓向外眼角方向进针 0.8～1.4 寸左右,在进针过程中应用轻巧的手法反复仔细探寻,以求得针感向眼眶内或外眼角放射,针感性质以患眼或患侧太阳穴局部热胀为主,亦有眼肌出现抽搐的。然后提插加小幅度捻转手法运针 1 分钟,捻转频率 160～180 次/分,提插幅度 1～2 mm。球后、上睛明穴用(0.22～0.25) mm×40 mm 针灸针刺入,垂直缓慢进针至眼球出现明显酸胀感为度,不捻转。新明Ⅱ,以 0.30 mm×25 mm 针垂直进针 0.5～0.8 寸,手法及针感同新明Ⅰ穴。风池穴针尖向同侧目内眦方向进针,翳明穴则针向外眼角方向,两穴经反复提插捻转均至有针感向前额或眼区放射。针后新明Ⅰ、新明Ⅱ穴为一对,接通 G6805 电针仪,眼睑上有跳动,如无,可适当调整针尖方向。用连续波,频率 200 次/分,强度以患者可耐受为宜,通电 30 分钟。去针时非眼周穴再按上述手法操作一次。每周 2 次,10 次为 1 个疗程,疗程一般不做间隔,3 个月作为一个治疗阶段。

(三)穴位注射

1.取穴

主穴:①瞳子髎、太阳;②肝俞、肾俞。

配穴:四白、攒竹、足三里、三阴交。

2.治法

药液:川芎嗪注射液、黄芪注射液、参附注射液、麝香注射液。

主穴选一组,每次取一对,交替轮用。配穴可上下各取 1 个,交替轮用。药液除主穴第二组用麝香注射液 2 mL (2 mL/2 mg)外,余穴可在其他三种中任一种。用 2 mL 一次性无菌注射器抽取药液 2 mL,配 5 号齿科注射针头。第一组主穴,患者取卧位,操作者站在患者头侧,取准穴位消毒后,针尖与皮肤呈 30°角快速刺入,得气后,每穴缓慢注入 0.3~0.5 mL 药液,出针后用消毒干棉球按压片刻。第二组主穴和配穴可取坐位,背部穴略斜向脊柱直刺进针,余穴直刺进针至得气后,主穴每穴注入药液 1 mL,配穴每穴 0.5 mL。一般隔天一次,10 次为 1 个疗程,疗程间隔 3~5 天。注射期间可配服右归丸等中药。

(四)体针加穴位注射

1.取穴

主穴:①睛明、上明;②球后、太阳;③风池、足三里。

配穴:百会、合谷、脾俞、肾俞。

2.治法

药液:复方樟柳碱注射液或复方麝香注射液、当归注射液或复方丹参液。

主穴每次选二组,配穴酌加。主穴第一组及配穴用针刺法,主穴另二组用穴位注射法,其中第二组穴用复方樟柳碱注射液或复方麝香注射液;第三组用当归注射液或复方丹参液。

睛明、上明选用 0.25 mm×50 mm 之针灸针,深刺 1.5 寸左右,针尖到达眶尖部,不提插,轻捻转,眼球及眼眶周围出现较强麻胀感,出针时干棉球按压 2 分钟,防止皮下出血。其他配穴常规操作。每次留针 30 分钟,每 10 分钟行针 1 次。第二、三组主穴,任选一组,每次取其中 1 对穴,可交替选用。每穴注入药液 1 mL。均每天 1 次,14 天为 1 个疗程,间隔 7 天,再进行第 2 个疗程。共治疗 3 个疗程。

(五)穴位埋植

1.取穴

主穴:风市。

2.治法

埋植物制备:取新鲜完整的猪或兔的脑垂体,清洁后置于 75% 酒精中 1~2 小时,术前取出用生理盐水冲洗干净,然后放入 2000 U/mL 的庆大霉素中浸泡 30 分钟即可做埋藏之用。

双侧主穴均选。手术常规消毒及局麻,切开风市穴皮肤 2~3 cm,分离暴露髂肌膜并切开 1 cm 的切口,每侧垂体 2~3 个埋入其下,缝合肌膜及皮肤,术后 7 天拆线。一般只治疗一次。

(曹 伟)

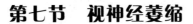

第七节　视神经萎缩

一、概述

视神经萎缩是视神经病损的最终结果,系指外侧膝状体以前的视神经纤维、视神经节细胞及其轴突,在各种病因影响下发生变性和传导功能障碍,出现视野变化、视力减退并丧失以及色觉障碍等临床表现。一般分原发性、继发性、上行性三类。本节主要讨论针灸治疗原发性和部分继发性视神经萎缩。除上述症状外,眼底检查尚可见前者视盘颜色为灰白或苍白色,境界清晰,生理凹陷消失,血管变细等。现代西医学对本病尚缺乏特效疗法。

视神经萎缩,相当于中医学的青盲、视瞻昏渺等。

针灸治疗本病,早在《内经》中就开始涉及,如《素问·藏气法时论》云:"肝病者……虚则目无所见……取其经,厥阴与少阳。"《针灸甲乙经》明确提到青盲的取穴治疗。在众多后世医学著作中,如《备急千金要方》、《针灸资生经》、《针灸大成》、《类经图翼》、《神灸经纶》等都有载述。积累了较为丰富的临床经验。

二、古籍记载

(一)取穴

瞳子髎、巨髎、光明、肝俞、胆俞、上关、商阳、承光、络却、睛明、肾俞、中渚。

(二)操作

每次取3~4个穴,眼区穴与远道穴相结合。背俞穴,用无瘢痕着肤灸法,每穴3~7壮。中渚穴,可灸1壮。余穴针刺,施补法,留针15~20分钟。

(三)古方选辑

《针灸甲乙经·卷之十二》:青盲,远视不明,承光主之。

青盲目恶风寒,上关主之。

青盲,商阳主之。

《备急千金要方·卷六上》:青盲无所见,远视巨髎主之。

《针灸资生经·卷六》:商阳、巨髎、上关、承光、童子髎、络却,主青盲无所见。……青盲,灸中渚各一壮。

《神灸经纶·卷三》:青盲眼:肝俞、胆俞、肾俞、养老、商阳、光明。

三、治疗

(一)体针

1.取穴

主穴:①新明Ⅰ、球后、风池;②睛明、承泣、上睛明。

配穴:新明Ⅱ、眶上穴、接力穴、前额中点透印堂、内睛明、瞳子髎、翳明、攒竹、光明、肝俞。

眶上穴位置:眶上内1/3和外2/3交点处。

221

接力穴位置:枕骨粗隆与耳尖连线中点。

内睛明位置:目内眦之泪阜上。

2.治法

主穴,每次取一组,二组可交替轮用。配穴每次取2~3个,其中新明Ⅱ一般与新明Ⅰ相配。

操作方法为:眼部穴一般选0.25 mm×50 mm之毫针,肢体穴用0.30 mm×(40~50) mm之毫针。主穴针法:新明Ⅰ进针时,应先将耳垂向前上推拉,针尖向前上方呈45°角,快速刺入,缓慢送针至下颌骨髁突后侧面,深度1.0~1.5寸左右,耐心寻找满意针感。当针感出现后,即应用热补手法,紧插慢提结合捻转,诱导针感至眼区,以眼球出现热胀闪电感者为佳,施手法1~2分钟,出针,不留针。风池穴以左手按准穴位,右手将针速刺或捻转进穴,针尖宜朝同侧瞳孔直视方向,进针1.0~1.5寸左右,用提插捻转手法,使针感逐步向眼区或前额放射,然后向下插针1~2分深,拇指向前捻转3~9次,即可产生热感,如无热感向眼区放射,可反复操作3~5遍。留针15分钟。球后,快速破皮刺入皮下,用压针缓进法进针,针尖沿眶下缘略右后上方刺入1.2~2.0寸左右,待患者觉眼部有酸胀感或有眼球突出感,不加捻转提插;睛明穴:进针后毫针与内眦部皮肤呈90°角,垂直缓进直刺1寸后,将针尖偏向眶尖方向,续刺0.5~1.0寸,针刺深度为1.5~2.0寸;承泣穴:进针后毫针与眼睑下皮肤约呈70°角。向眼球的后上方缓慢刺入0.8寸,随后调整为约50°角续刺入0.4~0.7寸,针刺深度为1.2~1.5寸;上明穴:进针将针尖稍向上刺入0.5寸后,转针尖于眶尖方向续刺0.5~1.0寸,针刺深度为1.0~1.5寸。针刺时以眼球底部和后部产生热感为佳,以上眼区穴均留针30分钟,其间每10分钟刮针柄1次。

配穴针法:新明Ⅱ针尖向额部垂直刺入深度5~8分深,当出现酸、麻、沉、胀感后,应用快速捻转结合提插手法,先以紧插慢提结合捻转之补法运针1分钟,再以均匀提插结合捻转之平补平泻法运针半分钟,最后用紧提慢插结合捻转之泻法运针半分钟,即予出针。眶上穴用0.25 mm×50 mm毫针,针尖呈30°角左右沿眶上壁向视神经孔方向刺入1.5寸或1.7寸深,不做手法;接力穴以0.25 mm×60~75 mm之毫针向风池方向刺入,进针2.5寸左右,用捻转法,20分钟后再捻转1次;前额中点透印堂用2寸针,进针1.5寸左右,手法同接力穴。内睛明穴用0.22 mm×25 mm毫针沿眶内侧壁直刺,用压针法,轻刺缓压,徐徐进针,至出现针感留针。余穴常规针法。所有眼区穴,起针后用棉球压迫2分钟以上,以避免皮下出血导致眼周青紫。肢体穴进针得气后,施平补平泻手法。上述穴位,除已标明的,均留针15~30分钟。每天或隔天一次,15次为1个疗程,停针5天,再继续下1个疗程。

(二)穴位注射

1.取穴

主穴:承泣、球后、太阳。

配穴:风池、大椎、哑门。

2.治法

药液:维生素B_{12} 1 mL(0.1 mg/ mL)、乙酰谷酰胺2 mL(100 mg/2 mL)、眼氨肽注射液2 mL、复方樟柳碱注射液2 mL。

每次选主穴和配穴各1穴。穴位可轮流应用。主穴每穴注入维生素B_{12} 0.5 mL或复方樟柳碱1 mL,配穴注入乙酰谷酰胺1~2 mL。眼氨肽注射液,适用于主穴或配穴,每穴注入0.5~1.0 mL。注射方法:均用5号齿科针头,承泣或球后穴,应先用左手食指将眼球推向上方固定,然后沿眼眶下缘慢慢刺入0.7~1.5寸深,有得气感后,缓缓推入药液。太阳穴朝眼反方向45°斜刺 0.2～0.3 寸。风池穴直刺,略斜向下,深 1.0～1.5 寸;大椎直刺,针尖微斜向上;哑门,患者头部微向前倾,针尖对准下颌骨方向,均徐徐刺入 1.0～1.5 寸,推入药液。隔天一次,10 次为 1 个疗程,疗程间隔 7～10 天。

(三)头皮针

1.取穴

主穴:视区。

2.治法

用 0.30 mm×50 mm 之毫针,快速刺入并推进至所需深度。两侧均刺,然后接通电针仪,连续波,频率为 240 次/分,强度以可耐受为度,通电 20～30 分钟。每大 1 次,10 次为 1 个疗程。间隔 3～4 天,再进行下 1 个疗程。

(四)穴位激光照射

1.取穴

主穴:球后、翳明。

配穴:内睛明、瞳子髎、足光明、三阴交。

2.治法

每次取 1 个主穴,1～2 个配穴。用氦-氖激光针灸仪行刺入式照射:取输出功率为 2m W 的光针,放入 75% 酒精内消毒 10 分钟,将针尖调整至红光集中一点,再刺入所选穴位,得气后照射 10 分钟。每天治疗 1 次,10 次为 1 个疗程,疗程间隔 3 天。

(五)耳穴贴压

1.取穴

主穴:眼、目 1、目 2、肝、肾、皮质下、内分泌。

配穴:脾、神门、肾上腺。

2.治法

主穴均取,酌加配穴。先将耳郭用 75% 酒精消毒,以探棒或毫针柄在所选穴区找阳性反应点,然后将粘有王不留行籽的胶布准确贴于阳性反应点处,手指按压,使耳郭有热胀感。每天按压 4～6 次,每次 5 分钟。每次一侧耳穴,3 天换贴一次,两耳交替。10 次为 1 个疗程,3 个疗程为一阶段。

可配服以下中药方:牡丹皮、炒栀子、当归、红花、柴胡、炒白术、薄荷(后下)、石斛、枳壳各 10 g,枸杞子、茺蔚子、女贞子各 15 g,炒白芍 18 g,石决明(先煎)24 g,每天 1 剂,煎汤内服,日服 2 次。20 天为 1 个疗程,共服 3 个疗程。

(曹　伟)

第八节　皮　质　盲

一、概述

皮质盲,临床上又称大脑盲,是大脑外侧膝状体以上包括枕叶皮质和双侧视放射病变而引起的一种中枢性视功能障碍。本病以血管痉挛性损害最为常见,尚可因脑膜炎、中毒性菌痢及颅脑外伤所致。临床表现为双眼视觉完全丧失,强光照射或外界的各种刺激均不能引起眼睑的闭合反射反应;但瞳孔大小及对光反射正常,眼底正常,可有偏瘫等。本病常见于2～6岁小儿。现代西医学一般采用皮质激素及扩血管药物,但疗效并不满意。

皮质盲在中医学中相当于小儿青盲。

针灸治疗本症,在古籍文献中一般归属于青盲证治之中。

二、治疗

(一)头皮针加体针

1.取穴

主穴:视区(头皮针穴)、内睛明。

配穴:分3组。①足光明、风池、头临泣、瞳子髎、三阴交;②合谷、太冲、承泣、攒竹、肝俞;③球后、太阳。

2.治法

每次主穴必取,配穴选1组,酌取2～3个,3组穴交替轮用。均用0.25 mm×25 mm之不锈钢毫针。视区(即枕上旁线)针法:双侧进针,至所需深度后,快速捻针(频率180～240次/分)1分钟,留针15分钟,间隔5分钟用同样手法1次。能配合的患儿,可在头皮针穴枕上旁线上接G6805型电针治疗仪,选用疏密波,输出强度以患儿能耐受为度,通电20分钟。内睛明针法:令患儿睁开眼睛,术者右手持毫针,左手固定眼球,于目眦红肉迅速垂直刺入0.5～1.0寸深;或翻开眼睑,针从目内眦红肉上垂直刺入同样深度,不做提插,不留针。其余体穴,邻近取穴,捻转加小提插1分钟,不留针;远道穴位,视小儿合作情况留针20～30分钟,施平补平泻手法。视区,每天1次,10次为1个疗程,疗程间隔3天。

(二)体针

1.取穴

主穴:睛明、球后、风池。

配穴:光明、太冲、四白。脑炎所致者加百会、水沟、大椎;脑血管病所致者加曲池、合谷、阳陵、环跳;脑外伤所致者加膈俞、血海;一氧化碳中毒者加足三里、太渊、百会;尿毒症者加太溪、肾俞、关元。

2.治法

患者取侧卧位,或侧俯坐位。睛明、球后用0.22 mm×40 mm之毫针直刺入1.0～1.2寸,针感应传至眼后方;风池穴向同侧外眼角针刺,使针感放射至前额。余穴用30号针刺入,均用平补平泻手法,留针30分钟。针后可在上述穴位按摩,每次10～25分钟,每天或隔天一次,10次为1个疗程,疗程间隔3～5天。

(三)综合法

1.取穴

主穴:分3组。①耳穴:心、肾、神门、皮质下、肝、眼、目1、目2、缘中、枕、太阳、额、交感;②头穴:视区;③太阳、光明、风池、足三里。

配穴:中枢性面瘫加水沟、迎香、颊车、地仓;偏瘫加肩髎、曲池、外关、合谷、阳陵泉、三阴交、太冲。

2.治法

三组主穴同时取用,其中耳穴每次取一侧耳穴,体穴取 2 个(一头部穴、一下肢穴),均交替取用。耳穴,用 0.25 mm×13 mm 之毫针快速刺入,针刺手法为补法;头穴二侧均取,选 0.30 mm×25 mm 毫针,沿头皮帽状腱膜下层刺入 0.8 寸左右,手法为小幅度高频率强刺激 0.5～1.0 分钟。耳针和头皮针,均留针 1～3 小时,其间行针 3～5 次,均留针 2 小时。体针快速针刺,得气后不留针。配穴据症酌取,亦强刺激不留针。以上耳针、头皮针、体针三种疗法,均同时进行,每天 1 次,10 次为 1 个疗程,疗程间隔 3～5 天。

(四)穴位注射

1.取穴

主穴:①太阳、阳白、睛明;②视区(头穴)。

配穴:光明、肾俞、肝俞。

2.治法

药液:精制脑组织注射液 2 mL,丹参注射液 2 mL。

操作:第一组主穴每次取 2 个,配穴取 2 个,共 4 对穴,双侧同取。穴位轮用。取两支 2mL 一次性无菌注射器,分别抽取精制脑组织注射液及丹参注射液各 2 mL。常规消毒后,快速破皮缓慢进针至得气后,每穴推注 0.5 mL 药液,拔针后,用消毒干棉球压迫针孔防止出血和药物渗出。主穴视区,选用 0.25 mm×25 mm 毫针,头部穴位快速斜刺至帽状肌腱下,平刺进针 0.5 cm 左右,快速捻转 1 分钟左右。留针 1 小时。上述方法,每天 1 次,每周 5 次。20 次为 1 个疗程。疗程间可不停针。为了加强疗效,平时可配合对眼周穴位施行推、按、揉及点穴等手法,手法由轻到重,由浅至深,每次 20 分钟。

（曹　伟）

第九节　色　觉　障　碍

一、概述

色觉障碍,分为色盲和色弱 2 类,色盲是缺乏或完全没有辨色能力,色弱为辨色力不足。色盲包括红色盲、绿色盲及蓝色盲、全色盲。后两种少见,色弱也包括红、绿、蓝色弱,亦以前两种常见。导致色觉障碍的原因,有先天性的,也有后天的。其中常见的红绿色觉障碍是一种连锁隐性遗传病。现代西医学对色觉障碍尚无有效的疗法。

本病在中医学中称为视物易色,视赤如白。

二、治疗

(一)体针

1.取穴

主穴:天牖、风池、瞳子髎、攒竹、睛明、臂臑、四白、承泣。

配穴:丝竹空、阳白、合谷、足三里、鱼腰。

2.治法

主穴每次取 2～3 个,配穴 1～2 个。可轮流选用。眼区穴,用 30 号毫针,缓慢深刺 1.0～1.5 寸,直至眼球有明显的胀感。风池穴向同侧眼外眦方向进针,促使针感向前额或眼区放射,不留针。余穴直刺至得气后,行平补平泻手法,尽量使针感向头、眼方向放射。留针 15～20 分钟。每隔 5 分钟,眼区穴位轻刮针柄 20 次,余穴运针 1 次。如条件许可,针后可嘱患者静坐或静卧 1 小时,闭目体会眼部感觉。第 1 个疗程,每天 1 次,共 10 次,间隔 3～7 天后,行第二疗程,改为隔天一次。尚可配合服用杞菊地黄丸,每天 2 次,每次 9 g。

(二)穴位注射加电针

1.取穴

主穴:分 2 组。①球后;②上明、下睛明、健明、增明 1、增明 2。

配穴:合谷、足三里、足光明、瞳子髎。

健明穴位置:睛明穴上 5 分。

增明 1 穴位置:上明穴内侧旁开 2 分。

增明 2 穴位置:上明穴外侧旁开 2 分。

2.治法

药液:维生素 B_{12} 注射液(0.1 mg/1 mL、0.5 mg/1 mL)。

每次取主穴 1 组。第 1 组穴为穴位注射,第 2 组穴则为电针。其操作如下:以 4 号注射针头吸入药液,刺入球后穴,缓缓送针至眼球有酸胀,推入维生素 B_{12},开始每穴 0.5 mL(0.1 mg/ mL)。如效欠佳,可增加浓度和注射量,每次最大量为 1 mL(0.5 mg/1 mL)。电针法为:取主穴 2 对,配穴 1 对。针刺得气后,接通电针仪,脉冲连续波,频率为 16～20 次/分,电流量以患者能耐受为度,0.2～1.0 mA,通电 10～15 分钟。穴位注射和电针均为隔天一次,互相交替。14 天为 1 个疗程,停针 4～6 天再做下 1 个疗程。

(三)电针

1.取穴

主穴:分 2 组。①睛明、丝竹空、瞳子髎、上关;②球后、攒竹、翳明、阳白。

配穴:天牖、鱼腰、太阳、风池、合谷、臂臑、足三里、足光明。

2.治法

主穴每次取 1 组,选 2～3 个,2 组交替。配穴 1～2 个,轮流选用。进针得气后,眼区及邻近穴,用平补平泻;四肢穴位用补法。针眼区穴时,要求针感能达到眼球。施手法 0.5～1.0 分钟后,接通电针仪,用断续波,强度以患者能耐受为度。每天 1 次,10 次为 1 个疗程。疗程间隔 3～5 天。

(四)耳穴贴压

1.取穴

主穴:分 2 组。①眼、缘中、肾;②目 1、目 2、肾上腺、皮质下。

2.治法

每次选 1 组,双侧均用。以白芥子或王不留行籽,置于 0.7 cm×0.7 cm 小方块胶布上,贴于耳穴,内外耳郭对贴,以加强刺激。嘱患者每天自行按压 3 次,每次按压 5 分钟。每周贴敷 2 次,两侧穴位交替轮用。

（五）头皮针

1.取穴

主穴:枕上正中线（或视区）、枕上旁线。

配穴:足三里、光明。

2.治法

以主穴为主,酌加配穴。主穴以 0.30 mm×50 mm 之毫针,快速进针,并刺至所需深度,用拇食指持续捻转 1 分钟,频率 180～200 次/分,留针 15 分钟,每隔 5 分钟做同样手法 1 次,或不捻转留针 30 分钟。亦可接通电针仪,连续波,频率为 240 次/分,持续 15～30 分钟,强度以患者能耐受为度。配穴,进针得气后,施平补平泻手法,留针 15～30 分钟。每天或隔天一次,10 次为 1 个疗程,疗程间隔 3～5 天。

（六）穴位激光照射

1.取穴

主穴:瞳子髎、睛明、丝竹空、攒竹、天髎。

配穴:足三里、合谷。

2.治法

每次选主穴 2～3 个,配穴 1 个。以氦-氖激光器进行穴位照射。波长为 632.8 nm,功率 40 mW,电流量 15 mW。每穴照射 5 分钟。每天 1 次,20 次为 1 个疗程。如疗效不佳,继续照射,不间歇。

（曹　伟）

第十一章　耳鼻咽喉科病证的针灸治疗

第一节　感音神经性聋

一、概述

耳聋是指听力减退或听觉丧失的一种病症。多是由于先天性或后天性原因引起的耳蜗、听神经和听中枢的病变，使传入内耳的声波不能感受而致。因聋致哑，则称聋哑。从总体上耳聋可分为感音神经性聋、传导性聋和精神性耳聋三大类，本节重点介绍感音神经性聋的针灸治疗，其中突发性耳聋虽也属感音神经性聋之一，但已在拙著《实用急症针灸学》中介绍，不再赘述。对感音神经性聋，现代西医学尚无特效疗法。

本病归属于中医耳聋范畴，感音神经性聋相当于"虚聋""劳聋"或"久聋"。

针灸治疗耳聋在《足臂十一脉灸经》中即已有记载。《内经》则载有多处耳聋的针刺辨治条文。《针灸甲乙经》在"手太阳少阳脉动发耳病"一节中，以主要篇幅具体介绍了耳聋的取穴之法。唐代《外台秘要》还在载述多种耳聋灸方的同时，介绍药物塞耳配合苇筒灸治耳聋的疗法。《针灸资生经》全面总结了宋及宋以前治疗耳聋的经验。所述 25 个治聋穴位，基本上概括了现代针灸治疗本病的用穴。明清的针灸专著如《神应经》、《针灸大成》及《针灸集成》等，均有不少记载。总之，我国古代医家在针灸治聋方面，已经具有相当成熟的经验。

二、古籍记载

(一)取穴

耳门、听宫、听会、外关、会宗、完骨、侠溪、翳风、中渚、上关、肾俞、百会。

(二)操作

每次选 3～4 个穴，以针刺为主，用补法或平补平泻法。留针 15～30 分钟。肾俞用灸法，无瘢痕着肤灸 3～7 壮。

(三)古方选辑

《针灸甲乙经·卷之十二》：聋，耳中颠飕颠飕者若风，听会主之。

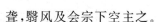

聋,翳风及会宗下空主之。

耳焞焞浑浑,聋无所闻,外关主之。

《针灸资生经·卷六》:商阳、阳谷、百会治耳鸣耳聋。束骨、翳风、上关、后溪、颅囟,治耳聋。肾俞治耳聋肾虚。听会治耳聋,耳中如蝉声。听宫,治耳聋如物填塞,无所闻,耳中耳门、翳风、脑空,疗耳鸣聋。……肩贞,主耳聋。

《神应经·耳目门》:重听无所闻:耳门、风池、侠溪、翳风、听会、听宫。

《针灸集成·卷二》:耳聋:先刺百会,次刺合谷、腕骨、中渚、后溪、下三里、绝骨、昆仑,并久留针,肾俞二七壮,至随年为壮。

《神灸经纶·卷三》:耳聋:肾俞、窍阴、上星(风聋二七壮)、翳风(痛聋七壮)、听宫、外关、偏历、合谷、阳维(穴在耳后,引耳前弦上是穴。《千金》治耳风雷鸣,灸五十壮)。

三、治疗

(一)体针

1.取穴

主穴:完骨、耳门、听宫、听会、翳风、瘈脉。

配穴:百会、合谷、中渚、外关、足临泣;哑者加哑门、廉泉。

2.治法

以主穴为主,完骨必取,另取 2～3 个穴,可轮用;酌加配穴。针刺前,可先将听诊器戴于患者双耳。由患者以示指尖自行敲击听诊器膜片,以患者自觉有较强音震听觉为度,每 3～4 秒敲击一次,每次连续敲击 100～150 次。继而针刺:完骨穴,取聋耳同侧穴位。嘱患者正坐,头略向前倾,用直径 0.25～0.30 mm,长为 50～60 mm 之毫针。进针时,针体与颈部呈 60°夹角,向同侧眼眶外缘进针,深达 1.5～1.8 寸,至患者自觉耳内有麻、胀、痒、热感或耳内有鸣响感、豁然开朗的通气感为得气。用平补平泻快速捻转加小提插法 0.5～1.0 分钟,待针感强烈后,即出针。再取 0.25 cm×(40～50) cm 之毫针,耳门,针尖斜向耳道下方,进针深刺 3.0～5.0 cm。听宫,针尖斜向后下方缓缓进针,深度同上。听会穴,针尖略向后斜,深度同上。翳风,针尖向前略朝上;瘈脉,针尖斜向前下方,二穴深度同上。均以局部和耳道有明显酸胀感为度。采用小幅度高频率捻转补法或平补平泻法,施手法 1 分钟。配穴针法:百会,针尖略朝后斜,针 0.3～0.5 cm。合谷,针尖指向食指,进针 2.0～2.5 cm。中渚垂直刺入 1.5～2.0 cm。外关,垂直刺入同样深度。足临泣针尖略斜向踝部,刺入 2.0～2.5 cm。哑门垂直刺入 3.0～4.0 cm。廉泉,针尖向后上方针 3.0～4.0 cm。以局部酸胀重为度。然后均施行输刺法,要求如下:进针时快速捻入,待针尖入皮肤后即停止旋捻,直刺到应有的深度,使之产生得气感。然后用平补平泻手法捻针数次,留针 30 分钟。在留针期间,可做轻微捻针。出针时不捻转,采取缓慢出针法。每天 1 次,穴位轮流选用,每 10 次为 1 个疗程。停针 3～5 天。

(二)电针

1.取穴

主穴:①耳门、听会;②翳风、听宫。

配穴:外关、中渚、合谷、百会。

2.治法

以主穴为主,每次一组,二组交替轮用。酌加配穴 2 个。主穴每次取 1 个,进针深度:

＜9 岁,为 1.0～1.2 寸;10～15 岁,1.3～1.5 寸;16 岁以上,1.6～2.2 寸。至得气后,视合作情况,主穴接通电针仪,连续波,频率为 80～100 Hz 左右,强度则以患者可耐受为宜,且以肉眼不见面部肌肉抽动为度。若有面部肌肉抽动则说明兴奋了面神经或下颌关节等部位,需要调整针刺的方向。通电 25～30 分钟。配穴可采用速刺法,进针后待有酸、麻、胀等针感,并向四周放射时停止捻针。留针时如无针感,可捻转捣针 1～2 次。一般用中等强度手法,如患者感觉迟钝,可适当加重手法。如患者年龄小,不合作,可缩短留针时间,或不留针。对效果不明显者,尚可配合穴位注射:药液用维生素 B₁₂(或甲钴胺注射液)0.5 mg(0.5 mg/1 mL)加辅酶 A50 万 U(或地塞米松注射液 2 mg)。选择另一组非电针主穴,以 5 号注射器针头进针 13 mm 左右,待针感向耳区放散时再缓缓注入药液,每穴 0.5 mL。

每天或隔天一次,15 次为 1 个疗程,停针 7 天,继续下 1 个疗程。

(三)穴位注射

1.取穴

主穴:听宫、听会、翳风、完骨。

配穴:耳门、瘈脉。

2.治法

药液:辅酶 A50 万 U 加维生素 B₁₂注射液 1 mL(0.1 mg/1 mL)、当归注射液 2 mL、注射用鼠神经生长因子 20 μg 加注射用水 2 mL。

主穴为主,每次选 2 个,各穴轮流使用。效不明显或长期治疗时,可改用配穴。药液任选一种。注射器吸入药液后,用 5 号齿科针头,快速直刺进针,上下提插,使患者有酸胀感,回抽无血,即注入上述药液。每穴注入 0.25～0.5 mL。隔天一次,10 次为 1 个疗程,疗程间隔 1 周。

(四)头皮针

1.取穴

主穴:声记忆区、语言形成区、晕听区。

配穴:①听理解区、胸腔区、附加运动区;②翳风、听宫、听会。

2.治法

以主穴为主,酌加一组配穴。均取双侧,用 0.30 mm×(40～50) mm 的毫针,其中,声记忆区区域较广泛,在该区交叉进 2 针,余每区进 1 针。选准穴后迅速刺入皮下,深度最好至帽状腱膜下,不捻转,不强刺激,将针体渐与皮肤平行,送至要求达到之长度。留针 1.5～2.0 小时。第二组配穴为经穴,均用 0.25 mm×40 mm 毫针直刺,平补平泻,使针感向耳道扩散,待得气后,在翳风、听会穴针尾连接电针仪,采用连续波,强度以患者能耐受为度。隔天针一次,10 次为 1 个疗程。疗程间隔 3～5 天。

(五)穴位激光照射

1.取穴

主穴:听宫。

配穴:哑门、上廉泉。

2.治法

上述三穴均取。以半导体砷化镓激光治疗仪照射。波长 870～904 nm,红外光,输出激光峰值功率达 300 mW 以上,连续可调,光脉冲频率为 250～1000 Hz,光斑直径 0.1～7.0 mm。直接照射听宫穴 10 分钟,配穴各 5 分钟。每天 1 次,周日休息,90 次为 1 个疗程。

(六)综合法

1.取穴

主穴:①耳门、听宫、听会、外关、中渚;②神门、交感、肾、肝、外耳、心、脑、皮质下、额、枕;③头穴、肾穴、肝穴。

配穴:翳风、风池。

2.治法

主穴每次取二组,但第一组必取,可仅用或轮用第二或第三组。其中耳穴每次取5~6个,可轮用。对病情重病程长者可酌加配穴。体针取患侧穴,耳门、听宫、听会用一针透三穴法,成人用2寸毫针直刺,儿童可用1寸毫针针刺,以耳内有酸胀感为宜,外关、中渚针尖向上斜刺,使针感向上传导均用针刺法。留针半小时。第二组耳穴双侧均常规消毒,一侧用针刺法:寻得敏感点后,垂直进针,勿刺透软骨,进针后施以强刺激捻转手法,肾穴用双针刺法,即在耳穴先直刺1针,再于周围找一敏感点以45°角刺向肾穴中心。留针2~4小时,中间捻针2~3次。另一侧,用贴压法:将王不留行粘在0.5 cm×0.5 cm大的麝香壮骨膏上,然后粘贴于耳郭相应的穴位,以单手拇指和食指按压1分钟左右,手法由轻到重,使局部有酸胀、疼痛或灼热感,每天按压5~6次,每次按压20下。两侧耳穴可交替进行。第三组穴,取0.30 mm×25 mm之毫针,沿第二掌骨拇指侧的边缘呈30°角刺入,深0.5~1.0寸,有得气感后留针,30分钟。配穴用穴位注射法,取维生素B_1注射液1 mL(100 mg/2 mL)或甲钴胺注射液1 mL(0.5 mg/1 mL),快速刺入穴位,缓慢针至得气后,患侧翳风、风池穴各注入0.5 mL。上述方法,隔天一次或每周治疗2次,15次为1个疗程,停治1周再进行下1个疗程。

(刘安利)

第二节　耳　　鸣

一、概述

耳鸣指主观上感觉耳内或头部有声音,但外界并无相应的声源存在,或如蝉声、或如潮声,以妨碍听觉为主症,属于听觉异常的一种症状。耳鸣是耳科临床常见的症状之一,其机理目前还不十分明确。西医学对于耳鸣尚无特效疗法。

中医学中亦称耳鸣。

针灸治疗耳鸣在古医籍中首见于《内经》,如《灵枢·口问》对其病因病机及针灸治疗有较详细的描述,"耳者,宗脉之聚也,故胃中空,则宗脉虚,虚则下溜,脉有所竭者,故耳鸣。补客主人(指上关———笔者)、手大指爪甲上与肉交者也。"之后,从晋代的《针灸甲乙经》开始直至明清的多部中医针灸著作中,均不同程度记载了有关针灸治疗耳鸣的穴方。

二、古籍记载

(一)处方

百会、听宫、听会、耳门、后溪、腕骨、中渚、肾俞。

(二)操作

以耳周穴为主,加配头背部及上肢穴。百会、肾俞可用灸法。余穴针刺,据证候虚实,用补泻之法。

(三)古方选辑

《针灸甲乙经·卷十二》:耳鸣,百会及颌厌、颅息、天窗、大陵、偏历、前谷、后溪主之。

《备急千金要方·卷三十》:天容、听会、听宫、中渚,主耳痛鸣聋。

《针灸资生经·卷六》:耳门治耳鸣如蝉声,听会、听宫治耳蝉声,瘛脉治头风耳鸣。

《针灸大成·卷八》:耳鸣:百会、听宫、听会、耳门、络却、阳溪、阳谷、前谷、后溪、腕骨、中渚、液门、商阳、肾俞。

三、治疗

(一)体针加头皮针

1.取穴

主穴:晕听区(头穴)、听宫、听会、完骨、风池。

配穴:虚证加三阴交、太溪、足三里、百会、肾俞、气海。实证加液门、外关、太冲、足临泣、侠溪。

2.治法

主穴每次均取,配穴酌选 2~3 穴。穴位常规消毒后,先取双侧晕听区,以 0.30 mm×40 mm 之毫针快速刺入,进针 1.2 寸,以 200 次/分小幅度快速持续捻转 1 分钟后留针,留针期间每 20 分钟同法行针 1 分钟。余穴用 0.25 mm×(40~50) mm 之毫针。完骨穴直刺或向下斜刺 1~1.2 寸,以针感向颈后及颞侧放散为佳;听宫、听会二穴均微张口取穴,深度 1.0~1.6 寸,以有明显的胀痛针感进入耳内底部为宜。配穴,针刺得气后,以提插、捻转补泻手法为主,实证用泻法,虚证用补法。上述穴位均留针 1 小时,每隔 10 分钟行针一次,每天 1 次,10 日 1 个疗程,疗程间休息 2 天,治疗 4 个疗程。

(二)电针

1.取穴

主穴:翳风、听宫、听会。

配穴:太冲、中渚、侠溪。

2.治法

主穴均取,配穴每次酌加 1~2 穴。主穴取患侧,穴位常规消毒后,采用 0.30 mm×40 mm 之毫针,快速刺入主穴 1.0~1.2 寸,使耳内产生明显的酸、胀痛感,连接电针仪。其中翳风与听宫或听会为一对,连续波,强度以患者能忍受为度。配穴取双侧,针刺时,针尖朝向心方向,得气后,施平补平泻法,留针。上述穴位均留针 30 分钟。

隔天一次,10 次为 1 个疗程,疗程间休息 5 天。共治疗 3 个月。

(三)穴位注射

1.取穴

主穴:翳风、耳门、听会、听宫、完骨。

2.治法

药液:维生素 B_1 注射液(100 mg/2 mL)、甲钴胺注射液 1 mL (0.5 mg/1 mL)、恩经复注射

液(鼠神经生长因子)18 μg加氯化钠注射液2 mL(临用时配制)、当归注射液、丹参注射液。

操作:主穴每次选2个,患侧,宜交替轮用。嘱患者取坐位,常规消毒穴区。以上药物任选一种。用2 mL注射器抽取药液1~2 mL,快速破皮,缓慢进针,进针深度2~3 cm,局部出现明显的针感,回抽无血,然后缓慢注入药液,每穴注入0.5~1.0 mL。除甲钴胺注射液外,其余药液注入后针感较为强烈(尤其是恩经复注射液),应先预告患者。出针后让患者用消毒棉球按压穴位1~2分钟,如局部出现包块,轻轻揉按,使其吸收。针感强烈者,可休息10分钟左右。隔天一次,10次为1个疗程,治疗6个疗程。

(刘安利)

第三节 萎缩性鼻炎

一、概述

萎缩性鼻炎是一种发展缓慢,以鼻黏膜萎缩、嗅觉消失、鼻腔内有结痂形成为特征的慢性鼻炎。其临床表现为鼻塞,鼻咽干燥,鼻出血,嗅觉障碍和恶臭,并可伴头昏、头痛。其病因迄今未十分清楚,现代西医学尚无特殊疗法。

萎缩性鼻炎,相当中医学的鼻槁。

针灸治疗本病,首见于《灵枢·寒热病》,其中提到:"皮寒热者,不可附席,毛发焦,鼻槁腊,不得汗。取三阳之络,以补手太阴。"后世医著载述不多,《针灸资生经》中曾记载王执中治其母鼻干医案一则,有一定借鉴价值。

二、古代记载(鼻槁)

(一)取穴
绝骨、囟会、上星、迎香、天柱、风门。

(二)操作
绝骨、囟会灸3~7壮,炷如黄豆大,瘢痕灸。余穴针刺,补法,留针15分钟。

(三)古方选辑
《针灸资生经·卷六》:鼻中干、鼻衄等……皆灸绝骨五十壮。

执中母氏,久病鼻干,有冷气。问诸医者,医者亦不晓,但云病去自愈,既而病去,亦不愈也。后因灸绝骨而渐愈。执中亦尝患此,偶绝骨微痛而著艾,鼻干亦失去。

《类经图翼·十一卷》:鼻塞不闻香臭,囟会(自七壮至七七壮,灸至四日渐退,七日顿愈)、上星、迎香(刺)、天柱、风门。

三、治疗

(一)穴位埋植
1.取穴

主穴:迎香。

2.治法

主穴双侧均取,备 11 号腰穿针,取 3/0 肠线并剪成 1 cm 长的小段若干,放入无菌盘内备用。选准穴位,常规消毒,把剪好的肠线插入腰穿针内,对准穴位,快速透过皮下,由穴位中点向鼻根方向斜刺 0.3～0.5 寸,直达骨膜表面,稍做提插,至患者有胀麻等感应时,将腰穿针稍稍提起,离开骨膜面,并将肠线轻轻推出,埋于穴位深部。拔针后用棉棒按压针眼片刻。再以消毒敷料贴压。

一般 3 周治疗一次,5 次为 1 个疗程。

(二)温针

1.取穴

主穴:足三里、三阴交、迎香。

配穴:禾髎、合谷、鼻通。

鼻通穴位置:鼻唇沟上端尽处,鼻骨下凹陷中。

2.治法

主穴每次均取,酌加配穴 1～2 个。足三里、三阴交,针刺得气后,于针柄上置 1 寸长之艾条段,点燃,燃尽后再加,共 3 壮。迎香穴,斜刺进针,透针至鼻通穴,做捻转加小幅度提插,使鼻腔内有明显之酸胀感。余穴,针至局部得气。留针 30 分钟。每天 1 次,每 20 次为 1 个疗程。疗程间隔 3～5 天。

(三)体针

1.取穴

主穴:蝶腭穴、印堂、迎香、鼻通。

配穴:天柱、翳风、列缺、合谷、肺俞、风门。

蝶腭穴位置:颧髎穴后 1 cm 处。

2.治法

主穴均取,配穴酌加。蝶腭穴向对侧额骨颧突进针,无明显抵抗时,逐渐将针刺方向抬高。进针深度当达到 4.0～5.5 cm 时,可有异常针感:牵涉感或放射感至鼻腔,鼻腔出现通气轻松感,且鼻腔有湿润感。注意:本穴进针方向以对准对侧的额骨颧突较为安全,如针尖刺向同侧外眦,会刺中眶下神经或颧神经,有伤及眼球的危险。其他穴位按常规针法,鼻部穴加用电针,肺俞、风门可针灸并用,并拔罐。

每天针刺 1 次,左右侧穴位交替应用,14 次为 1 个疗程,停针 4 天进行下 1 个疗程。一般须 2～3 个疗程。

(四)穴位注射

1.取穴

主穴:迎香。

配穴:肺肾阴虚型:肺俞、肾俞。脾虚湿热型:脾俞、足三里。

2.治法

药液:复方丹参注射液 2 mL,2% 利多卡因注射液 5 mL,维生素 B_1 注射液 2 mL(100 mg/2 mL),维生素 B_{12} 注射液(或甲钴胺注射液)1 mL (0.5 mg/1 mL)。

主穴每次必取,配穴据证型而加。注射方法:穴位常规消毒后,用 1 mL 皮试用注射器分别从双侧迎香穴注入并向内迎香穴方向斜刺 0.5～1.0 寸,得气后推药,各注入复方丹参注射液

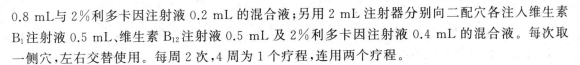

0.8 mL与2%利多卡因注射液0.2 mL的混合液;另用2 mL注射器分别向二配穴各注入维生素B₁注射液0.5 mL、维生素B₁₂注射液0.5 mL及2%利多卡因注射液0.4 mL的混合液。每次取一侧穴,左右交替使用。每周2次,4周为1个疗程,连用两个疗程。

(五)耳穴埋针

1.取穴

主穴:内鼻、内分泌。

2.治法

每次取1个穴,细心寻找敏感点。然后用(0.25～0.30) mm×(13～25) mm之毫针,刺入敏感点,直达软骨膜,深1～2分。刺入后,向顺时针方向捻转几次,使针感明显,然后用胶布固定,带针5～7天(夏季2～3天),换针1次。每次双侧穴,2个主穴轮换。5次为1个疗程。疗程间隔10天。

(六)穴位电疗

1.取穴

主穴:迎香。

2.治法

用经络磁电治疗仪(脉冲电组)进行治疗。该仪器输出电压高挡为0～600 V,低挡为0～100 V,以输出调节器控制,脉冲频率为50Hz。首先将2块硬币大之金属电极分别置于两侧迎香穴,下置10层纱布湿垫(垫较极片稍大),然后拨动输出旋钮,至患者感到有电流刺激,有抽动、按压(如按摩)、蚁走感,强度以患者可耐受为佳。通电20～30分钟,每天1～2次,10～20次为1个疗程,疗程间休息3天。

(刘安利)

第四节　慢性鼻窦炎

一、概述

慢性鼻窦炎,亦称慢性化脓性鼻窦炎。多因急性化脓性鼻窦炎反复发作未能得到适当治疗所致。常为多个鼻窦的黏膜同时出现化脓性炎症,以多黏液或脓性鼻涕、鼻塞、头痛、头昏及嗅觉减退或消失为主要临床症状。现代西医学除穿刺冲洗、手术疗法外,尚无理想的治疗措施。

慢性鼻窦炎与中医学中的鼻渊、脑漏等相当。

针灸治疗鼻渊,在《针灸甲乙经》中已有记载,并初步提出了依据证候,选取不同穴位的方法。在历代医学著作中,诸如《备急千金要方》、《铜人腧穴针灸图经》、《针灸资生经》、《医学纲目》、《针灸大成》等均有载述和发挥。《针灸大成》还对重症鼻渊"脑寒泻臭"的病因病机和取穴加以探讨。

二、古代记载

(一)取穴

迎香、水沟、上星、素髎、曲差、合谷、风府、禾髎、风池、前谷。

(二)操作

每次取 3～4 个穴,毫针刺,用平补平泻法,留针 15～20 分钟。上星穴可灸 3～7 壮,炷如黄豆大,无瘢痕灸法,或以艾条熏灸 15 分钟。

(三)古方选辑

《针灸甲乙经·卷之十二》:鼻鼽不利,窒洞气塞僻多涕,鼽衄有痈,迎香主之。鼽衄涕出,中有悬痈,宿肉,窒洞不通,不知香臭,素髎主之。

《针灸资生经·卷六》:曲差、上星、迎香、素髎、水沟、龈交、通天、禾髎、风府,主鼻塞,喘息不利,鼻僻多涕,鼽衄有疮。……厉兑、京骨、前谷,主鼻不利涕黄。

《针灸大成·卷九》:脑寒泻臭,上星、曲差、合谷……复刺后穴,水沟、迎香。

鼻渊鼻痔,上星、风府……更刺后穴,禾髎、风池、人中、百会、百劳、风门。

三、治疗

(一)体针

1.取穴

主穴:迎香、印堂、百会、丰隆、合谷、攒竹。

配穴:风池、上星、尺泽、列缺、通天。

2.治法

以主穴为主,效不显时酌加配穴。主穴每次取 2～3 个,配穴 1～2 个。均交替轮用。迎香穴用 0.3 mm×50 mm 毫针,先速破皮进针,直刺 0.2～0.3 寸深时,再以 35～40°角斜向睛明方向缓缓进针,直刺至下鼻甲前上端,针深约 1.5 寸深,鼻腔可能出血数滴,但不必止血,同时有大量分泌物流出及打喷嚏等。不提插捻转,留针。余穴用 0.30 mm×40 mm 毫针。印堂穴,先嘱患者正坐,前臂置于桌上或膝上,术者左拇、食指捏紧患者鼻根,微向上提,右手持针,针芒略朝下刺入穴位,然后沿鼻背中线斜行向下,进针 6～7 分深,针尖宜刺中鼻骨,患者有明显酸胀感。百会,针向前方平刺,至有胀重感;合谷,针向食指方向斜刺,以有明显酸、胀感为度,攒竹穴平透至睛明穴。后 4 穴,均用平补平泻法。丰隆穴,直刺 1.0～1.5 寸,行提插捻转泻法,配穴除上星点刺放血 1～2 滴外,均按常规针法,得气后,施平补平泻或泻法。上述穴位均留针 20～30 分钟。每天或隔天一次,10 次为 1 个疗程。疗程间隔 3～5 天。

(二)艾灸

1.取穴

主穴:分 2 组。①阳白、攒竹、鱼腰;②印堂、阿是穴、迎香。

配穴:足三里、阳陵泉、风池。头顶痛加百会、太冲,额痛加内庭、行间,枕痛加后溪、昆仑,颞痛加太阳、侠溪。

2.治法

主穴每次取一组,两组交替运用,亦可仅用一组。第一组用隔蒜灸法。灸法操作为:选独头大蒜 2 个,切成厚度为 0.7 cm 之蒜片,置于穴区,将艾绒搓成如花生豆大的锥形艾炷放在蒜片上,用线香点燃施灸,灸时不宜太热,以患者感舒适能耐受为度,并嘱患者闭上双眼。每次灸 5～7 壮。第二组用艾条温和灸法,每穴每次灸 20～30 分钟,每天 2 次,可嘱患者对镜自灸,灸至局部皮肤温热、潮红、鼻塞减轻效佳。配穴据症酌取,用常规针刺之法,针刺得气后用补法或平补平泻法,留针 30 分钟。隔 10 分钟行针一次。每天治疗 1 次,7～10 次为 1 个疗程。

（三）穴位神经刺激

1.取穴

主穴：阿是穴。

阿是穴位置：耳屏前 3.0～3.5 cm，即下关穴前 1.0～1.5 cm 处。

2.治法

患者取坐位或侧卧位，以（0.25～0.30）mm×50 mm 之毫针垂直进针 5.0～5.5 cm，即可刺到蝶腭神经节，如刺中该神经节，患者局部即刻有放电、喷水或齿痛感并向周围放射。有此针感后，即可起针，不留针。每次一侧，交替选用，症情重者亦可取两侧。每 4～7 天一次，5 次为 1 个疗程。此法进针深，针区在颅底，血管神经丰富，故医者须熟悉解剖部位，针具要严密消毒。

（四）穴位注射

1.取穴

主穴：迎香、印堂、风池。

配穴：手三里、合谷、肺俞、尺泽、丰隆、太阳。

2.治法

药液：康宁克通-A 混悬注射液（40 mg/mL），液态硅胶 1 mL，香丹注射液 3 mL 与维生素 B_{12} 注射液 1 mL（0.5 mg/mL）混合液。

主穴取 1～2 个，配穴酌加。上述药液任选一种（康宁克通-A 混悬注射液只用于迎香穴）。在选定的穴位常规消毒后，迅速进针，获得针感（酸、麻、胀）后，回抽无血液，每个穴位注射适量药物：康宁克通-A 混悬注射液每穴 0.5 mL，每两周注射一次，3 次为 1 个疗程，注射总量不得超过 4 mL；液态硅胶每穴 1 mL，注射完毕后出针，按压针眼片刻，用消毒棉球保护注射部位，48 小时后取下棉球，如针眼处发红，用 2% 碘酊消毒；香丹注射液与维生素 B_{12} 注射液临用时混合均匀，于穴处直刺，有酸胀感后，注射药物，每穴 1 mL，两侧穴位交替施治，隔天注射一次。5 次为 1 个疗程。

（五）穴位敷贴

1.取穴

主穴：①肺俞、大椎；②风池、完骨、肩井。

配穴：①膈俞、心俞、大杼、风门；②脾胃湿热加内关，鼻塞甚者加上星、迎香，头痛者加合谷，复发者加足三里。

2.治法

敷药制备：①白芥子、延胡索各 30 g，细辛、甘遂各 15 g，辛夷、白芷、苍耳子各 10 g。上药共研细末备用。临用时按每穴用药 3 g 取药末，用陈醋适量调糊，分摊消毒敷料上备用。②白芥子、延胡索、细辛、甘遂各 10 g，麝香 0.3 g，冰片 0.3 g，共研细末，临用时以鲜姜汁调拌成软泥状备用。③黄芩、柴胡、白芷各 20 g，鹅不食草 12 g，按硬贴膏的制法加入棉籽油、红丹，制成贴敷膏备用。

主穴及配穴之第一组用方一或方二。其中，方一适合冬病夏治之用。方法为每次取主穴和配穴共 3 穴，双侧同取，进行敷贴，用胶布固定。一般 3 小时去药，若贴后热辣感明显可提前去药，若舒适微痒可适当延长贴药时间。每年伏天贴药 3 次，连贴 3 年为 1 个疗程。一般为 1 个疗程。

方二为平时治疗，主穴为主加用配穴 2 对，先用梅花针叩刺各穴至微出血为止，然后取适量药泥敷于穴位上,以胶布固定,持续敷贴 10～12 小时后擦掉药物。每周贴敷一次,3 次为 1 个疗程。

方三亦用于平时治疗。主穴均取,据症加用配穴,贴敷所选穴位,每天 1 次,4 周为 1 个疗程。

(六)穴位激光照射

1.取穴

主穴:①内迎香、阳白;②阿是穴、鼻通、迎香。

配穴:风池、印堂、合谷。

内迎香穴位置:鼻腔内上侧,鼻翼软骨与鼻甲交界的黏膜上。

阿是穴位置:星状神经结(位于颈椎 7 及胸椎 1 横突前方)

2.治法

主穴任取 1 组,采用穴位激光照射法;配穴每次均用,用针刺法。先取双侧配穴,风池穴,用 0.30 mm×40 mm 毫针向对侧颧骨方向针刺,出现酸胀感,以从风池穴传到同侧阳白穴时为佳,立即出针不留针。针刺印堂穴,用 0.30 mm×25 mm 毫针向鼻骨方向平刺,轻快捻进,得气后留针 30 分钟。用 0.30 mm×25 mm 毫针快速针刺合谷得气后用泻法摇大针孔出针。再取主穴,第一组主穴,以低功率 He-Ne 激光治疗仪激光光管插入鼻腔内照射内迎香,然后照射阳白穴,激光的功率密度为 15～25 W/m²,照射时间每次为 15 分钟。第二组穴采用日本产 HA-550 型超激光疼痛治疗仪行穴位照射。照射方法:术前嘱患者擤出鼻涕,平卧,用生理盐水棉棒清洗鼻腔,再用浸有 75% 酒精棉球,挤干,吸尽鼻腔内涕液,用 SG 型透镜照射双侧主穴。输出功率 80%,照射 2 秒停 2 秒,每穴照射 3 分钟,然后用 SG 型透镜进入一侧鼻孔 8～12 mm,照射输出功率 80%,连续照射 3 分钟,退出换另一侧鼻孔,照射方法相同。每天照射 1 次,10～15 天为 1 个疗程。疗程间停治 3～5 天。

(七)电针

1.取穴

主穴:合谷、内关、足三里、内庭。

配穴:分为两组。①风池;②第 1、2 颈椎下。

2.治法

主穴每次均取,配穴任取一组。主穴针刺,手法宜轻,针刺宜浅,不一定要有得气感。然后接通电针仪。方法为用一负极导线,四正极导线。负极导线连接铅板,外包绒布衬垫,并以盐水浸渍以导电,置于配穴上;正极导线,接通四肢穴位。使用密波,频率为 280～320 次/分,通电后以患者感舒适为宜,电流强度中等。通电后患者即感四肢各穴麻木,约 10 分钟后四肢末梢发凉,手足心汗出。随后头部出现潮红、发热感,咽唇发干,鼻内分泌物减少。每次通电 1.0～1.5 小时,停止通电后,鼻腔内仍无分泌物,呼吸通畅,四肢发凉和出汗症状消失。每天或隔天一次,10 次为 1 个疗程,疗程间隔 7～10 天,一般进行 2～3 个疗程。

(八)耳穴贴压

1.取穴

主穴:内分泌、肺、脾、肾、外鼻。

2.治法

上穴均取,仅选一侧,两耳交替,用胶布各贴压 1 粒白芥子于穴上。并嘱患者用手按揉各穴,每次每穴按揉 20 圈以上,以局部胀而微痛为度,日行 4 次。每天换贴一次,7 天为 1 个疗程。

(九)皮肤针

1.取穴

主穴:1 区、2 区、3 区。

1 区位置:在眼外角与鼻翼旁开 1 寸做一斜线,与鼻正中线和眶下平行线,三线相连组成一相应三角形区域。

2 区位置:印堂穴及周围区域。

3 区位置:眉上缘与前额发际区域。

2.治法

采用电梅花针叩刺。将 G6805 治疗仪或频率可调的普通脉冲治疗仪输出导线,一极接于普通梅花针上,另一极接于手柄。制成电梅花针。主穴均取。梅花针及皮肤消毒,让患者将手柄电极紧握掌中,调机频率 200 次/分左右,再调输出旋钮至中等刺激量,医者用梅花针轻快均匀地反复依次叩刺上述 3 区,使之渗出少许血液,然后用酒精棉球擦净即可。上颌窦炎增强叩刺 1 区,额窦炎增强叩刺 3 区,筛窦炎、蝶窦炎加强叩刺 1、2 区。隔天一次,7 次为 1 个疗程,疗程间隔 7 天。

(十)穴位埋植

1.取穴

主穴:印堂、迎香、风池。

配穴:列缺、合谷、太冲。

2.治法

主穴均取,轮替加配穴。严格按照外科无菌操作进行,将穴位常规消毒后,选 9 号腰穿针,剪取 1～2 cm 00 号羊肠线置入腰穿针前端,刺入腧穴。待患者出现针感后,术者一手将针芯固定,另一手将管针取出,使羊肠线完全埋入穴位内,出针后,用创可贴覆盖针孔 2～3 天,每月治疗 1 次。一般为 3 个疗程。可配用滴鼻剂。

(刘安利)

第五节　慢 性 咽 炎

一、概述

慢性咽炎是指咽黏膜慢性炎症。以咽部不适,发干、异物感或轻度疼痛、干咳、恶心,咽部充血呈黯红色,咽后壁可见淋巴滤泡等为主要临床表现。慢性咽炎患者因咽分泌物增多,故常有清嗓动作,吐白色痰液。对于本病,现代西医学尚无根治之法。

慢性咽炎相当于中医学虚火喉痹。

针灸治疗喉痹,首见于《灵枢·杂病》:"喉痹不能言,取足阳明;能言取手阳明。"之后,在《针灸甲乙经》中,不仅详细列出具体穴位和一般处方,还分别介绍了包括本病在内的,不同症型喉痹的取穴配方。后世医著如唐代《备急千金要方》、宋代《针灸资生经》以及明清相当多的针灸典籍中,都有不同程度关于针灸治疗本病的介绍。

二、古籍记载

(一)取穴

天突、气舍、完骨、天容、太溪、合谷、三间、尺泽、中渚。

(二)操作

每次取 4～5 个穴,局部穴与远道相配,穴位可交替轮用。得气后用补法或平补平泻之法。

(三)古方选辑

《灵枢·杂病》:嗌干,口中热,取足少阳。

《针灸甲乙经·卷之十二》:喉痹:完骨及天容、气舍、天鼎、尺泽、合谷、商阳、阳溪、中渚、前谷、商丘、然谷、阳交悉主之。

喉痹,咽如梗,三间主之。

《备急千金要方·卷三十》:太溪、少泽主咽中干,口中热,唾如胶。

天突主喉痹咽干急。

《针灸大成·卷八》:喉痹:颊车、合谷、少商、尺泽、经渠、阳溪、大陵、二间、前谷。

咽中如梗,中渚、太溪。

《神灸经纶·卷三》:喉痹喉癬:通里、然谷、厉兑、窍阴。

三、治疗

(一)体针

1.取穴

主穴:照海、列缺。

配穴:风池、尺泽、合谷、少商、足三里。

2.治法

主穴均取,酌加配穴。用 0.3 mm×(25～40)mm 之毫针。主穴针法:患者取坐位,医者将针尖与皮肤呈 15～20°角,迅速刺进皮下,刺入 0.5～1.0 寸,待针刺得气后,捻针 3 分钟(50～70 次/分)。配穴针法:患者先取坐位,风池穴针尖微下,向鼻尖斜刺 0.8～1.2 寸;然后取仰卧位,尺泽直刺 0.8～1.2 寸,合谷穴直刺 0.5～1.0 寸,少商浅刺 0.1 寸,足三里穴直刺 1～2 寸。以上诸穴均取双侧,然后留针 15～30 分钟,再捻针 2 分钟(50 次左右/分)后起 针,隔天针一次。疗程:30 次为 1 个疗程,并进行半年随访。

(二)穴位敷贴

1.取穴

主穴:天突。

配穴:廉泉、天容。

2.治法

敷药制备:①白芥子、细辛、甘遂、延胡索,按 2:2:1:1 的比例加工成粉末,贮藏于瓷瓶中备用。用时以生姜汁调匀,分别制成直径 1 cm 大小药饼。②市售之伤湿止痛膏,剪成直径 2 cm 之圆片备用。

敷药①,主穴和双侧配穴均取,用胶布将药饼固定于穴位上,贴敷 2～3 小时。如果有明显烧灼感,可提前取下,并湿敷以消炎药水。每 10 天一次,连续 5 次以观察疗效。慢性咽炎急性发作期,暂缓贴敷。

敷药②,每次仅取主穴。用市售之伤湿止痛膏剪成直径 2 cm 之圆片,局部用 75% 酒精消毒后贴敷。每天换贴一次,10 次为 1 个疗程。

(三)穴位注射

1.取穴

主穴:扁桃体穴、手三里。

配穴:天突、鱼际。

扁桃体穴位置:下颌角下缘颈总动脉搏动前方。

2.治法

药液:当归注射液、葛根素注射液、2% 利多卡因注射液 2 mL 加维生素 B_{12} 注射液 2 mL (0.1 mg/1 mL)加地塞米松注射液 1 mL (2 mg/1 mL)、鱼腥草注射液。

主穴任取 1 个,如效不显,可改用配穴。患者取坐位,头略仰,取 2~5 mL 注射器,用 5 号齿科针头。如为扁桃体穴,快速进针,送针至得气,使针感放射到咽喉部,回抽无血,将当归注射液或葛根素注射液,注入双侧穴位各 1 mL。手三里穴,用混合液,临时配制,将注射针头垂直刺入手三里穴,至出现针感后,回抽无血,每侧穴注混合液 0.8~1.5 mL,应在注射后观察 10 分钟。配穴用鱼腥草注射液 5 mL。天突穴先直刺 0.2 寸,然后将针尖转向下方,紧靠胸骨后刺入 1.0~1.5 寸;鱼际(双)直刺 1.0~1.5 寸。进针后,回抽无血,缓缓注入药物,天突穴推药量为 2 mL,双侧鱼际穴各为 1.5ml。上述方法,均为隔天一次,10 次为 1 个疗程,疗程间隔 5 天。

(四)体针加穴位注射

1.取穴

主穴:分 2 组。①天突、太溪、太冲;②人迎、合谷、扶突、天鼎、照海。

配穴:舌根僵硬加廉泉,心烦、恶心加内关。

2.治法

药液:注射用水、复方丹参注射液。

主穴第 1 组用于穴位注射,第 2 组及配穴用于针刺。先针刺,合谷、照海取双侧,余取单侧。行常规刺法,平补平泻,留针 20 分钟,其间行针 2~3 次。人迎穴亦可用脉冲电穴位刺激:外涂导电膏,仪器选用 G6805 电针治疗仪,取 1 对电极接双侧穴区,用疏密波(频率 50~100 次/分),强度略小于人体耐受度。留针时间同上。除合谷继续留针,余穴到时间后均取针。然后在主穴第 1 组中选 1~2 个,均仅取一侧穴。任选取一种药液,以配有 5 号齿科长针头之注射器,抽吸药液。天突穴,将注射针头与皮肤呈 45° 角刺入穴位,深 8~13 mm,提插得气后如回抽无血便可将药液注入 3 mL。余穴,快速刺入,缓慢提插至得气(太冲穴最好能引出肢体有轻度热感)后,回抽无血,再缓缓注入药液,每穴 1 mL,使有明显胀憋感。可令患者休息数分钟,再出合谷穴之针。3~5 天一次,5 次为 1 个疗程。

(五)耳穴贴压

1.取穴

主穴:咽喉、缘中、皮质下、肺、肾上腺。

配穴:心、枕、肾、神门。

2.治法

主穴每次取 3~5 个,酌加 1~2 个配穴。探测到敏感点后,以王不留行籽或磁珠(180~

380Gs 磁场强度)贴敷,令患者每天自行按压 3～4 次,每次每穴 1 分钟。对疗效不佳者可改用埋针法,取揿钉型皮内针,常规消毒,以 2% 的碘酒及 75% 的酒精棉签消毒耳穴局部皮肤,用医用小镊子夹住针柄,将针尖对准选定的穴位,轻轻刺入,然后用脱敏的医用胶布粘贴固定。上述方法,每次均 1 侧耳,双侧交替。每周换贴 2 次,5～10 次为 1 个疗程。留针 3 天更换一次,7 次为 1 个疗程。

(六)穴位激光照射

1.取穴

主穴:廉泉、天突、人迎。

配穴:实热加尺泽、合谷;阴虚加鱼际、太溪。

2.治法

主穴均取,配穴据症加 1～2 穴。以氦-氖激光仪行穴位照射,波长 632.8 nm,输出功率 1.7～3.0 mW,功率密度为 9600 mW/cm²。以光导纤维传递光束,光纤芯径< 200 μm,直接对准穴位,光斑直径 1.5 mm,每穴照射 3 分钟。半导体激光穴位照射:平均输出功率 200 mW,功率密度 1.67 mW/cm²,脉冲频率 10～20 Hz。用点光束进行照射,每穴照射 2～3 分钟。每天或隔天一次,10 次为 1 个疗程,疗程间隔 3～5 天。

(七)穴位电疗

1.取穴

主穴:风池、天突、扶突、大椎。

配穴:阿是穴。

阿是穴位置:双颈三角区。

2.治法

先取主穴。用电疗机治疗。将电极板置双风池穴,向下向外侧移动,移至双颈三角区时加大电量,至整个咽部有流水样麻木感及咽部紧缩感、舒适感,再点状送电 2～4 分钟。然后,以 3～4V 电量负极置天突穴,正极置大椎穴,点状送电 2～4 分钟,将负极分别移至双侧扶突穴点状送电 1～2 分钟。其感应电量均为 5～7 V。上法每天 1 次。

如治疗 5 次无明显疗效,取配穴,外敷中药(山豆根、威灵仙各 10 g,共为粗粉,以温盐水湿润纱布包裹),用直流电导入 10～20 分钟。亦每天 1 次。上述方法 10 次为 1 个疗程。

(八)电针

1.取穴

主穴:天突、风池。

配穴:列缺、尺泽、太溪、照海。

2.治法

主穴为主酌加配穴。选用 0.35 mm×40 mm 毫针,穴位常规消毒,患者取仰卧位,天突穴先直刺 5 mm,然后将针尖转向下方,紧靠胸骨后方刺入 25～40 mm;风池针尖微朝下,向鼻尖斜刺 20～30 mm;列缺向上斜刺 10～20 mm,行平补平泻手法;尺泽直刺 20～30 mm,行捻转泻法;太溪、照海均直刺 13～25 mm,行捻转补法。然后,将主穴的天突与一侧风池接 G6805 电针治疗仪,选用连续波,电流强度以患者能够耐受为度。左右风池可交替选用。均留针 30 分钟,留针期间,配穴可行针 2～3 次。

每天针 1 次,10 次为 1 个疗程,疗程间隔 3 天,一般须治疗 2 个疗程以上。

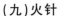

(九)火针

1.取穴

主穴:廉泉、天突、扶突。

配穴:阿是穴。

阿是穴位置:咽后壁增生的淋巴滤泡或扩张的小血管。

2.治法

先取主穴,效不佳者加用配穴。令患者取仰卧位,肩背部垫高,下颌上抬,充分暴露前颈部,将所取穴位准确做出标记。常规消毒,点燃酒精灯,将一支细火针烧至通红,速刺廉泉穴,针尖应斜向舌根部;刺天突穴,针尖略向斜下;刺扶突穴,垂直进针。针刺以上3个主穴,均要速刺疾出,深度在0.3～0.4寸之间,而后在各穴周围点刺2～3针,深度约为0.2寸。刺阿是穴时,嘱患者张大嘴,用压舌板压舌前三分之二处,并发出"啊"音,以充分暴露咽部,用平头火针烙烫1～2处即可。深度不超过0.1寸。隔天治疗1次。10次为1个疗程。

(十)灸法

1.取穴

主穴:分三线。中线:任脉颈段,以廉泉、天突穴为主;左右线:左右侧胃经颈段以二侧人迎、水突,加小肠经天容为主。

配穴:急性发作加少商,慢性期间加太溪。

2.治法

主穴三线均取,配穴据症情而加。患者取仰靠坐位或仰卧位,以艾条进行悬灸,先灸中线,再灸左右线及其他穴位。采用小幅度回旋灸,距离以患者能忍受为度,要求热力深达病位。如患者感觉病位像有泉水涌出,效果最佳。颈部灸时不宜说话和做吞咽动作。灸条燃后的灰烬及时去掉,以保证效力。若热力一次不能透达病位,不可强求,多灸几次逐渐达到。每次30分钟。隔天一次,6次为1个疗程。

(十一)穴位埋线

1.取穴

主穴:天突、廉泉。

2.治法

主穴可仅用1个,亦可二穴交替。每次取一穴。患者均取仰卧位,头略后仰,取准穴位并严格消毒,用一次性医用9号灭菌注射针头,28号灭菌毫针作针芯。取用2-0号长1.5cm左右医用羊肠线1根,用消毒镊子将肠线置于9号针头内,插进针芯。天突穴操作:先直刺0.2寸,然后将针尖与皮肤呈45°角沿胸骨柄后缘向下刺入穴位0.8～1.0寸,将肠线注入。廉泉穴操作:将针尖指向舌根,快速刺入皮下,进皮后向舌根缓慢进针20～30mm(深浅视患者穴处肌肉丰薄而定),轻微提插至有得气(患者有鱼骨鲠喉之感)后,将针芯向前推进,边推针芯边退针管,将肠线注入廉泉穴深处。出针后消毒干棉球按压,以创可贴固定。

15天埋线一次,注意不可注入同一部位,4次为1个疗程。一般须2个疗程以上。

（刘安利）

第六节 声 带 病 变

一、概述

声带病变包括声带肥厚、声带小结及声带麻痹等,因其在针刺取穴治疗时,有共同之处,故并作一起讨论。声带肥厚指声带肿胀或增厚,声带小结为两侧声带前、中 1/3 交界处所发生的对称性小结,两者均属慢性喉炎所致;声带麻痹为喉运动性神经疾病,多因神经损伤造成。三者都以声嘶为临床主要表现。目前,现代西医学对上述声带病变尚缺乏理想的治疗方法。

声带病变,相当于中医学中的"慢喉瘖"、声嘶等。

针灸治疗本病,在《灵枢·忧恚无言》中说:"人卒然无音者,寒气客于厌,则厌不能发,发不能下至,其开阖不致,故无音……取之天突,其厌乃发也。"后世医著,如《针灸甲乙经》、《千金翼方》、《针灸资生经》、《卫生宝鉴》、《神应经》等都有载述。尤其是《千金翼方》所提的先灸天窗、移灸百会、复灸天窗的方法,值得在实践中验证。

二、古籍记载

(一)取穴

间使、支沟、复溜、合谷、天窗、百会、然谷、鱼际、阴谷、阳交、承浆。

(二)操作

每次取 3～5 个穴,以针刺为主,用平补平泻手法。天窗、百会用灸法,即以无瘢痕灸法,先灸天窗 50 壮,再灸百会 50 壮,复灸天窗 50 壮。或用艾条熏灸,每穴 15 分钟。

(三)古方选辑

《针灸甲乙经·卷之十二》:瘖不能言,合谷及涌泉、阳交主之。

《千金翼方·卷二十六》:灸失瘖不语法:先灸天窗五十壮讫,熄火乃移灸百会五十壮毕,还灸天窗五十壮。

《针灸资生经·卷六》:风府、承浆,疗瘖不能言……听宫治失声,颊车治失音,阴郄治失音不能言。

《神应经·鼻口门》:失音不语:间使、支沟、灵道、鱼际、合谷、阴谷、复溜、然谷。

三、治疗

(一)体针

1.取穴

主穴:①人迎、扶突;②开音 1 号穴、颈夹脊穴。

配穴:廉泉、水突、合谷、照海、少商。

开音 1 号穴位置:颈部喉结旁开 1 寸(同身寸),即甲状软骨切迹向外旁开 1 寸,紧贴甲状软骨外侧缘。或人迎向喉腔方向旁开 1.5cm 处取穴。

2.治法

以主穴为主,每次取一组,酌加配穴。刺人迎或水突时,患者取正坐位,头略后仰。术者取准穴位,避开动脉搏动处,用 0.22 mm×(25～40) mm 之毫针,快速破皮,斜向喉结刺入 0.5～0.8 寸,做中等度刺激,以提插加小幅度捻转为主,使局部产生有鱼骨卡喉的胀感或异物感,如能传导至喉最为理想。扶突穴向对侧眼睛方向刺入 1.5 寸,捻转平补平泻手法。要求有刺卡喉部的感觉,同时有唾液不断涌出。开音 1 号穴,用雀啄进针法,针刺入皮下后,再进针时用呼吸补泻手法分次进针,紧贴甲状软骨外侧缘,边捻转(捻转角度不得超过 30°)边缓缓向深处直刺,刺入约 1 寸。至患者有酸胀重麻等感觉为宜。颈夹脊穴,约在颈椎旁开 1 寸处,刺入颈 3～5 处棘突,刺入深度为 1.0～1.5 寸,以患者同侧手臂出现放电样感觉为佳。其他穴位,颈部穴最好亦能引发同样针感;四肢穴常规针法,可仅取一侧穴。均施平补平泻手法。留针 30 分钟,留针期间,第一组主穴宜间断行针 2～3 次,或通电刺激 10 分钟,用连续波,强度以患者能耐受为度。隔天一次,10 次为 1 个疗程,疗程间隔 5～7 天。

(二)电针加推拿

1.取穴

主穴:人迎(或扶突)、翳风、天突、舌三针。

配穴:足三里、膻中、列缺、三阴交、太冲、合谷。

舌三针位置:廉泉及廉泉旁开各 1 寸。

2.治法

主穴每次取 2～3 个,人迎或扶突必选一穴。人迎或扶突针法:令患者仰卧位,头稍后仰,常规消毒后,取一次性(0.25～0.30) mm×40 mm 毫针,分别在所选穴处快速进针(注意避开动脉),直刺 1 寸,待喉部有异物卡的感觉及穴位周围产生酸胀感后,用捻转泻法行针 1 分钟。其余穴位用常规针法。得气后,加用电针,疏密波频率 1.2/50 Hz,强度以患者可耐受为度,留针 40 分钟。取针后配合推拿。

推拿方法:取穴:①颈前部:人迎、水突、阿是穴及咽喉部三侧线(第一侧线:喉结旁开一分处直下;第二侧线:胸锁乳突肌内缘直下;第三侧线:胸锁乳突肌外缘直下)。②项部:风池、哑门、风府。

操作:手法要求轻快柔和,不可用暴力。①仰卧位,颈部略后伸。医者先于患者咽喉部 3 条侧线施用一指禅推法或拿法,配合揉法,往返数次,然后揉人迎、水突、阿是穴,时间约 10 分钟,让患者自觉喉肌放松,喉黏膜有湿润感为好。②坐位,头稍前倾。用一指禅推法推风池、风府、哑门,每穴约 2 分钟,然后拿风池及项部颈椎两侧,往返四五次,再揉第二、三侧线约 4 分钟,最后颈椎扳法。让患者自觉喉肌放松,咽部紧张感消失为宜。

以上方法每天 1 次,10 次为 1 个疗程,1 个疗程完后,停治 2 天,继续下 1 个疗程。

(三)穴位注射

1.取穴

主穴:人迎。

配穴:肩贞、曲池。

2.治法

药液:维生素 B_{12} 1 mL(0.1 mg/1 mL)加维生素 B_1 1 mL (100 mg/ 2 mL),临用时混合。

人迎穴行穴位注射。以 5 号齿科针头将上述药液共 2 mL 吸入注射器,然后,刺入人迎穴,缓缓送针,直至得气,略做提插,使针感最好传导至喉部,然后慢慢推入药液,每侧为 1 mL。配穴采取毫针刺法,刺至局部有酸胀感时,行针 2 分钟,施平补平泻法。留针 30 分钟。穴位注射隔天一次,针刺每天1次。在停用穴位注射这一日,可针刺人迎穴。5(穴位注射)～10次(针刺)为1个疗程,疗程间隔5天。

(四)耳针

1.取穴

主穴:分2组。①肺、大肠、肾、膀胱、咽喉;②心。

配穴:气管(耳穴);太渊、照海、列缺、合谷(体穴)。

2.治法

以主穴为主,每次取一组。第1组酌加配穴,针法:双侧耳穴均取,针刺入后,轻微捻转数下,至有胀痛感后留针。其中肺穴可采取一穴多针之法。体穴,针刺得气后,平补平泻。均留针30分钟,在留针期间,主穴宜做间断捻针刺激。

第2组先用经络探测仪在耳甲腔选出心穴(通常心区通电值较周围高150 mA),以0.30 mm×13 mm毫针针刺5～10分钟,以患者略感微胀并伴有蚁行感向咽部传导效果更佳。上法均每天1次,7～10次为1个疗程,间隔3～5天再继续针刺。

(刘安利)

第七节　复发性口疮

一、概述

复发性口疮,又称阿弗他口疮、口腔溃疡。是口腔黏膜中最常见的溃疡性损害。其主要临床表现为:以口腔浅表黏膜损害为主,反复发作,以有红(溃疡边缘色红)、黄(假膜色黄)、凹(溃疡内陷)、痛(灼热疼痛)为特征。本病病因,至今未明。现代西医学亦乏特效疗法。

复发性口疮,相当于中医学中之口疮、口疳、口疡等。

针灸治疗口疮,以宋朝以后医著多见。如《铜人腧穴针灸腧穴图经》、《针灸资生经》、《类经图翼》、《针灸集成》等均有记载。早期强调取局部穴,至明代以后主张远道取穴和局部取穴结合。并重视用泻法和刺血。

二、古籍记载(口疮)

(一)取穴

承浆、劳宫、合谷、长强、委中、颊车、地仓、廉泉、小肠俞、金津、玉液、阳陵泉。

(二)操作

每次取3～5个穴,金津、玉液可点刺出血,余穴针刺,泻法或补中寓泻法,留针15～20分钟。

(三)古方选辑

《针灸资生经·卷六》:承浆:口齿疳蚀生疮。……小儿口有疮蚀,龈烂臭秽冲人,灸劳宫各一壮。

《类经图翼·十一卷》:口舌疮痛糜烂疳蚀:颊车、地仓、廉泉、承浆、天突、金津、玉液(上二穴刺出血)、合谷、阳陵泉(治胆热口苦善太息)。

《针灸集成·卷二》:口疮:取承浆、合谷、人中、长强,又取金津、玉液,各出血。又取委中

（泻）、后溪,此二穴乃心火肾水三经之表,胆俞、小肠俞,各灸七壮。又刺太冲、劳宫。

三、治疗

(一)穴位注射

1.取穴

主穴:分 4 组。①天容;②三阴交、极泉;③曲池、足三里;④地仓。

2.治法

药液:①盐酸利多卡因注射液 100 mg 加地塞米松注射液 4 mg;②转移因子(TF),以 2 mL 注射用水或利多卡因稀释;③维生素 B_1 注射液、维生素 B_6 注射液各 50 mg。④10% 葡萄糖酸钙注射液 8 mL 加 2% 利多卡因注射液 2 mL 加维生素 B_6 注射液 25 mg。

每次取 1 组主穴,3 组穴位可单独用一组治疗,亦可互相交替轮用。每组穴使用相对应的药液组。操作方法如下:天容穴,以第 1 组药液,等量注入两侧穴位,要求得气后缓缓注入,隔天一次;第 2 组穴,每次选 1 穴,将转移因子 1 支,用注射用水稀释后,吸入注射器内,以 5 号齿科长针头,刺入穴位,提插捻转,当针感强烈后,留针 3 分钟,缓慢注入药物,每侧穴 1 mL。每周注射 2 次。第 3 组穴,每次亦选 1 个穴,将第 3 组药液,于得气明显后注入,2 穴交替,每次取双侧,每穴 1 mL,每天 1 次。第 4 组穴,用第 4 组药液,临用时混合均匀,分成等份注于口唇两侧的地仓穴。

隔天一次,一周为 1 个疗程,同时口服维生素 D 2 粒,每天 2 次。上述穴位注射,4～6 次为 1 个疗程,疗程间隔 3～7 天。

(二)体针

1.取穴

主穴:承浆、地仓、阿是穴。

配穴:合谷、曲池、足三里、三阴交。舌部口疮加金津、玉液,唇及两颊加迎香。

阿是穴位置:局部溃疡面。

2.治法

主穴均取,配穴酌加或据症而取。阿是穴、金津、玉液均为点刺。点刺前先漱口,阿是穴用毫针或三棱针点刺,小的溃疡面只需刺一下,大于 0.3cm(疮面直径),点刺 2～4 下;金津、玉液用消毒三棱针点刺出血。余穴针刺得气后,施平补泻手法,留针 15～20 分钟。每天或隔天一次,10 次为 1 个疗程。一般治疗 2 个疗程,如无效,可改用他法。

(三)穴位敷贴

1.取穴

主穴:涌泉。

2.治法

敷药制备:①吴茱萸 3 g,研为细末备用;②肉桂 1.5 g、细辛 3～5 g、吴茱萸 3 g,研为细末备用。

任取上述一种敷药,临用时以适量陈醋或鲜姜汁调和,揉制成直径约为 1 cm 药饼,置于约 2 cm×2 cm 的方块胶布中央。然后敷贴于双侧涌泉穴,上盖以塑料薄膜,贴上胶布固定。可于睡前敷贴,第 2 天清晨取下,亦可 24 小时换贴一次。10 次为 1 个疗程。

(四)艾灸

1.取穴

主穴:神阙、涌泉。

配穴:三阴交、足三里。

2.治疗

(1)悬灸法:主穴仅取 1 个,可酌加配穴。用市售清艾条或以艾条加入丁香、吴茱萸、附子、细辛等药末制成艾条(15 cm× 1.5 cm),点燃后对准穴区进行熏烤,至患者感觉温热舒适,再把艾条燃端固定在一定高度(一般为 2 cm 左右),温和灸 5～10 分钟,至局部皮肤潮红,亦可采用雀啄灸法。配穴亦用温和灸。

(2)隔药灸法:仅取神阙穴。药物制备:吴茱萸、细辛各 3 g,川黄连1g,冰片 0.5 g,研细过80 目筛,混匀装瓶备用。操作:首先清洁脐窝,取药粉 0.5 g,加食醋少许调成稀薄糊状,涂于脐部,复以清艾条点燃后,保持 2～3 cm 距离进行悬灸,每晚 1 次,每次 30 分钟,再以胶布覆盖固定,24 小时去除。

上述方法,一般每天 1 次,重者 1 天 2 次,10 次为 1 个疗程。

(五)耳针

1.取穴

主穴:口、舌、肺、神门。

配穴:交感、肝、心、脾、肾、肾上腺、大肠。

2.治法

每次以主穴为主,取 2～3 个,酌加配穴。在取配穴时,可按舌诊辨证法,舌尖溃疡取心、肺、舌边溃疡取肝、胆等。寻得敏感点后,速刺进针,得气后,再捻转数下,以加强刺激,留针 30 分钟,每隔 10 分钟行针 1 次。亦可采用埋针法或磁珠贴压法。针刺取双侧穴,埋针或压丸取单侧穴,前者每天 1 次,后者每周 2 次。6(埋针)～12 次(耳针)为 1 个疗程,疗程间隔 3～7 天。

(六)穴位激光照射

1.取穴

主穴:耳甲腔、阿是穴。

耳甲腔:为耳郭部位名,内有心、肺、三焦、口等穴位。

阿是穴位置:病灶区。

2.治法

每次取 1 个主穴,可单用 1 个穴,亦可交替使用。以氦-氖激光治疗仪进行扩束散照。患者距离约 1 m,光斑直径 1.5 cm,输出功率为 20 mW,每耳照射 5 分钟,双侧皆照。每天 1 次,5 次为 1 个疗程,疗程间隔 3 天。

(刘安利)

第八节　颞下颌关节紊乱症

一、概述

颞下颌关节紊乱症,亦称颞下颌关节功能障碍综合征,是指发生于颞下颌关节区的一种疾病,为口腔科临床常见的多发病之一。以开口和咀嚼时,关节弹响疼痛,张口度过大或过小,张口形偏或扭曲,关节绞锁等为主要特征,重者可伴耳鸣、头晕、头痛等症。病程较长,且易复发。本病症病因至今尚不清楚,亦无特殊疗法。它是近年来口腔科工作者从事研究的一个重要临床课题之一。

在中医学中,颞下颌关节紊乱症可归属痹病范畴,而类似于口噤不开。

针灸治疗口噤不开,早在《针灸甲乙经》中就已涉及。《备急千金要方》、《针灸资生经》、《普济方》、《神应经》等均有载述。其中《针灸资生经》和《普济方》还专列"齿噤"一节,比较全面地收集了宋及宋之前有关针灸治疗口噤的穴方。

二、古籍记载

(一)取穴

颊车、支沟、禾髎、外关、列缺、厉兑、内庭、足三里、商丘、曲鬓、翳风。

(二)操作

每次选3~4个穴,针刺,得气后用泻法或平补平泻法。针后,局部穴可加用艾条温灸。留针20分钟,艾灸15分钟左右,以局部潮红为度。

(三)古方选辑

《针灸甲乙经·卷之十二》:口僻不正,失欠脱颔,口噤不开,翳风主之。

《备急千金要方·卷三十》:龈交、上关、大迎、翳风主口噤不开,引鼻中。

商丘主口噤不开,曲鬓主口噤。

《针灸资生经·卷六》:天窗、翳风,治口噤。廉泉,治口噤。……合谷、列缺、颊车、禾髎,治口噤不开。大迎治风痉口噤。

《普济方·卷四百十九》:治僻噤;穴外关、内庭、三里、商丘、涌泉。

疗面风口不开,口生疮,又治口噤;穴承浆。

《神应经·鼻口门》:口噤:颊车、支沟、外关、列缺、内庭、厉兑。

三、治疗

(一)体针

1.取穴

主穴:下关、阿是穴。

配穴:外关、耳门、颊车、太冲。

阿是穴位置:颞颌关节疼痛最明显处。

2.治法

主穴仅取1个,二穴可单独应用也可交替使用,取患侧穴。配穴,除合谷、太冲每次可选配其中一个,双侧均选外,余按本病病变情况而加:翼外肌功能亢进或(和)痉挛及其合并关节后区损伤者,取外关;关节后区损伤取耳门穴;翼内肌痉挛取颊车穴。均取同侧。下关穴针法:患者仰卧位,头略偏向健侧,穴位区域常规消毒后,选用规格为 0.30 mm×50 mm 的毫针直刺下关穴,进针 25~50 mm,行平补平泻手法1~2分钟,亦可施短刺结合鸡爪刺法,四面捣刺,至局部有明显酸胀感,然后再在与下关穴水平面左右旁开约 1cm 处,各斜刺1针,针尖指向下关穴,行同样手法使针下得气。阿是穴针法:采用 0.25 mm×25 mm 毫针,同样体位,先在穴区直刺一针,行捻转泻法;然后在痛点的前、后、上、下四方,距痛点 0.5 寸向中心方向各沿皮肤 15°角斜刺一针,采用平补平泻手法。

配穴,选用 0.25 mm×(25～40)mm 毫针,患者取坐、卧位均可,太冲穴常规消毒,毫针直刺,得气后,提插捻转行针,中强度刺激 1 分钟;合谷采用提插捻转泻法。颊车斜刺,针尖指向下关穴,行平补平泻手法。余穴按常规刺法,中强刺激,行平补平泻,使针感强烈。上述穴位,留针 30 分钟,每 5～10 分钟行针一次,手法同上。去针后,再在压痛明显处按摩 1～3 分钟。

每天 1 次,10 次为 1 个疗程,疗程间隔 3～5 天。

(二)温针

1.取穴

主穴:听会、下关、翳风。

配穴:合谷。

2.治法

可先取配穴合谷,用 0.25 mm×40 mm 毫针直刺,施泻法,强刺激,使针感沿手臂向上传导,同时令患者缓慢做张口、闭口动作,运动 10 分钟。再取主穴中之 2 个穴位(可轮用)。以 0.25 mm×(40～50) mm 毫针,进针得气后施平补平泻法。然后留针,用 1 寸长之艾条段置于主穴之针柄上,从下端点燃,燃完为止,如患者觉太烫,可在下方置一硬纸片。每次留针 15～20 分钟。每天 1 次,10 次为 1 个疗程,停治 4～5 天,继续下 1 个疗程。

(三)电针

1.取穴

主穴:分 2 组。①上关、耳门、翳风;②下关、听宫、颊车。

配穴:合谷。患侧肌萎缩加足三里、内关,病久患侧颌面隆起加地仓、大迎,伴头痛,加太阳、风池、率谷。

2.治法

主穴每次取 1 组,均针患处,配穴一般取双合谷,据症酌加。针刺得气后,接通电针仪(以采用 G-6805 治疗仪为好),面部穴接阴极,肢体穴接阳极,亦可上部穴接阳极,下部穴接阴极。电压 8～12 V,用疏密波,电流强度宜逐渐由弱至强,以患者可忍受为度。如因偏咀嚼久引起颌面部两侧不对称,即患侧颌面隆起者,可先重泻合谷后,再通电刺激。同时用 TDP 灯照射患侧颞下颌关节区,电针与 TDP 治疗强度以患者感觉舒适为度,每次留针 30 分钟,通电时间为 20～30 分钟。每天 1 次,10 次为 1 个疗程,间歇 3 天后再继续下 1 个疗程。

(四)耳针

1.取穴

主穴:颞颌点。

配穴:面颊、上颌、下颌、三焦、肝、胆。

颞颌点位置:位于对耳屏处耳软骨弯曲部的外缘突出点,相当于《耳穴国际标准化方案》之对屏尖区。

2.治法

一般仅取主穴,如效不显,酌加配穴。探得敏感点后用 0.25 mm×13 mm 之毫针,直刺进针,应有明显疼痛感,疼痛愈明显,效果愈好,如无疼痛感,可在原位提针,使针尖略移位,直至探索到疼痛点为止。针刺病变一侧,如两侧患病,可针双侧。留针 20 分钟,中间捻针一次,强度以各人耐受情况决定。亦可以用 0.7 cm×0.7 cm 正方形小胶布,内置王不留行籽或磁珠一粒,贴于该穴,即行按压,亦以患者感觉明显疼痛为佳,无疼痛,可在原位做前、后、上、下移动,探索到疼痛为止,按压时间 15～20 分钟。据病痛情况取一侧或两侧。配穴每次取 3～4 个,用上述耳穴贴压法。耳针和压丸均为隔 2 天一次,3 次为 1 个疗程。

(五)穴位埋针

1.取穴

主穴:阿是穴。

配穴:下关、听宫。

阿是穴位置:为压痛点,多在髁状突外侧。

2.治法

主穴为主,酌加配穴。选 0.22 mm×5 mm 规格之麦粒型皮内针,皮肤先用碘酒局部消毒,再用 75% 酒精棉球脱碘后,取皮内针,用镊子夹持针柄,平刺角度缓慢刺入皮内,针身进入深度约 0.5 cm,如有痛感应该退出针身,调整针尖角度和方向再刺,直至无痛感,即可用医用胶布固定针柄,嘱患者张合下颌,如无疼痛不适感即告完成。留针过程中不必按压穴位,每次在阿是穴一般选用最痛点 2～3 点。每次留针 48 小时,夏季以 24 小时为宜,应予更换。5 次为 1 个疗程。

(六)药罐

1.取穴

主穴:下关、颊车、阿是穴。

配穴:上关、大迎、天牖、瘛脉、翳风。

2.治法

(1)药酒罐。方一:伸筋草 60 g、钻地风 60 g、威灵仙 60 g、三七 30 g、木瓜 120 g,在白酒约 2500 mL 中浸泡 2 个月后备用。方二:当归 15 g、白芷 9 g、薄荷 6 g、乳香 9 g、没药 9 g、川乌头 6 g、香附 9 g、三七 9 g、细辛 6 g、丝瓜络 15 g,加入 75% 酒精 500 mL 浸泡 20 天后备用。每次取 1 个穴拔罐。

操作:将药酒 3～5 mL,倒入去底磨平之青霉素样式瓶中,再倒置于穴位上。底边缘,可先用凡士林涂拭,以便与皮肤紧密接触。然后用注射器抽去瓶中空气,使呈负压,吸附于穴位,并使药液完全与皮肤接触。亦可采用市售医疗拔罐器(小号),罐内加入上述药液进行吸拔。留罐时间据吸拔工具而定,一般在 8～15 分钟。隔天一次,穴位轮用,10 次为 1 个疗程。

(2)煮药罐。药物:防风、荆芥、川乌、苍术、甘草、紫苏、独活、桂枝、秦艽、草乌、川椒、牛膝、羌活、麻黄、威灵仙、川芎各 15 g、红花 6 g,蕲艾 60 g。

操作:每次取 2～3 个穴,阿是穴必取。先将上药装入布口袋中,放入锅内煮沸后,再放入竹罐煮沸 3～4 分钟。令患者取坐位,医者用筷子或长镊子将煮沸的罐具取出,用干热手巾垫手握住,将水甩干后,立即扣在穴位上,即可吸住。边捞边拔,直至竹罐拔完所选穴。留罐 10～15 分钟,每天或隔天一次,5 次为 1 个疗程。疗程间隔 3～5 天。

(七)穴位注射

1.取穴

主穴:下关、听宫。

配穴:合谷、三间、内庭。

2.治法

药液:复方当归注射液、2% 利多卡因 4 mL 加 50% 当归注射液 2 mL。

复方当归注射液:每次1个主穴,二主穴可轮用。执笔式持注射器刺入穴位,进针深度5分至1寸,上下提插,得气后推进药液0.5 mL。混合注射液,用于下关穴,在乙状切迹最低点上缘为进针点,穿刺前局部严格消毒,先穿刺皮下注射小皮丘,再使针管垂直皮肤,边进针边推药,于进针2.5～3.5 cm时注射药液3.5 mL,封闭咀嚼肌神经及翼外肌,隔天1次。配穴用毫针刺,进针1.0～1.5寸,据症用补泻法,留针15～20分钟。隔天一次,5～7次为1个疗程,疗程间隔3天。

(八)小针刀

1.取穴

主穴:下关、阿是穴。

配穴:颊车。

阿是穴位置:颞颌关节及周围压痛点。

2.治法

(1)小宽针法:小宽针针具为特制的剑形钢针,有6种不同型号。用于头面部的为3号针(长11 cm,宽0.35 cm,厚0.18 cm)。

操作:取主穴下关和配穴,常规消毒后医者用右手拇、食指捏住针体,小指顶住针柄,中指、无名指扶住针体,针尖与皮肤呈90°角刺入。其中,下关刺入0.5～1.0寸,颊车刺入0.5～0.8寸。出针后,速用闪火法在针孔处拔罐1分钟左右,拔出瘀血约1 mL。用消毒纱布拭擦血迹并按揉穴位各1分钟。然后沿颧弓下与颧弓平行按摩3分钟,再沿咀嚼肌的走行上下轻推12次。

(2)针刀法:仅用主穴。患者取侧卧位,患侧朝上,于患侧下关穴、阿是穴定点。阿是穴要找准压痛点,并分别标记清楚。局部常规消毒,铺无菌孔巾,术者戴无菌手套,用平刃针刀与皮肤垂直刺入。下关穴处针刀刀口线与人体纵轴垂直,达下颌部骨面后,刀刃斜向其前缘翼外肌止点处行纵行疏通剥离2～3次出针。阿是穴,在选好的点上垂直于皮肤进针刀,刀口线与髁突顶线平行刺入达骨面,行纵行切开,转动针刀,使之和髁突上斜面平行,在髁突后缘切2刀。如遇面颊部明显疼痛,应纵向疏剥,术毕出针,创可贴覆盖。术后,可配合如下手法:术者双拇指包裹纱布,嘱患者张口,术者双拇指伸入口中,其余手指置于双侧下颌骨下部,扶住双侧下颌体外侧,下拉下颌骨5～6次,而后揉按面部髁突处,嘱患者主动做开闭口运动。注意:针刀在下颌前缘进针不宜过深,以免伤及神经血管;针刀在下关穴处进针,刀口线要与面神经走向一致;针刀在颞颌关节内不宜切割,以疏通剥离为主;每次针刀治疗不宜过多,一般以选2～3点为宜。

上述方法,均为7天治疗1次,3～5次为1个疗程。

(九)艾灸

1.取穴

主穴:阿是穴。

2.治法

(1)悬灸法:用艾条1根,燃着后做雀啄或回旋灸法,每次4～5分钟,局部潮红为宜。

(2)隔姜灸法:将生姜切成厚0.5～0.8 cm、面积约为3 cm×4 cm的姜片,置于穴处,然后将捏紧如拇指头大小的艾绒再置于姜片上,点燃,灸10～15分钟。灸后,可配合超短波治疗,采用上海五官科超短波治疗机,波长7.1 m,输出功率15 W,取直径5 cm的圆形电极两个,置于患侧对置或并置,微热量,每次15分钟。上法均为每天1次,10次为1个疗程。

(十)穴位激光照射

1.取穴

主穴:下关、阿是穴。

配穴:合谷。

2.治法

主穴取 1 个,酌加配穴。主穴以小功率氦-氖激光治疗仪进行照射,2 穴均取。光源距照射穴区距离为 70～80 cm,垂直照射,剂量多用 8 mW,少数可加至 10 mW。每穴照射 8～10 分钟。配穴可用毫针刺法,方法同前述。留针 20 分钟。每天 1 次,10 日为 1 个疗程,疗程间隔 3～5 天。

(十一)指针

1.取穴

主穴:阿是穴。

配穴:下关、颊车、翳风、完骨、风池、合谷。

阿是穴位置:咀嚼肌群的起点或止点。

2.治法

令患者侧卧或坐位,在患处涂以少许松节油或液状石蜡,医者用 80～110 次/分的频率依次点揉下关、颊车、翳风、完骨、风池、合谷。继以一手拇指指腹固定于阿是穴,另一手拇指腹侧顺着咀嚼肌群肌纤维走行方向来回行按压动作。指压强度以患者能承受为宜,反复按压 5 分钟后再重复点压以上穴位。每次 10 分钟。

每天或隔天一次,5 次为 1 个疗程。

(刘安利)

第十二章　骨伤科病证的针灸治疗

第一节　颈项部扭挫伤

颈部扭挫伤是指颈椎周围的肌肉、韧带、关节囊等组织受到外力牵拉、扭捩或外力直接打击而损伤。

一、诊断要点

(1)头颈部有扭捩或外力打击病史。

(2)受伤后颈项、背部疼痛,有时可牵涉到肩部。

(3)检查:①颈项部活动受限,以侧屈、旋转位较明显。②颈项部可扪及痉挛的肌肉,局部有明显压痛,但无上肢放射痛。③臂丛神经牵拉试验阴性,无颈神经压迫体征。④颈椎 X 线片未见异常。

二、病因病机

头部突然受到外力打击或头部受到撞击或坐车时的急刹车,超过颈部生理活动的范围,造成颈部经筋、脉络的损伤,经血溢于脉外,瘀血痹阻,经气不通,发为疼痛。

三、辨证与治疗

(一)主症

项背部疼痛,连及肩部,颈部活动受限,有明显的压痛。舌质黯,脉弦。

(二)治则

活血化瘀,通经止痛。

(三)处方

天柱、完骨、阿是穴、后溪。

(1)侧屈疼痛加中渚、三间。

(2)旋转疼痛加风池、阳陵泉。

(3)压痛点位于督脉加大椎。

(4)压痛点位于足太阳经加养老、至阴。

(5)压痛点位于足少阳经加外关、悬钟、关冲。

(6)压痛点位于阳明经加合谷。

(四)操作法

诸穴均采用捻转泻法,首先在井穴用三棱针点刺出血,在阿是穴用刺络拔罐法,再针刺四肢远端穴位,针刺时针感要强,并使针感传导,同时令患者活动头颈部,一般会有明显好转。如好转不明显在针刺局部穴位。

(五)方义

本证是由于瘀血阻滞经脉所致,治疗以活血化瘀、破血化瘀为法。阿是穴是瘀血凝聚的部位,刺络拔罐可破瘀血的凝聚,疏通经脉的气血;井穴放血,可消除经脉中残留的瘀血,活血止痛。其他诸穴针刺泻法旨在进一步疏通经络活血止痛。

(任春燕)

第二节　颈项部肌筋膜炎

颈项部肌筋膜炎又称颈项部肌纤维炎,或肌肉风湿病,是指筋膜、肌肉、肌腱和韧带等软组织的病变,引起项背部疼痛、僵硬、运动受限和软弱无力等症状。

一、诊断要点

(1)本病多发生于中年以上女性。

(2)颈项部疼痛、僵硬,常连及背部和肩部。

(3)晨起和气候变凉或受凉时疼痛加重,活动后或遇暖时疼痛减轻。

(4)颈项部可触及压痛点,颈后部可摸到皮下结节、条索肿块,颈项部活动受限。

(5)本病与颈项部扭挫伤症状相似,但颈项部扭挫伤有明显的外伤史,病程较短,颈项部检查无结节。

二、病因病机

本病常累及胸锁乳突肌、肩胛提肌等,一般认为颈项部筋膜炎的发生与轻微外伤、劳累、受凉等因素有关。其病理变化主要为肌筋膜组织纤维化、瘢痕及局限性小结节形成。

本病属于中医"痹症"范畴,引起本证的原因有以下两个方面。

(一)风寒湿邪阻滞

久卧湿地,贪凉受冷或劳累过度,卫外乏力,风寒湿邪入侵经筋,气血痹阻发为痹证。

(二)瘀血阻滞

慢性劳损积累,或轻伤络脉,瘀血停滞,久而成结,气血阻滞发为疼痛。

三、辨证与治疗

(一)风寒湿邪阻滞

1.主症

项背疼痛、僵硬,痛引肩臂,遇寒则痛重,得热则痛减。舌淡苔白,脉弦紧。

2.治则

散风祛湿,温经通脉。

3.处方

天柱、风池、肩井、肩外俞、阿是穴、三间、后溪。

4.操作法

诸穴均用捻转泻法,并在肩井、肩外俞、阿是穴拔火罐,起火罐后再加用灸法,每穴艾灸3分钟左右。

5.方义

天柱、风池、三间、后溪散风祛邪,三间、后溪为五输穴中的"输穴","俞主体重节痛",且配五行属于"木",木主风,所以二穴是治疗外邪引起肌肉、关节疼痛的重要穴位,正如《针灸甲乙经》所说"颈项强,身寒,头不可以顾,后溪主之",《席弘赋》"更有三间、肾俞妙,善除肩背浮风劳"。

(二)瘀血阻滞

1.主症

项背疼痛、僵硬,呈刺痛性质,晨起明显,痛有定处,活动后好转。舌质黯,苔薄,脉涩。

2.治则

活血祛瘀,舒筋止痛。

3.处方

风池、阿是穴、肩外俞、膈俞、合谷、后溪。

4.操作法

阿是穴、肩外俞、膈俞刺络拔罐,术后加用灸法。其余诸穴用捻转泻法。

5.方义

本病主要位于胸锁乳突肌和肩胛提肌,手阳明经循行于胸锁乳突肌,其经筋"绕肩胛,夹脊";手太阳经循行于肩胛提肌部位,其经筋"上绕肩胛,循颈出走太阳之前",所以治取合谷、后溪为主穴,且二穴对治疗颈项部疼痛有很好的效果,合谷又有行气活血化瘀的作用。阿是穴、肩外俞、膈俞刺络拔罐出血,乃破血祛瘀法,加用灸法,血得热则行,可加强祛瘀通经的效果。

(任春燕)

第三节　项韧带劳损与钙化

项韧带劳损与钙化是临床常见病,也是项背部疼痛的常见原因之一。项韧带属于棘上韧带的一部分,因其特别粗大、肥厚,故称其为项韧带。起于枕外隆凸,向下延续至C_7棘突。项韧带的主要功能是维持颈椎的稳定和牵拉头部由屈变伸。

一、诊断要点

(1)有长期低头工作史,或颈项部外伤史。

(2)颈项部疼痛、酸胀,颈部屈伸时疼痛加重,抬头或颈后伸时疼痛减轻。

(3)检查:颈椎棘突尖压痛,有时在病变的局部可触及硬结或条索状物。X线片检查可见病变部位项韧带钙化影。

二、病因病机

长期的长时间低头工作,因头颈部屈曲而使项韧带拉紧,久而久之则项韧带自其附着点牵拉,部分韧带纤维撕裂,或从项韧带附着点掀起,产生损伤与劳损。损伤后局部出血,组织液渗出,之后发生机化和钙盐沉积,使劳损的项韧带钙化。

中医认为劳伤气血,颈项筋骨失于气血濡养则筋肉挛缩,气血运行受阻,导致络脉瘀血阻滞,久之则瘀血凝结成块;或卫外不固,复感风邪,加重了病情的发展。

三、辨证与治疗

(一)主症

颈项部疼痛、酸胀、僵硬,颈项活动时疼痛,可伴有响声,触摸有压痛。舌质黯,脉弦细。

(二)治则

养血柔筋,活络止痛。

(三)处方

天柱、阿是穴、风府、后溪、承浆、心俞。

(四)操作法

阿是穴针刺捻转泻法,天柱、风府、承浆、后溪龙虎交战手法,心俞针刺补法,天柱针刺后加用灸法。

(五)方义

本病隶属于督脉,故治疗以督脉经穴为主,风府是督脉与阳维脉的交会穴,既可疏通督脉,又可散风通络,主治颈项疼痛,正如《素问·骨空论》所说"颈项痛,刺风府"。承浆是任脉与手足阳明经的交会穴,又是任脉与督脉的连接穴,阳明经多气多血,任脉纳五脏之精血,故承浆可调任、督脉的气血,濡养督脉之经筋。承浆与风府配合,可加强颈项痛的治疗,《玉龙歌》"头项强痛难回顾,牙痛并作一般看,先向承浆明补泻,后针风府即时安。"即是这一组合的明证。后溪是八脉交会穴之一,通于督脉,又是治疗颈项痛的特效穴,是治疗本病的主穴,本穴与天柱相配,局部与远端结合,有利于舒筋通脉。补心俞可调血柔筋,疏解挛缩。

(任春燕)

第四节　肩部扭挫伤

肩部因受到外力打击、碰撞,或过度牵拉、扭掼而引起肩关节周围软组织的损伤,出现以肩部疼痛和活动障碍为主要症状称为肩部扭挫伤。

本病可发生于任何年龄,部位多在肩部上方或外侧方,并以闭合伤为其特点。本病属中医"肩部筋伤"范畴,针灸治疗用良好的效果。

一、诊断要点

(1)有明显外伤史:多因碰撞、跌倒、牵拉过度或投掷物体过度用力所致。

(2)肩部上方或外侧方疼痛,并逐渐加重,肩关节活动受限。挫伤者,皮下常出现青紫、瘀肿。扭伤者,当时可无症状,休息之后开始出现症状,并逐渐加重,有压痛。

(3)压痛:肱骨小结节处有明显的压痛,急性期可触及囊性肿物,慢性期可触及结节状阳性反应物。

(4)X线摄片:排除肩关节各构成骨的骨折、关节脱位及肌腱断裂。

二、病因病机

(1)肩部受到外力的撞击、跌伤,或肩关节过度牵拉,扭挝等原因,引起肩部肌肉或关节囊的损伤或撕裂,使局部脉络损伤,瘀血闭阻,经络气血不通,发生肿胀疼痛及功能障碍。

(2)瘀血长期滞留,一则耗伤气血;二则阻滞经络气血的畅通,使局部筋肉失养,筋肉缺乏气血的濡养则挛急,挛急则痛,此"不荣则痛"是也。

三、辨证治疗

(一)瘀血阻滞

1.主症

多见于外伤初期,局部肿胀,疼痛拒按,功能受限,或见局部皮肤瘀青。舌苔薄白,脉弦或细涩。

2.治则

散瘀消肿,通络止痛。

3.处方

肩髃、肩髎、臑会、阿是穴、曲池、合谷、外关、商阳、关冲、少泽。

4.操作法

先取阿是穴刺络拔罐,再用三棱针点刺商阳、关冲、少泽出血。其余穴位均用捻转结合提插泻法。

5.方义

本证是由于瘀血阻滞经络气血不通所引起,阿是穴是病证的反应点,也是瘀血积聚的部位,根据"菀陈则除之"的治疗原则,所以对阿是穴刺络拔罐法,祛瘀血通经络以止痛。本病的病位在肩部的外侧,属于手三阳经的范畴,取三条经络的井穴点刺出血,可祛除三条经脉中的瘀血,消肿止痛;三条经的井穴均属于金,"金"应于肺,肺主气,点刺出血,又可清热消肿通经止痛。肩髃、肩髎、臑会属于局部取穴范畴,曲池、合谷、外关属于远端取穴。局部取穴与远端取穴相结合,可以获得更好的疏通经络的作用。

(二)筋肉失养

1.主症

肩部疼痛久病不愈,以酸痛为主,并有沉重感,劳累后或遇风寒则疼痛加重,得温则疼痛减轻。舌质淡苔薄白,脉沉细。

2.治则

补益气血,濡养筋肉。

3.处方

肩井、巨骨、天宗、肩髃、肩髎、臑俞、臂臑、臑会、曲池、少海、合谷、阳池、腕骨、足三里、三阴交。

4.操作法

诸穴均采用浅刺法,针刺后在肩髃、肩髎、臑俞加用艾条灸法,每穴温灸 3 分钟,留针 30 分钟。

5.方义

见肩峰下滑囊炎劳伤筋脉证。

(三)巨刺法

1.主穴

阳陵泉、上巨虚。

2.操作法

先在阳陵泉或上巨虚处寻找压痛点,一般常见于健侧,也可见于患侧。确定压痛点后,用 0.30 mm×75 mm 的毫针直刺 50 mm 左右,得气后,拇指向后提插捻转,使针感直达足趾。在运针的同时,令患者活动患肢,约3 分钟疼痛可缓解。留针 30 分钟。

3.适应证

肩关节外伤后疼痛急性发作。

(任春燕)

第五节　肘部扭挫伤

外力作用于肘关节并引起关节囊、关节周围韧带及筋膜等组织损伤,出现局部肿胀、疼痛及功能障碍的病证,称为肘部扭挫伤,中医称为"肘部伤筋"。

直接暴力的打击可造成肘关节挫伤,也可见于间接暴力的损伤,如跌仆、由高坠下、失足滑倒、手掌着地、肘关节处于过度扭转,即可导致肘关节扭伤。此外,在日常生活和工作中做前臂过度扭转动作,以及做投掷运动时姿势不正确,均可造成肘关节扭伤。

临床上以关节囊、侧副韧带和肌腱损伤较多见。受伤后可引起局部充血、水肿,严重者关节内出血、渗出,影响肘关节的功能。一般以桡侧副韧带损伤最为常见,尺侧次之。

一、诊断要点

(一)外伤病史

肘部疼痛、乏力,活动时疼痛明显加重。

(二)肘关节呈半屈曲位

伤侧肿胀明显,皮下瘀斑,甚至有波动感。

(三)活动受限

肘关节可以活动,但活动时常引起剧痛而影响活动。受伤部位可触及明显的压痛点。

(四)X线摄片

可排除肘部骨折及肘关节脱位。

二、病因病机

(1)筋主束骨而利关节,若外力过大,使筋肉的活动超出正常范围,即可造成筋肉撕裂,血溢脉外。离经之血阻滞经络,经气不通,不通则痛;筋伤、筋裂则致关节不利。

(2)直接暴力作用于肘部造成肘关节软组织损伤,如跌仆滑倒,手掌撑地,传导暴力使肘关节过度外展、伸直或扭转,均可造成筋肉撕裂,瘀血闭阻。

(3)骨折或关节脱位纠正后,肘关节挫伤、瘀血阻络则成为突出的病证。

总之,肘关节扭挫伤的主要病机是血溢脉外,离经之血痹阻经络,气血不通,发为疼痛、肿胀、关节活动不利等症。

三、辨证与治疗

肘关节扭挫伤的主症:肘部疼痛,弥漫性肿胀,可见瘀斑,局部压痛,肘关节活动受限。舌质紫暗,或有瘀斑,脉弦或弦紧。

肘关节扭挫伤的病机主要是由血瘀阻滞所致,故治疗的总原则是散瘀消肿,活血止痛。但由于挫伤的部位不同,损伤的经络不同,治疗选用的穴位也不尽相同。

(一)经络辨证治疗

1.桡侧副韧带损伤

(1)主症:肘关节疼痛、肿胀、活动障碍,肘部外侧有明显的压痛点,侧扳检查阳性。

(2)治则:取手阳明、少阳经穴为主,针刺泻法,活血祛瘀。

(3)处方:曲池、天井、手三里、阿是穴、尺泽、合谷、商阳、关冲。

(4)操作法:先用三棱针点刺尺泽出血,出血量以血色由黯红变鲜红为度。再于商阳、关冲点刺出血,每穴出血3～5滴。其余诸穴均采用针刺泻法。也可在天井与手三里或曲池与合谷采用电针,选用疏密波。留针20～30分钟。每天或隔天治疗1次。

(5)方义:本病的病变部位主要在肘关节的桡侧,桡侧分布有手阳明和少阳经,根据"经脉所过,主治所及"的原则,故取二经穴位为主进行治疗。点刺尺泽出血,宗"菀陈则除之",以排除局部的瘀血。点刺商阳、关冲出血,清除经络中的瘀血。其余穴位为疏通气血,通经止痛。

2.尺侧副韧带损伤

(1)主症:肘关节疼痛、肿胀、活动障碍,肘部尺侧面有明显的压痛点,侧扳检查阳性。

(2)治则:取手太阳、少阴经穴为主,针刺泻法,活血祛瘀疏通经络。

(3)处方:少海、曲泽、小海、天井、阴郄、后溪、少冲、少泽。

(4)操作法:先用三棱针点刺曲泽出血,出血量以血色由黯红变鲜红为度。同时在少泽、少冲点刺出血,每穴出血3～5滴。其余穴位均用针刺泻法。也可在少海、天井之间加用电针,采用疏密波。

(5)方义:本症的病变部位在肘关节的尺侧,尺侧分布有手少阴、太阳经,故取二经穴位为主进行治疗。点刺曲泽出血,以铲除局部的恶血,少冲、少泽点刺出血,意在排出经络中的瘀血,通经止痛。少海、小海、天井属于局部取穴法。阴郄是手少阴经的郄穴,气血深聚之处,善于治疗急性疼痛。后溪是手太阳经的"输穴",是治疗太阳经络疼痛症的重要穴位。

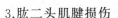

3.肱二头肌腱损伤

(1)主症:肘关节疼痛、肿胀、功能障碍,肱二头肌腱及其附着处有明显的压痛点。

(2)治则:取手太阴、厥阴经穴位为主,针刺泻法,活血祛瘀,通经止痛。

(3)处方:曲池、尺泽、曲泽、阿是穴、孔最、郄门、内关、少商、中冲。

(4)操作法:先取尺泽或曲泽用三棱针点刺出血,出血的血色从黯红变鲜红为止。刺少商、中冲出血,每穴3～5滴。其余诸穴均用泻法。也可在曲泽、孔最之间加用电针,采用疏密波。

(5)方义:孔最是手太阴经郄穴,郄门是手厥阴经郄穴。郄穴是气血深聚的部位,有良好的调气调血的作用,功善通经止痛。点刺尺泽、曲泽出血,可排除局部的瘀血,点刺少商、中冲出血,可消除经脉外的瘀血,瘀血消散,经络通畅,疼痛可止。曲池、阿是穴、内关针刺泻法,助其他穴位通经止痛。

(二)其他方法

1.巨刺法

(1)主穴:外侧副韧带损伤取健侧阳陵泉或足三里;内侧副韧带损伤取健侧阴陵泉;肱二头肌腱损伤取健侧膝关。

(2)操作法:用3寸的毫针,从阳陵泉透向阴陵泉,或足三里透向合阳;刺阴陵泉透向阳陵泉;刺膝关透向阳陵泉。用捻转手法,在捻转的同时令患者活动患肢,一边捻转针柄一边活动患肢。留针30分钟,每10分钟捻针1次,并活动患肢。

2.同经相应法

(1)主穴:桡侧副韧带损伤:商阳、关冲(患侧),足三里、阳陵泉(健侧)。

(2)尺侧副韧带损伤:少泽、少冲(患侧),内委中、阴谷(健侧)。

(3)肱二头肌腱损伤:少商、中冲(患侧),阴陵泉、曲泉(健侧)。

(4)操作法:先在患侧的井穴用三棱针点刺出血,每穴出血5～7滴,然后取健侧的经穴行浅刺雀啄术法,同时令患者活动患肢。留针30分钟,每隔10分钟行针1次。

(任春燕)

第六节　肱骨内上髁炎

肱骨内上髁炎又称高尔夫球肘,与肱骨外上髁炎相对应,位于尺侧。本病不及网球肘那样常见。是一种前臂屈肌起到反复牵拉积累性损伤,主要表现为内上髁处疼痛和压痛。

本病多为慢性损伤引起,患者以从事前臂旋外、屈腕运动为主,如纺织工、泥瓦工、揉面工等,由于前臂屈肘时反复、紧张地收缩,肱骨内上髁处的屈肌总腱反复受牵拉而发生疲劳性损伤。急性扭伤、挫伤亦可引发本病。

本病属中医学的"伤筋""筋痹"范畴,与感受风寒湿邪或气血虚损不足有关。

一、诊断要点

(1)急性发作者有急性肘关节内侧牵拉伤史,疼痛较重,并向前臂尺侧放射。

(2)慢性者肘关节内侧疼痛,呈酸痛性质,当前臂旋前并主动屈腕时疼痛加重,可沿尺侧腕屈肌向下放射,屈腕无力,提重物、拧衣服等活动困难。

(3)压痛点,位于肱骨内上髁屈腕肌起点,慢性者可触及条索状阳性反应物。

(4)前臂屈肌群抗阻力试验阳性。

二、病因病机

(一)瘀血阻滞

常见于跌打损伤,由于在跌打损伤时,腕关节处于背伸位,前臂处于外展旋前姿势时,可引起肱骨内上髁肌肉起点的撕裂,出血、血肿,导致瘀血阻滞,不通则痛。

(二)劳伤气血

肱骨内上髁是前臂屈肌腱的起点,由于长期劳累,腕屈肌起点处受到反复牵拉,产生积累性劳损,耗伤气血,筋肉失养而挛急,久而久之而成筋结,经脉闭阻而疼痛。

(三)风寒闭阻

由于劳伤气血,筋肉失养,卫外不固,风寒邪气乘虚入侵经脉,气血闭阻,发为肘痹。

三、辨证治疗

(一)瘀血阻滞

1.主症

肘关节内侧疼痛,并向前臂尺侧和上臂部放射,肱骨内上髁有明显的压痛,前臂屈肌紧张试验阳性,有外伤史。舌苔薄白,脉弦。

2.治则

活血化瘀,通经止痛。

3.处方

少海、曲泽、小海、阿是穴、郄门、少泽、少冲。

4.操作法

取曲泽处暴露的血脉用三棱针点刺出血,出血量以出血颜色由黯红变鲜红为度。少泽、少冲用三棱针点刺出血,每穴出血 3～5 滴。阿是穴刺络拔罐法,即先用梅花针叩刺出血,或用较粗的毫针点刺出血,然后拔罐。少海、郄门、小海针刺捻转泻法,针少海时针尖斜刺至阿是穴。

5.方义

本病的病变位置在手少阴经和手太阳经,遵照"经脉所过,主治所及"的原则,故取二经穴位为主进行治疗。本证是由于外伤导致瘀血阻滞经脉,故曲泽、阿是穴点刺出血,以排除局部瘀血的闭阻,取少冲、少泽点刺出血进一步祛除经脉中的瘀血,因为手少阴经根于少冲,手太阳经根于少泽,有较强的调节经络气血的作用。郄门是手厥阴经的郄穴,功善治疗血分性疼痛。

(二)劳伤气血,筋脉失荣

1.主症

肘部酸痛,时重时轻,提物乏力,按之酸楚,可触及阳性结节喜按喜揉。舌质淡,苔薄白,脉沉细。

2.治宜

益气补血,养血荣筋。

3.处方

少海、小海、阿是穴、支正、神门、腕骨、百劳、心俞。

4.操作法

阿是穴的刺法见肱骨外上髁炎劳伤气血筋骨失养证。针少海时针尖斜向肱骨内上髁,针小海直刺并有麻感向周围和手指部扩散,行龙虎交战手法。针百劳时针尖斜向椎间孔,进针1寸左右,并使针感传向患肢。其余诸穴均用捻转补法。

5.方义

本病位于肱骨内上髁,属于手太阳、少阴经,因为手太阳经"循臂骨下廉,出肘内侧两筋之间",手太阳经筋"结于肘内锐骨之后";手少阴经"行手太阴、心主之后,下肘中",手少阴经筋"结于肘内廉"。根据"经脉所过,主治所及"的治疗原则,故选取手少阴经、手太阳经经穴为主。本证虚中夹实,故在病变部位行龙虎交战手法补泻兼施,祛邪通络,并且有很好的止痛效果。补心俞养血柔筋,补手少阴经原穴神门、太阳经原穴腕骨益元气养筋骨。支正是手太阳经的络穴,与神门原络配合,加强手少阴经与手太阳经的调理和疏通作用。百劳通调督脉,扶正祛邪。诸穴配合共达补益气血、荣养筋骨、疏解筋结的作用。

(三)风寒阻络

1.主症

肘部酸痛麻木,屈伸不利,遇寒加重,得温痛缓,舌苔薄白或白滑,脉弦紧或浮紧。

2.治则

祛风散寒,温经通络。

3.处方

大椎、少海、小海、阿是穴、后溪、灵道。

4.操作法

针大椎直刺0.8寸左右,使针感向患肢传导。阿是穴的针刺方法同肱骨外上髁炎,针刺后加用灸法。少海刺向肱骨内上髁,得气后行龙虎交战手法。小海直刺,并有麻感扩散。后溪、灵道直刺,行龙虎交战法。

5.方义

本症是由于劳伤气血,卫外不固,风寒邪气趁虚入侵经脉,气血闭阻所致,故取大椎祛邪通经;取后溪散风祛寒通经止痛,因为后溪是手太阳经的"输穴",配五行属于木,功在散风祛邪,通经止痛。灵道穴处有尺侧腕屈肌,旋前方肌和尺神经通过,又是手少阴经的"经"穴,配五行属于金,功在散风祛寒,通经止痛,正如《肘后歌》说:"骨寒髓冷火来烧,灵道妙穴分明记。"以上诸穴再配以少海、小海局部穴位,可达祛风散寒温经通络的作用。

(四)同经相应取穴法

1.取穴

病变侧少泽、少冲,健侧相应穴(半腱肌肌腱外侧,平阴谷穴,腘横纹上)。

2.操作法

首先在患侧的少泽、少冲用三棱针或较粗的毫针点刺出血,出血5～7滴。然后在健侧的相应穴用0.30 mm×25 mm的毫针刺入0.5～10 mm(0.2～0.5寸),行雀啄术,与此同时令患者活动患肢。通常3分钟后,疼痛会迅速缓解。留针30分钟,留针期间,每隔5分钟行针1次。

(任春燕)

第七节　项背肌筋膜炎

一、概述

项背肌筋膜炎是指项背部的肌肉、筋膜由于急慢性损伤或感受风寒湿邪等原因发生无菌性炎症,引起项、背、肩等处疼痛、麻木的疾病。本病又称纤维织炎、软组织劳损、肌肉风湿病等。

本病相当于中医学中的"背痛""肩背痛"的范畴,是针灸治疗的主要适应证之一。

二、诊断要点

(1)项背部疼痛、酸痛或伴有上肢或枕部、头顶部的放射痛,遇阴雨天、寒冷、潮湿等气候症状加重。

(2)背部有沉重感、紧束感,背如石压,或兼见头痛、头晕、视物模糊、胸闷、胸痛、心悸等。

(3)背部肌肉紧张、僵硬、压痛,并可触摸到结节或条索状阳性反应物,常见于肩胛骨内上角附分穴处(病位于肩胛提肌)、肩胛骨内侧缘附分、魄户、膏肓、神堂、等穴位处(病位于菱形肌)、肩井穴位处(病位于斜方肌上部)、肩中俞穴位处(病位于斜方肌中部)、膈关穴位处(病位于背阔肌)、脊旁夹脊穴(病位于竖脊肌)、棘突上(病位于棘上韧带)、两棘突间(病位于棘间韧带)。

(4)颈背部有扭挫伤史,如慢性劳损史(如长期低头伏案、高枕睡眠等)。

(5)理化检查,排除风湿及类风湿脊柱炎。

三、病因病机

(一)风寒湿邪侵袭

本病位于肩背部,是诸阳经脉分布的区域,最易感受风寒湿邪。或汗出当风,或夜卧受寒,或久居寒湿之处,感受风寒湿邪,稽留于肌肤筋肉之间,致经络气血凝滞不通,发为经肩背痛。正如《灵枢·周痹》云:"风寒湿气,客于外分肉之间,迫切而为沫,沫得寒则聚,聚则排分肉而分裂也,分裂则痛。"

(二)瘀血阻滞

因劳力、扭挫或跌打损伤,久痛入络,致瘀血阻滞,脉络不通,不通则痛。

(三)气机逆乱,气血失调

《素问·阴阳别论》:"二阳一阴发病,主惊骇背痛,善噫善欠,名曰风厥。"久坐伏案或长久低头工作,劳伤气血,气血不足则筋肉失养,筋肉拘挛,发为疼痛。久坐伤肉损伤脾胃,阻碍气血生化之源。长久伏案,思虑过度,劳伤心脾,耗气伤血,致使气血虚弱,在外则筋肉失养,在内则脏腑功能失调,气机逆乱,肝阳趁机上逆,发为风厥。

(四)辨证与治疗

1.风寒湿邪痹阻

(1)主症:肩背疼痛,遇寒加重,得热痛减,按之作痛和筋结。舌淡红,苔薄白,脉浮紧。

(2)治则:疏风散寒,祛湿通络。

(3)处方:天池、大椎、风门、天宗、阿是穴、后溪、三间。

（4）操作法：针刺泻法，留针 30 分钟，间歇运针，同时艾灸大椎、风门、阿是穴，出针后再拔火罐。

（5）方义：本证是由于风寒湿邪侵袭经络，气血凝滞，阻塞不通所致。太阳、阳维主表，故取足少阳、阳维之会穴风池、足太阳经穴风门及诸阳之会穴大椎，针而灸之，疏风散寒，通经祛邪。复取手太阳经穴天宗，再配以局部阿是穴，针灸同用，并拔火罐，以温通局部经气。后溪、三间是手太阳经和手阳明经的"输"穴，功善祛风止痛，因为二穴配五行属于风，"俞主体重节痛"，且手阳明经筋"绕肩胛，夹脊"，手太阳经筋"上绕肩胛，循颈"，故二穴是可治疗项背疼痛。《标幽赋》"阳跷阳维并督脉，主肩背腰腿在表之病"；《席弘赋》"更有三间、肾俞妙，善除肩背浮风劳"，都表明后溪、三间是治疗肩背痛、项背痛的有效穴位。诸穴合用，可达疏风散寒，祛湿通络的功效。

2.瘀血阻滞

（1）主症：项背部或肩背部疼痛，痛如针刺，部位固定，痛连肩臂，甚或麻木不仁，活动受限，遇寒或劳累则加重。舌质黯有瘀点，苔薄白，脉弦细。

（2）治则：行气活血，通络止痛。

（3）处方：天柱、曲垣、秉风、阿是穴、膈俞、合谷、曲池。

（4）操作法：针刺泻法，间歇行针，留针 30 分钟。并于阿是穴、膈俞刺络拔罐出血，再加用艾条灸，每穴灸 3 分钟。

（5）方义：本证是由于外伤或久痛入络，瘀血阻滞所致，膈俞为血之会穴，阿是穴是瘀血凝聚的部位，刺血拔罐，可活血化瘀，加用灸法可增强活血化瘀的作用。曲池、合谷均属于手阳明经，阳明经多气多血，其经筋分布于肩胛部，曲池善于疏通经络气血，合谷善于行气活血化瘀，二穴同用可疏通肩胛部经络瘀血的痹阻。其余诸穴属于局部取穴，如此局部与远端相配合，可达活血化瘀，疏通经络气血的作用。

3.气血逆乱，肝阳上亢

（1）主症：肩背部酸痛、沉重，头痛头晕，视物模糊，胸闷胸痛，心悸不宁，脘腹胀痛。舌质胖大，脉弦细。

（2）治则：调补气血，平肝潜阳。

（3）处方：风池、心俞、阿是穴、中脘、手三里、足三里、三阴交、太冲。

（4）操作法：风池平补平泻法，阿是穴针刺泻法，并灸法，中脘平补平泻法，手足三里、三阴交针刺补法，太冲针刺泻法。

（5）方义：本证是由于升降失调，气血逆乱，肝阳上亢所致。针刺风池、太冲泻上亢的肝阳，治头痛头晕；心俞、手足三里、三阴交，补脾胃生心血，补益气血生化之源，荣心养目；中脘与足三里配合，既可调补脾胃，又可斡旋气机的升降，使气血调达，升降适度，诸症可解；阿是穴除局部经筋之痉挛，疏通局部经络的痹阻；手足阳明经筋均绕肩胛附属于脊背，故手足三里可补气血荣养肩背部的经筋，缓痉挛以止痛。如此，上下之配合，局部与远端相配合，气血调达，诸症可除。

（任春燕）

第八节　腰背部肌筋膜炎

腰背部肌筋膜炎是一种常见的腰背部慢性疼痛性疾病，主要是由于感受风寒湿邪或损伤引起的腰背部肌筋膜及肌组织发生水肿、渗出及纤维性变,而出现的一系列临床症状。本病又称腰背筋膜纤维变性。

一、诊断要点

(1)多见于中老年人,可有感受风寒湿或劳损病史。

(2)腰部疼痛,多为隐痛、酸痛或胀痛。疼痛时轻时重,一般晨起痛重,日间减轻,傍晚复重,即轻活动后减轻,劳累后加重。

(3)腰痛多位于脊柱两侧的腰肌及髂嵴的上方。

(4)在弥漫的疼痛区有特定的痛点,按压时可产生剧烈的疼痛,并可向周围、臀部及大腿后部传导,但不过膝部。

(5)检查:①激痛点,仔细检查,可触及激痛点。②可触摸到阳性反应物,筋结或索状物。

二、病因病机

根据本病的疼痛部位,主要涉及足太阳经及其经筋,足少阳经及其经筋,足少阴经及其经筋。

(一)外受风寒湿邪

劳力汗出之后,衣着寒湿;或冒雨涉水;或久居寒冷湿地,风寒湿邪侵袭经脉,经络受阻,气血运行不畅,发为腰痛。

(二)瘀血阻滞

闪挫跌仆,损伤经脉;或劳力过度,伤及脉络;或长期姿势不当,气血阻滞等,导致瘀血停滞,经络闭阻,发为腰痛。

(三)肾精亏损

《素问·脉要精微论》"腰者,肾之府,转摇不能,肾将惫矣",是说肾虚是造成腰痛的重要原因,素体禀赋不足,或年老精血亏衰;或房劳不节;或大病久病之后,导致肾脏精血亏损,经脉经筋失于濡养,发为腰痛。

三、辨证与治疗

(一)寒湿腰痛

1.主症

腰部冷痛重着,腰部僵硬,活动转侧不利,得热痛缓,遇阴雨天疼痛加重。舌苔白腻,脉迟缓。

2.治则

散寒祛湿,温经通络。

3.处方

肾俞、关元俞、阿是穴、阳陵泉、委中。

4.操作法

肾俞平补平泻法,术后加用灸法;关元俞平补平泻法;阿是穴处有结节或条索时,用齐刺法,针刺泻法,术后加用灸法;委中、阳陵泉针刺泻法。

5.方义

《诸病源候论·腰背痛诸候》认为腰痛多是在肾虚的基础上,复感外邪所得,故云:"劳损于肾,动伤经络,又为风冷所侵,血气搏击,故腰痛也。"故取肾俞针刺并灸,扶正祛邪,温经散寒;阿是穴是寒湿邪气凝聚之处,针刺泻法可祛邪通经,艾灸可散寒化湿;本病位于足太阳经、足少阳经,故取足太阳经的关元俞、委中及足少阳经的阳陵泉,属于循经取穴的方法,正如《灵枢·始终》说"病在腰者取之腘",此局部与远端相配合,祛邪通经,且阳陵泉为筋之会穴,腰部筋肉拘禁者用之尤为合适。

(二)瘀血腰痛

1.主症

腰痛如刺,痛有定处,昼轻夜重,轻则俯仰不便,重则剧痛不能转侧,痛处拒按。舌质紫黯或有瘀斑,脉涩。

2.治则

活血化瘀,通经和络。

3.处方

膈俞、大肠俞、阿是穴、委中、阳陵泉。

4.操作法

膈俞、阿是穴用刺络拔火罐法,委中是在腘窝部位寻找暴怒的静脉或显露明显的瘀点用三棱针点刺出血,出血量掌握在血的颜色由黯红变鲜红而止。大肠俞、阳陵泉捻转泻法。

5.方义

本证是由于瘀血痹阻经脉,以致气血运行不畅发生的腰痛。膈俞是血之会穴,委中是血之郄穴,二穴又同属于足太阳经,阿是穴是瘀血凝聚的部位,宗《素问·针解》"菀陈则除之者,出恶血也",用放血的方法,以祛除恶血;《素问·刺腰痛论》"解脉会令人腰痛如引带,常如折腰状,善恐。刺解脉在郄中结络如黍米,刺之血射,以黑见赤血而已",解脉即委中穴处的络脉,可见在委中穴处络脉放血是治疗瘀血性腰痛重要的有效的方法,同时也指出放血量应掌握在血色由黑变赤为止。大肠俞属于局部取穴,可疏通腰部经络气血。阳陵泉疏解少阳经气,并对腰部转侧不利有良好效果。

(三)肾虚腰痛

1.主症

腰痛酸软,隐隐作痛,膝软无力,反复发作,遇劳则甚,卧息则减。阳虚者伴有腰部发冷,手足不温,少腹拘紧,舌质淡,脉沉迟;阴虚者伴有五心烦热,咽干口燥,舌质红,脉细数。

2.治则

补肾益精,濡养筋骨。

3.处方

肾俞、关元俞、阿是穴、关元、飞扬、太溪。

4.操作法

阿是穴用齐刺法和灸法,其余诸穴用捻转补法,阳虚者在肾俞、关元俞、关元加用灸法。

5.方义

本证是肾精亏损,腰府失养,引起的腰痛,故补肾俞、关元以补肾益精,濡养肾府。本病位于足太阳经及其经筋,故补足少阴经穴原穴太溪和足太阳经络穴飞扬,原络配合,补肾益精,濡养经筋,再配以阿是穴,可加强解痉止痛的效应。关元俞内应关元穴,是人体元气输注的部位,与关元穴配合培补元气,主治肾虚腰痛,正如《针灸大成》所说:关元俞"主风劳腰痛。"

(任春燕)

第九节 腰椎骨质增生症

腰椎骨质增生症又称腰椎退行性脊椎炎、腰椎老年性脊椎炎和腰椎骨关节病等。其特征是关节软骨的退行性变,并在椎体边缘有骨赘形成。退行性变多发生在椎体、椎间盘和椎间关节。本症多见于中年以上的腰痛患者。本症属于中医腰痛范畴。

一、诊断要点

(1)患者多在 40 岁以上,男性多于女性。

(2)腰部酸痛、僵硬。

(3)久坐或晨起疼痛加重、稍微活动后疼痛减轻,但活动过多或劳累后疼痛加重;天气寒冷或潮湿时症状加重。

(4)检查:①腰椎生理前凸减小或消失、弯腰活动受限;腰部肌肉僵硬,有压痛;臀上神经和坐骨神经的径路可有轻度压痛。②X 线检查是诊断本病的主要依据,可见脊柱正常生理弧度减小或消失;腰椎体边缘有唇状骨质增生,边缘角形成骨赘,严重者形成骨桥。

二、病因病机

本病多见于中老人。腰骨质增生是一种生理性保护性改变,可以增加脊椎的稳定性、代替软组织限制椎间盘的突出,一般情况下无临床症状。但当脊椎的退行性改变使各椎骨之间的稳定性平衡受到破坏,韧带、关节囊和神经纤维组织受到过度牵拉或挤压时,就会引起腰部疼痛。

(一)肝肾亏损

人体随着年龄的增长,尤其是 40 岁以后,机体各组织细胞的含水分和胶体物质逐渐减少,而含钙的物质逐渐增多,组织细胞的生理功能而随之衰退、老化。其中以软骨的退行性变最显著,使脊椎失去稳定性。随着年龄的增长,人体五八肾气衰、七八肝气衰,或由于禀赋虚弱,或由于房劳过度、精血亏虚、筋骨失养而作痛。腰为肾之府,所以肝肾亏损多见于腰痛。

(二)寒湿痹阻

在肾虚的基础上,复感寒湿邪气,经脉痹阻发为腰痛。《诸病源候论·腰背痛诸候》云"劳损于肾,动伤经络,又为风冷所侵,血气搏击,故腰痛也"。或在劳力汗出之后,衣着冷湿,寒湿邪气常乘虚入侵,或久居寒湿之地,或冒雨涉水,寒湿邪气内侵,气血运行不畅发为腰痛。

(三)瘀血阻滞

随着年龄的增长,肾气逐渐虚弱,腰椎的稳定性减低,在腰部受到牵拉、摩擦、挤压的情况下,极易受到损伤,导致瘀血阻滞、经气不通,发为腰痛。

三、辨证与治疗

(一)肝肾亏损

1.主症

腰痛绵绵、反复发作、喜按喜揉,遇劳则痛甚、卧床休息则痛减,有时伴有耳鸣、阳痿、小便频

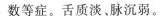

数等症。舌质淡、脉沉弱。

2.治则

补益肝肾、濡养筋骨。

3.处方

肾俞、关元俞、腰阳关、阳陵泉、飞扬、太溪。

4.操作法

诸穴均采用捻转补法,肾俞、关元俞、腰阳关加用灸法。

5.方义

腰为肾之府,肾精亏损,腰府失养而作痛;肝藏血而主筋,肾虚则精血不足,筋失精血濡养而作痛。治取肾的背俞穴肾俞补肾气、益精血,濡养筋骨而止痛;关元俞内应关元,是人体元气输注之处,补之可补元气、益精血、濡筋骨,善于治疗肾虚腰痛,如《针灸大成》曰关元俞"主风劳腰痛"。太溪配飞扬属于原络配穴,旨在培补肾精,调理太阳、少阳经脉以止痛。用飞扬治疗肾虚性腰痛由来已久,在飞扬穴处又有小络脉分出,名曰飞扬脉,主治腰痛。《素问·刺腰痛论》:"飞扬之脉,令人腰痛。痛上怫怫然,甚则悲以恐,刺飞阳之脉……少阴之前与阴维之会。"用飞扬配太溪治疗肝肾亏损性腰痛确有良好效果。阳陵泉乃筋之会穴,可缓筋急以止痛。诸穴协同相助,补益精血、濡养筋骨以止痛。

(二)寒湿腰痛

1.主症

腰部冷痛,遇寒湿则疼痛加重、得温则痛减。可伴有下肢麻木、沉重感。舌质淡、苔白腻、脉迟缓。

2.治则

散寒利湿、兼补肾气。

3.处方

肾俞、大肠俞、腰阳关、委中、阴陵泉。

4.操作法

肾俞用龙虎交战手法,腰阳关平补平泻法,并用灸法,委中、阴陵泉针刺泻法。

5.方义

本证的病变部位在督脉、足太阳经及其经筋,遵照循经取穴的治疗原则,故治疗取穴以足太阳经穴肾俞、大肠俞、委中为主,通经止痛。肾俞益肾助阳、扶正祛邪;《灵枢·终始》说"病在腰者取之腘",所以委中是治疗腰痛的主穴;大肠俞位于腰部,善于治疗腰痛,正如《针灸大成》所说:大肠俞"主脊强不得俯仰、腰痛"。腰阳关属于督脉,通阳祛寒、利湿止痛。阴陵泉除湿利小便、通经止痛,《针灸甲乙经》:"肾腰痛不可俯仰,阴陵泉主之。"诸穴相配,可达扶正祛邪、通经止痛的功效。

(三)瘀血阻滞

1.主症

腰部疼痛、痛有定处,转侧不利、行动不便。舌质黯,或有瘀斑。

2.治则

活血化瘀、通经止痛。

3.处方

肾俞、阿是穴、膈俞、委中、阳陵泉。

4.操作

肾俞用龙虎交战手法,阿是穴、膈俞用刺络拔火罐法,委中用三棱针点刺放血,阳陵泉针刺平补平泻法。

5.方义

肾俞用龙虎交战手法,补泻兼施、扶正祛瘀。阿是穴、膈俞、委中点刺出血,祛瘀生新、通络止痛。阳陵泉是筋之会穴,舒筋止痛。又患者转侧困难,病在少阳转输不利,故阳陵泉可解转输之筋结、腰痛可除。

(任春燕)

第十节　腰椎管狭窄症

任何原因引起的椎管、神经根管、椎间孔的变形或狭窄,使神经根或马尾神经受压迫,引起的一系列临床表现者,统称为腰椎管狭窄症。本病是一个综合征,所以又称腰椎管综合征。神经受压迫可能是局限性的,也可能是节段性的或广泛性的;压迫物可能是骨性的,也可能是软组织。腰椎间盘突出引起的椎管狭窄,因有其独特性,不列入腰椎管狭窄症内,但腰椎管狭窄症可合并有椎间盘突出。

腰椎管狭窄症的主要症状是腰腿痛,所以属于中医腰腿痛的范畴。

一、诊断要点

本病发展缓慢,病程较长,病情为进行性加重。

(1)主症:腰痛、腿痛和间歇性跛行。

(2)腰腿痛的特征:腰痛位于下腰部和骶部,疼痛在站立或走路过久时发作,躺下或下蹲位或骑自行车时,疼痛多能缓解或自行消失。腰腿痛多在腰后伸、站立或行走而加重,卧床休息后减轻或缓解。

(3)间歇性跛行是本病的重要特征:在站立或行走时,出现腰痛腿痛、下肢麻木无力,若继续行走可有下肢发软或迈步不稳。当停止行走或蹲下休息后,疼痛则随之减轻或缓解,若再行走时症状又会重新出现。

(4)病情严重者,可引起尿急或排尿困难,下肢不全瘫痪,马鞍区麻木,下肢感觉减退。

(5)检查:主诉症状多,阳性体征少是本病的特点。①腰部后伸受限,脊柱可有侧弯、生理前凸减小。②X线检查:常在 $L_{4\sim5}$、L_5 和 S_1 见椎间隙狭窄、椎体骨质增生、椎体滑脱、腰骶角增大、小关节突肥大等改变,以及椎间孔狭小等。

CT 及 MRI 扫描具有诊断价值。

二、病因病机

腰椎管狭窄症可分为先天性狭窄和继发性狭窄,导致椎管前后、左右内径缩小或断面形态异常。先天型椎管狭窄多由于椎管发育狭窄、软骨发育不良或骶椎裂等所致;后天性椎管狭窄主要是腰椎骨质增生、黄韧带及椎板肥厚、小关节肥大、陈旧性腰椎间盘突出、脊柱滑脱、腰椎骨折恢复不良和脊椎手术后等。先天性椎管狭窄症多见于青年患者,后天性椎管狭窄症多见于中年以上的患者。

中医认为本病发生的主要原因是:先天肾气不足,肾气衰退,以及劳伤肾气,耗伤气血为其发病的内在因素;反复遭受外伤、慢性劳损及风寒湿邪的侵袭为其外因。其主要病机是肾气不足,气血虚弱,以及风寒湿邪痹阻,瘀血阻滞,经络气血不通,筋骨失养,发为腰腿疼痛。

三、辨证与治疗

(一)肾气虚弱

1.主症

腰部酸痛,腿细无力,遇劳加重,卧床休息后减轻,形羸气短,面色无华。舌质淡,苔薄白,脉沉细。

2.治则

调补肾气,壮骨益筋。

3.处方

肾俞、腰阳关、$L_{4\sim5}$夹脊穴、关元俞、阳陵泉、飞扬、太溪、三阴交。

4.操作法

$L_{4\sim5}$夹脊穴用龙虎交战手法,其余诸穴均采用捻转补法,并于肾俞、关元俞、腰阳关加用灸法。

5.方义

本证是由于肾气虚弱而引起,主症是腰腿痛,病位于督脉、足太阳、足少阴经。腰为肾之府,肾虚则腰府失养,故治取肾的背俞穴补益肾气,濡养腰府及经脉而止痛;关元俞内应关元,是人体元气输注之处,补之可益元气,益精血濡筋骨,善于治疗肾虚腰痛,如《针灸大成》曰关元俞“主风劳腰痛”。太溪配飞扬属于原络配穴,旨在补益肾气调理太阳、少阴经脉以止痛。在飞扬穴处又有小络脉分出,名曰飞扬脉,主治腰痛,《素问·刺腰痛论》:“飞扬之脉,令人腰痛,痛上怫怫然,甚则悲以恐,刺飞阳之脉……少阴之前与阴维之会。”故飞扬是治疗肾虚及肝虚引起的腰痛。三阴交补益气血,濡养筋骨。阳陵泉乃筋之会穴,可缓筋急以止痛。诸穴协同相助,补益肾气,养筋壮骨以止痛。

(二)寒湿痹阻

1.主症

腰腿疼痛重着,自觉拘紧,时轻时重,遇冷加重,得热症减。舌质淡,太白滑,脉沉紧。

2.治则

祛寒利湿,温通经络。

3.处方

肾俞、关元俞、$L_{4\sim5}$夹脊穴、腰阳关、委中、阴陵泉、三阴交。

4.操作法

肾俞、关元俞、腰阳关均采用龙虎交战手法,并加用灸法。腰部夹脊穴、委中、阴陵泉针刺泻法。三阴交平补平泻法。

5.方义

本证属于寒湿痹阻,但病之本是肾虚,治疗当用补泻兼施的方法。肾俞、关元俞,补肾气助元气;腰阳关温督脉,通脊骨;采用龙虎交战手法,补泻兼施,扶正祛邪,加用灸法可加强其温补肾气,散寒化湿的作用。腰夹脊穴是病变的症结处,针刺泻法祛除邪气之痹阻,可达痛经止痛的作用。委中通经祛邪,是治疗腰腿痛重要的有效的穴位。阴陵泉除湿利小便,通经止痛,是治疗湿邪痹阻性腰痛的有效穴位,正如《针灸甲乙经》所说:"肾腰痛不可俯仰,阴陵泉主之。"三阴交是足三阴经的交会穴,可健脾利湿,可补肝肾壮筋骨,与肾俞、关元俞配合,既可加强补肝肾的作用,又可利肾腰部的湿邪,加快腰腿痛的缓解。

(三)气虚血瘀

1.主症

腰痛绵绵,部位固定,不耐久坐、久立、久行,下肢麻木,面色少华,神疲乏力。舌质黯或有瘀斑,脉细涩。

2.治则

益气养血,活血化瘀。

3.处方

膈俞、肝俞、脾俞、肾俞、关元俞、腰阳关、腰夹脊穴、足三里、三阴交。

4.操作法

膈俞、腰夹脊穴针刺泻法,并刺络拔火罐法。其余诸穴用捻转补法,病在肾俞、关元俞、腰阳关加用灸法。

5.方义

本证是在肾虚的基础上,复加劳损经脉,瘀血阻滞及劳作日久耗伤气血,筋脉失养所致。选取血之会穴膈俞及病变之症结夹脊穴,刺络拔火罐,铲除瘀血之阻滞,以利气血的通行及筋脉濡养。取肾俞、关元俞、肝俞补肝肾益筋骨。腰阳关温通督脉,通畅脊骨。脾俞、足三里、三阴交温补脾胃,益气血生化之源。诸穴相配,补后天益先天,除瘀血阻滞,可达益气养血,活血化瘀的功效。

(任春燕)

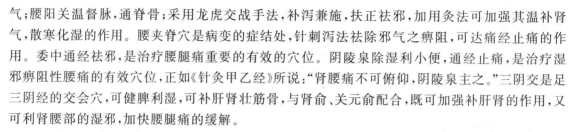

第十一节　腰椎间盘突出症

腰椎间盘突出症是指腰椎椎体间及腰椎与骶骨间椎间盘的纤维环破裂和纤维环内髓核组织膨出、突出、脱出,压迫和刺激椎管内神经及椎间孔神经根所引起的一类病症。

腰椎间盘突出症是西医的诊断病名,中医学典籍中无腰椎间盘突出症之名,根据该病的临床表现,可归于"腰椎间盘突出痛""腰腿痛""痹病"等范畴,分为气滞血瘀型、湿热痰滞型、风寒湿滞型及肝肾亏虚型 4 型。

一、常用穴位

腰椎间盘突出症针灸治疗常用穴位主要分布于腰及下肢,腰部可选肾俞、命门、腰阳关、大肠俞、腰夹脊、环跳等,下肢可取承扶、殷门、委中、承山、昆仑、阳陵泉等。根据经脉循行,主要涉及督脉、足太阳膀胱经、足少阳胆经等。循行腰背下肢部的经络有以下几种。

（一）督脉

督脉起于小腹内，下出于会阴部，沿脊柱内上行入脑。

（二）足太阳膀胱经

足太阳膀胱经沿肩胛内侧挟脊柱达腰部，内连肾与膀胱，其支脉过臀部入腘窝，与另一穿过背、腰、臀及大腿外侧的支脉相合，过小腿外踝后，至小趾端。

（三）足少阳胆经

足少阳胆经由上而下行经髋关节，沿大腿外侧至外踝前面，沿足背至第4趾。

二、体位的选择

治疗腰椎间盘突出症的常用体位为俯卧位。凡体质虚弱、年老、精神过度紧张和初诊的患者，应首先考虑卧位。在针灸和留针过程中应嘱患者切不可移动体位。

三、辨证分型治疗

（一）气血两虚型

腰腿隐痛反复发作，或酸痛乏力，遇劳累加重，休息后减轻，病情经久难愈，患者神疲食欲缺乏，面色少华，大便偏干，少矢气，舌质淡，脉沉细。

1.治则

健脾益气，养血调经。

2.取穴

关元、气海、肾俞、命门、脾俞、养老、血海、足三里。

3.治法

（1）毫针灸法：以补法为主，隔天1次，每次留针20～30分钟。

（2）电针疗法：上穴针灸得气后，在肾俞、命门、脾俞、血海、足三里等穴接通电针仪，疏波，以可见肌肉轻微跳动、舒适为度，隔天1次，每次15～20分钟，10次为1个疗程。

（二）肝肾不足型

老年患者多见，腰腿疼痛，缠绵难愈，肢体喜热怕冷，行走不灵活，或肢麻无力，面色㿠白，精神萎靡，男性阳痿或女性月经不调，舌淡苔薄白，脉沉细。

1.治则

补益肝肾，温经通脉。

2.取穴

命门、志室、肾俞、委中、太溪。

3.治法

（1）毫针灸法：以补法为主，隔天1次，每次留针20～30分钟。

（2）电针疗法：上穴针灸得气后，在命门、志室、肾俞、委中等穴接通电针仪，疏波或疏密波，以可见肌肉轻微跳动、舒适为度，隔天1次，每次15～20分钟，10次为1个疗程。

（三）气滞血瘀型

腰部外伤史，腰腿疼痛剧烈，腰部刺痛，或如刀割，下肢窜痛有放电感，腰部活动受限，患者精神紧张，舌质暗或有瘀点，脉弦紧或涩。

273

1.治则

活血化瘀,行气止痛。

2.取穴

人中、腰俞、大肠俞、环跳、委中、阳陵泉、悬钟、昆仑。

3.治法

(1)毫针灸法:以泻为主或平补平泻。委中穴可刺络放血。不留针,隔天1次,不超过7天。

(2)电针疗法:上穴针灸得气后,在腰俞、大肠俞、环跳、委中、阳陵泉、悬钟等穴接通电针仪,疏波或疏密波,以可见肌肉轻微跳动、舒适为度,每天1次,每次15～20分钟,10次为1个疗程。

(四)寒湿阻络型

多因受寒凉发病,腰痛较重,冷痛麻木,患肢关节屈伸活动不利,遇寒则重,得暖则轻,舌质淡苔薄白,脉沉迟。

1.治则

驱寒除湿,通络止痛。

2.取穴

腰阳关、命门、肾俞、腰俞、次髎、秩边、阳陵泉、昆仑。

3.治法

(1)毫针灸法:平补平泻。隔天1次,每次留针20～30分钟。

(2)电针疗法:上穴针灸得气后,在腰阳关、命门、肾俞、腰俞、次髎、秩边、阳陵泉等穴接通电针仪,疏密波或密波,以可见肌肉轻微跳动、舒适为度,每天1次,每次15～20分钟,10次为1个疗程。

四、对症治疗

根据本病的症状主要分布于腰及下肢这一特点,可选用主穴和配穴进行对症处理,尤其适用于局部症状明显者。

(一)主穴

患侧腰椎间盘突出所在间隙的华佗夹脊穴及其上下相邻的夹脊穴。

(二)配穴

腰痛明显者配患侧腰眼;臀部肌肉紧张者配环跳、秩边;股后肌紧张者配承扶、殷门;股外侧麻木者配风市;小腿麻痛者配委阳、承山、阳陵泉、足三里、悬钟;足部麻木乏力者配太溪、解溪、侠溪。

(三)治法

1.毫针灸法

夹脊穴宜捻转行针至出现得气感后留针5～10分钟。环跳、阳陵泉用提插手法进针,要求患肢出现放电感,并伴下肢肌肉不自主收缩运动,然后再提插行针3～4次后出针。悬钟、解溪、侠溪等穴行针得气后留针20～30分钟。每天1次,每次治疗后卧床休息30分钟。

2.电针疗法

根据椎间盘突出部位选取病变椎体及上下各一个椎体两侧的夹脊穴,如$L_{4～5}$椎间盘突出,即取L_3、L_4、L_5双侧的夹脊穴,用30号华佗牌2.0～2.5寸不锈钢毫针直刺进针,深刺至抵达椎板,拇指向后示指向前缓慢捻针直至滞针状,以有针感向臀或下肢放射为佳,接电针仪,疏密波,频率15 Hz,强度以患者耐受为度,通电20分钟,每天1次,10次为1个疗程。

(任春燕)

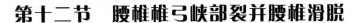

第十二节　腰椎椎弓峡部裂并腰椎滑脱

腰椎椎弓上下关节突之间称为峡部。椎弓峡部裂是指椎弓峡部骨质连续性中断,第5腰椎受累最多。腰椎滑脱是指腰椎逐渐向前或后方滑动移位,椎弓峡部裂的存在,可在一定的条件下是导致腰椎滑脱。本病多见于40岁以上的男性,年龄越大发病率越高,发病部位以第5腰椎最多,第4腰椎次之,是引起腰腿痛的常见疾病。

一、诊断要点

(1)患者可能有腰部外伤或劳损史。

(2)慢性腰痛,站立或弯腰时疼痛加重,卧床休息后减轻;有时疼痛可放射到骶髂部甚至下肢。

(3)滑脱影响到马尾神经时可见下肢乏力,感觉异常,大小便障碍等。

(4)检查:①下腰段前突增加,腰骶交界处可出现凹陷或横纹,或腰部呈现保护性强直。②滑脱棘突有压痛,重压、叩击腰骶部可引起腰腿痛;部分患者可见直腿抬高试验和加强试验阳性。③X线检查应包括腰椎的正侧位片、左右双斜位片、过伸过屈位片;斜位片能显示"狗颈"及峡部的缺损;CT可帮助确定峡部裂的性质;MRI可帮助判断椎间盘的情况。

二、病因病机

腰椎的骨质结构由两部分组成,即前面的椎体和后面的椎弓。椎弓包括椎弓根、椎板、上下关节突、棘突和横突。腰椎峡部位于上下关节突之间,有一条狭窄的皮质骨桥构成将椎板和下关节突与椎弓根和上关节突连接在一起。所以腰椎峡部是椎弓最薄弱的部分,腰部外伤后容易造成损伤;或由于积累性劳损,导致腰椎峡部静力性骨折。一旦双侧腰椎峡部发生骨折,由于剪切力的作用腰椎就可能产生移位。

(一)瘀血阻滞
中医认为本病由于跌仆闪挫,损伤腰部筋骨,瘀血阻滞,筋骨失养,长久不能愈合,酿成本病。

(二)寒湿阻滞
由于劳伤气血,卫外不固,风寒湿邪趁虚而入,痹阻腰部经脉,气血不通,筋骨长久失养,酿成本病。

(三)肾精亏损
由于先天不足,或由于房劳过度,肾气虚弱,精血亏损,筋骨失养,是引起本病的内在因素。

三、辨证与治疗

(一)瘀血阻滞
1.主症

有明显的外伤史,腰骶痛骤作,疼痛剧烈,呈刺痛性,痛有定处,日轻夜重,俯仰受限,步履艰难。舌质紫黯,脉弦。

2.治则

活血化瘀,通经止痛。

3.处方

腰阳关、阿是穴、肾俞、后溪、委中。

4.操作法

先针刺后溪穴,直刺捻转泻法,在行针的同时,令患者轻轻活动腰部,疼痛好转后再针刺其他穴位。阿是穴用刺络拔火罐法,委中用三棱针点刺出血,出血量有黯红变鲜红为止。腰阳关针刺捻转泻法,肾俞用龙虎交战手法。

5.方义

本病证是由于瘀血阻滞所致,病变位于督脉,连及足太阳经,故治疗以督脉和足太阳经为主。腰阳关属于督脉,针刺泻法,疏通阳气,行气活血。后溪是手太阳经的"输穴",功于通经止痛,本穴又交会于督脉,是治疗急性督脉性腰痛的重要穴位。阿是穴位于病变部位,属于局部取穴,刺络拔罐出血,清除恶血,通经止痛。委中又称"穴郄",对于瘀血阻滞者有活血祛瘀,通络止痛的作用,正如《素问·刺腰痛论》:"解脉会令人腰痛如引带,常如折腰状,善恐。刺解脉在郄中结络如黍米,刺之血射,以黑见赤血而已。"解脉即是指位于腘窝委中部位的血脉,点刺放血对瘀血性腰痛有良好效果,出血由黑红变赤红为止。

(二)风寒湿邪阻滞

1.主症

腰骶部重着疼痛,时重时轻,喜温喜暖,得温痛减,肢体麻木。舌苔白腻,脉沉紧。

2.治则

祛风散寒,除湿通络。

3.处方

肾俞、十七椎穴、次髎、后溪、阴陵泉、委中、承山。

4.操作法

肾俞、次髎、十七椎针刺龙虎交战手法,先泻后补,即先拇指向后捻转6次,再拇指向前捻转9次,如此反复进行,针刺后并用灸法。后溪、阴陵泉也用龙虎交战法。委中、承山针刺捻转泻法。

5.方义

本证是风寒湿邪阻滞督脉及足太阳经所致,故治疗以督脉及太阳经穴为主;本病的内在原因是肾气虚弱,外邪趁之,所以扶正祛邪是治疗本病的大法。肾俞是肾的背俞穴,十七椎穴隶属督脉,针刺补泻兼施,扶正祛邪;针刺后加用灸法,既可温经助阳,又可祛寒除湿。次髎属于足太阳经,有利湿止痛的功效,是治疗寒湿性腰骶痛的主要穴位,正如《针灸甲乙经》所说:"腰痛快快不可以俛仰,腰以下至足不仁,入脊腰背寒,次髎主之。"如针刺后再加用灸法可助其温阳利湿的作用。阴陵泉属于足太阴脾经,补之可健脾益肾,泻之可渗湿利尿,善于治疗湿浊性腰痛,如《针灸甲乙经》云:"肾腰痛不可俯仰,阴陵泉主之。"后溪属于手太阳经的"输穴",又交会于督脉,"俞主体重节痛",可用于湿浊性腰痛的治疗;后溪配五行属于木,"木主风",风可胜湿,所以后溪又有祛风止痛、祛湿止痛的功效。委中配承山疏通足太阳经脉,是治疗腰痛的重要组合。以上诸穴配合,可达祛除邪气通经止痛的作用。

（三）肾精亏损

1.主症

腰骶部酸痛,喜按喜揉,下肢乏力,遇劳则甚,卧床休息后减轻。舌质淡,脉沉细。

2.治则

补肾益精,濡养筋骨。

3.处方

肾俞、命门、关元俞、关元、飞扬、太溪。

4.操作法

飞扬针刺龙虎交战手法,其余诸穴均直刺捻转补法,并在肾俞、命门、关元俞、关元加用灸法。

5.方义

本证是由于肾气虚弱精血亏损而引起,主症是腰腿痛,病位于督脉、足太阳、足少阴经。腰为肾之府,肾虚则腰府失养,故治取肾的背俞穴肾俞及命门补益肾气,濡养腰府及经脉而止痛;关元是人体元阴元阳关藏之处,关元俞内应关元,是人体元气输注之处,补之可益元气,益精血濡筋骨,善于治疗肾虚腰痛,如《针灸大成》曰关元俞"主风劳腰痛。"太溪配飞扬属于原络配穴,旨在补益肾气调理太阳、少阴经脉以止痛。在飞扬穴处又有小络脉分出,名曰飞扬脉,主治腰痛,《素问·刺腰痛论》:"飞扬之脉,令人腰痛,痛上怫怫然,甚则悲以恐,刺飞阳之脉,……少阴之前与阴维之会。"故飞扬功在治疗肾虚以及肝虚引起的腰痛。诸穴协同相助,补益肾气,养筋壮骨以止痛。

（任春燕）

第十三节　骶髂关节扭伤

骶髂关节扭伤使骶髂关节周围韧带被牵拉而引起的损伤,临床较多见,常造成腰痛,甚至坐骨神经痛,多见于中年以上患者。本病属于中医腰腿痛范畴。

一、诊断要点

（1）有急慢性腰腿痛史或外伤史,或慢性下腰部劳损史。

（2）骶髂关节疼痛,疼痛可放射到臀部、股外侧,甚至放射到小腿外侧。

（3）患侧下肢不敢负重,或不能支持体重,走路跛行,并用手扶撑患侧骶髂部,上下阶梯时需健侧下肢先行。

（4）站立时弯腰疼痛加剧,坐位时弯腰不甚疼痛,平卧时腰骶部有不适感,翻身困难。

（5）检查:①腰椎向健侧侧弯,髂后上、下棘之间有明显压痛。②旋腰试验:患者坐位,两手扶在项部,检查者站在患者背后,双手扶其两肩做左右旋转,使患者的腰部左右旋转,若患者骶髂部有明显疼痛者为阳性。③骨盆分离试验:患者仰卧位,检查着双手按在左右髂前上棘,并向后用力挤压,若患者骶髂关节疼痛加剧者为阳性。④屈髋屈膝试验:患者仰卧位,健侧下肢伸直,将患侧下肢髋、膝关节屈曲,使骶髂关节韧带紧张,患侧疼痛加剧者为阳性。⑤"4"字试验阳性、床边试验阳性。⑥X线检查:急性骶髂关节扭伤X线常无特殊改变;慢性扭伤或劳损,可有骨性关节炎改变,关节边缘骨质密度增加。

二、病因病机

骶髂关节是一个极稳定的关节。骶结节韧带、骶棘韧带和骶髂前韧带,能稳定骶椎,限制骶椎向骨盆内移动,因而骶髂关节只有极小量的有限活动。但当弯腰拿取重物时,下肢腘绳肌紧张,牵拉坐骨向下向前,髂骨被旋向后,易引起骶髂关节损伤。女性在妊娠期间,由于内分泌的改变,骶髂关节附近的肌腱和韧带变得松弛,体重和腰椎前凸增加,容易导致骶髂关节的慢性损伤。解剖结构的变异,如第五腰椎横突骶化,特别在单侧横突骶化的情况下,常因用力不平衡而使一侧骶髂关节发生急性损伤或慢性劳损。

(一)瘀血阻滞

《灵枢·百病始生》说:"用力过度,则络脉伤。阳络伤则血外溢……阴络伤则血内溢。"跌打损伤、猛然搬动过重物体,或姿势不当骤然用力,损伤筋肉、脉络,血脉破损血溢脉外,瘀血凝滞,脉络阻塞,则产生瘀血性痛、活动受限等症。

(二)气血虚弱

劳力过度或长久弯腰工作,耗伤气血,筋骨失于气血的温煦、濡养,即因虚而不荣,因不荣而不通,因不通而生痛。

(三)肝肾亏虚

先天不足,或房劳过度,或久行伤筋,久坐伤骨,导致精血亏损,筋骨失养发为腰骶部疼痛。

三、辨证与治疗

(一)瘀血阻滞

1.主症

扭伤之后,腰骶部骤然疼痛,疼痛激烈,呈刺痛或胀痛性质,痛有定处,日轻夜重,俯仰受限,转侧步履困难。舌紫黯,脉弦细。

2.治则

活血化瘀,通经止痛。

3.处方

十七椎、关元俞、次髎、阿是穴、委中、殷门、阳陵泉。

4.操作法

阿是穴、委中、殷门寻找血脉明显处用三棱针点刺出血,病在出血后加拔火罐。其余诸穴均直刺捻转泻法。

5.方义

本证属于瘀血阻滞引起的腰骶部疼痛,位于足太阳经,治疗当活血化瘀,以太阳经穴为主。《素问·针解》:"菀陈则除之者,出恶血也。"所以取瘀血结聚处阿是穴、血之郄穴委中和衡络殷门点刺出其恶血,通络止痛。殷门位于腘横纹上8寸,主治腰骶部疼痛,《针灸大成》殷门"主腰脊不可俯仰举重,恶血泄注,外股肿。"殷门穴位于股后浮郄穴之上,衡络处,《素问·刺腰痛论》:"衡络之脉,令人腰痛,不可以俯仰,仰即恐仆,得之举重伤腰,衡络绝,恶血归之,刺之在郄阳筋之间,上郄数寸,衡居为二痏出血。"所以衡络应属于股后殷门附近横行的脉络,点刺出血可治疗扭伤性腰骶部疼痛。十七椎穴、关元俞位于腰骶连接处,可疏通此关节的瘀血阻滞。阳陵泉属于足少阳

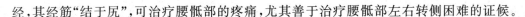

经,其经筋"结于尻",可治疗腰骶部的疼痛,尤其善于治疗腰骶部左右转侧困难的证候。

(二)气血虚弱

1.主症

腰骶部酸痛,连及臀部和下肢,痛而隐隐,遇劳则甚,体倦乏力,面色无华。舌质淡,脉沉细。

2.治则

补益气血,养筋通脉。

3.处方

膈俞、肝俞、脾俞、肾俞、关元俞、次髎、秩边、三阴交。

4.操作法

膈俞、肝俞、脾俞、肾俞均浅刺补法,关元俞、次髎、秩边均采用龙虎交战手法,三阴交直刺捻转补法。

5.方义

膈俞为血之会,肝俞补肝益肝,二穴配合,调理营血濡养筋骨。脾俞、肾俞、三阴交调后天补先天,益气血生化之源,温煦筋骨。关元俞、次髎、秩边补泻兼施,补法可调气血濡筋养骨,泻法可通经止痛。以上诸穴相配,可达补益气血,濡养筋骨,通脉止痛的功效。

(三)肝肾亏虚

1.主症

腰骶部酸软疼痛,腰背乏力,遇劳则甚,卧则减轻,喜按喜揉。舌质淡,脉沉细。

2.治则

补益肝肾,濡养筋骨。

3.处方

肾俞、肝俞、关元俞、关元、次髎、阳陵泉、悬钟、太溪。

4.操作法

次髎直刺采用平补平泻手法,其余诸穴均用捻转补法,并在肾俞、关元俞、次髎加用灸法,每穴艾灸3～5分钟。

5.方义

肾俞是肾的背俞穴,肝俞是肝的背俞穴,太溪是足少阴肾经的原穴,旨在补肝肾益精血。关元是任脉与足三阴经的交会穴,有补益元气的作用,关元俞是元气输注的部位,二穴前后配合,补元气益精血,善于治疗虚性腰痛,《针灸大成》关元俞:"主风劳腰痛"。阳陵泉乃筋之会穴,悬钟乃髓之会穴,补之可柔筋养骨而止痛。

(任春燕)

第十四节　棘上及棘间韧带损伤

棘上韧带和棘间韧带损伤是临床上常见病,通常归属于腰痛范畴,但在针灸治疗上有其特殊性,故单列一节以引起人们的注意和提高治疗效果。

棘上韧带是跨越各棘突点纵贯脊柱全长的索状纤维组织,自上而下,比较坚韧,但在腰部此

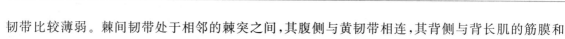

韧带比较薄弱。棘间韧带处于相邻的棘突之间,其腹侧与黄韧带相连,其背侧与背长肌的筋膜和棘上韧带融合在一起,棘间韧带的纤维较短,较棘上韧带力弱。

一、诊断要点

(1)有明显的受伤史,受伤时患者常感觉到腰部有一突然响声,随即腰部似有折断样失去支撑感,并出现腰部疼痛。

(2)急性损伤者疼痛剧烈可为断裂样、针刺样或刀割样,慢性损伤者多表现为局部酸痛、不适,不耐久站久立,脊柱前屈时疼痛加重。

(3)检查:①身体屈曲时腰部疼痛。②棘突及棘突间有压痛,棘突上可触及韧带剥离感。棘间韧带损伤压痛点多位于 $L_5 \sim S_1$ 骶椎。

二、病因病机

多因脊椎突然猛烈前屈,使棘上韧带或棘间韧带过度牵拉而造成;或患者在负重时腰肌突然失力,骤然腰部前屈;或长期弯腰工作,使棘上及棘间韧带持续地处于紧张状态等原因,导致韧带撕裂、出血、肿胀,瘀血痹阻,经络气血不通,发为疼痛。

三、辨证与治疗

(一)急性损伤

1.主症

受伤之后,腰骶部剧烈疼痛,活动受限,弯腰时疼痛加重,棘突上、棘突间有明显压痛。舌质黯红,脉弦或涩。

2.治则

活血祛瘀,通络止痛。

3.处方

阿是穴、后溪、水沟、委中。

4.操作法

先刺后溪,用 0.30 mm×25 mm 的毫针,直刺进针,得气后用捻转泻法,在行针的同时令患者活动腰部。针水沟用上述毫针向鼻中隔斜刺,得气后施以捻转泻法。阿是穴用梅花针叩刺出血,再拔火罐,委中用三棱针点刺出血,出血由黯红变鲜红为止。

5.方义

本病位于督脉,是由于瘀血阻滞所致。后溪是手太阳经中的"输穴","俞主体重节痛",功于通经止痛;后溪又通于督脉,善于治疗位于督脉的急性疼痛。水沟属于督脉,又是手、足阳明经的交会穴,阳明经多气多血,所以水沟有行气行血的作用,是治疗急性腰的经验效穴。阿是穴、委中刺络出血,活血祛瘀,通经止痛。

(二)慢性损伤

1.主症

有急性损伤史,但没有彻底治疗,或长期弯腰工作史,腰部或下腰部酸痛、不适,遇劳则加重,遇寒则发。舌质紫黯,脉沉涩。

2.治则

益气养血,活血祛瘀。

3.处方

肾俞、阿是穴、三阴交。

4.操作法

肾俞、三阴交针刺补法,阿是穴刺络拔火罐,术后加用灸法。

5.方义

《景岳全书》:"腰痛证,凡悠悠戚戚,屡发不已者,肾之虚也。"故取肾俞补肾气益精血,配三阴交培补肝脾肾,益气养血,濡养筋骨。阿是穴是瘀血闭阻的部位,刺络拔火罐,可祛除瘀血,加用艾灸法,促进血液运行,进一步消除瘀阻,加快病愈过程。

（任春燕）

第十三章　骨伤科病证的推拿治疗

第一节　小儿肌性斜颈

一、概述

小儿肌性斜颈又称小儿先天性肌性斜颈,是各种原因引起的斜颈中最常见的一种,常于小儿出生时或出生后数月内被发现,发病率在 0.3%～1.9%,男女发生率基本相同,左右侧也无明显差别。临床上以头向一侧喝斜为特征,并继发有面部和头颅左右不对称畸形。若不及时合理治疗,畸形会随年龄增加而逐渐加重,并严重影响美容,从而对患儿的心理、生理都产生影响。

斜颈可以分为先天性斜颈与后天性斜颈。也可以根据患病所在,将斜颈分为骨性斜颈、肌性斜颈、眼性斜颈、神经性斜颈及精神性斜颈等。根据前一种分类,本病为先天性斜颈中的一种;按照后一种分类,本病属于肌性斜颈。因此,将其命名为小儿先天性肌性斜颈(congenital muscular torticollis,CMT),又称小儿肌性斜颈。另外本病亦称为"小儿先天性胸锁乳突肌肥大",或称"颈肌肥大"等。

小儿肌性斜颈是由胸锁乳突肌内的纤维瘤病所致,表现为一侧胸锁乳突肌可摸到肿块,质硬而固定,肿块可在出生后或在第 2～3 周出现。病变可以累及全部肌肉,但更多的病变只累及胸锁乳突肌的近锁骨附着点。小儿头部向患侧倾斜,颜面旋向对侧。颈部向患侧旋转和向对侧倾斜均受限制。肿块在生后1～2个月最大,以后肿块可逐渐缩小,通常在 1 年时间内变小或消失,而患侧胸锁乳突肌则出现挛缩形成索条,颈部活动更加受限。若治疗不及时会引起患儿面部和头部继发性畸形(如出现两侧颜面及眼裂有大小,枕部的健侧半面较患侧半面更为扁平),继而颈椎下段和胸椎上段发生代偿性的侧弯畸形。

中医学认为小儿肌性斜颈属"痉"范畴,是由各种原因引起小儿颈部经筋受损,瘀血留着聚而不散,致使经筋挛缩而引起的。若日久失治,或治疗不当,导致筋强、筋结则将难以治愈;若误治而引起新的创伤会造成不良后果。

西医学认为小儿肌性斜颈是儿骨科常见病。本病的病因尚未确定,最早认为由于婴儿在产程中损伤胸锁乳突肌,并在肌肉内形成血肿机化导致胸锁乳突肌挛缩;或胎儿在宫内头颈已长期

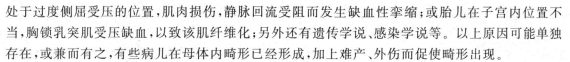

处于过度侧屈受压的位置,肌肉损伤,静脉回流受阻而发生缺血性挛缩;或胎儿在子宫内位置不当,胸锁乳突肌受压缺血,以致该肌纤维化;另外还有遗传学说、感染学说等。以上原因可能单独存在,或兼而有之,有些病儿在母体内畸形已经形成,加上难产、外伤而促使畸形出现。

小儿肌性斜颈的基本病理变化是胸锁乳突肌间质增生及纤维化,起初可见纤维细胞增生和肌纤维变性,最终全部被结缔组织所代替,导致胸锁乳突肌挛缩。引起该肌纤维化的病理变化过程,目前无明确定论,仍需从基因、细胞的凋亡代谢及细胞外基质蛋白和糖胺聚糖等的变化中进一步研究阐明其病理过程。

小儿肌性斜颈的治疗包括手术治疗及非手术治疗。西医是以手术治疗为主,手术治疗需在全身麻醉下行胸锁乳突肌松解(切断)术。由于行手术治疗,其胸锁乳突肌切开和切断以后,很容易发生瘢痕联结,致胸锁乳突肌锁骨头重新连接而复发;且1岁以内的患儿对全身麻醉的耐受性较差,危险性相对较大;另外1岁以内肌性斜颈有自愈可能,且非手术疗法可取得满意效果。因此,大多数学者主张,周岁以内不宜手术,可经过非手术治疗一阶段后,无明显改善者再行手术治疗。非手术治疗包括磁疗、超声波、针灸、推拿等方法,理疗方法效果不显,针灸不易被患儿接受,推拿治疗本病积累了大量的临床经验,大量的文献表明,推拿治疗小儿肌性斜颈具有疗效好、不良反应少的特点,年龄愈小,疗程愈短,效果愈好。

总之本病应早期诊断、早期治疗。随访发现,未经治疗病儿随年龄增长瘤样包块也逐渐增大,可持续发展2~3个月;而经治疗的多数病儿的瘤样包块于4~8个月逐渐消退,直至完全消失。

二、病证诊断

(一)诊断标准

1.中医诊断标准

(1)在出生后,颈部一侧发现有梭形肿物(有的经过半年后,肿物可自行消退),以后患侧的胸锁乳突肌逐渐挛缩紧张,突出如条索状。

(2)患儿头部向患侧倾斜,而颜面部旋向健侧。

(3)少数患儿仅见患侧胸锁乳突肌在锁骨的附着点周围有疣样改变的硬块物。

(4)病久患侧的颜面部发育受影响,健侧一半的颜面部也会发生适应性的改变,使两侧颜面部不对称。晚期患儿一般伴有代偿性的胸椎侧凸。

2.西医诊断标准

(1)头斜向患侧,下颌转向健侧。

(2)在胸锁乳突肌中下1/3处可扪及一个椭圆形或梭形包块。

(3)患侧面部缩小,两眼不在同一平面。

(4)下颌向患侧转动受限,胸锁乳突肌挛缩呈条索状。

(5)X线片显示颈椎骨质无异常。

(二)推拿临床分型及其诊断要点

根据推拿治疗的特点,可以将小儿先天性肌性斜颈分为肿块型和非肿块型。肿块型又可以分为卵圆形肿块型和条索肿块型。治疗上也是主要依照此种分型标准施治。

1.临床通常分型及其诊断要点

(1)卵圆形肿块:此型发病原因多为分娩时产程过长,接生方法不当,使用产钳,或者过度用力牵引,使一侧胸锁乳突肌受到牵拉而引起局部经脉受损,气血外溢,瘀阻经脉,聚积成块。在临床上多数患儿肿块位于患侧胸锁乳突肌的中、下段且肿块大小不一,大者约 6 cm×5 cm,轮廓清晰,不需触摸,一望便知,小者 1.5 cm×1.0 cm,需触摸方知,肿块质地较硬,其形状为卵圆形或椭圆形,患侧颜面小于健侧颜面,斜方肌短缩,眼睛变小。

(2)条索肿块型:本病发病原因多为分娩时胎儿头位不正,产程又长,使一侧胸锁乳突肌受挤压而致血液循环发生障碍,局部缺血,血脉空虚,不能荣养筋脉,日久造成肌肉拘急,挛缩形成条索状肿块,伴患侧颜面小于健侧,患侧颈肌、斜方肌轻度萎缩。

(3)非肿块型:此型发病多由于产前缺血缺氧或胎儿在子宫内位置不良,耗气伤血,而致气血两亏,不能运血于经络,发生缺血性纤维性变化而斜颈,表现为两种情况。①一开始患儿此病即无肿块。②起先有肿块,因其较小未被发现,待家长见孩子颈部活动受限,逐渐出现面部不对称,随着儿童畸形有所发展,患侧眼、耳、鼻、嘴角都低下,前额亦有狭窄,头部倾斜度渐渐增大,患侧斜方肌缩短,颈部肌肉、面部肌肉严重萎缩,颈椎出现侧弯。

2.其他分型及其诊断要点

根据不同的分型标准对本病进行区分,主要有如下几种。

(1)根据胸锁乳突肌挛缩程度将 CMT 分为 3 度。①轻度:颈部活动受限,患侧胸锁乳突肌挛缩长度与健侧对比<2.5 cm。②中度:颈部活动明显受限,有轻微面部不对称,挛缩长度在2.5~3.5 cm。③重度:颈部活动明显受限,面部呈不对称畸形,挛缩长度>3.5 cm。

(2)根据 B 型超声波检查病变胸锁乳突肌的回声情况把 CMT 分为 4 型。①Ⅰ型:在挛缩的胸锁乳突肌中可见不均匀回声团块。②Ⅱ型:在低回声背景中可见更多不均匀回声点及线条。③Ⅲ型:整块胸锁乳突肌可见混乱的高回声反射波。④Ⅳ型:整块胸锁乳突肌可见纵向高回声带。

(3)根据头颈倾斜程度分型。①轻型:头颈向一侧歪斜<20°,头颈向患侧旋转>30°,头颈活动轻度受限。②中型:头颈向一侧歪斜 20°~30°,头颈向患侧旋转 20°~30°,头颈活动受限。③重型:头颈向一侧歪斜>30°,头颈向患侧旋转<20°,头颈活动明显受限。

(三)鉴别诊断

1.中医鉴别诊断

本病因近似"小儿颈软""胎毒瘰疬""小儿五软""小儿五硬"等病,易被误诊,故治疗时要注意认真观察。

(1)五软是指颈软,口软,手软,脚软,肌肉软。是以颈、口、手、足和肌肉软弱无力为特征。发病与先天胎禀不足,发育失常及外感六淫邪毒,或因久泻、久吐及疳积失养而致。病变主要在脾,进而累及肝、肾。

(2)五硬是指小儿颈硬,口硬,手硬,足硬和肌肉硬。临床特征和五软刚好相反,以头项、胸腹、腰背处紧张强硬而不柔,伴以手足冰凉,身体不温为临床特征。在寒冷季节发病率较高,好发于早产体弱或伴有其他疾患的小儿,严重患儿面青发搐,心腹硬急,常危及生命。

(3)"胎毒瘰疬"是一种疮名,生于两耳前后及颈下,累累相连,肿硬难溃,溃即难以收口。

小儿肌性斜颈是以头向一侧倾斜,患侧颈部肌肉紧张,并可扪及肿块等为特征,而没有严重的全身症状,一般也没有明显疼痛,因此比较容易鉴别。

2.西医鉴别诊断

(1)颈部淋巴结炎:颈部淋巴结炎在胸锁乳突肌处可触及肿块,但多发于较大儿童,局部有压

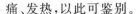

痛、发热，以此可鉴别。

（2）颈椎半脱位：较大的儿童突然发病，在损伤、咽喉部炎症或无特殊原因下出现斜颈，肌肉痉挛，颈椎活动受限，X线片可表现为环齿间隙增宽和枢椎齿突与寰椎侧块两侧间隙不等及相应侧块关节不整齐，可以鉴别。

（3）产伤锁骨骨折：新生儿产伤后锁骨骨折在锁骨上出现骨痂，呈球形，较固定、不活动，X线片可以发现锁骨骨折线或骨痂。

（4）颈椎结核：患者颈部各方向的主动及被动活动受限，并伴有肌肉痉挛，但无胸锁乳突肌挛缩，颈部活动时引起不同程度的疼痛，X线片示颈椎破坏和椎前脓肿。

（5）先天性骨性斜颈：它是在颈椎发育缺陷的基础上发生的，其斜颈的直接原因是颈椎畸形，而无胸锁乳突肌的挛缩。骨性斜颈最易发生在环枕、环枢区域，X线检查应着重于环枕、环枢骨结构及其相互关系的变化及齿状突的发育特点。肌性斜颈的直接原因是一侧胸锁乳突肌的纤维化和挛缩，而无器质性的颈椎骨性改变。主要依靠X线、CT等检查加以鉴别。

（6）听力障碍：由于一侧听力障碍，患儿在注意倾听时常表现为斜颈姿势，但无固定性斜颈畸形，亦无胸锁乳突肌挛缩，X线片示颈椎无异常表现。

（7）眼科疾病：这是由眼部疾患引起的歪脖子。不少患儿的眼睛一侧远视、一侧近视，看物时常出现脖子歪；眼神经麻痹使一侧眼睑下垂，也可出现斜颈。这些患儿的胸锁乳突肌没有挛缩，活动不受限，视力及视神经检查可找出病因。斜颈随眼科疾病的治愈而消失。

三、临床治疗概述

（一）临证思路

1.注重小儿胸锁乳突肌解剖生理

胸锁乳突肌左右各一，其起端有两处：①胸骨的上外端。②锁骨的内侧端，即锁骨的胸骨端。胸锁乳突肌的止端为同侧的颞骨乳突。当两侧的胸锁乳突肌同时收缩时，使头抬起；当一侧的胸锁乳突肌收缩时，使同侧的颞骨乳突与同侧的肩部靠近，并且此侧的颞骨乳突转向前方。例如，当右侧的胸锁乳突肌收缩时，头顶向右侧倾斜，并且头向左侧旋转，颏部与左侧肩部的距离缩短。在临床上，经常有人把无肿块的小儿先天性肌性斜颈患儿的患侧当作健侧，而把健侧当作患侧，这是由于没有理解胸锁乳突肌的运动功能。

胸锁乳突肌具有单独的肌鞘，但较薄。其血供较为丰富。该肌沿途接受多个动脉血供，每一个胸锁乳突肌可有4～5条肌支。常由4个以上动脉供血。肩胛上动脉支配该肌的位置较深，经锁骨后面达到胸锁乳突肌的起始处，即达到胸骨头和锁骨头；颈横动脉从该肌的后侧进入；甲状腺上动脉从该肌中份进入，在该肌深面下行发出分支；颈外动脉进入该肌后沿肌分布，支配该肌；枕动脉从该肌上份进入，然后分成多支；耳后动脉位置最高且更深，分布于该肌上段。综上所述，胸锁乳突肌血供来源较为丰富。

2.充分理解其临床表现

小儿肌性斜颈主要表现：患儿头顶部向患侧倾斜，并向健侧旋转，颏部与健侧肩部的距离变得靠近。一部分患儿，在患病的早期，于病侧的胸锁乳突肌处可以发现一个肿块，一般比较坚硬。肿块于出生后十余天即可以发现，也有数月后才出现者，或者肿块不明显而未被及时发现。在出现肿块的患儿中，有不少患儿，约在出现肿块后的半年时间内，肿块逐渐自行消退，但此时，部分患儿头部倾斜的程度反而变得更为明显。

在后期,患儿的头面部及脊柱会出现适应性的改变,其中最为明显的是:①患侧的眉毛与眼,与前发际的距离缩短,而健侧的眉毛及眼,与前发际的距离加大。也就是说,在头倾斜及旋转的位置上,两眉及两眼仍与地面保持水平。②鼻子与发生上述改变的眉与眼,仍保持相对的垂直位。③口也与上述改变保持同步。④健侧半面的枕部较患侧半面显著扁平。⑤由于患侧颜面部及颈部运动减少,故出现患侧面部较健侧面部变小,患侧颈部肌束较健侧颈部肌束亦变小。此时,若将患儿的头部放正,就会发现眼、鼻、口等已发生明显的适应性倾斜。

3.根据病情选择合适的治疗方法

根据患儿病变程度及病变时间来选择合适的治疗方法,一般来说本病越早治疗效果越好,不论是采取保守治疗还是采取手术治疗都要尽早。由于手术治疗一般宜在患儿1岁以后进行,而患儿经推拿治疗后,有95%以上在1岁以内痊愈,因此可以将无创伤的推拿治疗作为首选疗法。

(二)推拿方案

小儿肌性斜颈的治疗最终目的是矫正畸形,改善颈部的活动功能。推拿治疗本病的原则为活血化瘀,软坚散结。常选用的手法包括推法、揉法、捏法、拨法、拿法、按法,以及运动小儿颈部的被动运动手法等。

治疗步骤大体可以分为三步,第一步为放松患侧胸锁乳突肌,重点是在硬结节或条索处施术。第二步为牵伸患侧胸锁乳突肌的手法,让小儿的颈部向患侧方向旋转等。第三步为结束放松手法,重点还是在结节、条索处。所有上述的步骤中的手法,一定要轻柔,力量由小到大,颈部活动幅度也要由小到大,由慢到快,以免造成患儿颈部的人为损伤。

手法治疗的机理主要是加快局部的血液以及淋巴循环,使局部组织的温度升高,促使毛细血管扩张,增强局部皮肤与肌肉的营养供给,抑制纤维细胞增生和肌纤维细胞的变性,使肌萎缩得以改善;另外将痉挛的肌肉充分拉长,达到解除痉挛,改善颈部活动度的目的;同时在适当的刺激作用下,提高了局部组织的痛阈;推拿手法在加强循环的基础上,还促进损伤处血肿、水肿的吸收。若软组织有粘连,可以帮助松解粘连,理筋整复。最终目的使经络通畅,气血调和,纠正患儿畸形。

(三)推拿适用范围

(1)6个月以内的婴儿,最大不超过12个月的婴儿。

(2)从挛缩程度及B超诊断的结果上来看,推拿治疗是轻型、Ⅰ型、Ⅱ型的首选方案。

(3)上述者推拿治疗3个月以内。

推拿治疗3个月以上未见显效者,或在临床推拿治疗过程中出现患肌变细,触之较硬,呈索条或弓弦状,说明已出现了纤维变性。应该停止推拿治疗,或改行手术解决方案。

(四)推拿时机

推拿治疗小儿肌性斜颈一般来说早治疗比晚治疗效果要好,最佳时机应该在小儿出生6个月之内,即肿块没有骨化之前,凡是胸锁乳突肌有条索状,或者卵圆形肿块的,经过治疗一般也都可以消失。超过半周岁以上治疗,不但疗程会很长,而且效果也不如早治疗明显。因为肿块随着年龄的增长逐渐成为纤维化硬块,推拿治疗效果很不好,此时就得需要借助手术来纠正。

四、推拿治疗措施

(一)治疗原则

活血化瘀,软坚散结,矫正畸形。

(二)基本治法

1.常用手法

推、揉、捏、拨、拿、按及被动运动手法。

2.经络穴位

风池、肩井、大杼、肩外俞、缺盆、桥弓、乳突等。

3.一般步骤

(1)患儿取仰卧或抱坐位,医者位于其患侧,以滑石粉为介质,一手托起患儿颈部,使患儿头部向健侧略倾斜,以加宽颈部,便于操作。用另一手按揉患侧胸锁乳突肌,由上至下反复操作数遍,一般2～3分钟。手法操作的重点在肿块处及其周围,作用力渗透到肌层。要"轻而不浮,重而不滞",以柔和为宜,勿损伤皮肤,使局部有温热感,以活血散瘀,消肿止痛,理筋松肌,温经活络。

(2)用捏拿法对肿物进行挤压。以拇指与食中指,三指相对用力捏住患侧胸锁乳突肌,宛如将肿物拿起捏碎、挤散一样,反复操作数遍。如肿物范围较大,可在肿物上下反复操作数遍,以舒展肌筋,促进局部血液循环,有利于肌肉萎缩的恢复,消除肌肉酸胀,调和气血,通经活络。操作手法要具有活力,不要扭绞皮肤,以防皮肤损伤,并需与揉法交替进行,以避免患儿因疼痛而不配合治疗。

(3)提揉患侧斜方肌,以缓解斜方肌反射性紧张。并轻揉肩井、缺盆、乳突、翳风,手法要轻而柔和。并按揉风池、大杼、肩井、肩中俞、肩外俞约2分钟,以缓解提肩肌痉挛。

(4)医者一手轻轻按住患儿患侧肩部,另一手扶住患儿头项部,将患儿头部渐渐向健侧倾斜牵拉,或向患侧旋转牵拉,反复数次,以便使患儿胸锁乳突肌得到伸展,以松解肌肉粘连。

4.方解

推拿手法直接作用于病变部位,可引起受损部位的部分细胞蛋白分解,产生组胺和类组胺物质,促进组织修复。同时机械能转化为热能,可促进局部毛细血管的扩张,增加皮肤和肌肉的营养供应,加速病变产物的吸收,使肌挛缩得以改善。被动运动类手法还可增加肌纤维的伸缩性,促进被牵拉组织的放松,有利于组织修复。

(三)常规操作

现在临床上治疗小儿肌性斜颈主要有以下操作方法。

1.第一种

(1)拇指揉法:医者站/坐于患儿头顶部,先用滑石粉涂于患部。然后用一只手托住患儿的头顶部。用另一只手的大拇指在患侧胸锁乳突肌处其余四指放在患侧后颈项肌处同时按揉6～8分钟,以达到放松肌肉,温通气血的作用。

(2)提捻法:医者用拇指和食指捏住挛缩的胸锁乳突肌向外提捻,剥离与胸锁乳突肌粘连在一起的结缔组织。手法由轻到重,根据患儿情况,手法轻重适度。提捻的时间为1～2分钟,起到软坚、消肿、散结的作用。

(3)牵拉法:医者用一只手托患儿健侧的后颈部,把拇指和其他四指分开,分层放在颈部两旁,拇指按住患侧的锁骨头,其四指抵住健侧的颈椎,另一手放在患儿的头部,轻轻地向健侧横推2,3次,被动的牵拉患侧的韧带和颈项肌,以减轻其挛缩。

(4)旋转法:医者两手分别放在患儿的枕部和下颌部,两手轻轻用力,沿颈椎纵轴左右旋转,主要以向患侧为主,一次治疗中旋转数次,达到理筋、解痉、活血、散结之作用。

（5）揉、推、按法：此法是治疗患有脸部偏斜的患儿。患儿脸偏向健侧，健侧高于患侧。操作方法：医者用一手的大小鱼际、掌根部轻揉患儿健侧面部，健侧手法揉中加按，患侧手法揉中加提，两侧交换操作3～5分钟，以促进面部血液循环。然后，医者用手掌按住患儿的下颌部，轻轻向患侧推3～4次，纠正下颌移位。

（6）对于伴有眼斜的患儿，用双手的拇指螺纹在睛明、鱼腰穴用一指禅法/揉法放松眼周围的轮匝肌和斜肌，揉承泣、睛明、鱼腰、瞳子髎、太阳等穴2～3分钟。然后，用双拇指螺纹面分阴阳，由印堂到发际3次。

2. 第二种

（1）按揉推捻法：患儿仰卧位，医者先以示、中、无名三指并拢，沿胸锁乳突肌方向自上而下推按数次，目的是使颈部放松以利操作。再以拇指指端螺纹面及食指桡侧面置于肿物两侧，以腕部带动手指行按揉法，随之以多指捻揉肿物，最后再用拇指指肚揉胸锁乳突肌的起止端深部。

（2）捏拿拨提法：以拇指螺纹面和示、中二指指腹捏拿提拉肿物及条索状物，力量由轻到重，幅度逐渐加大，但不可过猛，否则容易造成进一步损伤，并以拇指、食指在胸锁乳突肌挛缩部位做前后方向的横向拨筋法，由浅入深，力量适度。

（3）扳正摇颈法：本法即将小儿头反复地向畸形的反方向转动。患儿取坐位，患侧朝向医者，手法步骤：①医者双手分别夹捧患儿头部两侧，将面部向患侧旋转，使面部及下颌转向患侧肩部。②医者以一手按压患儿患侧肩部，一手推患儿头倾向健侧，使健侧的耳垂接近肩部。③一手扶患儿患侧头后枕部，一手扶患儿健侧下颌部，将头枕部转向健侧，面部转向患侧，抬高下颌，逐渐拉长患侧的胸锁乳突肌。

以上三个步骤，手法要轻柔，动作要充分，遇阻即回，反复牵拉，亦可在胸锁乳突肌拉长的状态下，适当持续数秒。三种手法牵拉次数据证而定：颜面转向健侧明显者多做第一种扳法；歪头明显者多做第二种扳法。不管何种表现，第三种扳法必须要做，一般每种每次治疗牵拉20～40次。

（4）滚动疏理法：侧坐位，医者一手将患儿头推向健侧，另一手以小鱼际在患侧颈部做快速滚动，反复施术，以局部皮肤潮红为宜。最后，按揉患侧颈、肩、背等部位，并以擦法结束操作，以达到患侧肌肉充分放松。

3. 第三种

（1）足底按揉：患儿体位不限，以便于操作为原则。用双手拇指指腹按揉患儿双侧足底相当于颈项部的位置（即足底蹬趾掌趾关节处），每侧约2分钟。

（2）脊柱按摩：患儿取俯卧位或仰卧位。医者坐于患儿头侧，取膏摩药适量，施拇、示、中三指揉于整个脊柱及其两侧，尤以患侧的斜方肌、竖脊肌、冈上肌和肩胛提肌为重点，揉法贵在柔和而有力，揉后适当配合指摩法，操作约3分钟。

（3）局部推拿：①患儿取仰卧位，医者坐于患儿头侧，取膏摩药适量，依次施拇、示、中三指揉法于患侧胸锁乳突肌约2分钟；施捏法、按揉法或弹拨法于胸锁乳突肌起止点及肿块或硬结处约3分钟；示指、中指、无名指和小指的四指面揉于患侧胸锁乳突肌，自上而下3～5遍。②患儿仍取仰卧位，如患侧有肿块或硬结，即在肿块或硬结处再施缠法约2分钟，如胸锁乳突肌症状不明显，或轻度挛缩者，于其肌的起止点施以适量震法。③于患儿颈项部施以斜扳法或拔伸旋转扳法，左右各3次。

(四)辨证加减

1.肿块型

治则:软坚消肿散结。

手法:指揉法、拿法。

取穴及部位:患侧胸锁乳突肌处。

操作方法及要求:①使患儿取仰卧位,低枕或不用枕头,医者立于或坐于患儿的头端或患侧。②医者以一手在患侧胸锁乳突肌处施指揉法,以肿块处为重点。③医者以一手在患侧胸锁乳突肌处施拿法,也以肿块处为重点。④再在整个患侧胸锁乳突肌处施轻柔的弹拨法、指揉法。

方解:第一次采用指揉法,意在软坚消肿。用轻柔的弹拨法、拿法,有散结之功效。再次用指揉法治疗,以疏理筋脉。

2.非肿块型

治则:舒筋缓拘,松解患肌。

手法:拿法、扳法、指摩法、指揉法。

取穴及部位:患侧胸锁乳突肌处。

操作方法及要求:①使患儿取仰卧位,低枕或不用枕头,医者立于或坐于患儿的头端或患侧。②医者以一手在患侧胸锁乳突肌处用拿法进行治疗,在做拿法时,应稍上提。③医者以一手扶住病儿患侧的肩部,另一手扶持患侧头部上方;扶住患侧肩部的手稍向下压住肩部,扶持头部的另一手轻缓地将患儿的头推向健侧,使患儿头部在额状面内做被动侧向运动。以上动作,应反复做数次。④在患侧医者以一手在患侧胸锁乳突肌处用摩揉法。

方解:在患侧医者以一手在患侧胸锁乳突肌处用拿法,以舒筋缓解拘急。再用扳法,以牵张患肌。最后用摩揉法,为调和气血之意。

(五)推拿疗程

一般情况为每天推拿1次,一次15～20分钟,1个月为1个疗程,连续治疗2～4个疗程。也可一天推拿2次,上下午各2次,时间也是15～20分钟。治疗过程中密切观察患儿的情况,手法宜以轻快柔和为贵,勿用蛮力与滞力。

(六)要点难点

在临床过程中,我们不仅要对胸锁乳突肌挛缩的包块进行系统治疗,而且还要对除胸锁乳突肌以外的其他发育不良的颈部肌肉进行治疗,这样才能有效地促进周围相邻肌肉的发育,二者并重,才能达到更加有效治疗本病的目的,从而使治疗彻底。

斜颈的患儿大都伴有同侧周围肌肉萎缩,一方面多是由于妊娠期间胎儿在宫腔内活动受限,患侧肌群长期处于受压迫状态,导致局部血液供应不好,已经发育的肌肉由于没有充足的血液供应,而逐渐挛缩成为需血液量少的纤维结缔等硬组织。尚未发育的肌肉则发育缓慢或者停止发育,因此,在出生后包括胸锁乳突肌在内的肌群会出现挛缩及发育不良的情况。

临床上挛缩的胸锁乳突肌较容易被发现,而萎缩的其他颈部肌群则容易被忽视。另一方面,颈部运动受限导致相关肌肉失用性萎缩。无论妊娠期间还是出生后,胸锁乳突肌萎缩或发育不良均会导致颈部活动能力受限,从而使颈部其他肌肉得不到有效的运动而出现肌纤维变细、收缩无力,运动能力逐渐削弱。因此,对颈部其他的肌肉群进行推拿,也是斜颈治疗的重要组成部分。相反,如果对于胸锁乳突肌之外的其他发育不良的颈部肌肉,如斜方肌、颈外侧肌、前中后斜角肌等治疗不足或根本不治疗,虽然患儿胸锁乳突肌已经恢复正常,而颈部偏歪、支撑乏力的症状仍然存在。如果错误地认为这种头部偏歪还是胸锁乳突肌牵拉不够所致,因而一味过度牵拉已经恢复正常的胸锁乳突肌,会导致颈部胸锁乳突肌的意外损伤可能。所以在常规推拿完以后,捏、拿、捻动相关颈部相关的肌肉,如斜方肌、肩胛提肌、斜角肌群等,以加快局部的血液循环,促进肌肉进一步发育。操作时,可将患儿颈部推向健侧,使发育不良的部位充分暴露,有利于施展手法。还应注意,在对患儿进行颈部斜扳法等被动运动手法时,用力要轻柔和缓,力度幅度从小到大,不宜过度牵拉患侧肌肉群。

（七）注意事项

（1）小儿皮肤娇嫩,容易破皮,故在治疗中定要使用介质,如滑石粉、润滑剂等。矫正头位,家属在日常生活中,采用与斜颈相反的方向,以矫正斜颈。家庭按摩时,家属在平时可用示、中、无名指螺纹面在小儿颈项患侧用揉法,揉小儿患部肿结处为主。孕母应注意孕期检查,纠正不良胎位;孕期注意坐的姿势,不要屈腰压腹,防止对胎儿造成不良影响而致斜颈;产后检查注意是否斜颈,以便及时治疗。对斜颈患儿,还应注意检查是否伴有先天性髋关节半脱位。小儿不宜过早直抱,防止发生姿势性斜颈。

（2）先天性肌性斜颈的病理改变累及以胸锁乳突肌为主的一个肌群——负责支撑、旋转、后仰、侧弯功能的颈部肌群。治疗时,既需要推拿挛缩的胸锁乳突肌,又要有效地促进周围相邻肌肉的发育,从而使颈部肌肉力量均衡,运动协调,达到全面康复的目的。人体是一个有机的整体,胸锁乳突肌的挛缩,不仅引起“歪脖”,也会影响面部的发育及颈项肩部相关肌肉的发育。临床上相当一部分患儿面部左右不对称,患侧脸小而平,有的面部畸形明显,有的只是略有差异。有些患儿早期即有脊柱不同程度的侧弯,患侧斜方肌薄弱,所以我们主张治疗不仅是对病变局部的调整,除了用手法作用于患侧的胸锁乳突肌外,尚需对患儿面部、斜方肌、冈上肌、肩胛提肌、竖脊肌等施以擦、揉等手法,多方位调理,以纠正已存在的畸形或预防潜在性肌肉发育不够引起的面部不对称及代偿性胸椎侧凸。

（3）治疗施术中,婴儿最好处于睡眠状态,不宜用强迫性手段治疗,以免治疗施术对婴儿造成恐惧心理而产生负面影响。要熟练掌握手法的动作要领:操作时要静心端坐,守神于操作部位。轻柔而又有节奏的手法一般均能使婴儿在舒适而简单的环境中很快入睡,或入睡后睡眠加深进入深睡眠状态,这种状态也是治疗的最佳状态。

（李汝耀）

第二节 落 枕

落枕又名“失枕”,是以晨起时出现颈部酸胀、疼痛、活动不利为主症的颈部软组织损伤疾病。本病多见于青壮年,男多于女,冬春季发病率较高。轻者4～5天可自愈,重者疼痛剧烈,并向头部及上肢部放射,迁延数周不愈。

一、病因病机

本病多由睡眠时枕头过高、过低或过硬,以及躺卧姿势不良等因素,使头枕部长时间处于偏歪姿势,导致颈部一侧肌群受到过度伸展牵拉,在过度紧张状态下而发生静力性损伤,临床上以

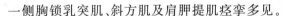

一侧胸锁乳突肌、斜方肌及肩胛提肌痉挛多见。

中医认为,本病多因素体亏虚,气血不足,循行不畅,筋肉舒缩活动失调,或夜寐肩部外露,颈肩受风寒侵袭,致使气血凝滞,肌筋不舒,经络痹阻,僵凝疼痛而发病。《伤科汇纂·旋台骨》有"因挫闪及失枕而项强痛者"的记载,因此,颈部突然扭转闪挫损伤,或肩扛重物致局部筋肌扭伤、痉挛也是导致本病的原因之一。

二、诊断

(一)症状

(1)晨起后即感一侧颈部疼痛,颈项僵滞,头常歪向患侧,不能自由旋转,转头视物时往往连同身体转动。

(2)疼痛可向肩部、项背部放射。

(3)颈部活动受限,常受限于某个方位上,主动、被动活动均受牵掣,动则症状加重。

(二)体征

(1)颈部肌肉疼痛痉挛,触之呈条索状。

(2)压痛。在胸锁乳突肌处有肌张力增高感和压痛者,为胸锁乳突肌痉挛;在锁骨外 1/3 处(肩井穴)或肩胛骨内侧缘有肌紧张感和压痛者,为斜方肌痉挛;在上三个颈椎棘突旁和同侧肩胛骨内上角处有肌紧张感和压痛者,为肩胛提肌痉挛。

(3)活动障碍。轻者向某一方位转动障碍,严重时各方位活动均受限制。

(三)辅助检查

X 线片检查:一般颈椎骨质无明显变化。少数患者可有椎体前缘增生,颈椎生理弧度改变、序列不整、侧弯等。

三、治疗

(一)治疗原则

舒筋活血,温经通络,解痉止痛。

(二)手法

一指禅推法、㨰法、按法、揉法、拿法、拔伸法、擦法等。

(三)取穴与部位

风池、风府、肩井、天宗、肩外俞等穴及受累部位。

(四)操作

1.舒筋活血

患者取坐位,术者立于其身后,用一指禅推法、按揉法沿督脉颈段、两侧颈夹脊穴上下往返操作 3~5 遍。自两侧肩胛带、颈根部、颈夹脊线用㨰法操作,时间 3~5 分钟。

2.疏通经络

用拇指或中指点按风池、风府、天宗、肩井、肩外俞等穴,每穴按压半分钟;用拿法提拿颈椎两侧软组织,以患侧为重点部位,并弹拨紧张的肌肉,使之逐渐放松。

3.解痉止痛

根据压痛点及肌痉挛部位,分别在痉挛肌肉的起止点及肌腹部用按揉法、抹法、弹拨法操作,时间 2~3 分钟。

4.拔伸摇颈

嘱患者自然放松颈项部肌肉,术者左手持续托起下颌,右手扶持后枕部,维持在颈略前屈、下颌内收姿势,双手同时用力向上牵拉拔伸片刻,再缓慢左右摇颈 10～15 次,以活动颈椎小关节。

5.整复错缝

对颈椎后关节有侧偏、压痛者,在颈部微前屈的状态下,以一手拇指按于压痛点处,另一手托住其下颌部,做向患侧的旋转扳法,以整复后关节错缝。手法要稳而快,切忌暴力蛮劲,以防发生意外。在患部沿肌纤维方向做擦法、摩肩、拍打、叩击肩背部数次,结束治疗。

四、注意事项

(1)推拿治疗本病过程中,手法宜轻柔,切忌施用强刺激手法,防止发生意外。

(2)对症状持续 1 周以上不缓解,短期内有两次以上发作者,必须做 X 线检查,以明确诊断。

(3)注意颈项部的保暖,科学用枕,参照颈椎间盘突出症。

五、功能锻炼

(1)患者应有意识放松颈部肌肉,疼痛缓解后,应积极进行颈部功能锻炼,可做颈部前屈后仰、左右侧弯、左右旋转等活动,各做 3～5 次,每天 1～2 次。

(2)坚持做颈部保健操。

六、疗效评定

(一)治愈

颈项部疼痛、酸胀消失,压痛点消失,颈部功能活动恢复正常。

(二)好转

颈项部疼痛减轻,颈部活动改善。

(三)未愈

症状无改善。

(曹　伟)

第三节　颈　椎　病

颈椎病是发生在颈段脊柱的慢性退行性疾病,是由于颈椎骨质增生、椎间盘退行性改变及颈部损伤等原因引起脊柱内、外平衡失调,刺激或压迫颈神经根、椎动脉、脊髓或交感神经而引起的一组综合征,又称颈椎综合征。多见于中老年人群,男性多于女性,近年来有明显低龄化趋势。本病临床表现为头、颈、肩臂麻木疼痛,肢体酸软无力,病变累及椎动脉、交感神经、脊髓时则可出现头晕、心慌、大小便失禁、瘫痪等症状。

一、病因病机

颈椎间盘退变是本病的内因,各种急慢性颈部损伤是导致本病的外因。

（一）内因

在一般情况下颈椎椎间盘从 30 岁以后开始退变，退变从软骨板开始并逐渐骨化，通透性随之降低，髓核中的水分逐渐减少，最终形成纤维化，缩小变硬成为一个纤维软骨性实体，进而导致椎间盘厚度变薄，椎间隙变窄。由于椎间隙变窄，使前、后纵韧带松弛，椎体失稳及继发性炎症，后关节囊松弛，关节腔变窄，关节面长时间磨损而导致增生。椎体后关节、钩椎关节等部位的骨质增生及椎间孔变窄或椎管前后径变窄是造成脊髓、颈神经根、椎动脉及交感神经受压的主要病理基础。

（二）外因

由于跌仆闪挫或长期从事低头伏案工作，平时姿势不良、枕头和睡姿不当，均可使颈椎间盘、后关节、钩椎关节、椎体周围各韧带及其附近软组织不同程度的损伤，从而破坏了颈椎的稳定性，促使颈椎发生代偿性骨质增生。若增生物刺激或压迫邻近的神经、血管和软组织则引起各种相应的临床症状和体征。

此外，颈项部受寒，肌肉痉挛致使局部组织缺血缺氧，也可引起临床症状。

中医学关于颈椎病的论述多记载于"痹证""痿证""头痛""眩晕""项强""项筋急"和"项肩痛"等病证中。中医认为颈椎病与人的年龄及气血盛衰、筋骨强弱有关。年过四十肾气始衰，年过五十肝气始衰，年过六十筋肌懈惰，骨骸稀疏。年老体弱，肝肾、气血亏虚，筋肌骸节失却滋养；或被风寒湿邪所侵，气血凝滞痹阻；或反复积劳损伤，瘀聚凝结于脊窍，发为本病。

二、诊断

（一）颈型颈椎病

颈型颈椎病由于颈椎过度运动、外伤或长期不良姿势，而造成椎旁软组织劳损、颈椎活动节段轻度错缝，颈椎的稳定性下降，从而导致椎间盘代偿性退变。这种退变尚处于退变的早期阶段，表现为椎间盘纤维环结构的部分破坏、椎间盘组织的轻度膨出及椎骨骨质的轻度增生，这些膨出及增生的结构尚未构成对神经、血管组织的实质性压迫，但可刺激分布于其间的椎窦神经感觉纤维。后者则向中枢发出传入冲动，经脊髓节段反射及近节段反射的途径，导致颈项部和肩胛骨间区肌肉处于持续紧张的状态，出现该区域的刺激症状。

1.症状

（1）表现为患者颈部前屈、旋转幅度明显减小，颈夹肌、半棘肌、斜方肌等出现肌紧张性疼痛。

（2）颈部有僵硬感，易于疲劳。

（3）肩胛肩区有酸痛感和沉重感，劳累后症状加重，休息后症状减轻，经常出现"落枕"样现象。

2.体征

同"落枕"。

3.辅助检查

同"落枕"。

（二）神经根型颈椎病

神经根型颈椎病由于颈椎钩椎关节、关节突骨质增生、颈椎椎骨之间结构异常及软组织损伤、肿胀等原因，造成对神经根的机械压迫和化学刺激而引起典型的神经根症状。

1.症状

(1)颈项部或肩背呈阵发性或持续性的隐痛或剧痛;受刺激或压迫的颈脊神经其循行路经有烧灼样或刀割样疼痛,伴针刺样或过电样麻感;当颈部活动、腹压增高时,上述症状会加重。

(2)颈部活动有不同程度受限或发硬、发僵,或颈呈痛性斜颈畸形。

(3)一侧或两侧上肢有放射性痛、麻,伴有发沉、肢冷、无力、握力减弱或持物坠落。

2.体征

(1)颈椎生理前凸减少或消失,甚至反弓,脊柱侧凸。上肢及手指感觉减退,严重时可有肌肉萎缩。

(2)颈部有局限性条索状或结节状反应物,在病变颈椎节段间隙、棘突、棘突旁及其神经分布区可出现压痛。手指放射性痛、麻常与病变节段相吻合。

(3)患侧肌力减弱,病久可出现肌肉萎缩。

(4)臂丛神经牵拉试验、压头试验、椎间孔挤压试验,均可出现阳性。

(5)腱反射可减弱或消失。

3.辅助检查

(1)X线片检查:可显示颈椎生理前凸变直或消失,脊柱、棘突侧弯,椎间隙变窄,椎体前、后缘骨质增生,钩椎关节变锐及椎间孔狭窄等改变。

(2)CT检查:可清楚地显示颈椎椎管和神经根管狭窄、椎间盘突出及脊神经受压情况。

(3)MRI检查:可以从颈椎的矢状面、横断面及冠状面对椎管内结构的改变进行观察,对脊髓、椎间盘组织显示清晰。

(三)脊髓型颈椎病

脊髓型颈椎病是由于突出的颈椎间盘组织、增生的椎体后缘骨赘、向后滑脱的椎体、增厚的黄韧带和椎管内肿胀的软组织等,对脊髓造成压迫;或由于血管因素的参与,导致脊髓缺血、变性等改变,引起颈部以下身体感觉、运动和大小便功能等异常。本病与颈椎间盘突出症有相似之处。

1.症状

(1)表现为上肢症状往往不明显,有时仅表现为沉重无力;下肢症状明显,可出现双下肢僵硬无力、酸胀、烧灼感、麻木感和运动障碍,呈进行性加重的趋势。

(2)步态笨拙,走路不稳或有踩棉花感。手部肌肉无力、发抖、活动不灵活、持物不稳、容易坠落。

(3)甚至四肢瘫痪,排尿、排便障碍,卧床不起。

(4)患者常有头痛、头昏、半边脸发热、面部出汗异常等。

2.体征

(1)颈部活动受限不明显,病变相应节段压痛存在。

(2)上肢动作欠灵活,肌力减弱。

(3)下肢肌张力增高。低头1分钟后症状加重。

(4)肱二、三头肌肌腱及膝腱反射减弱;跟腱反射亢进。

(5)髌阵挛和踝阵挛。

(6)腹壁反射和提睾反射减弱。

(7)霍夫曼征、巴宾斯基征均可出现阳性。

3.辅助检查

(1)X 线片检查:可见病变椎间隙狭窄、椎体骨质增生、节段不稳定等退行性改变。有时可见椎管狭窄、椎间孔缩小。

(2)脊髓造影:脊髓造影可发现硬膜囊前后压迫情况,如压迫严重可呈现不完全一性或完全性梗阻。

(3)CT 检查:可确切地了解颈椎椎管的大小、椎间盘突出程度、有无椎体后骨刺等情况。

(4)MRI 检查:可明确有无颈椎间盘变性、突出或脱出及其对脊髓的压迫程度,了解脊髓有无萎缩变性等。

(四)椎动脉型颈椎病

椎动脉型颈椎病是由于椎间盘退变及上位颈椎错位,横突孔骨性非连续管道扭转而引起椎动脉扭曲,或因椎体后外缘、钩椎关节的骨质增生而导致椎动脉受压,造成一侧或双侧的椎动脉供血不足,或因椎动脉交感神经丛受刺激而导致基底动脉痉挛等。近年来对椎动脉形态学的研究表明,该病存在椎动脉入横突孔位置变异(图 13-1)、先天性纤细、痉挛(图 13-2)、钩椎关节增生压迫(图 13-3)、横突孔内纤维束带牵拉扭曲(图 13-4)及骨质增生压迫椎动脉等病理改变。

因此,可以认为,椎动脉形态学改变使椎动脉血流动力学异常,椎动脉供血不足,小脑缺血、缺氧是导致眩晕的主要原因。

《黄帝内经·灵枢》有"髓海不足,则脑转耳鸣""上气不足,脑为之不满,耳为之苦鸣,头为之苦倾,目为之眩"及"上虚则眩"等记载。

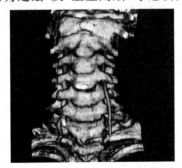

图 13-1　入横突孔位置变异

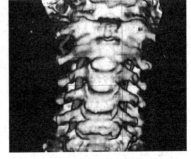

图 13-2　先天性纤细痉挛

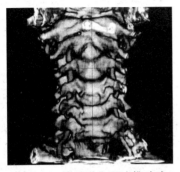

图 13-3　骨质增生压迫椎动脉

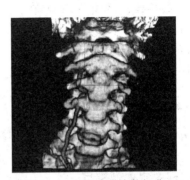

图 13-4　纤维束带牵拉扭曲

1.症状

(1)持续性眩晕、恶心、耳鸣、重听、记忆力减退、后枕部麻木、偏头痛等。

(2)可伴有视物模糊、视力减退、精神萎靡、失眠、嗜睡等。

(3)头部过伸或旋转时,可出现位置性眩晕、恶心、呕吐等急性发作症状。

(4)可出现猝然摔倒、持物坠落,但摔倒时神志多清醒。

(5)部分患者可同时伴有颈肩臂痛等神经根型颈椎病的表现,以及交感神经刺激症状。

2.体征

(1)病变节段横突部压痛。

(2)当出现颈源性眩晕等椎动脉供血不足的症状时,可发作性猝倒。

(3)旋颈试验阳性。

3.辅助检查

(1)X线片检查:颈椎正位及斜位片,可见颈椎生理弧度减小或消失,可出现侧凸畸形。可见钩椎关节侧方或后关节部骨质增生、椎间孔变小等。

(2)椎动脉造影:可见椎动脉因钩椎关节骨赘压迫而扭曲或狭窄,可作为确切诊断。

(3)TCD检查:为目前临床常用的检查项目,可发现椎动脉血流速减慢或增快,可供临床参考。

(4)3D-CTA检查:可清晰观察椎动脉及椎-基底动脉全貌,分析椎动脉与椎体、椎间孔及周围软组织的关系,可明确诊断。

(五)交感神经型颈椎病

1.症状

(1)有慢性头痛史,以眼眶周围、眉棱骨等部位明显,疼痛常呈持续性。

(2)可出现头晕、眼花、耳鸣、恶心或呕吐。

(3)可有心动过速或减慢、心前区闷痛、心悸、气促等症状。

2.体征

(1)两侧颈椎横突前压痛点明显。

(2)部分患者出现霍纳征。

(3)有"类冠心病样综合征"征象。

3.辅助检查

(1)X线片检查:颈椎生理弧度有不同程度的改变,椎体和钩椎关节骨质增生,横突肥厚等。

(2)心电图检查:无异常或有轻度异常。

(六)混合型颈椎病

兼具上述两种类型或两种以上类型的诊断要点。

三、鉴别诊断

临床上根据患者的病史、症状和体征,并通过相应检查可明确诊断,并注意同下列疾病相鉴别。

(一)神经根型颈椎病

(1)风湿性或慢性劳损性颈肩痛有颈肩、上肢以外多发部位的疼痛史,无放射性疼痛,无反射改变,麻木区不按脊神经根节段分布,该病与天气变化有明显关系,服用抗风湿类药症状可好转。

（2）落枕颈项强痛，活动功能受限，无手指发麻症状，起病突然，以往无颈肩症状。

（3）前斜角肌综合征颈项部疼痛，患肢有放射痛和麻木触电感，以手指胀、麻、凉、皮肤发白或发绀为特征。手下垂时症状加重，上举后症状可缓解。前斜角肌痉挛发硬，艾迪森试验阳性。

（二）脊髓型颈椎病

1.颈脊髓肿瘤

脊髓压迫症状呈进行性加重，先有一侧颈、肩、臂手指疼痛或麻木，逐渐发展到对侧下肢，然后累及对侧上肢。X线平片显示椎间孔增大，椎体或椎弓破坏。CT、MRI、脊髓造影可确诊。

2.脊髓粘连性蛛网膜炎

可有感觉神经和运动神经受累症状，亦可有脊髓的传导损害症状。腰椎穿刺时，脑脊液呈不全或完全梗阻现象。脊髓造影时，造影剂通过蛛网膜下腔困难，并分散为点滴延续的条索状。

3.脊髓空洞症

好发于20～30岁的青年人，以痛温觉与触觉分离为特征，尤以温度觉的减退或消失较为明显。脊髓造影通畅，MRI检查可见颈膨大，有空洞形成。

此外，还需与颈椎骨折脱位、颈椎结核相鉴别。

（三）椎动脉型颈椎病

1.梅尼埃病

平素有类似发作症状，常因劳累、睡眠不足、情绪波动而发作。其症状表现为头痛、眩晕、呕吐、恶心、耳鸣、耳聋、眼球震颤等。

2.位置性低血压

发作于患者突然改变体位时，尤其从卧位、蹲位改为立位时，突然头晕，而颈部活动无任何异常表现。

3.内听动脉栓塞

突发耳鸣、耳聋及眩晕，症状严重且持续不减。

（四）交感神经型颈椎病

1.心绞痛

有冠心病史，发作时心前区剧烈疼痛，伴胸闷心悸、出冷汗，心电图有异常表现。含服硝酸甘油片能缓解。

2.自主神经紊乱症

多见于青壮年，表现为头痛、头晕、睡眠障碍、自制能力差等。X线片显示颈椎无明显异常改变，神经根、脊髓无受累征象。服用调节自主神经类药物有效。对此类患者需长期观察，以防误诊。

四、治疗

（一）治疗原则

消除肌痉挛，纠正椎骨错缝，恢复颈椎内外力平衡。颈型以纠正颈椎紊乱，缓解肌紧张为主；神经根型以活血化瘀，疏经通络为主；脊髓型以疏经理气，温通督脉为主；椎动脉型以行气活血，益髓止晕为主；交感神经型以益气活血，平衡阴阳为主。

（二）手法

擦法、一指禅推法、按法、拿法、拔伸法、扳法、旋转法、按揉法、擦法等。

（三）取穴与部位

1.五线

（1）督脉线自风府穴至大椎穴连线。

（2）颈夹脊线自天柱穴至颈根穴（大椎穴旁开1寸）连线，左右各一线。

（3）颈旁线自风池穴至颈臂穴（缺盆穴内1寸）连线，左右各一线。

2.五区

（1）肩胛区：冈上肌区域，左右各一区。

（2）肩胛背区：冈下肌区域，左右各一区。

（3）肩胛间区：两肩胛骨内侧缘区域。

3.十三穴

风府穴、风池穴（双）、颈根穴（双）、颈臂穴（双）、肩井穴（双）、肩外俞穴（双）、天宗穴（双）。

（四）操作

1.基本操作

（1）督脉线：用一指禅推法、按揉法、擦法，累计2～3分钟。

（2）颈夹脊线：用一指禅推法、按揉法、拿法、擦法，累计3～5分钟。

（3）颈旁线用一指禅推法、按揉法、擦法、抹法，累计2～3分钟。

（4）肩胛区由肩峰端向颈根部施㨰法、拿法、擦法，累计3～5分钟。

（5）肩胛背区用㨰法、按揉法，累计1～2分钟。

（6）肩胛间区用一指禅推法、按揉法、拨揉法，累计2～3分钟。

2.辨证推拿

（1）颈型颈椎病：①有椎间关节紊乱者，用颈椎定位扳法、旋转扳法等，纠正颈椎生理弧度、侧弯和关节紊乱；②根据症状累及部位，选择相应的五区、十三穴，用一指禅推法、按揉法、拨揉法，累计3～5分钟；③有偏头痛者，同侧风池穴按揉，手法作用力向上，时间2～3分钟；④有眩晕者，用一指禅推风池穴（双），用拇指的尺侧偏峰沿寰枕关节向风府方向推，左手推右侧，右手推左侧。每穴2～3分钟。

（2）神经根型颈椎病：①有椎间关节紊乱者，用颈椎定位扳法、旋转扳法等，纠正颈椎生理弧度、侧弯和关节紊乱。②相应神经根节段治疗。放射至拇指根麻木者，取同侧C_5～C_6椎间隙，用一指禅推法、按揉法治疗，累计时间3～5分钟；放射至拇、示、中指及环指桡侧半指麻木者，取同侧$C_{6～7}$椎间隙，用一指禅推法、按揉法治疗，累计时间3～5分钟；放射至小指及环指尺侧半指者，取同侧C_7～T_1椎间隙，用一指禅推法、按揉法治疗，累计时间3～5分钟。③根据症状累及部位，选择相应的五区、十三穴，用一指禅推法、按揉法、拨揉法，累计3～5分钟。

（3）脊髓型颈椎病：①根据症状所累及部位，选用相应的五区、十三穴，用一指禅推法、按揉法、拨揉法，累计3～5分钟；②根据所累及的肢体，选用相应穴位操作，以缓解肢体相应症状。时间3～5分钟。

（4）椎动脉型颈椎病：①一指禅推风池穴（双），用拇指的尺侧偏峰沿寰枕关节向风府方向推，左手推右侧，右手推左侧。每穴3～5分钟。②取颈臂穴（双），用一指禅推法、按揉法，每穴1～2分钟。③有椎间关节紊乱者，用颈椎定位扳法、旋转扳法等，纠正颈椎生理弧度、侧弯和关节紊乱。④用鱼际揉前额，拇指按揉印堂、睛明穴、太阳穴，分抹鱼腰穴；用沿足少阳胆经头颞部循线行扫散法治疗。时间约5分钟。

(5)交感神经型颈椎病:①有椎间关节紊乱者,用颈椎定位扳法、旋转扳法等,纠正颈椎生理弧度、侧弯和关节紊乱;②踝部、前额部、眼眶等部位,用抹法、一指禅推法、按揉法、扫散法等治疗,累计时间3～5分钟;③视物模糊、眼涩、头晕者,一指禅推风池穴(双),用拇指的尺侧偏峰沿寰枕关节向风府方向推,左手推右侧,右手推左侧;每穴3～5分钟;④头痛、偏头痛、头胀、枕部痛者,取同侧风池穴按揉,手法作用力向上,时间约3分钟;⑤耳鸣、耳塞者,取风池穴(同侧),用一指禅推法、按揉法向外上方向操作,累计时间2～3分钟;⑥心前区疼痛,心动过速或过缓者,取颈臂穴(双),用一指禅推法、按揉法操作,累计时间3～5分钟。

(6)混合型颈椎病:按证型症状的轻重缓急,综合对症处理。

五、注意事项

(1)对颈椎病的推拿治疗,尤其在做被动运动时,动作应缓慢,切忌暴力、蛮力和动作过大,以免发生意外。

(2)低头位工作不宜太久,避免不正常的工作体位。

(3)避免头顶、手持重物。

(4)睡眠时枕头要适宜。对颈椎生理弧度变直、消失的,枕头宜垫在颈项部;弧度过大的,宜垫在头后部;侧卧时枕头宜与肩膀等高,使颈椎保持水平位。

(5)治疗后可选用合适的颈围固定颈部,并要注意保暖。

(6)本病可以配合颈椎牵引治疗。重量3～5 kg,每次20～30分钟。

(7)对脊髓型颈椎病,禁用斜扳法。推拿治疗效果不佳,或有进行性加重趋势,应考虑综合治疗。

六、功能锻炼

(一)颈肌对抗锻炼

(1)双手交握,置于额前(枕后),颈部向前(后)用力与之对抗,每次持续10～20秒,每组8～10次,每天1～3组。

(2)将手掌置于头同侧,颈部用力与之对抗,每次持续10～20秒,每组8～10次,每天1～3组。

(3)左右侧分别进行。

(二)颈部关节活动度锻炼

头向前缓慢、用力屈至极限,停顿3秒钟后缓慢、用力抬起,向后伸至极限,停顿3秒钟后缓慢回到中立位,每组8～10次,每天2～3组;头向左缓慢、用力屈至极限,停顿3秒钟后缓慢、用力向右屈至极限,停顿3秒钟后缓慢回到中立位,每组8～10次,每天2～3组。

(三)颈保健操

1.捏九下

用手掌心放在颈后部,用示、中、环及小指与掌根相对用力,提捏颈部肌肉。左手捏九下,右手捏九下。

2.摩九下

用手掌放在颈后部,用手指、手掌连同掌根,沿颈项做横向的来回往返摩擦。左手摩九下,右手摩九下。至颈项发热舒适。

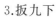
3.扳九下

用示、中、环及小指放在颈后部,做头缓缓向后仰,同时手指向前扳拉。左手扳九下,右手扳九下。使颈后部有被牵拉感。

七、疗效评定

(一)治愈

原有各型症状消失,肌力正常,颈、肢体功能恢复正常,能参加正常劳动和工作。

(二)好转

原有各型症状减轻,颈、肩背疼痛减轻,颈、肢体功能改善。

(三)未愈

症状无改善。

(曹　伟)

第四节　寰枢关节半脱位

寰枢关节半脱位又称为寰枢关节失稳,是指寰椎向前、向后脱位,或寰齿两侧间隙不对称,导致上段颈神经、脊髓受压以致患者出现颈肩上肢疼痛,甚至四肢瘫痪、呼吸肌麻痹,严重时危及生命。

寰枢关节是一复合关节,由4个小关节组成,其中部及外侧各有两个关节,中部的齿状突和寰椎前弓中部组成前关节,齿状突和横韧带组成后关节,即齿状突关节。在寰枢外侧由两侧块的下关节面和枢椎上关节面组成关节突关节。寰枢关节的关节囊大而松弛,关节面较平坦,活动幅度较大,且寰枢椎之间无椎间盘组织,因此受到外力或在炎症刺激下容易发生寰枢关节半脱位。

一、病因病机

寰枢关节半脱位是临床常见病证,其发病原因主要有炎症、创伤和先天畸形。

(一)寰枢关节周围炎症

咽部与上呼吸道的感染、类风湿等可以使寰枢关节周围滑膜产生充血水肿和渗出,引起韧带松弛而脱位;炎症又可使韧带形成皱襞而影响旋转后的复位,形成旋转交锁,造成关节半脱位。

(二)创伤

创伤可以直接造成横韧带、翼状韧带两者或两者之一发生撕裂或引起滑囊、韧带的充血水肿,造成寰枢关节旋转不稳并脱位。寰椎骨折、枢椎齿状突骨折可直接造成寰枢椎脱位。青少年可由于跳水时头部触及游泳池底,颈部过度屈曲,寰椎横韧带受到枢椎齿状突向后的作用力引起寰枢关节前脱位。而成年人多由于头颈部受到屈曲性外伤而引起不同程度的寰椎前脱位;也可表现为向侧方及旋转等方向移位,与外伤作用力方向有关。

(三)寰枢椎的先天变异和(或)横、翼状韧带的缺陷

发育对称的寰枢两上关节面,受力均衡,关节比较稳定,当寰枢两上关节面不对称(即倾斜度不等大、关节面不等长)时,关节面则受力不均衡,倾斜度大的一侧剪力大,对侧小,使关节处于不

稳定状态,易发生寰枢关节半脱位。

中医关于该病的论述,多记载于"筋痹""错缝"等病证中。中医认为患者素体气虚,筋肌松弛,节窍失固,或有颈部扭、闪、挫伤致脊窍错移,迁延不愈。脊之筋肌损伤,气血瘀聚不散则为肿为痛。筋肌拘挛,脊错嵌顿则活动受掣。

二、诊断

(一)症状

(1)有明显外伤史或局部炎症反应。其症状轻重与寰椎在枢椎上方向前、旋转及侧方等半脱位的程度有关。

(2)颈项部、头部、肩背部疼痛明显,活动时疼痛加剧,疼痛可向肩臂放射。

(3)颈项肌疼挛、颈僵,头部旋转受限或呈强迫性体位为主要症状。

(4)当累及椎-基底动脉时,可出现头晕、头痛、恶心、呕吐、耳鸣、视物模糊等椎-基底动脉供血不足症状。

(5)当累及延髓时,则主要影响延髓外侧及前内侧,出现四肢运动麻痹、发音障碍及吞咽困难等。

(二)体征

(1)枢椎棘突向侧后偏突,有明显压痛,被动活动则痛剧。

(2)如为单侧脱位,头偏向脱位侧,下颌转向对侧,患者多用手托持颌部。

(3)累及神经支配区域皮肤有痛觉过敏或迟钝。

(4)累及脊髓时则出现脊髓受压症状,上肢肌力减弱,握力减退,严重时腱反射亢进,霍夫曼征阳性。下肢肌张力增高,步态不稳,跟、膝腱反射亢进,巴宾斯基征阳性。

(5)位置及振动觉多减退。

(三)辅助检查

1.X 线片检查

颈椎张口正位,齿状突中线与寰椎中心线不重叠,齿状突与寰椎两侧块之间的间隙不对称或一侧关节间隙消失,齿状突偏向一侧。

2.CT 检查

寰枢椎连续横断面扫描可显示寰枢椎旋转程度。矢状位和冠状位图像可显示关节突关节的序列,但大多数不能显示齿状突与寰椎分离。

3.肌电图和神经诱发电位检查

可评价神经功能受损害程度。

三、治疗

(一)治则

舒筋活血,松解紧张甚至疼挛的颈枕肌群;整复失稳的寰枢关节,纠正发生寰枢关节异常位移的因素,扩大椎管的有效容积,改善椎管内外的高应力状态,减少或消除椎动脉或脊髓的机械性压迫和刺激。采用松解类手法与整复手法并重,以颈项部操作为主的原则。

(二)手法

一指禅推法、滚法、拔伸法、推法、拿法、按揉法和整复手法等。

（三）取穴与部位

颈项部、枕后部及患处等;风池、颈夹脊、天柱、翳风、阿是穴等。

（四）操作

（1）患者坐位,术者用轻柔的㨰法、按揉法、拿法、一指禅推法等手法在颈椎两侧的夹脊穴部位及肩部治疗,以放松紧张、痉挛的肌肉。

（2）整复手法。患者仰卧位,头置于治疗床外,便于手法操作。助手两手扳住患者两肩,术者一手托住后枕部,一手托住下颌部,使头处于仰伸位进行牵拉,助手配合做对抗性拔伸。在牵拉拔伸状态下,做头部缓慢轻柔的前后活动和试探性旋转活动。如出现弹响,颈椎活动即改善,疼痛减轻,表示手法整复成功。

（3）复位后,患者取仰卧位,采用枕颌带于头过伸牵引,牵引重量控制在 2～3 kg,持续牵引,日牵引时间不少于 6 小时。3～4 周撤除牵引,用颈托固定。

四、注意事项

（1）严格掌握推拿治疗适应证,有重度锥体束体征者不宜手法复位。

（2）注意平时预防,纠正平时的不良习惯姿势,平时戴颈围固定保护。

（3）少数伴炎症患者,可有发热,体温可达 38～40 ℃,注意观察,采取必要的降温措施。

（4）注意用枕的合理性和科学性;注意颈项、肩部的保暖。

五、功能锻炼

寰枢关节半脱位功能锻炼宜在病情基本稳定后进行,根据生物力学原理,强化颈部肌肉的功能锻炼,增强颈部的肌肉力量,对提高颈椎稳定性,延缓或防止肌萎缩,是很有必要的。锻炼方法为:

（1）立位或坐位,用全力收缩两肩。重复 5～10 次。

（2）立位或坐位,两手扶前额,给予一定的阻力,用全力使颈部向前屈,坚持 6 秒钟。重复3～5 次。

（3）立位或坐位,一手扶头侧部,给予一定的阻力,用全力使颈部向同侧侧倾,坚持 3～6 秒钟。左、右交替,重复 3～5 次。

（4）立位或坐位,两手扶后枕部,给予一定的阻力,用全力使头部往后倾,坚持 3～6 秒钟。重复3～5 次。

（曹　伟）

第五节　前斜角肌综合征

前斜角肌综合征是指因外伤、劳损、先天颈肋、高位肋骨等因素刺激前斜角肌,或前斜角肌痉挛、肥大、变性等,引起臂丛神经和锁骨下动脉的血管神经束受压,而产生的一系列神经血管压迫症状的病证。本病好发于 20～30 岁女性,右侧较多见。

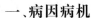

一、病因病机

颈部后伸、侧屈位时,头部突然向对侧旋转,或长期从事旋颈位低头工作,使对侧前斜角肌受到牵拉扭转而损伤,出现前斜角肌肿胀、痉挛而产生对其后侧神经根的压迫症状。神经根受压又进一步加剧前斜角肌痉挛,形成恶性循环。

先天性结构畸形,如肩部下垂、高位胸骨、C_7 横突肥大、高位第 1 肋骨、臂丛位置偏后等,使第 1 肋骨长期刺激臂丛,使受臂丛支配的前斜角肌发生痉挛,压迫臂丛神经而发病。若前斜角肌痉挛、变性、肥厚,则易造成锁骨上部臂丛及锁骨下动脉受压。如颈肋或 C_7 横突肥大,或前、中斜角肌肌腹变异合并时,当前斜角肌稍痉挛,即可压迫其间通过的臂丛神经和锁骨下动脉而导致出现神经血管症状。本病运动障碍出现较迟,可表现为肌无力和肌萎缩,偶见手部呈雷诺征象。

中医将本病归属"劳损"范畴。多由过度劳损,或风寒外袭,寒邪客于经络,致使经脉不通,气血运行不畅,发为肿痛。

二、诊断

(一)症状

(1)一般缓慢发生,均以疼痛起病,程度不一。

(2)局部症状。患侧锁骨上窝稍显胀满,前斜角肌局部疼痛。

(3)神经症状。患肢有放射性疼痛和麻木触电感,以肩、上臂内侧、前臂和手部的尺侧及小指、环指明显,表现为麻木、蚁行、刺痒感等。少数患者偶有交感神经症状,如瞳孔扩大、面部出汗、患肢皮温下降,甚至出现霍纳综合征。

(4)血管症状。早期由于血管痉挛致使动脉供血不足而造成患肢皮温降低,肤色苍白;后期因静脉回流受阻,出现手指肿胀、发凉、肤色发绀,甚至手指发生溃疡难愈。

(5)肌肉症状。神经长期受压,患肢小鱼际肌肉萎缩,握力减弱,持物困难,手部发胀及有笨拙感。

(二)体征

(1)颈前可摸到紧张、粗大而坚韧的前斜角肌肌腹,局部有明显压痛,并向患侧上肢放射性痛麻。

(2)局部及患肢的疼痛症状在患肢上举时可减轻或消失,自然向下或用力牵拉患肢时则加重

(3)艾迪森试验、超外展试验阳性,提示血管受压。

(4)举臂运动试验、臂丛神经牵拉试验阳性,提示神经受压。

(三)辅助检查

X 线片检查:颈、胸段的 X 线正侧位摄片检查,可见颈肋或 C_7 横突过长或高位胸肋征象。

三、治疗

(一)治疗原则

舒筋活血,通络止痛。

(二)手法

擦法、按法、揉法、拿法、擦法等。

（三）取穴与部位

缺盆、肩井、翳风、风池、颈臂、曲池、内关、合谷、颈肩及上肢部。

（四）操作

1.活血通络

患者取坐位。术者站于患侧,先用㨰法在患侧自肩部向颈侧沿斜角肌体表投影区往返施术,同时配合肩关节活动,时间3～5分钟。

2.理筋通络

继上势,术者以一指禅推法沿患侧颈、肩、缺盆穴及上肢进行操作,斜角肌部位、颈臂穴重点治疗,时间5～7分钟。

3.舒筋通络

继上势,术者以拇指弹拨斜角肌起止点及压痛点,拇指揉胸锁乳突肌及锁骨窝硬结处为重点,拇指自内向外沿锁骨下反复揉压,时间3～5分钟。

4.通络止痛

沿患侧斜角肌用拇指平推法,然后施擦法,以透热为度。时间1～2分钟;然后摇肩关节,揉、拿上肢5～10遍,抖上肢结束治疗。

四、注意事项

（1）注意不宜睡过高枕头,患部注意保暖。

（2）避免患侧肩负重物或手提重物,以免加重症状。

（3）嘱患者配合扩胸锻炼,每天1～2次,可缓解症状。

（曹　伟）

第六节　肩关节周围炎

肩关节周围炎简称"肩周炎",是指肩关节囊及关节周围软组织因劳损、退变、风寒湿侵袭等因素所致的一种慢性非特异性炎症。临床上以肩关节周围疼痛、活动功能障碍、肌肉萎缩为主要特征。本病好发于中老年人(50岁左右),女性发病率高于男性,故有"五十肩"、肩凝症、肩关节粘连症、冻结肩之称。

一、病因病机

肩关节周围炎的发病原因与年龄、气候环境、劳损及关节周围软组织病变有关。人到中年以后,形体气血渐衰,骨节疏弛,复感风寒湿邪,致使肩部气血凝滞,筋失濡养,筋脉拘急发为本病。

肩关节活动范围大,关节灵活,活动频繁,关节囊薄弱,参与肩部活动的肌肉、韧带、滑液囊多,易受到来自各方面的摩擦、挤压和牵扯,而致非特异性炎症或退变;肩部的急慢性劳损,可造成关节周围韧带、肌腱、关节囊广泛性充血、渗出、水肿、增厚、粘连,导致关节活动功能障碍。邻近组织的病变,如冈上肌肌腱炎、肩袖损伤、肩峰下滑囊炎等,日久也可引起肩关节功能障碍。上肢其他部位的骨折、脱位后的固定,使肩关节长期处于不活动状态,也是引起肩关节粘连的一个因素。

本病的发展过程可分为炎症期、粘连期和肌肉萎缩期。炎症期由于局部渗出、充血水肿明显，局部张力增加，刺激神经末梢而疼痛剧烈，其功能障碍以主动活动受限明显，而被动活动则不明显为主；粘连期由于关节囊及周围软组织广泛性粘连导致活动功能障碍，此期疼痛明显减轻，而关节主动活动和被动活动均受限；肌肉萎缩期由于粘连日久，因关节功能障碍出现失用性肌萎缩，尤以三角肌、冈上肌萎缩明显，萎缩的程度与病程时间的长短有关。

本病中医称"肩凝""漏肩风"等。筋络节，节属骨，骨为肾所主。人值中年之后，形体渐退，肾气将衰，肾气衰则不足以生精养髓，骨疏节弛，髓不足以养肝，则筋纵。若因动之太过，或跌仆闪挫，或劳伤筋节，气血瘀滞，筋拘节挛，日久，则筋肌节窍滞僵，或因气血失于疏导而瘀滞，或为风寒湿邪所客，寒凝气聚，气血痹阻，筋肌节窍失于濡养，筋肌拘结而不得舒展，节窍不得屈伸而僵固。脉络不通，不通则痛。久之筋脉失养，拘挛不用，发为本病。

二、诊断

(一)症状

(1)中年后发病，起病缓慢。多数患者有肩关节劳损史，少数可因感受风寒而急性发作。

(2)初起感患肩经常性酸楚疼痛，局部怕冷，有僵滞感，肩关节不灵活，甚者害怕活动。

(3)肩部疼痛，多数为钝痛，日轻夜重，肩部动作过大时则剧烈疼痛。疼痛可累及整个肩部，可向上臂及颈背部放散。

(4)活动受限，呈进行性加重，早期因疼痛所致，中后期因关节粘连所致。可影响穿脱衣服、梳头、洗脸、叉腰等动作。

(二)体征

1.压痛

肩关节周围均有广泛性压痛，在肩内陵、肩髃、秉风、肩贞等穴及三角肌前后部均有不同程度的压痛。

2.功能障碍

患肩前屈、后伸、外展、内收、旋内及旋外运动均有不同程度的障碍，尤以上举、旋内后弯摸背障碍明显。

3.肌肉萎缩

病情较久者，患肩肌肉萎缩、僵硬，肩峰突起。肌肉萎缩以三角肌、冈上肌尤为明显。

(三)辅助检查

X线摄片检查可排除骨性病变。病程较久者可见有骨质疏松，肌腱、韧带不同程度的钙化征象。

三、治疗

(一)治疗原则

初期以舒筋通络，活血止痛为主；中期以松解粘连为主；后期以促进功能恢复为主。

(二)手法

擦法、一指禅推法、按法、揉法、拿法、摇法、扳法、搓法、抖法、擦法等。

(三)取穴与部位

肩内陵、肩髃、肩贞、秉风、天宗、臂臑、曲池等穴,肩关节周围、三角肌部。

(四)操作

(1)患者取坐位。术者站于患侧,以一手托起患肢手臂,另一手用㨰法或按揉法在肩前部、三角肌、上臂至肘部往返治疗,同时配合患肢做外展、后伸和旋转活动。手法宜轻柔,时间约5分钟。

(2)继上势,术者一手托住患肢手臂,另一手在肩外侧、腋后部用㨰法治疗,同时配合患肢做前屈、上举活动。手法宜轻柔,时间约5分钟。

(3)术者站于患侧,按揉肩内陵、肩髃、肩贞、秉风、天宗、臂臑、曲池等穴。手法宜深沉缓和,每穴约1分钟。

(4)继上势,术者将患肩抬至最大上举幅度,分别在肩前部、胸大肌、肱二头肌短头肌腱处和肩后部、大圆肌、小圆肌及冈下肌处,做按揉、弹拨手法治疗,手法宜深沉缓和,约3分钟。

(5)采用肩关节杠杆扳法。术者站于患肩侧背后,以一手前臂置于患肩腋下,另一手托其肘部使肘关节呈屈曲状,利用杠杆原理,一手上抬患肩,另一手将肘部向内侧推3~5次,以松解关节内粘连,增加关节活动度。

(6)术者站于患侧,做托肘摇肩法或大幅度摇肩法操作,操作时幅度应由小到大,顺时针、逆时针方向各5~8次。以松解粘连,促进功能恢复。

(7)术者站于患侧后方,在肩背部、冈下区用㨰法、按揉法交替治疗,并提拿肩井穴、三角肌部,时间约3分钟。再在肩关节周围施擦法,以深透热为宜,以促进功能恢复。

(8)术者站于患侧,从肩关节至前臂用搓法往返3~5次。患肩外展约60°做抖肩法,时间1~2分钟。以起到舒筋活络时的作用。

四、注意事项

(1)注意肩部保暖,避免风寒刺激。

(2)初期患肩应减少活动量,以免炎性渗出增多。

(3)中、后期患肩应主动功能锻炼。

五、功能锻炼

肩关节周围炎功能锻炼应持之以恒,循序渐进。常用锻炼方法有以下几种,供选择应用。

(一)背墙外旋法

患者背靠墙站立,患肢屈肘90°握拳,掌心向上,上臂逐渐外旋,尽可能使拳眼接近墙壁,反复进行。适用于外旋功能障碍者。

(二)越头摸耳法

患侧手指越过头顶摸对侧耳朵,反复进行。适用于梳头功能障碍者。

(三)面壁摸高法

患者面朝墙壁站立,患侧手沿墙壁做摸高动作,尽量使胸部贴近墙壁,反复进行。适用于上举功能障碍者。

(四)背后拉手法

双手放于背后,用健侧手握住患肢手腕部,渐渐向健侧拉并向上抬举,反复进行。适用于旋内后弯摸背功能障碍者。

(五)扶墙压肩法

患侧手外展扶墙,用健侧手向下压肩至最大幅度,反复进行。适用于外展功能障碍者。

(六)单臂环转法

患者站立,患肩做顺时针和逆时针方向交替的环转运动,反复进行。适用于旋转功能障碍者。

六、疗效评定

(一)治愈

肩部疼痛消失,肩关节功能完全或基本恢复。

(二)好转

肩部疼痛减轻,活动功能改善。

(三)未愈

症状无改善。

(曹　伟)

第七节　肩峰下滑囊炎

肩峰下滑囊炎是指其滑囊的急、慢性损伤所致的炎症性病变。临床上以肩峰下肿胀、疼痛和关节活动功能受限为主要症状的一种病证。本病又称三角肌下滑囊炎。

一、病因病机

肩峰下滑囊位于三角肌深面,肩峰、喙肩韧带与肩袖和肱骨大结节之间,将肱骨大结节与三角肌、肩峰突隔开,冈上肌肌腱在肩峰下滑囊的底部。正常情况下,滑囊分泌滑液,起润滑作用,能减少肱骨大结节与肩峰及三角肌之间的磨损。肩峰下滑囊炎可分为原发性病变和继发性病变两种,以继发性病变为多见。原发性病变是因肩部遭受明显的直接撞击伤或肩部外展时受间接暴力损伤,使三角肌下滑囊受损,造成急性的肩峰下滑囊炎。继发性病变常因滑囊在肩峰下长期摩擦引起炎性渗出,滑囊周围邻近组织的损伤、劳损或退变,促使肩峰下滑囊产生水肿、增厚、囊内张力增高,或发生滑囊壁内互相粘连,从而限制了上臂外展和旋转肩关节的正常活动。同时由于炎症和张力的因素反射性地刺激神经末梢产生疼痛。冈上肌肌腱发生急、慢性损伤时,滑囊也同时受累,从而继发肩峰下滑囊的非特异性炎症。

肩峰下滑囊与三角肌下滑囊的囊腔是相通的,因而在病理情况下也是相互影响的。在手下垂时,三角肌下滑囊肿胀明显;当手上举时,则肩峰下滑囊肿胀明显。

本病属中医伤科"筋伤"范畴。肩髃部为手少阳经筋所循,手阳明、手太阴经筋所结。凡磕碰扭挫、慢性劳损,所循经筋受累,筋肌挛急,气滞血瘀,渗液积聚,故肿胀疼痛。久滞不散则筋肌失荣,拘僵牵掣。

二、诊断

(一)症状

(1)常有急、慢性损伤和劳损史,多继发于冈上肌肌腱炎。

(2)肩外侧深部疼痛,并向三角肌止点方向放散。疼痛一般为昼轻夜重,可因疼痛而夜寐不安。

(3)急性期可因滑囊充血水肿,三角肌多呈圆形肿胀。后期可出现不同程度的肌肉萎缩。

(4)初期肩关节活动受限较轻,日久与肌腱粘连而使活动明显受限,尤以外展、外旋受限更甚。

(二)体征

1.压痛

肩关节外侧肩峰下和肱骨大结节处有明显的局限性压痛;手下垂时则三角肌止点处饱满,有广泛性深压痛。

2.功能障碍

肩关节外展、外旋功能障碍。急性期多因疼痛引起,慢性期多因粘连而限制功能活动。

3.肌肉萎缩

病程日久可出现冈上肌萎缩,甚至三角肌也可出现失用性萎缩。

(三)辅助检查

X线摄片检查一般无异常,但可排除骨性病变。晚期可见冈上肌腱内有钙盐沉着。

三、治疗

(一)治疗原则

急性期以活血化瘀,活血止痛为主;慢性期以舒筋通络,滑利关节为主。

(二)手法

㨰法、一指禅推法、按法、揉法、拿法、弹拨法、摇法、搓法、抖法、擦法及运动关节类手法。

(三)取穴与部位

肩井、肩髃、肩髎、臂臑等穴,肩峰下方及三角肌止点处。

(四)操作

(1)患者取坐位。术者站于患侧,以一手托起患肢手臂,另一手用㨰法施术于患肩外侧,重点在肩峰下及三角肌部位。同时配合拿法,使之放松。时间约5分钟。

(2)继上势,用按揉法或一指禅推法在肩井、肩髃、肩髎、臂臑等穴施术,并在三角肌止点处重点按揉,时间5~8分钟。

(3)继上势,术者用拇指弹拨肩外侧变性、增厚的组织,约3分钟。

(4)继上势,在患肩三角肌部位用冬青膏或按摩霜等做擦法,以透热为度。

(5)医者先用双手掌放置患肩前后做对掌挤压、按、揉操作,时间2~3分钟。然后用托肘摇肩法或大幅度摇肩法摇肩关节,搓肩部,牵抖上肢结束治疗。

四、注意事项

(1)急性期手法宜轻柔,可配合局部热敷,以促进炎症、水肿吸收;慢性期手法宜深透,应加强肩关节各方向的被动运动,防止关节粘连。

（2）急性期应以制动休息为主；慢性期应坚持肩关节主动功能锻炼。

五、功能锻炼

可参照"肩关节周围炎"的功能锻炼方法。

六、疗效评定

（一）治愈
肩部无疼痛及压痛，肿块消失，功能恢复正常。

（二）好转
肩部疼痛减轻，肿块缩小或基本消失，功能改善。

（三）未愈
症状无改善。

（曹　伟）

第八节　冈上肌肌腱炎

冈上肌肌腱炎又称冈上肌肌腱综合征、外展综合征，是指肩峰部由于外伤、劳损或感受风寒湿邪，产生无菌性炎症，从而引起肩峰下疼痛及外展活动受限。好发于中年以上的体力劳动者、家庭女性和运动员。

一、病因病机

冈上肌肌腱炎的发病与损伤、劳损及局部软组织的退行性病变有关。冈上肌是组成肩袖的一部分，起于肩胛骨冈上窝，止于肱骨大结节的上部，被视为肩关节外展的起动肌。由于冈上肌肌腱从喙肩韧带及肩峰下滑囊下面的狭小间隙通过，与肩关节囊紧密相连，虽然增加了关节囊的稳定性，但影响了本身的活动。冈上肌与三角肌协同动作使上肢外展，在上肢外展 60°～120°时，肩峰与肱骨大结节之间的间隙最小，冈上肌在其间易受肩峰与大结节的挤压磨损，继发创伤性炎症，充血、水肿、渗出增加，引起疼痛、活动功能受限。日久，可致肌腱肿胀、纤维化、粘连。肿胀的肌腱纤维一方面加重了肌腱的挤压、摩擦损伤，另一方面促进了钙盐沉积，以致继发冈上肌肌腱钙化。

本病可急性发作或慢性发作，后者患者因无明显的功能活动影响，很少诊治。

本病属于中医伤科"筋伤"范畴。手阳明经筋循肩络节，凡肩部用力不当，或扭捩伤及筋络，血瘀经络，筋肌拳急而为筋拘；或积劳成伤，气血瘀滞，久之不散；或为风寒湿邪所侵，肌僵筋挛，筋肌失荣，发为筋结。

二、诊断

（一）症状
1.发病
起病缓慢，有急、慢性损伤史或劳损史。

2.疼痛

肩部外侧疼痛,并扩散到三角肌附近。有时疼痛可向上放射到颈部,向下放射到肘部及前臂,甚至手指。

3.活动受限

患者害怕做外展活动,常外展到某一角度时突然疼痛而不敢再活动,为本病的主要特点。

(二)体征

(1)压痛。常位于冈上肌肌腱的止点,即肱骨大结节之顶部和肩峰下滑囊区、三角肌的止端。同时可触及该肌腱增粗、变硬等。

(2)功能障碍。患肩在外展 30°以内启动困难,在外展 60°～120°范围内疼痛加剧,活动受限,超过此活动范围则活动不受限。

(3)肌肉萎缩。病情较久者,患肩三角肌、冈上肌萎缩。

(4)疼痛弧试验阳性。

(三)辅助检查

X 线片检查,可排除骨性病变。少数患者可显示冈上肌肌腱钙化。

三、治疗

(一)治疗原则

舒筋通络,活血止痛。

(二)手法

㨰法、一指禅推法、按法、揉法、拿法、弹拨法、摇法、搓法、抖法、擦法等。

(三)取穴与部位

肩井、肩髎、肩贞、秉风、天宗、曲池等穴,肩关节周围、三角肌等。

(四)操作

(1)患者取坐位。术者站于患侧,以一手托起患肢手臂,另一手用㨰法施术于肩外部及肩后部、三角肌处,同时配合患肢做外展、内收和旋转活动。然后用拿法施术于同样部位,时间约5分钟。

(2)术者站于患侧,按揉肩井、肩髎、肩贞、秉风、天宗、曲池等穴,手法宜深沉缓和。时间每穴约1分钟。

(3)继上势,术者用拇指拨揉痛点及病变处,手法宜深沉缓和,时间约 3 分钟。

(4)继上势,医者先用双手掌放置患肩前后做对掌挤压、按揉,然后在肩关节外侧施掌擦法治疗,以透热为度。时间 3～5 分钟。

(5)摇肩关节,可选用托肘摇肩法或大幅度摇肩法操作。最后搓肩关节及上臂,牵抖上肢,结束治疗。时间 2～3 分钟。

四、注意事项

(1)急性损伤,手法宜轻柔缓和,适当限制肩部活动。

(2)慢性损伤,手法宜深沉内透,同时配合肩部适当功能锻炼。

(3)无论急、慢性损伤,在运用弹拨法时,刺激要柔和,不宜过分剧烈,以免加重损伤。

(4)注意局部保暖,可配合局部湿热敷。

五、功能锻炼

可参照"肩关节周围炎"的功能锻炼方法。

六、疗效评定

(一)治愈

肩部疼痛及压痛消失,肩关节活动功能恢复。

(二)好转

肩部疼痛减轻,功能改善。

(三)未愈

症状无改善。

(曹　伟)

第九节　肱二头肌长头腱腱鞘炎

肱二头肌长头腱腱鞘炎是指肩关节急、慢性损伤,退变及感受风寒湿邪等,导致局部发生创伤性炎症、渗出、粘连、增厚等病理改变,引起肩前疼痛和外展、后伸功能障碍的一种病证。本病是肩关节常见疾病之一。

一、病因病机

肱二头肌长头肌腱起于肩胛骨盂上结节,越过肱骨头穿行于肱骨横韧带和肱二头肌腱鞘,藏于结节间沟的纤维管内,在肩部用力外展、外旋时,该肌腱在腱鞘内滑动的幅度最大。人到中年以后因退行性改变,使结节间沟底部粗糙或结节间沟底部骨质增生,沟床变浅,以及其他软组织因素造成肩部不稳等,均可增加肌腱的摩擦。长期从事肩部外展、外旋用力过度,加剧了肌腱与腱鞘的摩擦,造成腱鞘滑膜层慢性创伤性炎症。其病理表现为腱鞘充血、水肿,鞘壁肥厚,肌腱肿胀、粗糙、失去光泽,腱鞘内容积变小,处于超"饱和"状态,影响了肌腱在鞘内的活动,阻碍了肩关节的活动功能,甚至纤维粘连形成。

本病属于中医"筋伤""筋粘证"范畴。肩前部为手太阴经筋、络筋所聚,凡扭捩撞挫,伤及肩髃,或慢性积劳,致使血瘀凝聚,气滞不通而为肿痛;或风寒湿邪客于肩髃之筋,寒主收引,湿性重着,气血痹阻,筋失濡养,筋挛拘急,发为本病。

二、诊断

(一)症状

(1)发病缓慢,有急慢性损伤和劳损史。

(2)初起表现为肩部疼痛,可伴有轻度肿胀,以后逐渐加重,直至出现肩前或整个肩部疼痛。受凉或劳累后症状加重,休息或局部热敷后减轻,有时肩部有乏力感,提物无力。

(3)肩部活动受限,尤其以上臂外展、向后背伸及用力屈肘时明显,可向三角肌部放射,影响前臂屈肌。

（二）体征

1.压痛

肱骨结节间沟处有锐性压痛，少数患者可触及条索状物。

2.功能障碍

关节活动明显受限，尤其上臂外展再向后背伸时受限明显。肱二头肌收缩时，常能触及轻微的摩擦感。

3.特殊检查

肩关节内旋试验阳性，抗阻力试验阳性。

（三）辅助检查

X 线摄片检查一般无病理体征，可排除骨性病变。病程较久者可有骨质疏松，肌腱、韧带不同程度的钙化征象。

三、治疗

（一）治疗原则

急性损伤者应以活血化瘀，消肿止痛为主；慢性劳损者应以理筋通络，松解粘连为主。

（二）手法

㨰法、一指禅推法、按法、揉法、拿法、弹拨法、摇法、搓法、抖法等。

（三）取穴与部位

肩内陵、肩髃、肩髎、肩贞、曲池、手三里等穴。

（四）操作

（1）患者取坐位。术者站于患侧，以一手托起患肢手臂，另一手用㨰法施术于肩前与肩外部。然后用拿法、一指禅推法施术于同样部位，重点在肱二头肌长头肌腱与三角肌前部，使之放松。时间约 5 分钟。

（2）继上势，术者用拇指按揉肩内陵、肩髃、肩髎、肩贞、曲池、手三里等穴，每穴约 1 分钟。

（3）继上势，术者用拇指弹拨结节间沟内的肱二头肌长头肌腱，手法宜深沉缓和，时间约 3 分钟。

（4）接上势，医者先用双手掌放置患肩前后做对掌挤压、按、揉操作。然后用托肘摇肩法或大幅度摇肩法摇肩关节，搓肩部，牵抖上肢结束治疗。时间 3~5 分钟。

四、注意事项

（1）疼痛剧烈者，手法宜轻柔缓和，适当限制肩部活动，尤其不宜做外展、外旋活动。

（2）慢性损伤，手法宜深沉内透，同时配合肩部适当功能锻炼。

（3）注意局部保暖，可配合局部湿热敷。

五、功能锻炼

可参照"肩关节周围炎"的功能锻炼方法。

六、疗效评定

(一)治愈

肩部疼痛及压痛点消失,肩关节功能恢复。

(二)好转

肩部疼痛减轻,功能改善。

(三)未愈

症状无改善。

(曹　伟)

第十节　胸椎小关节错缝

胸椎小关节错缝是指胸椎小关节的解剖位置改变,以至胸部脊柱机能失常所引起的一系列临床表现,属于脊柱小关节机能紊乱的范畴。本节主要讨论胸椎小关节滑膜嵌顿和因部分韧带、关节囊紧张引起反射性肌肉痉挛,致使关节面交锁在不正常或扭转的位置上而引起的一系列病变。多发生在 $T_3 \sim T_7$ 节段,女性发生率多于男性。以青壮年较常见,老人则很少发生。

一、病因病机

脊柱关节为三点承重负荷关节,即椎体及椎体两侧的上、下关节突组成的小关节,构成三点承重,小关节为关节囊关节。具有稳定脊椎,引导脊椎运动方向的功能。胸椎间关节面呈额状位,故胸部脊柱只能做侧屈运动而不能伸屈,一般不易发生小关节序列紊乱。但是,当突然的外力牵拉、扭转,使小关节不能承受所分担的拉应力和压应力时,则可引起胸椎小关节急性错缝病变。

因姿势不良或突然改变体位引起胸背部肌肉损伤或胸椎小关节错位,使关节滑膜嵌顿其间,从而破坏了脊柱力学平衡和运动的协调性,引起活动障碍和疼痛。同时,损伤及炎性反应可刺激感觉神经末梢而加剧疼痛,并反射性地引起肌肉痉挛,也可引起关节解剖位置的改变,发生交锁。日久可导致小关节粘连而影响其功能。典型胸椎小关节错缝在发病时可闻及胸椎后关节突然错缝时的"咯嗒"声响,错缝局部疼痛明显。

本病属中医"骨错缝"范畴。常因姿势不当,或不慎闪挫,以致骨缝错开,局部气血瘀滞,经脉受阻,发为肿痛。

二、诊断

(一)症状

(1)一般有牵拉、过度扭转外伤史。

(2)局部疼痛剧烈,甚则牵掣肩背作痛,俯仰转侧困难,常固定于某一体位,不能随意转动,疼痛随脊柱运动增强而加重,且感胸闷不舒、呼吸不畅、入夜翻身困难,重者可有心烦不安、食欲减退。

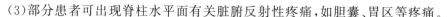

(3)部分患者可出现脊柱水平面有关脏腑反射性疼痛,如胆囊、胃区等疼痛。

(二)体征

1.棘突偏歪

脊柱病变节段可触及偏歪的棘突。表现为一侧偏突,而对侧空虚感。

2.压痛

脊柱病变节段小关节处有明显压痛,多数为一侧,少数为两侧。

3.肌痉挛

根据病变节段的不同,菱形肌、斜方肌可呈条索状痉挛,亦有明显压痛。

4.功能障碍

多数无明显障碍,少数可因疼痛导致前屈或转侧时活动幅度减小,牵拉疼痛。

(三)辅助检查

胸椎小关节错缝属解剖位置上的细微变化,故而X线摄片常不易显示。严重者可见脊柱侧弯、棘突偏歪等改变。

三、治疗

(一)治疗原则

舒筋通络,理筋整复。

(二)手法

㨰法、按法、揉法、弹拨法、擦法、拔伸牵引、扳法等。

(三)取穴与部位

局部压痛点、胸段华佗夹脊穴及膀胱经等部位。

(四)操作

(1)患者取俯卧位,术者立于其一侧,以㨰法、按法、揉法在胸背部交替操作,时间5~8分钟。

(2)继上势,沿脊柱两侧竖脊肌用按揉法、弹拨法操作,以松解肌痉挛,时间3~5分钟。暴露背部皮肤,涂上介质,沿两侧膀胱经行侧擦法,以透热为度。

(3)俯卧扳压法。患者俯卧,术者站立在患侧,一手向上拨动一侧肩部,另一手掌抵压患处棘突,两手同时相对用力扳压。操作时可闻及弹响。

(4)患者取坐位,术者立于其身后,采用胸椎对抗复位扳法,或采用抱颈提升法操作,以整复关节错缝。

四、注意事项

(1)整复关节错缝手法宜轻、快、稳、准,勿以关节有无声响为标准。当一种复位法未能整复时可改用其他复位法。

(2)治疗期间应卧硬板床。

(3)适当休息,避免劳累,慎防风寒侵袭。

(曹　伟)

第十一节　腰椎退行性脊柱炎

腰椎退行性脊柱炎是指以腰脊柱椎体边缘唇样增生和小关节的肥大性改变为主要病理变化的一种椎骨关节炎,故又称"增生性脊柱炎""肥大性脊柱炎""脊椎骨关节炎""老年性脊柱炎"等。本病起病缓慢,病程较长,症状迁延,多见于中老年人,男性多于女性。体态肥胖、体力劳动者及运动员等发病则偏早。其临床特征主要表现为慢性腰腿疼痛。

一、病因病机

本病分为原发性和继发性两种。原发性为老年生理性退变,人到中年,随着年龄的增长人体各组织器官逐渐衰退,骨质开始出现退行性改变。这种改变主要表现在机体各部组织细胞所含水分和胶质减少,而游离钙质增加,其生理功能也随之衰退,腰椎椎体边缘形成不同程度的骨赘,椎间盘发生变性,椎间隙变窄,椎间孔缩小,椎周组织反应性变化刺激或压迫周围神经,而引起腰腿疼痛。继发性常由于各种损伤、慢性炎症、新陈代谢障碍,或内分泌紊乱等因素,影响到骨关节软骨板的血液循环和营养供给,从而导致软骨的炎性改变和软骨下骨反应性骨质增生,而引起腰腿痛。

本病主要的病理机制为关节软骨的变性、椎间盘的退行性改变。人体在中壮年以后,椎体周围关节的软骨弹性降低,其边缘、关节囊、韧带等附着处,逐渐形成保护性的骨质增生。椎间盘退变表现为髓核内的纤维组织增多,髓核逐渐变性,椎间盘萎缩,椎间隙变窄,椎间孔变小,又加速了髓核和纤维环的变性。椎间盘退变使脊柱失去椎间盘的缓冲,椎体前、后缘应力增加,所受压力明显增大,椎体两端不断受到震荡、冲击和磨损,引起骨质增生。椎体受压和磨损的时间越长,骨质增生形成的机会越多。此外,在椎间盘变性的同时,也会发生老年性的骨质疏松现象,削弱了椎体对压力的承重负荷能力。

本病属中医"骨痹""骨萎证"范畴。中医认为本病与年龄及气血盛衰、筋骨强弱有关。人过中年,内因肝肾亏虚,骨失充盈,筋失滋养;外因风寒湿邪客于脊隙筋节,或因积劳成伤,气血凝滞,节窍黏结,筋肌拘挛,脊僵筋弛而作痛,每遇劳累即发,病程缠绵。

二、诊断

(一)症状

(1)发病缓慢,45岁以后逐渐出现腰痛,缠绵持续,60岁以后腰痛反而逐渐减轻。

(2)一般腰痛并不剧烈,仅感腰部酸痛不适,活动不太灵活,或有束缚感。晨起或久坐起立时腰痛明显,而稍事活动后疼痛减轻,过度疲劳、阴雨天气或受风寒后症状又会加重。

(3)腰痛有时可牵涉至臀部及大腿外侧部。

(二)体征

(1)腰椎弧度改变,生理前凸减小或消失,明显者可见圆背。

(2)两侧腰肌紧张、局限性压痛,有时腰椎棘突有叩击痛。臀上皮神经和股外侧皮神经分布区按之酸痛。

（3）急性发作时腰部压痛明显，肌肉痉挛，脊柱运动受限。

（4）直腿抬高试验、后伸试验可呈阳性。

（三）辅助检查

X线片检查可显示腰椎体边缘骨质增生、唇样改变或骨桥形成。椎间隙变窄或不规则，关节突模糊不清，可伴有老年性骨萎缩。

三、治疗

（一）治疗原则

行气活血，舒筋通络。

（二）手法

滚法、按法、揉法、点法、弹拨法、扳法、摇法、擦法等。

（三）取穴和部位

命门、阳关、气海俞、大肠俞、关元俞、夹脊、委中等穴及腰骶部。

（四）操作

（1）患者取俯卧位。术者用滚法、按揉法在腰部病变处、腰椎两侧膀胱经及腰骶部往返操作，可同时配合下肢后抬腿活动，手法宜深沉。时间5～8分钟。

（2）继上势，用拇指按命门、阳关、气海俞、大肠俞、关元俞等穴，叠指按揉或掌根按脊椎两旁夹脊穴。时间5～8分钟。

（3）有下肢牵涉痛者，继上势，在臀部沿股后肌群至小腿后侧，大腿外侧至小腿外侧用滚法、按揉法、捏法、拿法操作，并按揉、点压委中、承山、阳陵泉等穴位。时间5～8分钟。

（4）继上势，在腰部边用滚法、边做腰部后伸扳法操作，然后改为侧卧位，做腰部斜扳法，左右各1次，以调整脊柱后关节。

（5）患者俯卧位，沿督脉腰段及脊柱两侧夹脊穴用掌擦法，腰骶部用横擦法治疗，以透热为度。然后患者仰卧位，做屈髋屈膝抖腰法，结束治疗。

四、注意事项

（1）对骨质增生明显或有骨桥形成者，老年骨质疏松者，伴有椎体滑移者，不宜用扳法。

（2）有腰椎生理弧度变直或消失者，可采用仰卧位腰部垫枕；对腰椎生理弧度增大者，可采用仰卧位臀部垫枕，以矫正或改善其生理弧度。

（3）注意腰部保暖，慎防受风寒湿邪侵袭。注意适当的功能锻炼。

（曹　伟）

第十二节　第三腰椎横突综合征

第三腰椎横突综合征是以第三腰椎横突部明显压痛为特征的慢性腰痛，又称为第三腰椎横突周围炎或第三腰椎横突滑囊炎。本病是腰肌筋膜劳损的一种类型，多数为一侧发病，部分患者可有两侧发病。本病以青壮年体力劳动者多见。

一、病因病机

由于第三腰椎为腰脊椎的中心,活动度大,其横突较长,抗应力大。为腰大肌、腰方肌起点,并附有腹横肌、背阔肌的深部筋膜。当腰、腹部肌肉强力收缩时,该处所承受的牵拉应力最大。因此,第三腰椎横突上附着的肌肉容易发生牵拉损伤,引起局部组织的炎性出血、肿胀、渗出等病理变化。横突顶端骨膜下假性滑囊形成,渗出液吸收困难,使穿行其间的血管、腰脊神经后支的外侧支受到刺激或压迫,产生腰痛和臀部痛,反应性地引起骶棘肌痉挛。日久横突周围瘢痕粘连,筋膜增厚,神经纤维可发生变性,使症状持续。

本病属中医伤科"腰痛"范畴。常因闪挫扭腰,筋肌损伤,气血瘀滞,筋粘拘僵,时时作痛;或因慢性劳损,或被风寒湿邪所困,致气血痹阻,筋肌失荣,久而黏结挛僵,活动掣痛,发为本病。

二、诊断

(一)症状

(1)腰部常有疲劳、不适感、疼痛等表现,疼痛常以一侧为甚,呈弥漫性。

(2)腰痛多呈持续性,劳累、天气变化、晨起或弯腰时加重,稍事活动疼痛减轻。

(3)少数患者可出现间歇性酸胀乏力、疼痛,可牵涉臀部、股后部及股内侧等部位。

(二)体征

(1)压痛:一侧或两侧的第三腰椎横突顶端有局限性压痛,可触及纤维性结节状或囊性样肿胀。

(2)肌痉挛:病变侧腰部肌肉紧张或肌张力减弱。

(3)活动功能:活动功能基本正常。急性发作时,腰部活动功能可明显受限。

(4)直腿抬高试验可为阳性。

(三)辅助检查

X线检查可发现第三腰椎横突明显过长,远端边缘部有钙化阴影,或左右横突不对称、畸形等。

三、治疗

(一)治疗原则

活血散瘀,舒筋通络。

(二)手法

㨰法、摩法、推法、揉法、按法、点法、弹拨法、擦法。

(三)取穴与部位

阿是穴、环跳、承扶、殷门、委中、承山,腰背部。

(四)操作

(1)患者取俯卧位,术者用㨰法在脊柱两侧的竖脊肌、骶骨背面或臀部操作,并配合用手掌根或肘尖,在病变侧第三横突上下反复地推、揉、按、点等手法操作。时间约5分钟。

(2)继上势,术者以拇指反复按、揉环跳、承扶、殷门、委中、承山等穴,并配合腰部后伸被动活动。时间3～5分钟。

(3)继上势,术者用一手拇指在第三腰椎横突处对结节样或条索状硬块进行弹拨、按揉,操作要围绕横突的顶端、上侧面、下侧面和腹侧面进行操作,力要由轻到重,以缓解疼痛。时间5～8分钟。

(4)医师用掌根沿患侧骶棘肌自上而下的推、摩、按、揉操作;最后在病变侧沿竖脊肌纤维方向做上下往返的擦法,以透热为度。时间2～3分钟。

四、注意事项

(1)治疗期间应睡硬板床,可佩戴腰围加以保护。

(2)纠正不良姿势,避免或减少腰部的前屈、后伸和旋转活动。

(3)注意腰部保暖,避免过度疲劳。

五、功能锻炼

同"急性腰扭伤"。

六、疗效评定

(一)治愈

腰痛消失,功能恢复。

(二)好转

腰痛减轻,活动功能基本恢复,劳累后仍觉疼痛不适。

(三)未愈

腰痛未明显减轻,活动受限。

(曹 伟)

第十三节 急性腰扭伤

急性腰扭伤是指劳动或运动时腰部肌肉、筋膜、韧带、椎间小关节、腰骶关节的急性损伤,多为突然承受超负荷牵拉或扭转等间接外力所致。俗称"闪腰""岔气"。急性腰扭伤是临床中常见病、多发病。多见于青壮年和体力劳动者,平素缺少体力劳动锻炼的人,或偶尔运动时,用力不当亦易发生损伤。男性多于女性。急性腰扭伤若处理不当,或治疗不及时,可造成慢性劳损。

一、病因病机

造成急性腰扭伤的因素常与劳动强度、动作失误、疲劳,甚至气候、季节有关。大部分患者能清楚讲述受伤时的体态,指出疼痛部位。下列因素易造成腰部损伤:腰部用力姿势不当,如在膝部伸直弯腰提取重物时,重心距离躯干中轴较远,因杠杆作用,增加了肌肉的承受力,容易引起腰部肌肉的急性扭伤。行走失足,行走不平坦的道路或下楼梯时不慎滑倒,腰部前屈,下肢处于伸直位时,亦易造成腰肌筋膜的扭伤或撕裂。动作失调,两人搬抬重物,动作失于协调,身体失去平衡,重心突然偏移,或失去控制,致使腰部在肌肉无准备情况下,骤然强力收缩,引起急性腰扭伤。对客观估计不足,思想准备不够,如倒水、弯腰、猛起,甚至打喷嚏等无防备的情况下,也可发生

"闪腰岔气"等。

腰部肌肉、筋膜、韧带和关节的急性损伤可单独发生,亦常合并损伤,但不同组织的损伤其临床表现又不完全相同。急性腰扭伤临床常见于急性腰肌筋膜损伤、急性腰部韧带损伤和急性腰椎小关节紊乱等。

本病属中医"筋节伤""节错证"范畴,腰脊为督脉和足太阳经脉所过,经筋所循,络结汇聚,脏腑之维系,运动之枢纽。凡跌仆、闪挫、扭旋撞击,伤及腰脊,筋络受损,或筋节劳损,气滞血瘀,筋拘节错,致使疼痛剧烈,行动牵掣。

二、诊断

(一)急性腰肌筋膜损伤

急性腰肌筋膜损伤是一种较常见的腰部外伤,多因弯腰提取重物用力过猛,或弯腰转身突然闪扭,致使腰部肌肉强烈的收缩,而引起腰部肌肉和筋膜受到过度牵拉、扭捩损伤,严重者甚至撕裂。本病属于中医伤科跌仆闪挫证。其损伤因受力大小不同,组织损伤程度亦不一样,筋膜损伤,累及血脉,造成局部瘀血凝滞,气机不通,产生瘀血肿胀、疼痛、活动受限等表现。临床以骶棘肌骶骨起点部骨膜撕裂,或筋膜等组织附着点撕裂多见。

1.症状

有明显损伤史,患者常感到腰部有一响声或有组织"撕裂"感;疼痛。伤后即感腰部一侧或两侧疼痛,疼痛多位于腰骶部,可影响到一侧或两侧臀部及大腿后部;轻伤者,损伤当时尚能坚持继续劳动,数小时后或次日症状加重,重伤者,损伤当时即不能站立,腰部用力、咳嗽、喷嚏时疼痛加剧;活动受限。患者不能直腰、俯仰、转身,动则疼痛加剧。患者为减轻腰部疼痛,常用两手扶住并固定腰部。

2.体征

肌痉挛,肌肉、筋膜和韧带撕裂可引起疼痛,引起肌肉的保护性痉挛,腰椎生理前凸减小;不对称性的肌痉挛引起脊柱生理性侧弯等改变;压痛,损伤部位有明显的局限性压痛点,常见于腰骶关节、第3腰椎横突尖和髂嵴后部,可伴有臀部及大腿后部牵涉痛;功能障碍,患者诸方向的活动功能均明显受限;直腿抬高、骨盆旋转试验可呈阳性。

3.辅助检查

X线检查一般无明显异常。可排除骨折、骨质增生、椎间盘退变等。

(二)急性腰部韧带损伤

1.症状

有明显外伤史;伤后腰骶部有撕裂感、剧痛,弯腰时疼痛加重疼痛可放散到臀部或大腿外侧。

2.体征

(1)肿胀:局部可见有肿胀,出血明显者有瘀肿。

(2)肌肉痉挛:以损伤韧带两侧的骶棘肌最为明显。

(3)压痛:伤处压痛明显,棘上韧带损伤压痛浅表,常跨越两个棘突及以上;棘突间损伤压痛较深,常局限于两个棘突之间;髂腰韧带损伤压痛点常位于该韧带的起点处深压痛;单个棘突上浅压痛常为棘突骨膜炎。有棘上、棘间韧带断裂者,触诊可见棘突间的距离加宽。

(4)活动受限:尤以腰部前屈、后伸运动时最为明显。

(5)普鲁卡因局封后疼痛减轻或消失,也可作为损伤的诊断性治疗方法之一。

3.辅助检查

严重损伤者应做 X 线摄片检查,以排除骨折的可能性。

（三）急性腰椎后关节滑膜嵌顿

1.症状

有急性腰部扭闪外伤史,或慢性劳损急性发作;腰部剧痛,精神紧张,不能直立或行走,惧怕任何活动;腰部不敢活动,稍一活动疼痛加剧。

2.体征

(1)体位:呈僵直屈曲的被动体位,腰部正常生理弧度改变,站、坐和过伸活动时疼痛加剧。

(2)肌痉挛:两侧骶棘肌明显痉挛,重者可引起两侧臀部肌肉痉挛。

(3)压痛:滑膜嵌顿的后关节和相应椎间隙有明显压痛,一般无放射痛。棘突无明显偏歪。

(4)功能障碍:腰部紧张、僵硬,各方向活动均受限,尤以后伸活动障碍最为明显。

3.辅助检查

X 线检查可见脊柱侧弯和后凸,两侧后关节不对称,椎间隙左右宽窄不等。可排除骨折及其他骨质病变。

三、治疗

（一）治疗原则

舒筋活血,散瘀止痛,理筋整复。

（二）手法

一指禅推法、㨰法、按法、揉法、弹拨法、擦法、抖腰法、腰部斜扳法。

（三）取穴与部位

阿是穴、肾俞、大肠俞、命门、三焦俞、秩边、委中等穴位,腰骶部及督脉腰段。

（四）操作

1.急性腰肌筋膜损伤

(1)患者取俯卧位。用一指禅推法和㨰法在腰脊柱两侧往返操作 3～4 遍,以放松腰部肌肉。然后在伤侧顺竖脊肌纤维方向用㨰法操作,配合腰部后伸被动活动,幅度由小到大,手法压力由轻到重。时间5～8 分钟。

(2)继上势,用一指禅推法、按揉法在压痛点周围治疗,逐渐移至疼痛处做重点治疗。时间为5 分钟左右。

(3)继上势,按揉肾俞、大肠俞、命门、秩边、环跳、委中、阿是穴等穴位,以酸胀为度,在压痛点部位做弹拨法治疗,弹拨时手法宜柔和深沉。时间为 5 分钟左右。

(4)继上势,在损伤侧沿竖脊肌纤维方向用直擦法,以透热为度。患者侧卧位,患侧在上做腰部斜扳法。

2.急性腰部韧带损伤

急性腰部韧带损伤主要是指棘上韧带、棘间韧带和髂腰韧带在外力作用下,导致的撕裂损伤,使韧带弹性和柔韧性降低或松弛,是引起腰背痛的常见原因之一。以腰骶部最为多见。

正常情况下,腰部韧带皆由骶棘肌的保护而免受损伤。当腰椎前屈 90°旋转腰部时,棘上韧带和棘间韧带所承受的牵拉力最大,此时突然过度受力,如搬运重物,或用力不当等,超越了韧带的负荷能力,则出现棘上韧带、棘间韧带或髂腰韧带的损伤。此外,腰脊柱的直接撞击也可引起

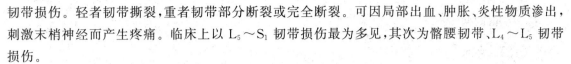

韧带损伤。轻者韧带撕裂,重者韧带部分断裂或完全断裂。可因局部出血、肿胀、炎性物质渗出,刺激末梢神经而产生疼痛。临床上以 L_5～S_1 韧带损伤最为多见,其次为髂腰韧带、L_4～L_5 韧带损伤。

(1)患者取俯卧位:用按揉法和㨰法在腰脊柱两侧往返操作3～4遍,然后在伤侧顺竖脊肌纤维方向用㨰法操作,以放松腰部肌肉。时间 3～5 分钟。

(2)继上势,用一指禅推法、按揉法在韧带损伤节段脊柱正中线上下往返治疗,结合指摩、指揉法操作。时间 5～8 分钟。

(3)继上势,点按压痛点,可配合弹拨法操作,对棘上韧带剥离者,用理筋手法予以理筋整复。时间3～5分钟。

(4)继上势,在损伤节段的督脉腰段用直擦法,以透热为度。对髂腰韧带损伤者,加用侧卧位,做患侧在上的腰部斜扳法。

3.急性腰椎后关节滑膜嵌顿

急性腰椎后关节滑膜嵌顿亦称腰椎后关节紊乱症或腰椎间小关节综合征,是指腰部在运动过程中,由于动作失误或过猛,后关节滑膜被嵌顿于腰椎后关节之间所引起的腰部剧烈疼痛。本病为急性腰扭伤中症状最重的一种类型。以 L_4、L_5 后关节最为多见,其次为 L_5、S_1 和 L_3、L_4 后关节。其发病年龄以青壮年为多见,男性多于女性。

腰椎后关节为上位椎骨的下关节突及下位椎骨的上关节突所构成。每个关节突是互成直角的两个面,一是冠状位,一是矢状位,所以侧弯和前后屈伸运动的范围较大。腰骶关节,则为小关节面介于冠状和矢状之间的斜位,由直立面渐变为近似水平面,上下关节囊较宽松,其屈伸和旋转等活动范围增大。当腰椎前屈时,其后关节后缘间隙张开,使关节内产生负压,滑膜被吸入关节间隙,此时如突然起立或旋转,滑膜来不及退出而被嵌顿在关节间隙,形成腰椎后关节滑膜嵌顿。由于滑膜含有丰富的感觉神经末梢,受嵌压后即刻引起剧痛,并引起反射性肌痉挛,使症状加重。

(1)患者取俯卧位:用按揉法和㨰法在患者腰骶部治疗。时间 5～8 分钟。

(2)继上势,根据滑膜嵌顿相应节段,在压痛明显处用按揉法操作,手法先轻柔后逐渐深沉加重,以患者能忍受为限。时间 3～5 分钟。

(3)继上势,术者双手握住其踝部,腰部左右推晃 10～20 次,幅度由小至大,然后抖腰法操作3～5 次,以松动后关节,有利于嵌顿的滑膜自行解脱。

(4)解除嵌顿:在上述治疗的基础上,可选用以下方法操作。①斜扳法:患者侧卧位,伸下腿屈上腿,对滑膜嵌顿位于上腰段的,按压臀部用力宜大;对滑膜嵌顿位于下腰段的,推扳肩部用力宜大;对滑膜嵌顿位于中腰段的,按压臀部和推扳肩部两手用力应相等。左右各扳 1 次,不要强求"咯嗒"声响。②背法:具体操作见背法。

(5)沿督脉腰段用直擦法,以透热为度。

四、注意事项

(1)患者注意睡硬板床,避免腰部过度活动,以利于损伤的恢复。

(2)注意腰部保暖,必要时可用腰围加以保护。

(3)缓解期应加强腰背肌功能锻炼,有助于巩固疗效

五、功能锻炼

（一）屈膝收腹

双膝关节屈曲，收腹，双手交叉置于胸前，后背部用力压床，坚持 10 秒钟，重复 6~8 次。

（二）屈伸髋膝

双髋、双膝关节屈曲，双手抱膝，抬头，往上方前倾，坚持 5 秒钟，重复 6~8 次。

（三）俯卧撑

双手撑地，一侧膝关节贴于胸前，另一侧下肢绷直，脚尖着地，腰部慢慢下沉，坚持 5 秒钟。左右交替，重复 6~8 次。

（四）抱膝蹲立

患者立姿，双脚与肩同宽，上体前屈，慢慢下蹲，两手抱膝，坚持 5 秒钟。动作重复 6~8 次。

六、疗效评定

（一）治愈

腰部疼痛消失，脊柱活动正常。

（二）好转

腰部疼痛减轻，脊柱活动基本正常。

（三）未愈

症状无改善。

（曹　伟）

第十四节　慢性腰肌劳损

慢性腰肌劳损是指腰部肌肉、筋膜、韧带等组织的慢性疲劳性损伤，又称慢性腰部劳损、腰背肌筋膜炎等。本病好发于体力劳动者和长期静坐缺乏运动的文职人员。

一、病因病机

引起慢性腰肌劳损的主要原因是长期从事腰部负重、弯腰工作，或长期维持某一姿势操作等，引起腰背肌肉筋膜劳损。或腰部肌肉急性扭伤之后，没有得到及时有效的治疗，或治疗不彻底，或反复损伤，迁延而成为慢性腰痛。或腰椎有先天性畸形和解剖结构缺陷，如腰椎骶化、先天性隐性裂、腰椎滑移等，引起腰脊柱平衡失调，腰肌功能下降，造成腰部肌肉筋膜的劳损。其病理表现为肌筋膜渗出性炎症、水肿、粘连、纤维变性等改变，刺激脊神经后支而产生持续性腰痛。

中医认为，平素体虚，肾气亏虚，劳累过度，或外感风、寒、湿邪，凝滞肌肉筋脉，以致气血不和，肌肉筋膜拘挛，经络阻滞而致慢性腰痛。

二、诊断

(一)症状

(1)有长期腰背部酸痛或胀痛史,时轻时重,反复发作。

(2)天气变化,劳累后腰痛加重,经休息后,或适当活动、改变体位后可减轻。

(3)腰部怕冷喜暖,常喜欢用双手捶腰或做叉腰后伸动作,以减轻疼痛。

(4)少数患者有臀部及大腿后外侧酸胀痛,一般不过膝。

(二)体征

(1)脊柱外观正常,腰部活动一般无明显影响。急性发作时可有腰部活动受限、脊柱侧弯等改变。

(2)腰背肌轻度紧张,压痛广泛,常在一侧或两侧骶棘肌、髂嵴后部、骶骨背面及横突处有压痛。

(3)神经系统检查多无异常。直腿抬高试验多接近正常。

(三)辅助检查

X线检查一般无明显异常。部分患者可见脊柱生理弧度改变、腰椎滑移、骨质增生等;有先天畸形或解剖结构缺陷者,可见 L_5 骶化、S_1 腰化、隐性脊柱裂等。

三、治疗

(一)治疗原则

舒筋通络,活血止痛。

(二)手法

㨰法、推法、按法、揉法、点法、弹拨法、擦法等。

(三)取穴与部位

肾俞、命门、大肠俞、关元俞、秩边、环跳、委中、阿是穴,腰背部和腰骶部。

(四)操作

(1)患者取俯卧位,术者用㨰法或双手掌推、按、揉腰脊柱两侧的竖脊肌。时间约5分钟。

(2)继上势,用拇指点按或按揉、弹拨竖脊肌数遍。再用拇指端重点推、按、拨揉压痛点。时间约5分钟。

(3)继上势,用双手指指端或指腹按、揉、振肾俞、命门、大肠俞、关元俞、秩边、环跳、委中等穴,每穴各半分钟。

(4)继上势,沿督脉腰段及两侧膀胱经用直擦法,横擦腰骶部,以透热为度。

四、注意事项

(1)保持良好的姿势,注意纠正习惯性不良姿势,维持腰椎正常的生理弧度。

(2)注意腰部保暖,防止风寒湿邪侵袭。

(3)注意劳逸结合,对平素体虚,肾气亏虚者配合补益肝肾的中药治疗。

五、功能锻炼

(一)腰部前屈后伸运动

两足分开与肩同宽站立,两手叉腰,做腰部前屈、后伸各 8 次。

(二)腰部回旋运动

姿势同前。做腰部顺时针、逆时针方向旋转各 8 次。

(三)"拱桥式"运动

仰卧床上,双腿屈曲,以双足、双肘和后头部为支点(五点支撑)用力将臀部抬高,呈"拱桥状"8 次。

(四)"飞燕式"运动

俯卧床上,双臂放于身体两侧,双腿伸直,然后将头、上肢和下肢用力向上抬起,呈"飞燕式"8 次。

六、疗效评定

(一)治愈

腰痛症状消失,腰部活动自如。

(二)好转

腰痛减轻,腰部活动功能基本恢复。

(三)未愈

症状未改善。

(曹　伟)

第十五节　梨状肌综合征

梨状肌综合征是指由于间接外力,如闪扭、下蹲、跨越等,使梨状肌受到牵拉损伤,引起局部充血、水肿、肌痉挛,进而刺激或压迫坐骨神经,产生局部疼痛、活动受限和下肢放射性痛、麻等一系列症状的综合征。本病又称梨状肌损伤、梨状肌孔狭窄综合征。

一、病因病理

(一)损伤

本病多由于髋臀部闪、扭、下蹲、跨越等间接外力所致,尤其在下肢外展、外旋位突然用力;或外展、外旋蹲位突然起立;或在负重情况下,髋关节突然内收、内旋,使梨状肌受到过度牵拉而损伤。其病理表现为梨状肌撕裂、出血、渗出,肌肉呈保护性痉挛。日久,出现局部粘连,若损伤经久不愈,刺激坐骨神经出现下肢放射性疼痛、麻木。

(二)变异

梨状肌与坐骨神经关系密切。正常情况下,坐骨神经经梨状肌下孔穿过骨盆到臀部,约占62%;而梨状肌变异或坐骨神经高位分支的,约占 38%。这种变异表现为一是坐骨神经高位分支为腓总神经和胫神经,腓总神经从梨状肌肌腹中穿出,而胫神经从梨状肌下孔穿出的,约占35％;二是坐骨神经从梨状肌肌腹中穿出,或从梨状肌上孔穿出,约占3％。

由于上述变异,当臀部受风寒湿邪侵袭,可导致梨状肌痉挛、增粗、局部充血、水肿,引起无菌性炎症,使局部张力增高,刺激或压迫穿越其肌腹的坐骨神经和血管而出现一系列临床症状。

本病属中医伤科足少阳经筋病。骶尻部为足少阳经筋所络,凡闪扭、蹲起、跨越等损伤,或受风寒湿邪侵袭,以致气血瘀滞,经气不通,循足少阳经筋而筋络挛急疼痛;若累及足太阳经筋则出现循足太阳经筋的腿痛。

二、诊断

(一)症状

(1)有髋部闪扭或蹲位负重起立损伤史,或臀部受凉史。

(2)患侧臀部深层疼痛,呈牵拉样、刀割样或蹦跳样疼痛,且有紧缩感,可沿坐骨神经分布区域出现下肢放射痛。偶有小腿外侧麻木,会阴部下坠不适。

(3)患侧下肢不能伸直,自觉下肢短缩,步履跛行,或呈鸭步移行。髋关节外展、外旋活动受限。

(4)咳嗽、解便、打喷嚏时疼痛加剧。

(二)体征

(1)压痛。沿梨状肌体表投影区深层有明显压痛,有时沿坐骨神经分布区域出现放射性痛、麻。

(2)肌痉挛。在梨状肌体表投影处可触及条索样或弥漫性的肌束隆起,日久可出现臀部肌肉松弛、无力,重者可出现萎缩。

(3)患侧下肢直腿抬高在 60°以前疼痛明显,超过 60°时疼痛却反而减轻。

(4)梨状肌紧张试验阳性。

(三)辅助检查

X 线摄片检查可排除髋关节骨性病变。

三、治疗

(一)治疗原则

舒筋活血,通络止痛。

(二)手法

㨰法、按揉法、弹拨法、点按法、推法、擦法及运动关节类手法等。

(三)取穴与部位

环跳、承扶、秩边、风市、阳陵泉、委中、承山及梨状肌体表投影区及下肢前外侧等。

(四)操作

(1)患者俯卧位。术者站于患侧,先用柔和而深沉的㨰法沿梨状肌体表投影反复施术 3～5 分钟;然后用掌按揉法于患处操作 2～3 分钟;再在患侧大腿后侧、小腿前外侧施㨰法和拿揉法 2～3 分钟,使臀部及大腿后外侧肌肉充分放松。

(2)继上势,术者用拇指弹拨法于梨状肌肌腹呈垂直方向弹拨治疗,并点按环跳、承扶、阳陵泉、委中、承山等穴。以酸胀为度,达通络止痛之目的。时间 5～8 分钟。

（3）继上势，术者施掌推法或深按压法，顺肌纤维方向反复推压5～8次，力达深层；再以肘尖深按梨状肌1～2分钟，以达理筋整复之目的。

（4）术者一手扶按髋臀部，一手托扶患侧下肢，做患髋后伸、外展及外旋等被动运动，反复数次，以滑利关节，松解粘连，最后在其梨状肌体表投影区沿肌纤维方向施擦法，以透热为度。时间2～3分钟。

四、注意事项

（1）梨状肌位置较深，治疗时不可因位置深而施用暴力，以免造成新的损伤。

（2）急性损伤期手法宜轻柔，恢复期手法可稍重，并配合弹拨法，一般能获得较好效果。

（3）注意局部保暖，避免风寒刺激。

五、功能锻炼

急性损伤期应卧床休息1～2周，以利损伤组织的修复。

六、疗效评定

（一）治愈
臀腿痛消失，梨状肌无压痛，功能恢复正常。

（二）好转
臀腿痛缓解，梨状肌压痛减轻，但长时间行走仍痛。

（三）未愈
症状、体征无改善。

（曹　伟）

第十六节　股内收肌损伤

股内收肌损伤是指大腿过度用力或牵拉使内收肌遭受急性损伤，使大腿内侧疼痛，内收、外展活动时疼痛加剧，导致功能障碍的一种临床上较为常见的损伤。过去多见于骑马致伤，故又称为"骑士扼伤"。武术、跳高、跨栏、体操等运动最易造成此类损伤。

一、病因病理

股内收肌群为大腿内侧肌肉，包括大收肌、长收肌、短收肌和耻骨肌等，其作用为使大腿内收。当大腿过度内收，或大腿在外展时负重起立，内收肌强力收缩，超过了肌纤维的负荷能力，导致内收肌群的损伤；骑马、武术、跳高、跨栏、体操等运动，可由于内收肌遭受强力的牵拉而损伤。损伤常发生在肌腹或肌腹与肌腱交界处。其病理表现为肌纤维部分或大部分撕裂，或肌腱附着处损伤等，如股内收肌群的起、止点损伤，可造成创伤性骨膜炎；肌腹损伤，可造成肿胀、瘀血、肌肉痉挛与粘连。治疗失宜，或日久，可引起血肿机化，甚至成为骨化性肌炎，限制大腿外展和前屈的功能活动。炎性渗出刺激闭孔神经时，则引起反射性肌痉挛，疼痛加剧。

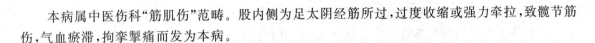

本病属中医伤科"筋肌伤"范畴。股内侧为足太阴经筋所过,过度收缩或强力牵拉,致髋节筋伤,气血瘀滞,拘挛掣痛而发为本病。

二、诊断

(一)症状

(1)有大腿过度用力收缩或强力牵拉损伤史。

(2)大腿内侧疼痛,尤以耻骨部位疼痛为甚,患部感觉僵硬,脚尖不敢着地,走路跛行,站立或下蹲时更痛。

(3)髋关节功能活动受限,不敢做大腿内收、外展活动,患肢常呈半屈曲位的保护性姿势。

(二)体征

(1)肿胀。大腿内侧肿胀,部分患者有皮下出血。

(2)压痛。内收肌广泛压痛,耻骨部内收肌起点处或肌腹部压痛明显,肌紧张,有时可在大腿内侧触摸到肌肉呈条束状痉挛。

(3)功能障碍。髋关节内收功能受限,被动外展时疼痛加剧。

(4)内收肌阻抗试验阳性。患者仰卧,屈膝屈髋,双足心相对平放在床上,术者双手放于膝内侧,压双膝外展,嘱患者内收髋部,疼痛加剧者为阳性。

(5)屈膝屈髋试验、"4"字试验呈阳性。

(三)辅助检查

X线摄片检查一般无明显异常。当有骨化性肌炎时,可显示其转化阴影。

三、治疗

(一)治疗原则

活血祛瘀,解痉止痛。

(二)手法

推法、滚法、按法、揉法、拿法、擦法等,并配合被动运动。

(三)取穴与部位

阴陵泉、阴廉、箕门、血海、委中等穴及患侧大腿内侧为主。

(四)操作

(1)患者仰卧位,患肢呈屈膝略外旋位。术者在大腿内侧用滚法、按揉法上下往返治疗。以拇指在内收肌附着处重点按揉,手法宜轻柔缓和。时间为5~8分钟。

(2)继上势,以拇指按揉阴陵泉、阴廉、箕门、血海诸穴,每穴1分钟。再沿内收肌用轻柔的拿法与弹拨法交替操作2~3分钟。

(3)继上势,患肢呈屈膝屈髋分腿位,足踝置于健侧膝上部。术者在其大腿内侧肌群用滚法治疗,边滚动边按压患肢膝部,一按一松,使之逐渐完成"4"字动作。

(4)患者俯卧位,术者在大腿后侧用滚法,并配合下肢后伸及外展内收的被动运动,继之拿委中穴,并用按揉法于臀部及坐骨结节处治疗。

(5)患者仰卧位,患侧下肢外展位,沿内收肌肌纤维方向施擦法,以透热为度。

四、注意事项

(1)急性损伤有皮下出血者,视出血量多少,在伤后24~48小时后才能推拿。

（2）治疗期间应避免大腿过度外展和内收活动。

（3）推拿治疗期间可根据病情需要，配合蜡疗、超声波疗法或中药外敷法治疗。

五、功能锻炼

适当进行功能锻炼，可做侧压腿及髋部外展练习。

六、疗效评定

（一）治愈

肿痛消失，局部无压痛，无硬结，髋关节外展、内收无疼痛，股内收肌抗阻试验阴性。

（二）好转

症状基本消失，髋外展、劳累或剧烈活动后仍有疼痛、乏力，股内收肌抗阻试验（±）。

（三）未愈

症状无改善。

（罗志强）

第十七节　臀上皮神经炎

臀上皮神经炎亦称臀上皮神经损伤，是指臀上皮神经在腰臀部的腰背筋膜和臀筋膜交汇处受到挤压、牵拉引起无菌性炎症，刺激臀上皮神经所致的以臀部及腿部疼痛为主的一组综合征。本病是临床常见的"臀腿痛"发病原因之一。

一、病因病机

臀上皮神经由 $L_1 \sim L_3$ 脊神经后支的外侧支组合而成，经骶棘肌外缘穿出腰背筋膜，穿出后的各支行于腰背筋膜的表面，向外下方形成臀上皮神经血管束，越过髂嵴进入臀上部分叶状结缔组织中，至臀大肌肌腹缘处，支配相应部位的臀筋膜和皮肤组织的感觉。

由于腰背筋膜与臀筋膜的纤维方向不一致，臀上皮神经分布其中，当弯腰动作过猛或过久，突然地腰骶部扭转、屈伸牵拉损伤，局部受到直接暴力的撞击可引起筋膜撕裂损伤。其病理表现为局部充血、水肿、炎症渗出增多，刺激臀上皮神经而出现分布区域疼痛。损伤不愈或反复损伤则出现局部组织粘连、变性、机化、肥厚或瘢痕挛缩，压迫周围血管、神经，使疼痛缠绵。

本病属中医伤科"筋伤""筋出槽"范畴。

二、诊断

（一）症状

（1）多数患者有腰骶部闪挫或扭伤史，部分患者外伤史不明显或仅臀部受凉后慢性发病。

（2）一侧腰臀部疼痛，呈刺痛、酸痛或撕裂样疼痛，急性发作者疼痛剧烈，且有患侧大腿后部牵拉样痛，但多不过膝。

（3）行走不便，弯腰受限，坐或起立困难；尤以改变体位时，疼痛加剧。严重者下坐或起立需他人搀扶，或自己扶持物体方能行动。

(二)体征

(1)患侧臀上部及下腰区皮肤及肌肉呈板状，臀上皮神经分布区域有广泛的触痛。

(2)在髂嵴最高点内侧2～3 cm处下方的皮下可触及隆起的、可滑动的"条索状"筋结物，触压时感酸、麻、胀、刺痛难忍。

(3)对侧下肢直腿抬高可受限，但无神经根受刺激征。

三、治疗

(一)治疗原则

舒筋通络，活血止痛。

(二)手法

擦法、一指禅推法、按法、揉法、点法、弹拨法、擦法等。

(三)取穴与部位

阿是穴、肾俞、白环俞、秩边、环跳、风市、委中及腰臀部等。

(四)操作

(1)患者俯卧位，术者立于患侧，用擦、按、揉手法在患侧腰臀部及大腿后外侧往返施术，用力宜深沉和缓，时间3～5分钟。以放松局部及相关的筋肌组织，促进炎症、水肿吸收，以达到舒筋活血的目的。

(2)继上势，在上述穴位用一指禅推法、指揉法治疗，重点在阿是穴、白环俞、秩边等穴。时间3～5分钟。

(3)在髂嵴最高点内侧2～3 cm处下方条索状肌筋处施以弹拨法，手法由轻渐重，以患者能忍受为限，可与按揉法交替操作，时间2～3分钟。以松解粘连，消散挛缩筋结，以解痉止痛。

(4)沿神经、血管束行走方向施擦法，以透热为度。以促进局部血循环，达到祛瘀散结、止痛之目的。

四、注意事项

(1)因臀上皮神经位置浅表，故弹拨手法宜轻柔，避免强刺激。

(2)治疗期间以卧床休息为主，减少腰臀部活动，以减少渗出，有利于炎症水肿吸收。

(3)缓解期应进行腰部前屈、后伸及左右侧屈、旋转活动锻炼，可减少复发。

(4)注意局部保暖，避免过度劳累。

（罗志强）

第十八节　膝关节创伤性滑膜炎

膝关节创伤性滑膜炎主要是指膝关节遭受扭挫等外伤或劳损，导致关节囊滑膜层损伤，发生充血、渗出，关节腔内大量积液积血，临床以关节肿胀、疼痛、活动困难为主要特征的一种疾病。本病又称急性损伤性膝关节滑膜炎，可发生于任何年龄。

一、病因病理

膝关节的关节囊分纤维层和滑膜层,滑膜层包裹胫、股、髌关节。正常情况下,滑膜层分泌少量滑液,有利于关节活动和保持软骨面的润滑。当膝关节由于跌仆损伤、扭伤、挫伤、遭受撞击等急性损伤,或过度跑、跳、起蹲等活动及慢性劳损、关节内游离体等因素,使滑膜与关节面过度摩擦,挤压损伤滑膜,导致创伤性滑膜炎的发生。其病理表现为滑膜充血、水肿、渗出液增多并大量积液,囊内压力增高,影响组织的新陈代谢,形成恶性循环。若滑液积聚日久得不到及时吸收,则刺激关节滑膜,使滑膜增厚,纤维素沉积或机化,引起关节粘连,软骨萎缩,从而影响膝关节正常活动。久之可导致股四头肌萎缩,使关节不稳。

本病属中医伤科"节伤""节粘证"范畴。膝为诸筋之会,多气多血之枢,机关之室。凡磕仆闪挫,伤及节窍;或过劳虚寒,窍隙受累,气血疲滞,瘀阻于窍则节肿,筋络受损则痛,拘挛则屈而不能伸,伸而不能屈,久之则节粘不能用。

二、诊断

(一)症状

(1)膝关节有明显的外伤史或慢性劳损史。

(2)膝关节呈弥漫性肿胀、疼痛或胀痛,活动后症状加重。

(3)膝软乏力、屈伸受限、下蹲困难。

(4)急性损伤者,常在伤后5～6小时出现髌上囊处饱满膨隆。

(二)体征

(1)膝关节肿大,屈膝时两侧膝眼饱胀。

(2)局部皮温增高,关节间隙广泛压痛。

(3)膝关节屈伸受限,尤以膝关节过伸、过屈时明显。抗阻力伸膝时疼痛加重。

(4)浮髌试验阳性。

(三)辅助检查

1.膝关节穿刺

可抽出淡黄色或淡红色液体。

2.膝关节 X 线检查

一般无明显异常,但可排除关节内骨折及骨性病变。

三、治疗

(一)治疗原则

活血化瘀,消肿止痛。

(二)手法

摇法、按法、揉法、㨰法、拿法、摩法及擦法等。

(三)取穴与部位

伏兔、梁丘、血海、双膝眼、鹤顶、委中、阳陵泉、阴陵泉等穴及患侧膝关节周围。

(四)操作

(1)患者仰卧位、伸膝位。术者立于患侧,以㨰法或掌按揉法在膝关节周围治疗,先治疗肿胀周围,然后治疗肿胀部位,并配合揉拿股四头肌。手法先轻,后适当加重,以患者能忍受为度。时间 5~8 分钟。

(2)继上势,术者用拇指依次点按伏兔、梁丘、血海、双膝眼、鹤顶、委中、阳陵泉、阴陵泉等穴,每穴0.5~1.0 分钟。

(3)继上势,术者以手掌按于患膝部施摩法,以关节内透热为宜。

(4)继上势,术者将患肢屈髋屈膝呈 90°,以一手扶膝部,另一手握踝上,左右各摇晃膝关节6~7 次,然后做膝关节被动屈伸运动6~7 次。动作要求轻柔缓和,以免再次损伤滑膜组织。

(5)继上势,在髌骨周围及膝关节两侧用擦法,以透热为度。再用两手掌搓揉膝关节两侧。局部可加用湿热敷。

四、注意事项

(1)急性期膝关节不宜过度活动。可内服活血化瘀的中药,外敷消瘀止痛膏。

(2)对严重积液者,可用关节穿刺法将积液或积血抽出,并注入 1‰盐酸普鲁卡因 3~5 mL及泼尼松 12.5~25.0 mg,再用加压包扎处理。此法可重复 2~3 次。

(3)患膝注意保暖,避免受风寒湿邪侵袭。

(4)慢性期应加强股四头肌功能锻炼,防止肌萎缩。

五、功能锻炼

急性期过后,做股四头肌等长收缩练习,每次 5~6 分钟,并逐渐增加练习次数,以防肌肉萎缩。慢性期做膝关节屈伸活动,防止或解除关节粘连。

六、疗效评定

(一)治愈
疼痛肿胀消失,关节活动正常。浮髌试验阴性,无复发者。

(二)好转
膝关节肿痛减轻,关节活动功能改善。

(三)未愈
症状无改善,并见肌肉萎缩或关节强硬。

(李汝耀)

第十九节 膝关节侧副韧带损伤

膝关节侧副韧带损伤是指由于膝关节遭受暴力打击、过度内翻或外翻引起膝内侧或外侧副韧带损伤,临床以膝关节内侧或外侧疼痛、肿胀、关节活动受限,小腿外展或内收时疼痛加重为主要特征的一种病证。膝关节侧副韧带损伤可分为内侧副韧带损伤和外侧副韧带损伤,临床以内侧副韧带损伤多见。可发生于任何年龄,以运动损伤居多。

一、病因病理

(一)内侧副韧带损伤

膝关节生理上呈轻度外翻。当膝关节微屈(130°～150°)时,膝关节的稳定性相对较差,此时,如果遇外力作用使小腿骤然外翻、外旋,牵拉内侧副韧带造成损伤;或足部固定不动,大腿突然强力内收、内旋;或膝关节伸直位时,膝或腿部外侧受到暴力打击或重物挤压,促使膝关节过度外翻,即可造成内侧副韧带损伤。若损伤作用机制进一步加大,则造成韧带部分撕裂或完全断裂,严重时可合并半月板或交叉韧带的损伤。

(二)外侧副韧带损伤

由于膝关节呈生理性外翻,又有髂胫束共同限制膝关节内翻和胫骨旋转的功能,所以外侧副韧带的损伤较少见。但在小腿突然内翻、内旋;或大腿过度强力外翻、外旋;或来自膝外侧的暴力作用或小腿内翻位倒地挫伤,使膝关节过度内翻,导致膝外侧副韧带牵拉损伤。损伤多见于腓骨小头抵止部撕裂。严重者可伴有外侧关节囊、腘肌腱撕裂,腓总神经损伤或受压,可合并有腓骨小头撕脱骨折。

韧带损伤后引起局部出血、肿胀、疼痛,日久血肿机化、局部组织粘连,进一步导致膝关节活动受限。

本病属中医伤科"筋伤"范畴。中医认为膝为诸筋之会,内为足三阴经筋所结之处,外为足少阳经筋、足阳明经筋所络,急、慢性劳伤,损伤筋脉,气血瘀滞,致筋肌拘挛,牵掣筋络,屈伸不利,伤处为肿为痛。

二、诊断

(一)症状
(1)有明显的膝关节外翻或内翻损伤史。
(2)伤后膝内侧或外侧当即疼痛、肿胀,部分患者有皮下瘀血。
(3)膝关节屈伸活动受限,跛行或不能行走。

(二)体征
1.肿胀

伤处肿胀,多数为血肿。血肿初起为紫色,后逐渐转为紫黄相兼。

2.压痛

膝关节内侧或外侧伤处有明显压痛。内侧副韧带损伤压痛点局限于内侧副韧带的起止部;外侧副韧带损伤时,压痛点常位于股骨外侧髁,或腓骨小头处。

3.放散

痛内侧副韧带损伤,疼痛常放散到大腿内侧、小腿内侧肌群,伴有肌肉紧张或有痉挛;外侧副韧带损伤,疼痛可向髂胫束、股二头肌和小腿外侧放散,伴有肌肉紧张或有痉挛。

4.侧向运动试验

膝内侧或外侧疼痛加剧,提示该侧副韧带损伤。

5.韧带断裂

侧副韧带完全断裂时,可触及该断裂处有凹陷感,做侧向运动试验时,内侧或外侧关节间隙有被"拉开"或"合拢"的感觉。

6.合并损伤

合并半月板损伤时麦氏征阳性;合并交叉韧带损伤时抽屉试验阳性;合并腓总神经损伤时,小腿外侧足背部有麻木感,甚者可有足下垂。

(三)辅助检查

X线检查:内侧副韧带完全断裂时,做膝关节外翻位应力下摄片,可见内侧关节间隙增宽;外侧副韧带完全断裂者做膝关节内翻位应力下摄片,可见外侧关节间隙增宽;合并有撕脱骨折时,在撕脱部位可见条状或小片状游离骨片。

三、治疗

(一)治疗原则

活血祛瘀,消肿止痛,理筋通络。

(二)手法

滚法、按法、揉法、屈伸法、弹拨法、搓法、擦法等。

(三)取穴与部位

1.内侧副韧带损伤

血海、曲泉、阴陵泉、内膝眼等穴及膝关节内侧部。

2.外侧副韧带损伤

膝阳关、阳陵泉、犊鼻、梁丘等穴及膝关节外侧部。

(四)操作

1.内侧副韧带损伤

(1)患者仰卧位,患肢外旋伸膝。术者在其膝关节内侧用滚法治疗,先在损伤部位周围操作,后转到损伤部位操作。然后沿股骨内侧髁至胫骨内侧髁施按揉法,上下往返治疗。手法宜轻柔,切忌粗暴。时间5～8分钟。

(2)继上势,术者用拇指按揉血海、曲泉、阴陵泉、内膝眼等穴,每穴约1分钟。

(3)继上势,术者做与韧带纤维垂直方向施轻柔快速的弹拨理筋手法,掌根揉损伤处,配合做膝关节的拔伸和被动屈伸运动,手法宜轻柔,以患者能忍受为限。时间3～5分钟。

(4)继上势,术者在膝关节内侧做与韧带纤维平行方向的擦法,以透热为度。搓、揉膝部,轻轻摇动膝关节数次结束治疗。时间2～3分钟。

2.外侧副韧带损伤

(1)患者取健侧卧位,患肢微屈。术者在其大腿外侧至小腿前外侧用滚法治疗,重点在膝关节外侧部。然后自股骨外侧髁至腓骨小头处施按揉法,上下往返治疗。手法宜轻柔,切忌粗暴。时间5～8分钟。

(2)继上势,术者用拇指按揉膝阳关、阳陵泉、犊鼻、梁丘等穴,每穴约1分钟。

(3)继上势,术者在与韧带纤维垂直方向施轻柔快速的弹拨理筋手法,掌根揉损伤处,配合做膝关节的拔伸和被动屈伸运动,手法宜轻柔,以患者能忍受为限。时间3～5分钟。

(4)患者俯卧位,术者沿大腿后外侧至小腿后外侧施滚法治疗。然后转健侧卧位,在膝关节外侧与韧带纤维平行方向施擦法,以透热为度。搓、揉膝部,轻轻摇膝关节数次结束治疗。时间3～5分钟。

四、注意事项

（1）急性损伤有内出血者，视出血程度在伤后 24～48 小时才能推拿治疗。

（2）损伤严重者，应做 X 线摄片检查，在排除骨折的情况下才能推拿。若损伤为韧带完全断裂或膝关节损伤三联征者宜建议早期手术治疗。

（3）后期应加强股四头肌功能锻炼，防止肌萎缩。

五、功能锻炼

损伤早期，嘱患者做股四头肌等长收缩练习，每次 5～6 分钟，并逐渐增加锻炼次数，以防肌肉萎缩，然后练习直腿抬举，后期做膝关节屈伸活动练习。

六、疗效评定

（一）治愈
肿胀疼痛消失，膝关节功能完全或基本恢复。

（二）好转
关节疼痛减轻，功能改善，关节有轻度不稳。

（三）未愈
膝关节疼痛无减轻，关节不稳，功能障碍。

（张德亮）

第二十节 腓肠肌损伤

腓肠肌损伤主要是指小腿后侧肌群因急、慢性损伤，或受风寒湿侵袭引起小腿部肌肉痉挛、疼痛的一种病证。本病又称损伤性腓肠肌炎、腓肠肌痉挛等。多见于运动员或长时间站立者。

一、病因病理

常因弹跳时用力过猛，小腿肌肉强力收缩，或踝关节过度背伸用力牵拉等原因，造成腓肠肌急性损伤。也可因直接暴力撞击小腿后部造成损伤。伤势较轻者多为小腿腓肠肌牵拉损伤；重者则可能引起腓肠肌部分或全部断裂。慢性劳损一般多见于腓肠肌长期反复受牵拉，超过肌肉负荷所致。损伤常发生在肌腹及股骨内、外侧髁附着处和肌与腱联合部。

此外，少数患者可在游泳、睡眠时发生小腿突然抽筋，或某次剧烈运动后引起疼痛、痉挛。前者可能与小腿受凉有关；后者可能由于运动后乳酸积聚所致。

本病属中医伤科"筋伤"范畴，可分气滞筋拘和血瘀筋僵两种证型。小腿为足太阳经筋所过，凡小腿牵拉过度，或直接扭挫筋肌，伤及太阳经筋，致筋肌挛急，气血瘀滞而肿痛。轻者气滞筋拘，重者血瘀筋僵，筋肌硬结，膝屈不能伸。

二、诊断

(一)症状

(1)多数患者有急、慢性损伤史,或小腿受凉史。

(2)急性损伤时即感小腿后部疼痛,不能行走或跷足尖行走;慢性劳损者多为局部酸痛;小腿受凉者常于游泳、睡眠中突然小腿抽筋、疼痛剧烈。

(3)损伤严重者在伤后数小时出现小腿肿胀、疼痛,可见有弥漫性的皮下出血。

(二)体征

(1)患侧腓肠肌痉挛,局部肿胀可有硬结,有明显压痛。

(2)急性损伤者压痛点多在腓肠肌肌腹或肌腱联合部;慢性劳损者压痛点多在股骨内、外侧髁腓肠肌起点处。

(3)做踝关节主动跖屈或被动背伸时,伤处疼痛加重。

(4)肌纤维断裂或部分断裂时,可见皮下广泛性出血和肿胀。可触及纤维断裂处凹陷,断裂两端隆起。

(5)腓肠肌牵拉试验阳性。

(三)辅助检查

X线片一般无明显异常。

三、治疗

(一)治疗原则

舒筋通络,解痉止痛。

(二)手法

揉法、㨰法、按揉法、拿捏法、擦法及湿热敷等。

(三)取穴与部位

委中、承山、承筋、昆仑等穴及小腿后侧肌群。

(四)操作

(1)患者俯卧位,术者立于患侧,沿其腘窝部经腓肠肌至跟腱部用㨰法往返治疗,手法宜轻柔缓和,并配合做踝关节被动跖屈和背伸运动。时间5~8分钟。

(2)继上势,术者以拇指按揉法在委中、承山、承筋、昆仑等穴施术,每穴约1分钟。

(3)继上势,术者以掌根揉法沿腓肠肌肌腹至跟腱进行按揉。并用拇指按揉腓肠肌内、外侧头附着处,配合五指拿捏腓肠肌数次。时间3~5分钟。

(4)继上势,术者自腘窝至跟腱与腓肠肌平行方向施擦法,以透热为度。局部可加用湿热敷。

(5)患者改仰卧位,屈膝屈髋约45°,术者沿其腓肠肌做轻柔的上下往返的揉拿法,搓揉小腿部结束治疗,时间2~3分钟。

四、注意事项

(1)对于腓肠肌完全断裂者,应及早进行手术治疗。部分断裂或肌肉牵拉、慢性劳损者,应按其损伤的情况进行手法治疗。

(2)治疗期间避免过久行走,小腿不宜用力。局部注意保暖。

（3）急性损伤有内出血者，视出血程度在伤后 24～48 小时才能推拿。

（4）因受凉、游泳时引起的腓肠肌急性痉挛，可立即采用一手扳踝关节背伸，另一手捏拿腓肠肌的方法使其缓解。

五、功能锻炼

急性炎症期要注意适当休息，以减少炎症渗出，平时应加强提足跟锻炼，以提高腓肠肌的肌力，避免损伤。

（张德亮）

第二十一节　踝关节侧副韧带损伤

踝关节侧副韧带损伤是指由于行走时不慎踏在不平的路面上或腾空后足跖屈落地，足部受力不均，踝关节过度内翻或外翻，致使踝关节外侧或内侧副韧带受到强大的张力作用而损伤。临床以踝部肿胀、疼痛、瘀血，关节活动功能障碍为主要特征的一种病证。本病是临床上常见的一种损伤，任何年龄均可发生，尤以青壮年多见。

一、病因病理

（一）外侧副韧带损伤

外侧副韧带损伤是踝关节最容易发生的损伤，占踝部损伤的 70% 以上。造成踝关节外侧副韧带损伤的主要因素有三个：一是外踝长，内踝短，外侧副韧带较内侧副韧带薄弱，容易造成踝关节在内翻位的损伤；二是足外翻背屈的肌肉（第三腓骨肌）不如内翻的肌肉（胫前肌）强大，因此足部向外的力量不如向内的力量大；三是踝穴并非完全坚固，位于胫腓骨之间的胫腓横韧带纤维斜向下、向外，同时外踝构成踝穴的关节面比较倾斜，因此腓骨下端能向上或向外适度的活动。

由于上述因素，踝关节容易发生内翻位的损伤。当路面场地不平，跑、跳时失足，或下楼梯、下坡时易使足在跖屈位突然向内翻转，身体重心偏向外侧，导致外侧副韧带突然受到强大的张力牵拉损伤。最易造成损伤的是距腓前韧带，其次是跟腓韧带，距腓后韧带损伤则少见。损伤后，轻者韧带附着处骨膜撕裂，骨膜下出血；重者韧带纤维部分撕裂；更甚者韧带完全断裂，可伴有撕脱性骨折或距骨半脱位。

（二）内侧副韧带损伤

内侧副韧带比较坚韧，损伤机会相对较少。损伤常发生在踝关节突然外翻及旋转时。在跑跳运动中，由于落地不稳，身体重心偏移至足内侧，踝关节突然向外侧掰扭，超过了踝关节的正常活动范围及韧带的维系能力，致使内侧副韧带撕裂损伤。如果外翻的作用力继续增强，可造成内侧副韧带撕脱，伴胫腓下联合韧带撕裂，或胫腓骨下端分离，伴内踝撕脱骨折。

本病属中医伤科"筋伤"范畴。踝为足之枢纽，足之三阴、三阳经筋所结。因足跗用力不当，经筋牵抻过度，致使经筋所结之处撕掰，阳筋弛长，阴筋拘挛，气血离经，为瘀为肿，活动牵掣，屈伸不利，伤处作痛。

二、诊断

(一)症状

(1)有足踝急性内翻位或外翻位损伤病史。

(2)踝关节外侧或内侧即出现肿胀、疼痛,多数有皮下出血。肿胀程度与出血量的多少有关,轻者可见局部肿胀,重者则整个踝关节均肿胀。

(3)踝关节活动受限,行走呈跛行或不敢用力着地行走。

(二)体征

(1)肿胀瘀血。损伤部位常见皮下瘀血、肿胀,轻者局限于外踝前下方或内踝下方,重者可扩散到整个踝关节。伤后2～3天,皮下瘀血青紫更为明显。

(2)压痛。外侧副韧带损伤时,压痛点主要在外踝前下方(距腓前韧带)或下方(跟腓韧带);内侧副韧带损伤时,压痛点常位于内踝下方。胫腓下联合韧带损伤时,则在胫腓下关节处压痛。

(3)被动活动。外侧副韧带损伤,做足内翻跖屈时外踝部疼痛加剧;内侧副韧带损伤,做足外翻动作时踝内侧疼痛加剧。

(4)伴有撕脱性骨折时,可触及骨折碎片。

(三)辅助检查

X线摄片可明确是否有骨折、脱位及骨折、脱位的程度。做足部强力内翻或外翻位摄片,可见踝关节间隙明显不等宽或距骨脱位的征象,则提示韧带完全断裂。

三、治疗

(一)治疗原则

活血化瘀,消肿止痛。

(二)手法

揉法、滚法、按法、拔伸法、摇法、扳法、擦法等。

(三)取穴与部位

1.外侧副韧带损伤

阳陵泉、足三里、丘墟、解溪、申脉、金门等穴及外踝部。

2.内侧副韧带损伤

商丘、照海、太溪等穴及内踝部。

(四)操作

1.外侧副韧带损伤

(1)患者仰卧位,术者沿其小腿外侧至踝外侧用滚法或按揉法上下往返治疗,手法宜轻柔缓和。并配合按揉足三里、阳陵泉穴。时间3～5分钟。

(2)继上势,术者用鱼际或掌根先在损伤周围按揉,待疼痛稍缓解后再在伤处按揉,手法宜轻柔缓和,时间5～8分钟。

(3)继上势,术者用拇指按揉丘墟、解溪、申脉、金门等穴,每穴约1分钟。

(4)继上势,施拔伸摇法。术者以一手托住患足跟部,另一手握住其足趾部做牵引拔伸,在拔伸的同时轻轻摇动踝关节,并配合做足部逐渐向内翻牵拉,然后再做足部外翻动作。重复3～5次。

(5)继上势,术者在损伤局部施擦法,以透热为度。然后用推抹法自上而下理顺筋肌。局部可加用湿热敷。

2.内侧副韧带损伤

(1)患者取患侧卧位,健肢屈曲,患肢伸直术者自小腿下端经内踝至内侧足弓部施按揉法或擦法上下往返操作。重点在内踝下方,手法宜轻柔,时间3～5分钟。

(2)继上势,术者在内踝下用掌根或鱼际揉法,配合按揉商丘、照海、太溪等穴,时间5～8分钟。

(3)继上势,施拔伸摇法。术者以一手托住患足跟部,另一手握住其足趾部做牵引拔伸,在拔伸的同时轻轻摇动踝关节,并配合做足部逐渐向外翻牵拉,然后再做足部内翻动作。重复3～5次。

(4)继上势,术者在损伤局部施擦法,以透热为度。然后用揉抹法自上而下理顺筋肌。局部可加用湿热敷。

四、注意事项

(1)急性损伤有出血者,即刻用敷止血。推拿应视出血程度在伤后24～48小时才能进行。

(2)急性期患足宜固定,用弹性绷带包扎固定1～2周。内侧副韧带损伤者应内翻位固定,外侧副韧带损伤者应外翻位固定,以减少损伤韧带的张力,有利于损伤韧带的修复。

(3)恢复期加强功能锻炼,避免重复扭伤。

五、功能锻炼

外固定期间,应练习足趾的屈伸活动和小腿肌肉收缩活动。拆除外固定后,要逐渐练习踝关节的内、外翻及跖屈、背伸活动,以预防粘连,恢复踝关节的功能。

六.疗效评定

(一)治愈

踝关节肿痛消失,关节稳定,踝关节活动功能正常。

(二)好转

踝关节疼痛减轻,轻度肿胀或皮下瘀斑,关节欠稳,步行乏力,酸痛。

(三)未愈

踝关节疼痛无改善,关节不稳定,活动受限。

(张德亮)

第二十二节　跟　痛　症

跟痛症是指跟骨下组织因急、慢性损伤引起的一种无菌性炎性病证。临床上以跟骨下肿胀、疼痛及足跟部不能着地行走为主要特征。本病包括跟骨下滑囊炎、跟下脂肪垫损伤、跟骨骨膜炎及跟骨骨刺症等。本病以骨刺症引起疼痛最为多见,好发于中老年人及肥胖者。

一、病因病理

跟骨承受人体重量的50％,跟骨下脂肪垫和滑液囊具有吸收和减轻震荡的作用。当场地太硬,跑、跳时落地姿势欠佳,身体重心落在足跟部,则引起足底部皮下脂肪纤维垫、滑液囊挫伤,表现为脂肪垫充血、肿胀、滑液渗出增多、囊壁增厚、跟骨骨膜增生等病理改变,导致跟底疼痛。由于反复的劳损、肥胖,或过多的运动,使跖腱膜、拇短屈肌、跖方肌和跖长韧带在其附着于跟骨底面结节部分受到反复牵拉,引起慢性炎性反应,吸收与渗出并存并逐渐发展成骨刺。当骨刺方向与着力点成垂直时,则出现跟底痛。

本病属中医伤科"筋粘证"和"骨痹"范畴。跟底为足太阳经筋所结,因足底着力不当,或用力过度,牵掣经筋损伤,气血瘀滞,筋拘黏结,故肿痛。或年老体弱,肝肾亏虚,肝主筋,肾主骨,久虚及骨,以致骨赘形成而为骨痹。

二、诊断

(一)症状

(1)有急、慢性跟底损伤史。

(2)跟底部疼痛,初起时仅为跟底酸胀痛,逐渐发展为疼痛明显。运动后疼痛加重,休息后症状能减轻。

(3)站立、行走、跑、跳时,足跟不敢着地,呈踮足尖跛行。

(二)体征

(1)足底部肿胀,局部皮肤增厚,少数患者肿胀不明显。

(2)足跟部有明显压痛点。脂肪垫损伤和跟骨下滑囊炎的压痛点在跟底中部或偏内侧;跟骨骨膜炎的压痛点在跟底后偏外侧;跟骨骨刺的压痛点在跟底脂肪垫前、跟骨结节前内侧。

(3)跟骨有骨刺者,足底跟骨基底结节处可触及骨性隆起,并有明显压痛。

(三)辅助检查

X线摄片检查可排除跟骨骨折可能。跟骨骨膜炎后期显示骨膜增厚,多数患者在跟骨结节部有粗糙的骨质增生或骨刺形成。

三、治疗

(一)治疗原则

舒筋通络,活血止痛。

(二)手法

一指禅推法、㨰法、揉法、点按法、弹拨法、擦法等。

(三)取穴与部位

然谷、涌泉、阿是穴及跟底部。

(四)操作

(1)患者俯卧位,术者用㨰法自跟底部至足心往返治疗,并与按揉法交替使用,手法宜深沉缓和。时间3~5分钟。

(2)继上势,术者用拇指重点按揉足底跟骨基底结节部,以深层有温热感为佳。并按揉涌泉、然谷等穴。时间5~8分钟。

(3)继上势,术者自跟底部沿跖腱膜方向施擦法,以透热为度。

(4)跟底敲击法。在上述推拿的基础上,患足屈膝90°,足底朝上。术者以一手握其足跗部使足背屈以固定踝关节,另一手持敲击槌,对准骨刺部位敲击数十次,要求敲击时用腕力,如蜻蜓点水状,频率要快,有节奏感,不能用蛮力。以被敲击部位有麻木感为宜。

(5)敲击完毕后,术者用掌根按揉或摩法操作,结束治疗。

四、注意事项

(1)治疗期间注意患足的休息,避免足底过多与地面等硬物接触。

(2)穿软底鞋,可在鞋内跟底部垫一块海绵,或与骨刺相应部位挖一个洞,以缓冲对骨刺的过度刺激。

(3)可自行对骨刺部位进行敲击,配合湿热敷,每天1~2次。

(张德亮)

第十四章 儿科病证的推拿治疗

第一节 夜 啼

夜啼是指婴儿入夜则啼哭不安,或每夜定时啼哭,甚则通宵达旦,而白天如常的病证。民间俗称为"夜啼郎"。本病多见于小婴儿,一般预后良好。如长期夜啼失治,可影响小儿正常生长发育。

夜啼原因甚多,大致可分脾寒、心热、伤食、惊吓4类。此外,若因口疮、发热等疾病引起的夜啼,应积极治疗其主要病症。至于因尿布潮湿,或衣被过暖过寒,或因饥渴等引起者,找出原因及时处理后,啼哭可停止,不必治疗。

一、病因病机

(一)脾寒

由于孕妇素体怯弱,胎儿禀赋不足,虚怯则脏冷或护理不当,沐浴受凉、睡眠时腹部中寒,导致寒邪犯脾。阴盛于夜,阴胜则脏冷愈盛,脾为阴中之至阴,喜温而恶寒,寒则运化不健,气机不利,绵绵腹痛而夜啼不止。

(二)心热

由于孕妇性素躁急,或喜食辛辣香燥之物,导致心热内蕴,胎儿在母腹中感受已偏,出生后蕴有胎热,热盛则心烦而多啼,夜寝不安。

(三)伤食

由于喂养不当,乳食积滞,导致脾胃功能失调,积滞郁结于胃肠不化,胃不和则卧不安,故夜间时时啼哭。

(四)惊吓

小儿脏气娇嫩,神气怯弱,如遇非常之物,或闻特异声响等意外刺激,则心神不宁,神志不安而夜间时时啼哭。

二、诊断

(一)诊断要点

(1)入夜啼哭,不得安睡,甚则通宵不眠,连夜不止,少则数天,多则月余,白天如常。体格检查无异常。

（2）从小儿的年龄、啼哭的时间、精神状况、面色、舌、脉、腹部体征、体温及实验室检查等方面，排除因各种疾病引起的啼哭。

（二）临床表现

1.脾寒啼

面色白，手足欠温，蜷曲而啼，啼声无力，不欲吮乳，口中气冷，腹痛喜按喜暖，大便色青而溏，唇舌淡白，指纹淡红。

2.心热啼

面赤唇红，神烦啼哭，哭声洪亮有力，手腹俱热，吮乳时口中气热，大便秘结，小便短赤，舌尖红，指纹紫滞。

3.伤食啼

夜卧不安，时时啼哭，不欲吮乳，脘腹胀满，或有腹痛拒按，甚则呕吐酸腐，大便秘结或泻下秽臭，苔厚腻，脉滑，指纹滞。

4.惊吓啼

面色青，有恐惧啼哭之状，或睡眠中时作惊惕不安，猝然啼哭惊叫，指纹青色。

三、鉴别诊断

小儿不会言语，啼哭是他的一种表达方式，可以通过听啼哭的声音和伴随症状鉴别因感冒、发热、咳嗽、出疹、腹泻、呕吐、肠套叠、中耳炎等病证引起的啼哭。

四、推拿治疗

夜啼的治疗原则以温脾、清心、镇惊安神为主。

（一）脾寒啼

1.治则

温中健脾，养心安神。

2.处方

推三关、揉外劳宫、补脾经、揉中脘、揉脐、揉小天心、揉百会。

3.方义

推三关、补脾经、揉中脘，温中健脾；揉外劳宫、揉脐，加强温中散寒，止腹痛作用；揉小天心、揉百会能镇惊安神。

（二）心热啼

1.治则

导赤清心，安神。

2.处方

清心经、揉内劳宫、清天河水、掐五指节、捣小天心。

3.方义

清心经、揉内劳宫、清天河水，清心散热，除烦；掐五指节、捣小天心，镇惊安神。

4.加减

小便赤者，加清小肠；腹胀者，加运内八卦、摩腹。

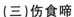

（三）伤食啼

1.治则

消积导滞,和中安神。

2.处方

清补脾经、揉板门、清肝经、运八卦、分腹阴阳、揉中脘、推下七节骨。

3.方义

清肝经、清补脾经,抑木扶土;运内八卦、分腹阴阳,理气消积;揉中脘、推下七节骨,导滞和中,综合方义,积滞得消,胃和则睡安。

（四）惊吓啼

1.治则

平肝,镇惊安神。

2.处方

清肝经、清心经、清补脾经、掐五指节、掐揉小天心、猿猴摘果、清天河水。

3.方义

清肝经、清心经、清补脾经、清天河水,清心平肝;掐五指节、掐揉小天心、猿猴摘果,镇惊安神。

五、注意事项

（1）推拿治疗夜啼疗效显著。

（2）加强新生儿护理,注意保暖,温度适宜;及时换尿布。

（3）保持环境安静,养成良好睡眠习惯。

（4）合理喂养,以满足生长发育需要为原则。

（5）乳母饮食不宜辛辣厚味和寒凉。

（季法会）

第二节 惊 风

惊风又称抽风、惊厥。以抽搐伴神昏、两目上视为主要临床特征。多见于6岁以下小儿,年龄越小,发病率越高,病情变化越迅速,是古代中医儿科"四大要证"之一。临床上分为急惊风和慢惊风两种,急惊风来势凶急,处理不当可使脑组织和局部机体缺血缺氧,遗留后遗症,严重的可引起窒息,发生呼吸和循环衰竭,因此治疗要及时、果断,必要时要积极抢救。

西医学认为,惊风是中枢神经系统功能紊乱或器质性异常的一种表现,发病原因很多,本节所述为因高热或中枢神经系统感染而引起的惊风。

一、病因病机

急惊风主要因感受风邪或温热疫毒,出现痰、热、惊、风四证,病位在心、肝两经,属实证、热证;慢惊风多由急惊或大病后等因素所致,病情复杂,多属虚证、寒证。

（一）急惊风

小儿体属纯阳，感受风邪，化热极速，风热化火，侵扰心、肝两经，易发一过性高热惊厥，热退后抽搐自止；感受温热疫毒，邪毒内闭，从热化火，炼津成痰，痰蒙心窍，引动肝风，故见神昏、抽搐；小儿神情怯弱，暴受惊恐或乳食积滞，积滞、痰热内壅，清窍蔽塞，气机逆乱，发为惊风。

（二）慢惊风

急惊延治，或久痢、久泻、久吐、大病后正气亏损，气血津液耗伤，筋脉失于滋养而致虚风内动。

西医学认为小儿中枢神经系统发育不完善，当产伤、高热或炎症刺激时，容易促使大脑皮质运动神经元异常放电，导致全身或局部肌肉暂时性的不随意收缩。

二、诊断

（一）诊断要点

（1）多见于 6 岁以下小儿。

（2）发病突然，变化迅猛。

（3）以肢体痉挛抽搐、两目上视、意识不清为特征。

（二）临床表现

1.急惊风

（1）高热惊风：急性热病或不明原因的高热致使高热内闭，扰乱神明，引动肝风而发为惊风。患儿体温在 39 ℃ 以上，初起神情紧张，烦躁不安，项背不适，继则壮热无汗，口渴欲饮，眼红颊赤，神昏谵语，颈项强直，四肢抽搐，牙关紧闭，两目上视，舌质红绛、苔黄，脉数，指纹青紫。

（2）突受惊恐：暴受惊恐后，神情紧张，突然抽搐，惊惕不安，惊叫，面色乍青乍白，睡眠不安，或昏睡不醒，醒时啼哭，四肢厥冷，大便色青，舌苔薄白，脉细数，指纹青紫。

（3）乳食积滞：好发于饱食或过食之后，先见脘腹胀满，呕吐，腹痛，便秘，继而目瞪视呆，神昏抽搐，呼吸短促，苔黄腻，脉滑数。兼有痰湿者，喉中痰声辘辘，咳吐不利，呼吸急促，苔白腻等症。

2.慢惊风

起病缓慢，病程长。面色苍白，嗜睡无神，两手握拳，抽搐无力，时作时止，有的在沉睡中突发痉挛，形寒肢冷，纳呆，便溏，舌淡苔白，脉沉无力。

（三）辅助检查

（1）除血、尿、大便常规外，应有选择性地做血电解质测定、肝肾功能、血糖等化验，必要时做脑脊液检查。

（2）惊厥控制后，要有选择性进行头颅 X 线、脑电图、CT、MRI 等检查。

三、鉴别诊断

癫痫是一种由于脑功能异常所致的疾病，以突然昏仆，不省人事，口吐白沫，两目直视，四肢抽搐，发过即苏，醒后如常人为特征。多见于年长儿，一般不发热，有反复发作病史，发作时，先有猪、羊样叫声。脑电图检查可见棘波或尖波、棘慢或尖慢复合波、高幅阵发性慢波等癫痫波形。

四、推拿治疗

(一)急惊风

1.治疗原则

急则治其标,先以开窍镇惊,然后分别予以清热、导痰、消食以治其本。

2.处方

(1)开窍:掐人中、拿合谷、掐端正、掐老龙,掐十宣、掐威灵、拿肩井、拿仆参(以上穴位可选择应用)。

(2)止抽搐:拿合谷、拿曲池、拿肩井、拿百虫、拿承山、拿委中。

3.方义

掐人中、掐老龙、掐十宣等,醒神开窍;拿合谷、拿委中、拿承山等,止抽搐。

4.辨证加减

(1)肝风内动,角弓反张:拿风池、拿肩井、推天柱骨、推脊、按阳陵泉、拿承山。

(2)痰湿内阻:清肺经、推揉膻中、揉天突、揉中脘、搓摩胁肋、揉肺俞、揉丰隆。

(3)乳食积滞:补脾经、清大肠、揉板门、揉中脘、揉天枢、摩腹、按揉足三里、推下七节骨。

(4)邪热炽盛:清肝经、清心经、清肺经、退六腑、清天河水、推脊。

(二)慢惊风

1.治则

培补元气,息风止搐。急性发作时可按急惊风处理。

2.处方

补脾经、清肝经、补肾经、按揉百会、推三关、拿曲池、揉中脘、摩腹、按揉足三里、捏脊、拿委中。

3.方义

补脾经、补肾经、推三关、揉中脘、摩腹、按揉足三里、捏脊,健脾和胃,培补元气;清肝经、按揉百会、拿曲池、拿委中,平肝息风,止抽搐。

五、注意事项

(1)推拿治疗本病,着重醒神开窍解痉,同时要抓住危及生命的主要矛盾,积极查找病因,中西结合对症治疗。

(2)在发作时,应使患儿侧卧,并用纱布包裹的压舌板放在上下牙齿之间,以免咬伤舌头。

(3)保持环境安静,避免患儿受不良刺激。

(4)对于发热患儿,尤其既往有惊厥病史者,要注意降温,以防体温过高,再次引发惊厥。

(季法会)

第三节　百　日　咳

百日咳即顿咳,是由百日咳杆菌引起的急性呼吸道传染病。临床以阵发性、痉挛性咳嗽,咳毕有特殊鸡鸣样吸气性吼声为特征。是小儿时期常见的呼吸道传染病之一。

本病一年四季均可发病,主要发生于冬春季节。以 5 岁以下小儿为多见。年龄愈小,则病情愈重,且病程较长,可持续 2 个月以上。一般预后良好,但年幼体弱患儿发病,往往病情较重,容易并发肺炎喘嗽、惊厥等,甚至危及生命。

本病的传染源主要是患者,发病前 1～2 天至病程 3 周内传染性最强。主要通过飞沫经呼吸道传播。易感儿如密切接触患者后,其发病率可高达 75％～90％。病后有较持久免疫力,若再次感染,症状较轻。

一、病因病机

本病由外感时行疠气侵入肺系,夹痰交结气道,导致肺失肃降,气逆上冲而发病。

(一)邪犯肺卫

本病初起,邪毒从口鼻而入,侵犯肺卫,肺气失宣,表卫失和,则见咳嗽、流涕等肺卫表证,类似感冒咳嗽。

(二)痰火阻肺

邪热不解,深伏于肺,肺失清肃,累及于肝,木火刑金,气冲上逆,则见痉咳不止;邪热蕴肺,日久伤脾,脾运失司,聚湿生痰,痰湿犯肺,则见鸡鸣样吼声;邪热伤津,则见日轻夜重之象。

年幼儿体禀不足,肺气娇弱,痰火内阻,呼吸不利,则见憋气、窒息,甚则内陷心肝,痰浊上蒙,痰盛生惊,而见神昏、抽搐之变证。若痰热闭肺或复感外邪闭肺,可见肺气郁闭,产生发热、咳喘之肺炎喘嗽。

(三)气阴耗伤

病至后期,邪气渐退,气阴暗耗,肺脾俱损,可出现咳声无力或低热盗汗等肺脾气虚或肺阴亏损之象。

二、诊断

(一)诊断要点

(1)当地有本病发生或流行,近期有接触史。

(2)有典型阵发性、痉挛性咳嗽,并作鸡鸣样吼声,伴舌系带溃疡。

(3)年幼体弱儿,常无典型痉咳,主要表现为阵发性憋气、青紫、甚则窒息、惊厥。

(4)实验室检查白细胞数增多,尤以淋巴细胞数增多为主,占 60％～80％。

(二)临床表现

1.初咳期

从起病至发生痉咳,1～2 周。出现咳嗽、喷嚏、流涕、眼结膜充血或有发热等类似感冒症状。2～3 天后,其他症状逐渐消失,但咳嗽日渐加重,以入夜为甚,痰液稀白或稠黄,苔薄白或薄黄,脉浮有力,指纹浮红或浮紫。

2.痉咳期

2～6 周。阵发性痉咳为本期特征。咳嗽连续,可达数十声,咳毕常伴有深吸气鸡鸣样回声,然后再发生下一次痉咳。如此反复发作多次,直至吐出痰涎为止。轻者每天数次,重者每天数十次,日轻夜重。痉咳日久,可见面目浮肿、目睛出血、咯血、衄血、舌下生疮、二便失禁,舌红、苔黄、脉滑数,指纹紫滞。3 岁以内患儿,常无痉咳和鸡鸣样回声,表现为阵发性憋气、青紫,甚则窒息、惊厥。

3.恢复期

2～3周。阵发性痉咳减轻,次数减少,鸡鸣样吸气性吼声消失,咳声无力,或干咳痰少而稠,神倦乏力,食欲不振,明显消瘦,舌红少苔,脉细数。

(三)辅助检查

1.血常规

初咳期末和痉咳期,血白细胞数增多,可达$(20～50)×10^9$/L,淋巴细胞计数增多,可达60%～80%。

2.细菌培养

鼻咽拭子细菌培养和咳碟法细菌培养,可有百日咳嗜血杆菌生长,早期培养阳性率高。

3.免疫学检查

取鼻咽腔分泌物,检测直接荧光抗体,可以快速诊断本病。对各种血清抗体的检测,也是高灵敏的确诊方法。

(四)鉴别诊断

1.支气管炎、肺炎

有时亦有类似百日咳的痉咳,但无鸡鸣样吸气性吼声,常伴发热。肺部听诊,有干性或湿性啰音;胸部X线片提示,有炎症改变。

2.肺门淋巴结核

当气管交叉处淋巴结肿大时,可出现百日咳样痉咳。本病常伴有不规则低热、盗汗、食欲不振、疲乏、消瘦等慢性结核中毒症状。结核菌素试验阳性。

3.感冒

百日咳初咳期,类似感冒咳嗽。但感冒咳嗽无日轻夜重和逐日加重的表现。

三、推拿治疗

百日咳的治疗原则以清热泻肺、化痰降逆为主。初期重于宣肺,痉咳期侧重泻肺,恢复期佐以养肺。

(一)治则

清热化痰,降逆止咳。

(二)处方

揉掌小横纹、清肺经、运内八卦、退六腑、搓摩胁肋、揉乳根、揉乳旁、揉肺俞、推揉膻中。

(三)方义

揉掌小横纹,以宽胸宣肺,化痰止咳;清肺经,以宣肺清热;退六腑,以清热泻火;搓摩胁肋,以顺气化痰;揉肺俞、揉乳根、揉乳旁、运内八卦、推揉膻中,以宽胸理气,化痰止咳。

(四)加减

初咳期,加推坎宫、推攒竹、揉太阳;痰多者,加揉丰隆;恢复期,去清肺经、退六腑,加补肺经、补脾经。

四、注意事项

(1)发现百日咳患儿,应及时隔离3～4周;有密切接触史者,观察3周。

(2)应配合药物治疗,增强疗效。

(3)按期接种百日咳疫苗。

(4)注意休息,饮食清淡,避免接触刺激物,保证室内空气流通。

(5)痉咳时,轻拍背部,防止痰液吸入,阻塞气道,引起窒息。

(季法会)

第四节　哮　喘

一、概述

哮喘是小儿时期常见的一种以发作性哮鸣气促,呼气延长为特征的肺部疾患。以呼吸急促、张口抬肩,不能平卧为喘;喘时喉中有吼声,谓之哮。二者互为影响,互为因果,统称哮喘。春秋多见,常反复发作,气候骤变而诱发,以夜间及清晨居多,病程越长对患儿影响越大。随小儿生长发育逐渐变化,发作逐渐减少,以致痊愈。

二、小儿推拿治疗

(一)发作期

1.热性哮喘

症状:咳喘哮鸣,痰稠色黄,发热面赤,面带滞色,鼻色青黯,鼻唇沟青,胸闷膈满,渴喜冷饮,呼吸声高,呼气延长,小便黄赤,大便干或秘结,舌苔薄黄或黄腻。

症状分析:因小儿素体阳胜或六淫化火或肥甘积滞,热自内生,痰因热动,痰热交阻,上蒸于肺,肺气壅盛,肃降失司,故咳逆作喘,哮鸣有声;气实有余,故胸闷膈满,声高呼吸快,呼气延长;肺胃俱热,故发热面赤,渴喜冷饮;肺气上逆,腑气不通,故大便干或秘结;肺失通调,热蒸津液,故小便黄赤;苔黄腻,为痰热内蕴之象。

治则:清肺化痰定喘。

处方:清补脾6分钟,平肝肺3分钟,清板门5分钟,退六腑3分钟,补肾5分钟,揉小天心3分钟,逆运内八卦3分钟,揉小横纹2分钟,泻大肠5分钟,开璇玑2分钟,按弦走搓摩2分钟,清天河水1分钟。配以揉乙窝风3分钟,利小肠2分钟。

2.寒性哮喘

症状:咳嗽气促,喉有痰鸣,痰清稀白或黏,形寒无汗,面色晦暗带滞色,鼻青黯无泽,鼻唇沟青,四肢不温,口不渴或渴喜热饮,舌苔薄白或白腻。

症状分析:风寒外束,内闭于肺,痰为之动,肃降失司,故形寒无汗,咳逆气促;痰浊留伏于肺,气道受阻,痰气相搏,故呼吸急迫,喉中有哮鸣声;邪为风寒,故痰稀有沫;肺气阻逆,胸中阳气失宣,故面色晦暗,四肢不温。口不渴,为邪未化热;渴喜热饮,为内有寒痰;舌苔薄白,为寒痰之象;鼻梁青黯,多为肺疾痰饮之症。

治则:解表温肺,化痰定喘。

处方:揉小天心3分钟,揉乙窝风3分钟,补肾5分钟,清板门5分钟,分阴阳2分钟,平肝肺

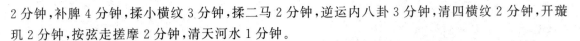

2 分钟,补脾 4 分钟,揉小横纹 3 分钟,揉二马 2 分钟,逆运内八卦 3 分钟,清四横纹 2 分钟,开璇玑 2 分钟,按弦走搓摩 2 分钟,清天河水 1 分钟。

(二)缓解期

1.肺气虚弱

症状:面色㿠白无泽,鼻色青黯,气短懒言,语声低微,倦怠无力,自汗盗汗,怕冷四肢不温,苔薄质淡。

症状分析:肺主一身之气,肺虚则气弱,故气短懒言声低,倦怠;肺虚则表不固,自汗怕冷,四肢不温,卫外之阳不能充实腠理,易为邪乘而发病。若见面赤、唇红,痰少黏稠,手足心热,汗出易感冒,舌红少苔,则属肺阴耗伤之证。

治则:补脾肺,固卫气。

处方:补脾 5 分钟,补肺 3 分钟,揉外劳 3 分钟,推上三关 2 分钟,补肾 5 分钟,揉二马 2 分钟,逆运内八卦 3 分钟,清四横纹 2 分钟,揉小横纹 3 分钟,清肺 2 分钟,清天河水 1 分钟。配以揉肾顶 2 分钟。

2.脾虚气弱

症状:咳嗽痰多,食少脘硬,面黄,鼻色黄黯,鼻梁青黯无泽,大便稀,肌肉消瘦,倦怠乏力,苔少色淡。

症状分析:脾虚不能生气,则化源不足,故面黄无华;鼻色黯黄,鼻梁青黯无泽,为脾功能受损,肺气不足;肌肉消瘦,倦怠无力,乃中气衰馁,脾运无权,食物不化精微,故少食脘痞,大便不实,或食油腻后易泄泻,每因饮食不当而诱发;脾湿不运,反为痰浊而上泛,故痰多而咳。脾为生痰之源,肺为储痰之器,故治痰必治脾。

治则:健脾化痰。

处方:补脾 5 分钟,清板门 3 分钟,揉外劳 2 分钟,掐揉足三里 3～7 次,推上三关 2 分钟,补肾 5 分钟,揉二马 3 分钟,清肺 3 分钟,揉小横纹 2 分钟,逆运内八卦 3 分钟,清四横纹 2 分钟,清天河水 1 分钟。

3.肾虚不纳气

症状:面色㿠白或青灰无泽,耳垂青灰,形寒肢冷,下肢不温,腰膝酸软,脚软无力,动则心悸气短,小便澄清或夜间遗尿,舌苔薄白。

症状分析:肾为元气之根,肾气亏乏,故下肢不温,脚软无力;阳气不足,故面色㿠白或青,或耳垂青灰无泽,形寒肢冷;元气不能秘藏,故动则心慌气短;肾主二便,澄沏清冷,膀胱不能自约,则小便自遗,舌苔薄白。若见形体羸瘦,腰膝酸软,五心烦热,舌红少津,则属肾阴不足、虚火内生之证。

治则:补肾固本。

处方:补肾 8 分钟,揉二马 3 分钟,补脾 5 分钟,推上三关 2 分钟,逆运内八卦 3 分钟,清四横纹 2 分钟,揉外劳 3 分钟,拿列缺 3～5 次,清天河水 2 分钟。

(李汝耀)

第五节 呕 吐

一、概述

呕吐是小儿时期的一种消化系统病症,很多疾病过程中均可出现;由于胃失和降、气逆于上所致,以乳食由胃经口而出为特征。古人谓有声有物谓之呕,有物无声谓之吐,有声无物谓之哕。由于呕、吐同时发生,故合称呕吐。本病无年龄与季节区别,多以夏秋为多见。外感、内伤、惊吓及其他脏腑疾病等,均可导致脾胃功能紊乱而致呕吐。如能及时治疗,预后良好。经常或长期呕吐则损伤胃气,使胃纳失常,导致津液耗损,气血亏虚。

二、小儿推拿治疗

(一)伤食呕吐

症状:口吐乳片或宿食,气味酸馊,嗳腐吐酸,口气秽臭,不欲饮食,腹痛腹胀,身有潮热,大便酸臭或溏或秘,面色微黄,山根青筋横截,鼻准色泽俱差,鼻翼青白硬,鼻唇沟青,唇色正常,舌苔薄腻或微黄。此为积滞中脘,胃不受纳。

症状分析:乳食不节,积滞中脘,升降失调,气逆于上,故见呕吐不消化之食物;胃不腐熟,脾失运化,宿食停积,故口气臭秽,呕吐酸馊或泄下酸臭;有形之物,阻滞于中,气机不畅,脾为食困,故不思饮食,乳食内停,腹胀腹痛。鼻准色泽俱差,鼻翼色青白而硬,鼻唇沟青,唇色正常,为伤食表现。舌苔薄腻或微黄,系伤乳食吐之症。

治则:消食导积,调中降逆。

处方:揉小天心3分钟,清板门4分钟,逆运内八卦3分钟,清四横纹2分钟,分阴阳2分钟,清补脾5分钟,清肺3分钟,清大肠3分钟,清天河水2分钟,推天柱骨2分钟。

(二)寒吐

症状:吐物不化或清稀不臭,起病缓,病程长,时吐时止,吐时少而吐物多,朝食暮吐,暮食朝吐,形寒肢冷,腹痛绵绵,神疲或腹鸣伴作泻,泻物清稀,面色青或㿠白,鼻色黯无泽,鼻翼色青白而硬,唇白。如见面滞,为风寒呕吐。

症状分析:脾胃素弱,体虚中寒则脾阳失调,故食入即吐,吐物稀薄或吐不消化之乳食,腹痛绵绵;寒邪内着,客于胃肠,气机凝聚不通,中阳被困,则不能腐熟水谷,故吐出之物无味;鼻色黯无光泽,鼻翼色青白而硬,唇白,为寒吐之证。

治则:温中降逆,调中止呕。

处方:补脾5分钟,揉乙窝风2分钟,揉外劳3分钟,掐揉足三里5~7次,分阴阳(阳重)3分钟,清板门3分钟,逆运内八卦3分钟,清四横纹2分钟,推天柱骨2分钟,清天河水1分钟。

(三)热吐

症状:食入即吐,吐物如黄黏水,酸臭或苦味,多似喷射性,吐时多,出物少,口渴喜冷饮,烦躁少寝,小便短赤,身热面赤,鼻准色稍红燥,鼻翼色淡黄而硬,唇干赤,舌红苔黄。

症状分析:胃有结热,热则生火,故食入即吐,呕吐气秽;热结胃中,耗伤津液,故身热烦躁,口渴喜饮,唇干赤,小便短赤,身热面赤,鼻准色稍红燥,鼻翼色淡黄而硬,舌红苔黄等。

治则:清热和胃,降逆止呕。

处方:揉小天心 3 分钟,清补脾 5 分钟,清板门 5 分钟,逆运内八卦 3 分钟,清四横纹 4 分钟,退六腑 3 分钟,补肾 5 分钟,揉二马 2 分钟,分阴阳 2 分钟(阴重),大清天河水 2 分钟。配以清肺 3 分钟,泻大肠 3 分钟,推天柱骨 2 分钟。

(四)惊吐

症状:暴发性频吐清涎,身热心烦,胸胁胀痛,神志紧张或郁闷,惊哭惊叫,睡卧不宁,面乍青乍白,额及承浆色青,舌红。

症状分析:小儿神志怯弱,元气未充,骤受惊恐,或神志失和,使心气受损,故心神不宁,睡卧不安,面乍青乍白;惊则气乱,恐则气下,气机暴乱,故时时惊惕哭闹;肝气犯胃,则呕吐清涎。

治则:镇静镇惊,和胃止吐。

处方:揉小天心 3 分钟,分阴阳 2 分钟,补肾 5 分钟,揉二马 3 分钟,大清天河水 3 分钟,清板门 3 分钟,逆运内八卦 3 分钟,清四横纹 2 分钟,推天柱骨 2 分钟。配以掐揉五指节 5~6 次。

(李汝耀)

第六节 疳 积

疳积是积滞和疳证的总称,因证候轻重虚实不同,分为积滞和疳证。病因均为伤于乳食,停聚不化,形成积滞;积久不消,进一步发展形成疳证。两者关系密切,故有“积为疳之母,无积不成疳”之说。本病多见于 5 岁以下小儿,发病无季节性,呈慢性过程,迁延日久,影响小儿生长发育。古代疳证被列为儿科“四大要证”之一。

西医学所说的蛋白质-热能营养不良与疳证的临床表现相似,主要是小儿摄入不足或摄入食物不能充分利用的结果。近些年来疳证的发病明显下降,临床症状也有所减轻。

一、病因病机

本病因喂养不当,乳食内积不化或其他疾病影响,致脾胃功能受损而逐渐形成。

(一)乳食不节

小儿饥饱失调,过食肥甘生冷之品,或偏食,致脾胃受损,运化失职,升降不调,而成积滞。积滞日久,脾胃更伤,转化为疳。

(二)喂养不当

因母乳不足,或过早断乳,未能及时添加辅食,使乳食摄入不足,脾胃生化乏源,而致营养失调,日久便形成疳证。

(三)疾病影响

病后失调,反复发热,或久吐久泻,或肠道虫证等,均可耗伤津液,导致脾胃受损,气血生化不足,诸脏失养而成疳证。

(四)禀赋不足

先天禀赋不足,加之后天喂养、调护不当,致脾胃虚弱,乳食不化,停滞中州,营养失调,气血两亏,日久形成疳积。

二、诊断

(一)诊断要点

(1)有消化不良史或其他急、慢性疾病史。

(2)积滞以不思乳食,食而不化,嗳腐吞酸,脘腹胀满,大便不调,但病程不长为特征。

(3)疳证以长期形体消瘦,体重低于正常值40%,面色不华,毛发稀疏枯黄,饮食异常,肚腹膨胀,大便干稀不调,或精神不振,烦躁易怒,有明显的脾胃和精神症状为特征。

(二)临床表现

1.积滞伤脾

形体消瘦,体重不增,肚腹膨胀,纳食不香,精神不振,夜卧不安,大便不调,常有恶臭,或手足心热,舌苔厚腻。

2.气血两亏

面色萎黄或㿠白,骨瘦如柴,毛发枯黄稀疏,精神萎靡,烦躁不安,睡卧不宁,啼哭无力,四肢不温,发育障碍,腹凹如舟,大便溏泄,舌淡苔薄,指纹色淡。

(三)辅助检查

1.血常规

合并贫血时,红细胞、血红蛋白均低于正常值。

2.血浆蛋白

正常或稍偏低;血清蛋白显著减低者,常易发生水肿。

3.大便常规

多有不消化食物残渣或脂肪球。

(四)鉴别诊断

1.营养不良性水肿

水肿前,可有体重减轻、消瘦等表现,但血浆蛋白显著减少。常继发于多种维生素缺乏症,以维生素 A、维生素 B、维生素 C 的缺乏为多见。

2.厌食

主要表现为长期食欲不振,但精神状态尚可,无明显形体消瘦和其他症状。

三、推拿治疗

疳积的治疗原则以调理脾胃为主。积滞伤脾者,佐以消食导滞;气血亏虚者,佐以补益气血。

(一)积滞伤脾

1.治则

调理脾胃,消积导滞。

2.处方

补脾经、揉板门、推四横纹、揉中脘、揉天枢、按揉足三里、分腹阴阳、运内八卦、摩腹。

3.方义

补脾经、摩腹、按揉足三里,以健脾和胃,消食和中;揉板门、揉中脘、揉天枢、分腹阴阳,以消积导滞;推四横纹、运内八卦,以理气调中,调和气血。

4.加减

便溏者,加补大肠、揉龟尾;便秘者,加清大肠、按揉膊阳池、推下七节骨。

(二)气血两亏

1.治则

温中健脾,补益气血。

2.处方

补脾经、推三关、揉外劳宫、掐揉四横纹、运内八卦、揉中脘、按揉足三里、捏脊。

3.方义

补脾经、推三关、揉中脘、捏脊,以温中健脾,补益气血;掐揉四横纹,以主治疳积;运内八卦、揉外劳宫,以温阳助运,理气和中;按揉足三里,以健脾和胃,调和气血。

4.加减

烦躁不安者,加掐五指节、清肝经;五心烦热、盗汗者,去推三关、揉外劳宫,加补肾经、揉二马、清肝经;便溏者,加补大肠;便秘者,加清大肠、推下七节骨。

四、注意事项

(1)推拿治疗疳积,疗效显著,每1个疗程7～10天,单用捏脊法或配合针刺四横纹治疗,隔天1次或每周2次,效果亦好。病情严重者,配合药物治疗,效果更好。

(2)手法治疗食欲好转时,应逐渐添加食物,防止损伤脾胃。

(3)寻找病因,综合治疗,根治。

(4)调整饮食,给予喂养指导。

（李汝耀）

第七节　厌　　食

厌食是指小儿较长时间不欲饮食,甚至拒食的一种病证。临床以食欲不振为主要特征。本病多见于1～6岁小儿。城市儿童发病率较高,无明显季节性。患儿一般除厌食外,其他情况较好。若长期不愈,营养缺乏,影响小儿生长发育。

一、病因病机

厌食的病因病机主要为喂养不当,或先天不足,或病后失调,导致脾胃不和,受纳运化失健。

(一)喂养不当

饮食过于滋补,或过于溺爱,乱投杂食或纵其所好,养成偏食、吃零食的习惯或饮食不节,饥饱无度等,均可导致脾失健运,胃失受纳,脾胃不和而厌食。

(二)先天不足

先天禀赋不足,加之后天喂养调护不当,致脾胃虚弱,胃不思纳而致厌食。

(三)病后失调

小儿热病伤津或用药不当,过于寒凉或过于温燥或病后调理不当,均可导致胃津受灼,脾胃气阴不足,受纳运化功能失调,而产生厌食。

二、诊断

(一)诊断要点

(1)以长期食欲不振为主要特征。

(2)除形体偏瘦,面色少华外,一般无其他阳性体征。

(3)排除其他慢性疾病和外感病。

(二)临床表现

1.脾胃不和

食欲不振,甚至厌恶饮食,多食或强迫进食,则脘腹饱胀;形体偏瘦,但精神尚好;舌质淡红,苔薄白或白腻,脉有力,指纹淡红。

2.脾胃气虚

不欲饮食,甚或拒食,面色萎黄,精神倦怠,懒言乏力,大便夹有不消化的食物残渣,舌淡,苔薄白,脉弱无力,指纹色淡。

3.胃阴不足

不欲进食,口干多饮,皮肤干燥,手足心热,大便秘结,小便黄赤,舌红少津,苔少或花剥,脉细数,指纹淡紫。

(三)辅助检查

血生化锌、铜、铁等多种微量元素含量偏低。

(四)鉴别诊断

1.积滞

有伤乳食病史,除食欲不振、不思乳食外,伴有嗳气酸腐,大便酸臭,脘腹胀痛。

2.疳证

亦可有食欲不振,但也可有食欲亢进,嗜食异物者。以体重下降,明显消瘦,肚腹膨胀,面黄发枯,伴烦躁易怒或萎靡不振的精神症状为主要特征。

3.疰夏

以食欲不振为主,可有全身倦怠,大便不调,或有发热。本病发生在夏季,有明显季节性。

三、推拿治疗

厌食的治疗原则以开胃运脾为主。根据临床表现的不同,或运脾和胃,或健脾益气,或养胃育阴。

(一)脾胃不和

1.治则

和胃运脾。

2.处方

补脾经、补胃经、揉中脘、按揉足三里、摩腹、揉板门、推四横纹、运内八卦。

3.方义

补脾经、补胃经、按揉足三里,以和胃运脾;揉中脘,以消食助运;摩腹、揉板门,以健脾和胃,理气消食;运内八卦、推四横纹,以调中和胃。

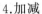

4.加减

手足心热者,加清天河水。

(二)脾胃气虚

1.治则

健脾益气。

2.处方

补脾经、揉脾俞、揉胃俞、摩腹、摩中脘、揉足三里、运内八卦、捏脊、推三关、揉外劳宫、摩脐。

3.方义

补脾经、揉脾俞、揉胃俞、摩中脘、揉足三里,以健脾益气,和胃消食;摩腹、运内八卦、捏脊,以理气和中,补益气血;推三关、揉外劳宫,以温阳益气;摩脐,以补中益气,消食助运。

4.加减

大便不实者,加补大肠。

(三)胃阴不足

1.治则

养胃育阴。

2.处方

补胃经、补脾经、揉二马、揉板门、运内八卦、揉脾俞、揉胃俞、运内劳宫、清天河水。

3.方义

补胃经、补脾经、揉胃俞、揉脾俞,以开胃运脾;揉二马,以养阴清热;揉板门,以健脾和胃,消食导滞;运内八卦,以理气和中;运内劳宫、清天河水,以滋阴退热。

4.加减

大便秘结者,加清大肠、摩腹、推下七节骨、揉龟尾。

四、注意事项

(1)纠正不良饮食习惯。定时进餐,饭前勿吃零食和糖果,荤、素、粗、细粮合理搭配,不挑食、不偏食,少食生冷、肥甘厚味之品。饭前、饭后勿大量饮水或进饮料。

(2)切勿在进食时训斥、打骂小儿。营造良好进食环境,增强小儿食欲。

(3)积极寻找厌食原因,采取针对性有效措施。

(李汝耀)

第八节　腹　　痛

腹痛是小儿时期许多疾病中常见的一个症状,是腹部外科疾病主要表现之一,尤其是急腹症。许多内科疾病也经常发生腹痛,其病因十分复杂。本节讨论的是针对小儿常见的由感受寒邪、乳食积滞、虫积腹中、脾胃虚寒引起的非外科急腹症之腹痛。

西医学根据病因将腹痛分为腹内脏器和腹外脏器引起的两类,其中腹内脏器腹痛中有功能性和器质性之分。功能性腹痛,由管腔壁痉挛或蠕动异常所致,如消化不良、胃肠蠕动紊乱、过敏性肠痉挛;腹痛呈阵发性或持续性,无固定痛点,腹肌柔软,间歇时精神好,肠鸣音正常。器质性腹痛,因脏器的炎症、梗阻、穿孔、套叠、扭转等引起,如阑尾炎、肠炎、急性肠梗阻、急性肠套叠等;腹痛呈持续性,部位固定,有压痛或反跳痛、腹肌紧张、可触及肿块或肠型等。腹外脏器病变也可表现局部腹痛。在诊断中,必须详细询问发病经过,注意腹痛性质,伴随症状,及有关体征,以防贻误病情。

一、病因病机

(一)感受外邪

护理不当,或气候突变,或过食生冷,腹部中寒。寒为阴邪,性主收引,寒凝而滞,经络不通,气机壅阻,不通则发为腹痛。

(二)乳食积滞

乳食不节,或暴饮暴食,或过食不易消化食物,以致脾胃受损,运化失常,食积中焦,壅塞气机,升降失调,传化失职,而致食积腹痛。

(三)虫积

由于感染蛔虫,扰动肠中,或蛔入胆道,或虫多而扭结成团,阻滞气机,致气滞作痛。

(四)脾胃虚寒

由于平素脾胃虚弱,或久病脾虚,致中阳不足,脾运失司,寒湿内停,气机不利,血脉凝滞,而致虚寒腹痛。

二、诊断

(一)诊断要点

(1)疼痛在胃脘以下,脐周及耻骨以上。

(2)腹痛起病急骤或较缓慢。疼痛呈阵发性或持续性,疼痛范围不清楚,痛止后活动如常。

(3)腹软,多喜按,多无包块,无腹膜刺激征,肠鸣音正常或亢进。

(二)临床表现

1.寒痛

腹痛突发,阵阵发作,哭吵不安,得温则舒,面色青白,甚则唇色紫暗,肢冷,或兼大便清稀,小便清长,舌淡、苔白滑,指纹色红。

2.伤食痛

腹部胀满疼痛,按之痛甚,不思饮食,嗳哕酸腐,时有呕吐,吐物酸腐,矢气频作,大便臭秽,或腹痛欲泻,泻后痛减,夜卧不安,苔厚腻,脉滑。

3.虫痛

腹痛突发,以脐周为甚,时作时休,食欲不佳,或嗜食异物,形体消瘦,有时可在腹部摸到蠕动之块状物,按之腹软,可凹陷变形,时隐时现,多有便虫史;若蛔虫窜入胆道,则痛如钻顶,时发时止,伴呕吐。

4.脾胃虚寒

腹痛绵绵,喜暖喜按,精神倦怠,面色萎黄,形体消瘦,食欲不振,大便稀溏,舌淡苔薄,指纹色淡。

（三）辅助检查

1.血常规

功能性腹痛一般无异常。器质性腹痛,根据病史,可查血常规、血糖等。

2.大便常规

虫积腹痛,大便中可找到虫卵。

（四）鉴别诊断

1.急性阑尾炎

本病多见于年长儿,以脐周痛,转移性右下腹疼痛为主,且有明显的压痛、反跳痛和腹肌紧张,常伴呕吐及发热,白细胞计数和中性粒细胞计数增高。

2.肠套叠

多发生在婴幼儿,突然发生间歇性腹痛,伴呕吐,便血,腹部可触到腊肠样肿块。

3.肠扭转

除一般腹痛、腹胀、频繁呕吐等症状外,可触及胀大的肠襻,X线检查可协助诊断。

4.急性坏死性肠炎

腹痛呈阵发性加剧,腹泻,明显中毒现象,排腥臭味、赤豆汤样大便。腹部 X 线平片可协助诊断。

5.过敏性紫癜

腹型或混合型,常腹痛明显,下肢对称性紫癜及关节疼痛或肿胀。

6.肠痉挛(肠绞痛)

本病亦可出现腹痛,但多由不消化食物刺激,食物过敏,寒冷、饥饿等导致肠蠕动过强,或肠内气体过多所致。

三、推拿治疗

腹痛的治疗原则以理气止痛为主。外感者,佐以温经散寒;食积者,佐以消食导滞;虫积者,佐以安蛔;脾胃虚寒者,佐以温补脾肾。

（一）寒痛

1.治则

温中散寒,理气止痛。

2.处方

补脾经、推三关、揉外劳宫、掐揉一窝风、摩腹、拿肚角、揉中脘、按揉足三里。

3.方义

补脾经、摩腹、揉中脘、按揉足三里,以温中健脾;推三关、揉外劳宫,以助阳散寒;掐揉一窝风、拿肚角,以理气散寒止痛。

4.加减

大便清稀者,加补大肠。

（二）伤食痛

1.治则

消食导滞,和中止痛。

2.处方

揉板门、摩腹、拿肚角、补脾经、清大肠、揉中脘、揉一窝风、分腹阴阳、揉天枢、揉足三里、运内八卦。

3.方义

揉板门、摩腹、补脾经、揉中脘、揉足三里,以健脾和胃,消食导滞,理气止痛;清大肠、揉天枢,以疏调肠腑积滞;揉一窝风,以行气止痛;运内八卦,以宽胸理气,调和气血;拿肚角,以止腹痛。

4.加减

呕吐者,加清胃经、推天柱骨、横纹推向板门;发热者,加退六腑、清天河水。

(三)虫痛

1.治则

温中行气,安蛔止痛。

2.处方

揉一窝风、揉外劳宫、推三关、摩腹、揉脐。

3.方义

揉一窝风、揉外劳宫、推三关,以温中散寒,安蛔止痛;摩腹、揉脐,以健脾和胃,行气止痛。

4.加减

腹痛甚者,加按揉脾俞、胃俞、足三里。

(四)虚寒腹痛

1.治则

温补脾肾,益气止痛。

2.处方

补脾经、补肾经、揉丹田、推三关、揉外劳宫、揉中脘、揉脐、按揉足三里。

3.方义

补脾经、补肾经、推三关、揉外劳宫,以温补脾肾,益气止痛;揉丹田,以温补下元;揉中脘、揉脐、按揉足三里,以温中和胃,散寒止痛。

4.加减

腹泻者,加补大肠、摩腹。

四、注意事项

(1)推拿治疗小儿腹痛效果明显,但需明确诊断,排除非适应证。

(2)急腹症引起的腹痛,应及时采取其他治疗方法,以免延误病情。

(3)部分内科性腹痛,除推拿治疗外,配合药物治疗效果更好。

(4)虫积腹痛者,推拿止痛后,应以驱虫药根治。

(李汝耀)

第九节 泄 泻

一、概述

泄泻是以大便次数、数量增多,便质稀薄,甚如水样为特征的一种小儿常见病。一年四季均可发病,以夏秋季占多数,因夏秋季小儿脾胃易受暑湿、风寒和饮食所伤,故易患泄泻。小儿越小,发病率越高且越重。

二、小儿推拿治疗

(一)外感泄泻

1.湿热泻

症状:起病急,面赤带滞色,泻势急迫,便下稀薄或冲蛋花样便,色黄而气味秽臭或夹黏液,肛门灼红,发热烦闹,口渴喜饮,腹痛阵发性哭闹,恶心呕吐,食欲减退,小便黄少,舌质红,苔黄腻,重者有脱水症。

症状分析:外感湿热之邪,蕴结脾胃,下注大肠,传化失职,故泻下稀薄或如水注;湿性黏腻,热性急迫,湿热交蒸,蕴结肠胃气机,故见泻下色黄而臭或见少许黏液,腹部时痛;湿热困脾,则食欲缺乏。若伴外感,可见发热;热重于湿者,见口渴苔黄;湿热在下,故见小便短赤。

治则:解表清热,和中化湿止泻。

处方:揉小天心3分钟,揉乙窝风2分钟,清肺3分钟,清板门5分钟,补肾5分钟,清天河水2分钟,分阴阳2分钟(阴重),清补脾4分钟,逆运内八卦3分钟,清四横纹2分钟,利小肠3分钟,清大肠2分钟,推天柱骨1分钟,推下七节骨1分钟(推1~2次后停用推下七节骨)。

此型泄泻,最易出现脱水酸中毒,所以临床应特别注意,以免误诊。

2.风寒泻

症状:面带滞色,泻物清稀多泡沫,便色淡黄,臭气不重,肠鸣腹痛,喜按喜暖,常见鼻塞,怕冷怕寒或发热恶寒,唇舌色淡,舌苔薄白或腻。

症状分析:调护失宜,因外感风寒或腹部受凉,寒邪客于胃肠,寒凝气滞,中阳被困,运化失司,故见腹泻清稀,粪多泡沫,臭气不重;风寒郁阻,气机不易宣通,故见肠鸣腹痛;外感风寒,邪在卫表,则见发热恶寒,面带滞色。

治则:解表清热,温中散寒,调中止泻。

处方:揉小天心3分钟,揉乙窝风4分钟,分阴阳2分钟,补脾5分钟,揉外劳3分钟,逆运内八卦3分钟,清四横纹2分钟,推上三关2分钟,清补大肠3分钟,掐揉足三里3~5次,揉龟尾1分钟。

(二)食伤泄泻

症状:脘腹胀满,面色微黄,山根青筋横截,鼻准色黯无泽,鼻翼色青白而硬,肚腹作痛,痛时欲泻,泻后痛减,粪便酸臭或臭如败卵,夜卧不安,舌苔白腻或微黄。

症状分析:乳食入胃,停积不化,壅积胃肠,气机不畅,故见脘腹胀满,不通则痛,痛则欲泻,泻后痛减(气机通畅,故腹痛暂缓);乳食内腐,气秽上冲,故舌苔微黄或白腻,大便臭或如败卵等;望诊见面黄、山根青筋横截、鼻准色黯无泽、鼻翼色青白而硬,皆是乳食积滞之证。

治则:消食导滞,调中止泻。

处方:清补脾 5 分钟,清板门 4 分钟,逆运内八卦 3 分钟,清四横纹 2 分钟,清大肠 3 分钟,清天河水 2 分钟,分腹阴阳 2 分钟,点中脘 1 分钟,点天枢 1 分钟,摩腹(泻法)2 分钟。

(三)正虚泻

1.脾胃气虚泻

症状:病情迁延,时轻时重或时发时止,大便稀溏,色淡不臭,夹未消化之食物残渣,食后即泻,多食则脘腹胀硬、多便,食欲缺乏,个别患儿纳亢,面色萎黄,甚至发黄成绺,鼻准、鼻翼色黯无泽,神疲倦怠,睡时露睛,形体消瘦,舌质淡,苔薄白。

症状分析:脾胃虚弱,则清阳不升,运化失职,故大便稀溏,色淡不臭,时轻时重;运化无权,故食后作泻,食欲缺乏;脾虚不运,精微不布,生化无源,气血不足,故见面色萎黄,神疲倦怠,舌淡苔白,且易反复发作,发黄成绺。

治则:健脾益气,温阳止泻。

处方:补脾 5 分钟,推上三关 2 分钟,清板门 5 分钟,揉乙窝风 2 分钟,揉外劳 3 分钟,补肾水 5 分钟,揉二马 3 分钟,清天河水 1 分钟。配以逆运内八卦 3 分钟,清四横纹 2 分钟,补大肠 2 分钟,掐揉足三里3~5 次。

症状加减:纳亢的,逆运内八卦改为顺运内八卦;泄泻好转后,改为捏脊疗法,每天 1 次,14 天为 1 个疗程,一般 1 个疗程后休息 3~5 天,再继续第 2 个疗程或根据病情而定。

2.脾肾阳虚泻

症状:久泻不止,入食即泻,便质稀薄,完谷不化或见脱肛,形寒肢冷,面色㿠白,鼻色黯无泽,精神萎靡,睡时露睛,舌淡苔白。

症状分析:久泻不止,脾肾阳虚,命门火不足,不能温煦脾土,故食入即泻,便色清稀,完谷不化;脾虚气陷,或见脱肛;命门火衰,阳不温布,阴寒内生,故形寒肢冷、面色㿠白;鼻色黯无泽,精神萎靡,睡时露睛,舌淡苔白,皆为脾肾阳虚之证。

治则:补脾温肾,温中提气止泻。

处方:补脾 8 分钟,推上三关 3 分钟,补肾水 5 分钟,揉二马 2 分钟,揉乙窝风 3 分钟,揉外劳 3 分钟,清板门 3 分钟,逆运内八卦 3 分钟,清补大肠 3 分钟,清天河水 1 分钟。配以清四横纹 2 分钟,掐揉足三里3~5 次。

症状加减:有脱肛者,加按揉百会、猿猴摘果上提、揉关元、揉龟尾。

3.惊泻

症状:面色青或乍青乍白,上额及承浆青尤著,胸腹胀满,嗳气少食,肠鸣腹痛,时作啼哭,腹痛则泻,泻后痛减,睡中惊惕不安,唇淡,苔薄白。

症状分析:小儿神气怯弱,突闻异声,乍见异物或不慎跌仆,暴受惊恐,惊则伤神,恐则伤志而致神志不宁,加之小儿脾胃虚弱,易发泄泻;惊属肝,肝属青,以印堂及承浆为著;肝气不舒,则胸腹满闷,嗳气少食,肠鸣腹痛,痛则即泻,泻后痛减。

治则:安神镇惊,调中止泻。

处方:揉小天心 4 分钟,分阴阳 3 分钟,补肾 6 分钟,揉二马 3 分钟,大清天河水 2 分钟,补脾 5 分钟,清板门 3 分钟,逆运内八卦 3 分钟,清四横纹 2 分钟,揉外劳 3 分钟,清大肠 3 分钟。

(四)重证

气阴两伤、阴竭阳脱者,为重症,必须中西医结合治疗,以提高疗效。

(李汝耀)

第十节　便　　秘

一、概述

便秘是指大便干燥坚硬,便结不通,排便次数减少,间隔时间延长或虽便意频而排便困难的一种病症,也称便闭、便结、大便不通。便秘可作为一种独立病变,也可继发于其他疾病的过程中。本病在儿科发病率较高,可见于任何年龄段及任何季节。便秘日久会导致腑气不通,浊阴不降,引起腹胀、腹痛、头晕、食欲减退、睡眠不安等,个别小儿由于便时努挣,引起肛裂或脱肛,故要引起家长的注意,抓紧治疗。

二、小儿推拿治疗

(一)实秘

1.食积便秘

症状:大便秘结,面黄青,鼻色黯无泽,鼻翼色青白而硬,鼻唇沟青,不思饮食,脘腹胀满,恶心呕吐,手足心热,小便短黄,苔黄腻。

症状分析:乳食停滞胃肠,阻塞气机,故见不思饮食,脘腹胀满;食停中焦,久而成积,积久化热,积热蕴结而致肠腑传导失常,引起便秘;热移膀胱,则小便短黄。

治则:消积导滞,清热化湿。

处方:揉小天心 3 分钟,清补脾 5 分钟,清板门 5 分钟,逆运内八卦 3 分钟,清四横纹 2 分钟,清肺 3 分钟,清大肠 3 分钟,退六腑 3 分钟,清天河水 2 分钟,揉膊阳池 1 分钟。

随症加减:有呕吐,加推天柱骨。

2.燥热便秘

症状:大便干结,排便困难,重者秘结不通,面红身热,口干口臭,腹胀或痛,小便短赤或口舌生疮,舌质红,苔黄燥。

症状分析:患热病后,余热未除,或素食肥甘炙煿之品化热,或胎热内盛,蕴于肠腑,导致传导失调而致便秘不通,循经上口则口干、口臭、口疮,下移膀胱则小便短赤。

治则:清热润肠通便。

处方:揉小天心 3 分钟,清板门 5 分钟,清补脾 5 分钟,退六腑 3 分钟,泻大肠 5 分钟,大清天河水 3 分钟。配以清肺 2 分钟,逆运内八卦 3 分钟,清四横纹 3 分钟,补肾 5 分钟,揉二马 2 分钟,揉膊阳池 1 分钟,分腹阴阳 1 分钟,点中脘 1 分钟,点天枢 1 分钟,摩腹(泻法)2 分钟。

3.气滞便秘

症状:多见于年长儿有情志不畅或素体活动量少,大便秘结,欲便不及,嗳气频作,胁腹痞闷,胀痛,舌质红,苔薄白。

症状分析:较大儿有思维,遇到不顺心事,情志不和而致心情怫郁,导致肝气不畅,横逆犯胃,气机阻碍,运化功能紊乱,致便秘或欲便不及,嗳气频作,胁腹痞满、胀痛等,舌红、苔薄白。

治则:疏肝理气,导滞通便。

处方:揉小天心5分钟,补肾5分钟,平肝肺2分钟,分阴阳3分钟,清补脾5分钟,清板门5分钟,逆运内八卦3分钟,清四横纹3分钟,清大肠2分钟,退六腑2分钟,清天河水1分钟。配以分腹阴阳2分钟,点中脘2分钟,点天枢2分钟,摩腹2分钟,加揉背部膈俞、三焦俞、大肠俞、胃俞、脾俞、肾俞各1分钟。

(二)虚秘

1.气虚便秘

症状:常见于先天不足儿及病后未愈者,面色㿠白,鼻准色黯无泽,虽有便意,但努挣乏力,难以排出,挣则汗出气短,便后疲乏,神疲懒言,舌淡苔薄,伴全身气虚征象。

症状分析:因小儿气虚传导无力,故大便不下,有便意,努挣或便后乏力。面色㿠白,神疲懒言,舌淡,苔薄,均为气虚征象。

治则:健脾益气,温阳通便。

处方:补脾5分钟,补肾5分钟,揉二马3分钟,补肺2分钟,推上三关3分钟,揉外劳3分钟,清板门5分钟,逆运内八卦3分钟,清四横纹3分钟,清大肠3分钟,退六腑2分钟。配以分腹阴阳、点中脘、点天枢、摩腹(平)各1分钟,揉背部脾俞、胃俞、三焦俞、大肠俞各0.5分钟,清天河水1分钟。

随症加减:气虚下陷者,症见多次去厕所而努责,肛门坠迫,甚至脱肛,治当补中益气,气虚日久需兼补肾、二马以大补元气;病久及肾,肾阳不足,阴寒内生,温煦无权,不能蒸化津液,温润肠道,症见大便不干、排出困难、腹中冷痛、四肢不温,治宜温阳通便,加补脾、三关、外劳等。

2.血虚便秘

症状:气虚无力,面白无华,精神萎靡,大便干结,努挣难下,唇甲色淡,头晕心悸,舌淡嫩红,苔薄白。

症状分析:由于贫血,故出现贫血貌。

治则:养血润肠通便。

处方:揉小天心3分钟,补脾5分钟,推上三关2分钟,清板门5分钟,逆运内八卦3分钟,清四横纹2分钟,按揉足三里3～5次,补肾5分钟,揉二马3分钟。配以捏脊。

(李汝耀)

第十一节 遗 尿

遗尿是指3周岁以上小儿在睡眠中小便自遗,醒后方觉的一种疾病。又称"尿床"。本病有原发和继发之分,临床以前者为多见。3岁以下小儿,肾气未盛,脑髓未充,智力未全,排尿控制能力尚未健全;学龄儿童因白天贪玩过度,精神疲劳,夜间熟睡,偶发尿床,这些都不属病态。

遗尿多自幼得病,也有在儿童期发生,可以一时性,也有持续数月后消失,而后又反复者,有的可持续到性成熟时才消失。遗尿若长期不愈,会妨碍儿童的身心健康,影响智力及体格发育。

一、病因病机

尿液的生成、排泄与肺、脾、肾、三焦、膀胱有密切关系。其病因主要为肾气不足,肺脾气虚,肝经郁热。

(一)肾气不足

下元虚冷为遗尿的主要病因。肾为先天之本,主水,藏真阴元阳,开窍二阴,职司二便,与膀胱互为表里。肾气不足,不能温养膀胱,膀胱气化功能失调,闭藏失职,不能制约水道而成遗尿。

(二)脾肺气虚

肺主一身之气,为水之上源,有通调水道,下输膀胱功能;脾为后天之本,属中焦,主运化,喜燥恶湿而制水。肺脾功能正常,则水液得以正常输布排泄。素体虚弱,或久病肺脾俱虚,上虚不能制下,无权约束水道而成遗尿。

以上肺、脾、肾功能失健者,均属虚证。

(三)肝经郁热

肝主疏泄,调畅气机,通利三焦。若肝经郁热,郁而化火,或夹湿下注,疏泄失常,影响三焦水道正常通利,迫注膀胱,而成遗尿,其尿臭难闻,此属实证。

西医学认为,正常排尿机制在婴儿期由脊髓反射完成,以后建立脑干-大脑皮质控制。近年来骶神经调节疗法,治疗原发性遗尿症的物理疗法取得重要进展。其治疗原理为,增加膀胱骶神经至中枢上行传入通路信息、提高神经兴奋性、明显改善睡眠觉醒障碍、增加膀胱容量、抑制逼尿肌不稳定收缩造成的膀胱过度活动。临床研究认为,这是一种安全、有效的治疗方法。

西医学认为,原发性遗尿是大脑皮质及皮质下中枢功能失调所致,一般无器质性疾病,但有较明显的家族倾向。如突然受惊,过度疲劳,生活环境的骤变,不恰当的教育等均为导致遗尿的常见因素。继发性遗尿可因精神创伤、泌尿系统或全身性疾病引起。

二、诊断

(一)诊断要点

3岁以上小儿,睡眠中不经意尿床,轻则数夜一次,重则每夜1~2次或更多,且睡眠较深。年长儿童有害羞和紧张心理。

(二)临床表现

1.肾气不足

睡中经常遗尿,多则一夜数次,醒后方觉,面色无华,精神萎靡,记忆力减退,腰酸腿软,小便清长,舌淡苔少,脉细。

2.脾肺气虚

睡中遗尿,尿频量少,神疲乏力,面色萎黄,自汗消瘦,食少便溏,舌淡苔白,脉细弱。

3.肝经郁热

睡眠中遗尿,尿量不多,气味腥臊,小便色黄,平素性情急躁,面红唇赤,舌红苔黄,脉数。

(三)辅助检查

1.尿常规及尿培养

原发性遗尿一般无异常。继发性遗尿,根据病史,可检查尿常规、尿比重、尿糖等。

2.X 线检查

继发性遗尿,注意有无脊柱裂、尿道造影有无畸形或其他异常。

三、鉴别诊断

(一)糖尿病

因尿量增多,儿童患者常有遗尿。但多伴有多饮、消瘦、乏力等症状。通过检查尿糖可以确诊。

(二)尿崩症

本病在儿童也可表现为遗尿,但饮水量明显多于正常,且尿比重明显下降。做垂体加压素试验或禁水试验可以确诊。

(三)泌尿系统感染

常有尿频、尿急、尿痛等膀胱刺激症状,尿常规检查可证实。

(四)脊柱裂

脊柱 X 线摄片即可明确诊断。

(五)蛲虫感染

肛周瘙痒,夜间有虫体在肛周排卵。大便镜检虫卵可确诊。

四、推拿治疗

遗尿的治疗原则以固涩下元为主。虚者温补脾肾,肝经郁热者平肝清热。

(一)脾肺肾虚

1.治则

补益脾肺,温肾固涩。

2.处方

补脾经、补肺经、补肾经、推三关、揉外劳宫、按揉百会、揉丹田、按揉肾俞、擦腰骶部、按揉三阴交、灸关元、灸百会、揉小天心。

3.方义

推三关、揉丹田、补肾经、按揉肾俞、擦腰骶部以温补肾气;补肺经、补脾经,补肺脾气虚;按揉百会、揉外劳宫温阳升提;按揉三阴交以通调水道。

4.加减

食少便溏加揉板门、捏脊、揉足三里、补大肠。

(二)肝经郁热

1.治则

平肝清热。

2.处方

清肝经、清心经、分手阴阳、清小肠、捣小天心、推箕门、补肾经、揉上马、揉三阴交、揉涌泉。

3.方义

清肝经、清心经、清小肠,清心火以平肝;补肾经、揉上马、推箕门,养阴清热;捣小天心,清热镇惊安神。

4.加减

小便色黄,尿频加清补肾经。

五、注意事项

(1)注意对继发性遗尿相关疾病的诊断和综合治疗。

(2)建立良好的医患关系,鼓励患儿树立信心,消除焦虑情绪,战胜疾病。同时请家长配合,不要打骂和歧视小儿。

(3)夜间入睡后,家长要定时叫醒小儿起床排尿,建立合理的生活制度,养成按时排尿习惯。

(李汝耀)

第十二节　脱　　肛

脱肛是指肛管、直肠向外翻出而脱垂于肛门外,是幼儿时期一种常见病症。一般在1岁前罕见,多数见于2～4岁间,随年龄增长多可自愈。

脱肛可分为黏膜脱垂型、完全脱垂型和盆结肠套叠脱垂型3型。临床常见的黏膜脱垂型,是肛管或肛管直肠的黏膜与肌层分离,向下移位,脱出于肛门之外,此型是小儿特有的病变。

中医分为气虚和实热两型。

一、病因病机

(一)气虚下陷

久泻久痢,长期咳嗽,某些消耗性疾病后,耗伤正气,气虚下陷,摄纳无权,导致本病。

(二)湿热下注

大肠积热,湿热下注,大便干燥秘结,肠腔内压增加而使直肠脱垂。

二、诊断

(一)诊断要点

1.黏膜脱垂型

病程短,排便时有肿物脱出肛门外,便后能自行回复,无疼痛感。

2.完全脱垂型

病程长,反复发作后,有便后下坠和排便不尽感,排便时脱出物增大,便后肿块不能回缩,须用手帮助托回,以后腹部稍作用力即从肛门脱出。局部感染时伴黏膜充血、水肿、出血、疼痛等。

(二)临床表现

1.气虚

肛门直肠脱出不收,肿痛不甚,兼有面色㿠白或萎黄,形体消瘦,精神萎靡,舌淡苔薄,指纹色淡。

2.实热

肛门直肠脱出,红肿刺痛、瘙痒,兼有大便干结,小便短赤,口干苔黄,指纹色紫。

（三）辅助检查

实验室和其他检查无异常。局部检查，用力努挣后，直接见到脱出发红的直肠黏膜，伴感染时，脱出物黏膜出现充血、水肿、溃疡。

三、鉴别诊断

（一）肛瘘

瘘管时愈时破，局部有时红肿、疼痛、溃破、流脓。排便时无肿物突出，用探针贯通瘘管可鉴别。

（二）肛周湿疹

肛周有红色丘疹，瘙痒，但排便时无肿物突出。

四、推拿治疗

脱肛的治疗原则以升提固脱为主，根据临床辨证，予以清热、利湿、导滞。

（一）气虚

1.治则

补中益气，升提固脱。

2.处方

补脾经、补肺经、补大肠、推三关、按揉百会、揉龟尾、推上七节骨、捏脊。

3.方义

补脾经、补肺经、推三关、捏脊，补中益气；补大肠、推上七节骨，涩肠固脱；按揉百会以升阳提气；揉龟尾以理肠提肛。

（二）实热

1.治则

清热利湿，导滞通便。

2.处方

清脾经、清大肠、清小肠、退六腑、按揉膊阳池、揉天枢、推下七节骨、揉龟尾。

3.方义

清大肠、揉天枢、退六腑，清理肠腑积热；清脾经、清小肠，清利湿热；按揉膊阳池、推下七节骨，清热通便；揉龟尾以理肠提肛。

五、注意事项

（1）首先治疗促成脱肛的原发疾病。

（2）全面改善小儿的生活制度，增加营养，增强体质。

（3）培养每天定时排便习惯，要求尽快地排出；训练小儿做有效的使劲，切忌坐便盆时间过长。

（4）注意局部护理，每次大便后用温水洗净，将脱出物揉托回纳。

（李汝耀）

参考文献

[1] 刘莉.心血管内科疾病护理与健康指导[M].成都:四川科学技术出版社,2022.

[2] 马立兴,张诒凤,王超颖,等.消化内科诊疗常规[M].哈尔滨:黑龙江科学技术出版社,2022.

[3] 焉鹏.消化内科疑难病例解析[M].济南:山东科学技术出版社,2022.

[4] 胡春荣.神经内科常见疾病诊疗要点[M].北京:中国纺织出版社,2022.

[5] 孙雪茜,梁松岚,孙责,等.内科常见病治疗精要[M].北京:中国纺织出版社,2022.

[6] 费秀斌,张承巍,任芳兰,等.内科疾病检查与治疗方法[M].北京:中国纺织出版社,2022.

[7] 杨德业,王宏宇,曲鹏.心血管内科实践[M].北京:科学出版社,2022.

[8] 冯念苹.常见内科疾病治疗与用药指导[M].北京:中国纺织出版社,2022.

[9] 纪代红,王若雨.内科临床护理问答[M].北京:科学出版社,2022.

[10] 王玉梅,刘建林,丁召磊,等.临床内科诊疗与康复[M].汕头:汕头大学出版社,2022.

[11] 詹庆元.内科重症监护病房工作手册[M].北京:人民卫生出版社,2022.

[12] 刘伟霞,孙晓梅,贾安海,等.内科疾病临床治疗[M].哈尔滨:黑龙江科学技术出版社,2022.

[13] 马路.实用内科疾病诊疗[M].济南:山东大学出版社,2022.

[14] 黄忠.现代内科诊疗新进展[M].济南:山东大学出版社,2022.

[15] 付艳枝,席祖洋,许璐.肿瘤内科治疗护理手册[M].北京:科学出版社,2022.

[16] 张卓伯,徐严明.神经内科疑难病例解析[M].北京:科学出版社,2022.

[17] 陈强,李帅,赵晶,等.实用内科疾病诊治精要[M].青岛:中国海洋大学出版社,2022.

[18] 徐慧,周贵星,肖强.临床内科疾病诊疗与康复[M].沈阳:辽宁科学技术出版社,2022.

[19] 王晓彦.内科常见病诊治指南[M].济南:山东大学出版社,2022.

[20] 王秀萍.临床内科疾病诊治与护理[M].西安:西安交通大学出版社,2022.

[21] 王晨,许明昭,杨涛,等.内科疾病临床诊疗实践[M].哈尔滨:黑龙江科学技术出版社,2022.

[22] 庞厚芬,李娟,张腾.内科疾病诊疗与合理用药[M].沈阳:辽宁科学技术出版社,2022.

[23] 周伟伟,张丽,张莉莉,等.现代肾内科综合诊治与血液净化[M].哈尔滨:黑龙江科学技术出版社,2022.

[24] 苑露丹.内科疾病诊断要点与治疗方法[M].北京:中国纺织出版社,2022.

[25] 张晓艳.神经内科疾病护理与健康指导[M].成都:四川科学技术出版社,2022.

［26］赵广阳.实用心内科疾病诊疗与介入应用［M］.北京:中国纺织出版社,2022.

［27］王昆祥.现代神经内科疾病的综合治疗实践［M］.北京:中国纺织出版社,2022.

［28］曹凤霞,于大林,奚萍.内科临床与实践创新［M］.汕头:汕头大学出版社,2021.

［29］王继红,安茹,李新平.内科临床诊疗技术［M］.长春:吉林科学技术出版社,2021.

［30］王为光.现代内科疾病临床诊疗［M］.北京:中国纺织出版社,2021.

［31］徐玮,张磊,孙丽君,等.现代内科疾病诊疗精要［M］.青岛:中国海洋大学出版社,2021.

［32］赵晓宁.内科疾病诊断与治疗精要［M］.开封:河南大学出版社,2021.

［33］黄佳滨.实用内科疾病诊治实践［M］.北京:中国纺织出版社,2021.

［34］金琦.内科临床诊断与治疗要点［M］.北京:中国纺织出版社,2021.

［35］邹琼辉.常见内科疾病诊疗与预防［M］.汕头:汕头大学出版社,2021.

［36］邢艳芳,李星,梁敏灵,等.基于 PBL 教学模式在肾内科临床实践教学中的应用探索［J］.中国继续医学教育,2022,14(1):72-75.

［37］谢成娟,陈新贵,胡颖,等.收缩圈结合三级线索思维法在神经内科教学中的应用研究［J］.中国继续医学教育,2022,14(5):55-58.

［38］刘敏,王军,姬瑞.微信支持下混合式教学模式在消化内科见习带教中的应用［J］.中国继续医学教育,2022,14(16):102-105.

［39］杨青苗,王国宏,孙婷婷.思维导图在心血管内科学教学中的应用［J］.中国高等医学教育,2022(4):53-55.

［40］刘茂,王华,周小又,等.PBL 联合 CBL 教学法在心血管内科教学中的效果评价［J］.中国继续医学教育,2022,14(7):82-85.